药 剂 学

主　　编　周建平
副 主 编　蒋曙光　吴正红
编　　者（按姓氏笔画排名）
尹莉芳　吕慧侠　李　娟
吴正红　张　勇　张建军
周建平　柯　学　蒋曙光
霍美蓉

东南大学出版社
南京

图书在版编目(CIP)数据

药剂学 / 周建平主编 .—南京：东南大学出版社，2007.3(2020.9 重印)

ISBN 978-7-5641-0680-5

Ⅰ. 药… Ⅱ. 周… Ⅲ. 药剂学-成人教育:高等-教育教材 Ⅳ. R94

中国版本图书馆 CIP 数据核字(2007)第 023216 号

东南大学出版社出版发行

(南京四牌楼 2 号 邮编 210096)

出版人：江建中

江苏省新华书店经销 常州市武进第三印刷有限公司印刷

开本：787mm×1092mm 1/16 印张：24 字数：630 千字

2007 年 3 月第 1 版 2020 年 9 月第 11 次印刷

ISBN 978-7-5641-0680-5/R·79

印数：48001—51000 册 定价：48.00 元

前　　言

任何一种药物用于临床时都必须制成适合于患者使用的给药形式(即剂型),任何一种用于临床给药的具体品种(即制剂)都必须具备安全、有效、稳定、质量可控、使用方便等基本要素。药剂学即是研究药物制剂和剂型的综合性应用技术学科,其主要内容包括:配制理论、生产技术、质量控制和合理应用等。药剂学不仅涉及学科知识较多,使用范围广,且发展速度快,特别是速效、缓控释、靶向制剂等新技术的发展和创新,进一步提高了药剂学在国民经济中的地位和重要性。

药剂学是药学类专业的主干课程之一,涉及药品研究、开发、生产、使用、质量控制、市场流通、监督和管理等方面的有关人员都必须具备一定的药剂学知识。目前,我国成人教育事业正在蓬勃发展之中,但相应教材的严重缺乏在一定程度上限制了其发展速度,为了更好地实现成人教学的培养目标和要求,提高成人教学效果以及人才培养质量,本教材编写组坚持以基础性知识为主,发展性知识为辅,结合适用性和全面性原则进行编写。

本教材以药剂学发展为主线,全书分三篇,共二十二章。第一篇(第一～九章)共九章内容,主要介绍药剂学的一些基本概念、技术以及具有共性的基本常识;第二篇(第十～十七章)共八章内容,主要讲述药剂学各大剂型的含义、特点、质量要求、处方及其制备工艺等基础性知识;第三篇(第十八～二十二章)共五章内容,主要阐述药物新制剂和新剂型等发展性知识。

本教材适合于药学类成人专科和本科(专升本)学员的学习。其中:第一～十七章内容主要适合于专科学员;第十八～二十二章内容主要适合于本科学员。鉴于药剂学知识的广泛性和发展性,限于编者的水平和时间的仓促,错误之处在所难免,诚请广大读者批评指正。

编　者

2006 年 12 月

前言

目　录

第一篇　药剂学基础知识

第二篇　药剂学常规技术及其制剂

第三篇 药剂学现代技术及其制剂

第一篇　药剂学基础知识

第一章　绪　　论

学习要求：

1. 掌握药剂学、药典、处方、GMP等基本概念及含义。
2. 熟悉药剂学的主要任务和研究内容。
3. 了解药剂学的发展及其相关学科。

第一节　概　　述

一、药剂学的定义、特点和范畴

药剂学(pharmaceutics)是研究药物剂型和制剂的配制理论、生产技术、质量控制及临床应用等内容的综合性技术科学。药剂学主要由制剂学和调剂学两部分组成，制剂学是以研究药物制剂的生产工艺、理论以及质量控制为主要内容的科学，调剂学是以研究方剂调配、应用等有关技术和理论为主要内容的科学。药剂学的特点是密切结合现代化的生产实践和医疗应用实践，将药物设计制备成安全有效、质量可控、使用方便的临床给药形式，满足患者临床使用，使药物最大限度地达到医疗、诊断和预防之目的。

药剂学是涉及药品生产和应用的一门科学，是以数学、物理化学、有机化学、生物化学、药理学、生物学以及医学(如生理学、解剖学、病理学、临床治疗学等)等基础学科理论为基础，结合具体药物的体内外性质、作用机理、临床特殊要求等，研究药物制剂的设计理论、生产技术、质量控制以及合理、方便用药。随着现代科学技术的发展，基础学科的进一步深入研究和各学科间的相互渗透，在近二三十年内，药剂学制备理论及技术取得了突破性的发展，如缓控释理论、透皮释药理论、脉冲释药及靶向理论等基础理论的建立，使得药物制剂的研究开发进入了一个崭新的发展时期，其研究内容更加丰富深入，涉及领域更为广泛，新制剂、新剂型层出不穷。

任何经化学、生物合成或提取与精制的药物，在供临床使用之前都必须制成适合于医疗、诊断和预防应用的形式。药剂学则将"药物的临床给药形式"定义为剂型(dosage forms)，如注射剂、片剂、胶囊剂、丸剂、气雾剂、栓剂、软膏剂、贴剂等。剂型属于集合名词，其中任何一个具体品种称之为药物制剂，简称制剂(preparations)，故制剂系指含有某一药物特定质量标准的临床用药品，而剂型则无某一药物特定的质量标准。药剂学对药物制剂的命名原则一般为：药物名＋剂型＝药物制剂，如阿司匹林制成片剂后即命名为阿司匹林片(剂)，葡萄糖制成注射剂后即命名为葡萄糖注射剂，东莨菪碱制成贴剂后即命名为东莨菪碱贴剂等。但粉针和冻干制剂按现在规范化命名通称为注射用，如紫杉醇制成脂质体冻干制剂后则命名为注射用紫杉醇脂质体，阿奇霉素制成冻干制剂后则命名为注射用阿奇霉素等。按医师处方专为某一患者调制并明确指明用法和用量的药剂称之为方剂。方剂一般在医院药房中调制，质量控制标准和方法一般由医院药剂科制定(报卫生主管部门备案)。制剂主要在制药企业生产，其处方、制备工艺及质量标准必须符合药典规定、药品标准及其他法定文件或标准。极少部分特色制剂亦可在医院制剂室制备，但一般仅供医院自用或小范围医院系统内部使用，不得进入市场销售。随着医药工业的发展及药品管理法的实施，绝大部分药物制剂已明确规定必须在符合《药品生产质量管理规范》条件的制药企业中生产，且规定医院不得生产与市售药品相同的制剂和剂型。本教材以工业化制剂为主要撰写和讲述内容。

二、药剂学的基本任务和研究内容

药剂学的基本任务是研究将药物制成适宜的剂型和制剂，确保以高质量的药物制剂满足医疗卫生的需要。其核心是研究提高药物剂型和制剂的生产水平、质量控制以及在临床治疗中的应用水平，保障临床用药的安全、有效、稳定、质量可控、使用方便等。鉴于药物种类繁多，药物制剂及剂型日趋复杂和多样化，药剂学的任务日益加重，根据我国制剂工业发展现状，结合国内外药剂学发展趋势，概述与创制现代化剂型和制剂密切相关的药剂学基本任务及研究内容如下。

(一) 基本理论的创建

药剂学的发展必须建立在坚实的理论基础上，没有理论基础的研究必将一事无成，基本理论的研究涉及各有关学科的发展，采纳基础学科的有关研究成果并与本学科研究成果有机结合，是创建药剂学基本理论的有效途径。如化学动力学理论对提高药物制剂稳定性的预测及质量控制，体内药动学理论对药物制剂的生物学特性及质量评价，增溶、助溶以及片剂成型理论对液体、固体药剂的制备，缓控释、透皮、时辰药动学以及靶向等理论对缓控释制剂、透皮给药制剂、脉冲给药制剂及靶向制剂等新型药物传递系统(drug delivery systems)的研究和开发等，都奠定了坚实的基础。

(二) 生产技术的创新

药剂学研究的核心内容是药物制剂处方及其制备工艺的优化设计和创新，是先进生产力的一种直接体现。高水平、高效率生产技术的使用和推广，对全面促进药物制剂生产水平和提高产品质量具有重要指导意义。如缓控释技术、皮肤渗透技术、靶向定位技术等对新型药物制剂的研究开发有重要作用；微粉化技术、固体分散技术、微囊化技术、环糊精包合技术、磷脂复合技术等对促进和控制药物释放和吸收速率有重要指导意义；干法制粒技术、粉末直接压片技术等对湿、热不稳定药物制剂的制备的技术支持；流化床干燥、制粒、包衣技术及微波干燥、灭菌等技术在药物制剂生产上的应用，有效地提高了药物制剂的产品质量和生产效率。

(三) 新制剂、新剂型的研究开发

药物新制剂及新剂型的研究开发是药剂学当前研究的一个主要任务，其根本目的是：最大限度地降低药物的不良反应，提高药物的临床治疗效果，增加药物的稳定性。其总体发展方向可概括为："三小"(剂量小、毒性小、副作用小)、"三效"(高效、速效、长效)和"三定"(定量、定时、定位)。研究开发药物新制剂及新剂型不仅对满足人们日益提高的生活水平，全面提高我国医疗水平具有较大的社会效益，而且对生产企业乃至国家利益具有重要的经济意义。一个国家制剂水平的高低，在一定程度上反映出这个国家医疗质量的优劣，是国家综合实力的体现。研究开发高质量的药物制剂，立足于国际市场，从过去以出口原料药为主转化为出口制剂

为主，是我们过去几十年乃至今后较长时间内需努力实现的目标。

（四）新辅料、新机械的研究开发

新辅料、新机械是研究开发药物新制剂、新剂型的物质基础，是提高药物制剂质量的保证，亦是目前制约我国制剂工业发展的主要“瓶颈”所在。如性质优良的崩解剂是研制分散片、口腔崩解片等速崩型制剂的先决条件；生物黏附性好、药物易穿透的压敏胶是制备透皮制剂的关键；磷脂质量的优劣制约着脂质体靶向制剂的发展；性能稳定的高效率生产机械是生产高质量制剂产品的保障。目前我国制剂产品缺乏国际市场竞争力的主要原因是因新辅料、新机械的缺乏，而导致产品质量不稳定或难以有效地控制。研究开发药物制剂新辅料、新机械需要有关学科和部门的共同协作研究，随着制剂、剂型种类的日趋扩大、复杂，制剂质量的要求日益提高，没有符合各种需求的优质辅料，没有符合现代化生产的制药机械设备，就难以完成艰巨的药剂学任务。

（五）中药剂型的整理、研究及创新

中医中药是我国的宝贵遗产，在近几十年里，对中成药的研究和生产虽然取得了较大的成就（如复方丹参等中药滴丸剂、西瓜霜喷雾剂、生脉注射剂等新剂型），但与日本等发达国家相比，中药制剂及剂型还存在较大的差距，特别是中药内在作用机理、治疗的物质基础等方面的研究较少或较浅，新剂型和新制剂设计的基本理论较缺乏，制约了中药制剂和剂型的发展。中药制剂的研究和创新不仅要吸取化学药制剂的长处，更应从中药的作用特性出发，采用适合中药的制剂技术（如固体分散技术、微粉化技术等），达到提高中药制剂疗效的目的。随着我国加入 WTO（世界贸易组织）以及处方药与非处方药（OTC）分类管理制度的实施，围绕中药特点开展中药新制剂、新剂型的研究开发工作，对促进我国制剂工业的长远发展，提高企业市场竞争力，弘扬中药事业具有重要意义。

三、药剂学的地位、作用及特点

药剂学是研究药物剂型和制剂的一门科学，它既围绕药物剂型和制剂展开，又对药物剂型和制剂的发展具有指导作用。

（一）社会方面

药物制剂工业的先进性在一定程度上代表着一个现代工业国家的综合实力，在医药工业乃至国民经济中占有不容忽视的地位。

剂型和制剂是一切药物施予机体前的最终形式，必须保证具体制剂符合各项规定要求。剂型和制剂质量的优劣直接关系到治病救人的速度和质量，亦涉及经济成本和经济效益。优良的剂型和制剂不良反应少，疗效显著，患者乐于使用（依从性好），且便于运输和储存。剂型和制剂的生产情况体现了一个国家的医疗用药水平和工业生产水平的高低。

（二）实践方面

在药品的研究、生产、使用等领域，乃至销售环节，都必须具备一定的药剂学知识。

1. 在研究领域中　任何原料药都必须制成适宜于一定给药途径的剂型，以发挥其最佳治疗效果，这就需要在掌握药物性质和药效的基础上，熟练地应用药剂学的理论和技术确定剂型。给药途径不同，药物的吸收程度和速度不同，药效亦存在差异。不同剂型的处方、制备工艺的选择、制剂稳定性研究、制剂质量控制等工作，均必须具备坚实的药剂学理论和实践知识才能完成。新剂型的研究开发和制剂改革，更需要药剂学理论作为指导。

2. 在生产领域中　企业生产的药物制剂都是经药品监督部门核准的品种，具有处方成熟、工艺规范、制剂稳定、疗效确切、质量标准可行的特点，但由于原辅料来源、规格、批号的变化，制药机械参数的波动，操作人员技术熟练程度的差异，甚至气候环境的影响，都可能使制剂生产出现各种各样的困难和问题，这就需要有丰富的药剂学理论知识和生产实践经验的药学技术人才去解决。新产品的试制、中试放大等过程，都是药剂学工作者应承担的重要工作。

3. 在药品使用领域中　药剂师主要从事药品的发放和使用工作，他们不仅应掌握基本的药剂学知识，还应具备丰富的药物相互作用、药物剂量及其换算、制剂稳定性以及外观质量鉴别等多方面的知识。开展临床药学工作的人员，在对临床用药方案的设计、药效的观察、用药剂量的调整、血药浓度的监控、生物利用度的研究及评价、医药情报的收集及管理等工作中，都离不开药剂学理论知识的指导和研究技能。

4. 在药品销售环节　如果药品销售人员不熟悉药物剂型的作用特点，一般较难与临床单位及患者沟通，介绍药品特点及使用知识时说服力不强。如缓控释制剂的作用特点一般包括：血药浓度平稳、作用平缓，降低不良反应，给药间隔延长、服药依从性提高等，且骨架型比包衣型更安全(因为包衣型有时可能发生“突释”现象)。

总之，药剂学在医疗卫生实践和工业实践中占据着极其重要的地位，对医药工业及其相关科学的发展具有较大的推动作用。

第二节　药剂学的发展及其分支学科

一、我国药剂学的发展简史

我国古代医药学起源极早，遗产极为丰富，药剂学是其重要组成部分，了解我国药剂学的形成和发展，对于学习、继承和发扬我国医药学具有一定的指导意义。对于我国药剂学的发展过程，根据其发展年代及研究内容，总体上可划分为三个时期：古代药剂学、近代药剂学和现代药剂学。

(一) 古代药剂学

早在神农时代的古书即有“神农尝百草，始有医药”的记载。古人在寻找食物的同时就发现了药材，药材原先大多是将新鲜植物捣碎使用，后来为了更好地发挥药效、方便使用，开始了加以修治和加工制成一定剂型的演变过程。随着生产力的逐渐发展和长期的医药实践，药剂制备技术不断得到提高和完善，剂型种类日渐丰富，逐渐形成了古代药剂学。在夏禹时代，先人逐渐从酿酒中发现了酒和曲的功用，到公元前 577 年已知用曲治胃病，实为曲剂之始而至今仍用之。

汤剂为最早使用的剂型之一，在商代即已创用，远在希波克拉底(公元前 460～前 377 年)及格林(公元 131～201 年)之前。明代李时珍(公元 1518～1593 年)在总结了 16 世纪以前我国医药实践的经验后，编著了著名的《本草纲目》一书，收载了 1 892 种药物，近 40 种剂型及 11 096则附方，充分展现了我国古代医药学中丰富的药物剂型。总而言之，我国古代药物制剂的制造较早，剂型较多，制药技术富有科学性和实用性，这不仅为现代药剂学提供了研究资料，而且对世界药学的发展亦有重大贡献。

(二) 近代药剂学

在 19 世纪初至 20 世纪 50 年代的一百多年间，由于西洋医药的传入，对我国近代药剂学的发展产生了一定的影响，如片剂、胶囊剂、注射剂等药物剂型的生产和应用。在 20 世纪 80

年代之前，由于自然灾害以及政治方面等因素的影响，药剂学研究工作几乎处于停滞阶段。进入 80 年代，随着改革开放政策的实施，综合国力逐渐增强，人们的生活水平不断提高，对医药产品的要求亦随之发生改变，基本观念从“有病治病”转变为“无病防病”，过去人们关心药的“疗效”，现在人们关心药的“不良反应”。由于国家综合国力的增强，人们防病意识的提高，国家对医药领域的投入亦不断增加，特别是从“六五”计划开始，我国将药物制剂的研究开发列入了国家攻关项目，从此，我国医药事业进入了快速发展时期。在近二十年的时间里，我国医药工业获得了前所未有的成就，医药产业作为一个新兴产业在国民经济中的地位逐年提高，并逐渐成为国家支柱产业之一。进入 21 世纪，我国药剂学已从近代药剂学逐渐向现代药剂学时期发展。

二、药剂学分支学科的发展

药剂学在 19 世纪即成为一门独立的学科，在 20 世纪 40 年代之前，药剂学的主要内容是：阐明原料药物制成剂型的工艺、经验、用法和色香味等外观方面的各项要求。除了对化学合成药物中已知少数有效成分的植物药材的制剂用化学有效成分定量评价其质量外，绝大多数的制剂质量几乎都是以外观、定性及一些经验方法评价，在质量标准中经常是主观性指标多于客观性指标。随着科学技术的快速发展，目前药剂学已完成了从单一经验型向多方位研究型的转变过程，以现代科学理论为指导的现代药剂学实现了由“量变”到“质变”的跨越，并逐步发展、建立了各有侧重研究方向的药剂学分支学科（如物理药剂学、工业药剂学、生物药剂学、药物动力学、临床药学、制剂工程学及药用高分子材料学等），组成了一个较为完整的现代药剂学学科体系。

（一）工业药剂学（industrial pharmacy）

工业药剂学是研究药物制剂工业化生产设计的一门应用科学。该学科以物理药剂学为理论指导，以生物药剂学、药物动力学和临床药学对药物制剂在体内的运动规律、临床疗效等研究结果为基础，与生产力直接相关，是整个药剂学学科体系的主体。其宗旨是：研究适合工业化生产的药物剂型和生产工艺，实施药物制剂的规模化生产，向社会大量提供安全、有效、稳定、价格低廉、服用方便的药物制剂，为人类健康服务。其主要内容包括工业化生产方面基本理论（如剂型成型理论等）的研究，生产工艺设计，生产设备改进及产品质量控制等。其中心内容包括药物制剂处方中各组分的作用、用途和合理配伍，以及制备工艺的合理设计。

（二）物理药剂学（physical pharmacy）

物理药剂学是应用物理化学的基本原理、方法和手段研究药剂学中有关药物剂型设计的一门理论学科。在 20 世纪 50 年代该学科已基本形成相对独立的学科体系，主要通过对物质的化学、物理变化规律与机理的认识，指导药物制剂、剂型的实践。如：应用胶体化学及流变学的基本原理，指导混悬剂、乳剂、软膏剂等药物剂型的处方、工艺的设计和优化；应用粉体学原理指导药物固体剂型的处方、工艺的设计和优化；应用化学动力学原理评价、提高药物制剂稳定性；应用表面化学和络合原理阐述药物的增溶、助溶机理等。物理药剂学涉及的研究范围很广泛，并随着新学科、新技术的发展而不断扩展，如生物物理学、分子药理学、基因工程学、酶化学等现代学科的建立和发展，为药物靶向制剂的研究、开发奠定了坚实的理论基础；纳米芯片等微电子技术的发展，在不久的将来可能实现人体内机械给药装置的临床使用。总之，物理药剂学是药物新剂型发展的理论基础，重大基础理论的建立和突破必将导致药剂学学科的“飞跃”。

（三）生物药剂学（biopharmaceutics）

生物药剂学是研究药物、剂型、生物等因素与药效（包括疗效、副作用和毒性）间关系的学科。该学科于 20 世纪 60 年代迅速发展成为一门独立学科，主要研究药物在体内的量变规律及其影响因素，是药剂学学科体系中的主要基础学科之一。该学科的发展为合理设计药物剂型和给药方案、优化制剂处方和制备工艺、提高药品质量和临床疗效提供了科学保障。研究手段常常采用测定药物及其代谢产物在体内的吸收、分布、代谢和排泄的变化与疗效间的关系，阐明药物理化性质（如化学结构、溶解度、溶解速率、粒径、晶型等）、制剂处方（如原料、辅料种类及配比、附加剂等）、制备工艺、包装及贮存条件等剂型因素，生物因素（如年龄、种族、性别、遗传、生理、病理、心理等）以及其他因素（如食物、气候环境等）对药物疗效的影响。生物药剂学涉及面广、内容丰富，与生物化学、生理学、药理学、药物治疗学、药物动力学等有密切联系。

（四）药物动力学（pharmacokinetics）

药物动力学是研究药物在体内存在的方式与量变规律的学科。该学科始于 20 世纪 30 年代，60 年代才普遍为人们所重视，70 年代已发展成为一门独立的学科，主要研究药物在体内的存在位置、数量（或浓度）的变化与时间的关系，亦是药剂学学科体系中的主要基础学科之一，是研究药物在体内变化的重要工具。该学科根据药物在体内的配置状况，建立了“隔室模型”基本理论，通过对药物在不同“室”间的转运方式、速率以及级数和分布浓度的数学计算，从药物浓度变化和时间关系中寻找适当的数学模型和参数，采用特定的数学方程式定量描述药物在体内过程的动态规律。这些规律的发现，对科学地阐明药物的疗效、毒性和药浓间的关系，并对临床合理用药、药物剂型设计、药物结构改造及新药设计等具有重要指导作用。

（五）临床药学（clinical pharmacy）

临床药学是以患者为对象研究合理、有效和安全用药的学科，是医学和药学相互渗透、有机结合的交叉性学科。该学科始于 20 世纪 60 年代，70 年代发展为独立科学。其主要任务是：指导临床正确选择和合理应用药物疗法。主要内容包括：药物制剂的临床研究及评价；药物制剂生物利用度研究及评价；药物配伍变化及相互作用研究和评价；临床用制剂和处方的研究；药物剂量的临床监控；个体化给药方案的设计及实施等。临床药学的出现，改变了医院部门中药剂工作者的传统观念，实现了以“药品为目标”到以“患者为目标”的观念转变，确立了药师指导临床用药的地位，为提高临床用药水平奠定了基础。

（六）制剂工程学（engineering of drug preparation）

制剂工程学是一门以相关科学理论和技术综合研究制剂生产实践的应用学科。该学科紧紧围绕制剂的需要来确立内容，即始终贯穿着研究如何将原、辅料生产出合格的制剂产品等问题。

（七）药用高分子材料学（polymer science in pharmaceutics）

药用高分子材料学是研究各种药用高分子材料的合成、结构和性能，该学科吸收高分子物理、高分子化学和聚合物工艺学的有关内容，为新剂型设计和新剂型处方提供新型高分子材料和新方法。在聚合物原理和特性以及各种合成的和天然的功能性聚合物的结构、性能和应用等方面，对创造新剂型、新制剂和提高制剂质量起着重要的支撑作用和推动作用。

药剂学各分支学科间的相对独立、互为补充的关系，是促进现代药剂学快速发展的根本所在，缺一不可。

三、药剂学的主要任务

近几十年我国制剂工业随着药剂学的高速发展，在剂型种类、制剂数量和产品质量上都取得了长足的进步，在较短的时间内基本完成了普通制剂制备理论及技术的研究，解决了以片剂、胶囊剂、注射剂等为主要剂型的生产技术难关，改变了我国制药企业生产设备及条件普遍落后的状况，实现了常规剂型的正常化、规模化及部分自动化生产。除此之外，在以下几方面亦取得了较大的成绩。

1. 新辅料、新技术、新机械

(1) 药用辅料是研究开发新制剂及新剂型的物质基础，辅料性能的优劣与药物制剂质量直接相关。目前，尽管我国药用辅料与世界发达国家相比，存在的差距仍然较大，但较常规的高性能药用新辅料(如微晶纤维素、聚乙二醇、预胶化淀粉、羟丙甲纤维素、羧甲基淀粉钠、聚维酮、低取代羟丙基纤维素等)已实现了国产化，为生产高质量制剂奠定了坚实的物质基础。

(2) 新技术如固体分散技术、微粉化技术、微囊化技术、环糊精包合技术、磷脂复合技术等的开发利用，是研究开发药物新制剂及新剂型的技术前提，只有建立新的制剂技术，才能顺利实现制剂、剂型的更新换代。目前我国的制剂技术研究水平与世界发达国家存在的差距较小，但在新技术的工业化生产水平方面仍然有较大的差距。

(3) 高性能机械设备是实现高质量制剂生产的必要工具，近年来随着我国机械加工水平的不断提高，经过引进、仿制、改造和创新等方法，开发了流化床干燥、制粒和包衣装置，气流粉碎机，胶体磨，超声波洗瓶机，微波干燥仪，三维高效混合机，注射剂生产联动线，胶囊全自动灌装机等制剂生产新型机械设备，为发展药品生产、改善劳动条件、降低劳动强度、提高生产效率以及保证产品质量等方面提供了保障。

2. 新制剂及新剂型

由于新原料药的研究开发成本高、周期长、风险大，而新制剂、新剂型的研究开发相对成本低、周期短、风险小，近年来，世界各大制药企业对药物制剂及剂型的研究和开发较为关注，并投入了较多的人力、物力和财力，使得新制剂和新剂型的开发研究进入了一个崭新的发展时期。我国药剂工作人员亦作了很多努力，并取得了较多的研究成果。

(1) 缓控释制剂：据不完全统计，目前我国经卫生部和国家药品监督管理局审核批准的缓控释制剂有 200 多个品种，一些品种已在临床大量使用(如硝苯地平缓释片和控释片、尼莫地平缓释胶囊和缓释片、双氯灭痛缓释胶囊等)，提高了我国临床用药水平，取得了较好的社会和经济效益。

(2) 中药新剂型：中药滴丸、微滴丸在临床取得了较好的疗效，为研究开发新型中药新制剂、新剂型开创了较好的局面。中药缓控释制剂的开发亦在深入研究之中。

(3) 高效、速释型制剂：如分散片、口溶片、速崩片、喷雾剂、粉末吸入剂等的研究开发，使得临床用药更为方便、快速、有效。阿奇霉素、复方新诺明等分散片已用于临床。

(4) 透皮给药制剂与皮下植入制剂：如东莨菪碱、雌二醇贴剂等超长时间给药制剂亦已面市，为长期治疗、预防临床疾病提供了便利，提高了患者的用药顺应性，极大地改善了患者的生活质量。

(5) 靶向给药制剂：如脂质体、微囊、毫微粒、毫微囊、微乳、复乳等在研究领域已取得了令人鼓舞的进展，其研究开发前景看好。注射用紫杉醇脂质体已用于临床。

3. 质量控制

随着定量方法、分析手段及检测仪器的不断发展,我国药物制剂质量标准的制定更加完善、更加合理,要求更加严格、更加规范。从 2005 年版《中华人民共和国药典》收载的内容可知,在药物质量控制方面有不少新的进展,概括如下:

(1) 许多中药制剂已明确规定需检查、测定的项目,特别在主要成分的控制方面,已从"限量"逐渐向"定量"过渡。中药新产品的质量控制必需包括有效成分的定量、限量测定以及定性检查,有时甚至需提供有效成分的"指纹图谱",逐步改变了过去中药制剂质量无保障的弊端,为保证中药制剂质量的安全性、有效性、稳定性提供了有力的保障,同时为中药制剂能够进入国际市场铺平了道路。

(2) 大量采用先进的科学仪器(如高效液相色谱仪、气相色谱仪、薄层扫描仪等),确保对微量有效成分检测的准确性。

(3) 对难溶、难吸收等易发生临床疗效差异的药物制剂广泛采用溶出度测定取代崩解时限测定,严格控制产品体外溶出行为,保证药物临床疗效;对缓控释制剂则要求释放度测定,采用"三个时间点控制释放"要求进行质量监控,保证其缓控释性能。

(4) 对剧药、毒药及小剂量药物实行含量均匀度检查方法,替代装量差异等粗放式检查方法,进一步提升了制剂质量控制要求,提高了临床用药的安全性。

严格的质量控制标准,仅仅是对产品质量优劣的评价,而保证药品质量的关键是药品的生产过程。对优质产品的生产而言,先进的制剂技术是核心,科学的规范管理是根本,只有二者有机地结合,才能从真正意义上实现产品质量的有效控制。目前,国家食品药品监督管理局已在药品生产部门全面实行《药品生产质量管理规范》,这对提高我国企业市场竞争力,提高我国药品质量,提高我国总体医药水平等方面的影响极其深远。

四、现代药剂学及其发展方向

现代药剂学的核心内容是药物制剂与剂型的现代化。无论何种新、老剂型,只要其包含现代科学技术,则都属于现代药剂学范畴。因此,现代药剂学发展的总体方向是:常规药物剂型的挖掘、改造、完善和提高;新剂型、新辅料、新技术、新工艺及新设备的研究开发;药剂学理论的研究与方法的创新。

1. 常规药物剂型

片剂、胶囊剂、注射剂、软膏剂等常规剂型在医疗过程中仍占据主导地位,这些剂型是药物制剂的基本形式,在今后很长时期内仍将发挥其重要作用,各种速释、高效型药物制剂仍需采用这些形式给药,即使目前迅速发展的药物传递系统最终也离不开它们。挖掘、改造、完善和提高常规剂型在药物临床用药中的作用,是现代药剂学研究发展的重要内容之一。常规制剂一旦与现代科学技术相结合,其对现代药剂学发展的贡献将不可低估。就片剂而言,无论其制剂外观还是内在质量,现代药剂学技术的应用使该剂型取得了巨大的发展。如心型片、环型片、微型片、薄膜衣片、多层片、包芯片、口溶片及分散片等片剂的制备,以及溶出度、释放度、含量均匀度及生物利用度等有关制剂内在质量标准的提高,不仅提高了临床用药的安全性和有效性,而且充实了现代药剂学的研究内容。

2. 药物传递系统(drug delivery systems,DDS)

药物传递系统是现代药剂学中新剂型和新制剂研究成果的典型代表,是现代科学技术进步的结晶。该系统无论在理论系统的研究、新型制剂和制备工艺的设计、临床治疗中的应用等方面都取得了重大的进展，主要包括口服缓控释系统、透皮给药系统和靶向给药系统。

(1) 口服缓控释系统(sustained-release and controlled-release delivery systems)：该系统是现代药剂学中发展速度最快的一类新型给药系统，该系统主要是在常规剂型(如片剂、胶囊剂、颗粒剂及溶液剂等剂型)的基础上，采用缓控释制备技术延缓和控制药物的释放速度，以提高药物疗效，降低不良反应，延长给药间隔以及提高患者服药顺应性。

(2) 透皮给药系统(transdermal therapeutic systems，TTS)：该系统系指药物经皮肤吸收入血后发挥作用的一类新型给药系统，突破了生理学"皮肤屏障"的常规知识，开创了一种新型给药途径。东莨菪碱是第一个用于临床治疗晕动病的透皮给药制剂，硝酸甘油是临床应用最广泛的透皮贴剂之一。

(3) 靶向给药系统(targeted drug delivery systems，TDDS)：该系统系指采用一定的制剂技术将药物定向地浓集于病变部位(靶区)的一类新型给药系统，可极大地提高药物的治疗效果，降低不良反应。我国是脂质体制剂最早用于临床的国家之一，目前脂质体主要用于抗肿瘤药物的载体，旨在提高用药的安全性和有效性。

第三节　药典、处方和GMP

一、药典

药典(pharmacopoeia)系指一个国家收载药品规格、标准的法典。由国家药典委员会编写，政府颁布施行，具有法律约束力。药典收载的品种必须是疗效确切、副作用小和质量稳定。药典在一定程度上反映一个国家药品生产、医疗和科学技术的水平，对保障人民用药安全和有效以及促进药品研究、生产具有重要意义。

二、《中华人民共和国药典》与药品标准

《中华人民共和国药典》(简称《中国药典》，ChP)于1953年首版至今，已相继出版了1963、1977、1985、1990、1995、2000和2005年版。目前，《中国药典》2010年版的撰写工作已开始。综观中国药典的发展史可知，我国药品的生产技术、医疗水平从新中国成立后至20世纪80年代初已有长足的进步，从80年代至今进入了稳定、快速发展阶段，并逐渐接近于国外水平。特别是2005年版《中国药典》增加了生物药品部分(第三部)，为生物药品的规范化生产奠定了基础，有力地促进了生物药品的健康快速发展。

药品标准由国家食品药品监督管理局颁布施行，是药典的补充部分。主要包括国内新药或创新品种，一些仍需修订、改进或统一标准的药品以及其他特殊品种。

三、其他国家药典

全世界大约有40个国家具有本国药典，《国际药典》和《欧洲药典》则属于国际和区域性药典，一般无法律约束力。对各国药典有一定影响力的国外药典主要包括：《美国药典》(United States Pharmacopoeia，USP)、《英国药典》(British Pharmacopoeia，BP)、《日本药局方》(the Japanese Pharmacopoeia，JP)、《欧洲药典》(European Pharmacopoeia，EP)和《国际药典》(the International Pharmacopoeia，IntPh)等。

四、处方

处方(prescription)系指医疗和生产部门调制药物制剂的一项重要书面文件。处方按其性质、用途,一般可分为下面几种。

1. 法定处方　系指药典、药品标准收载的处方。在全国范围内具有法律约束力,无论何种情况下都应严格执行。

2. 协定处方　系指某地区或医院根据日常医疗用药的需求,由医院药剂科与医师共同协商制定的处方。具有区域性特征,主要针对地方性疾病的预防和治疗。

3. 医师处方　系指医师针对个别患者制定的用药书面文件。具有法律、技术和经济意义。

4. 验方　系指民间流传的经验方。单方系指民间流传的简单验方。具有较大的挖掘价值。

5. 秘方　系指秘而不宣的处方。具有较大的用药风险。

五、GMP、GLP、GCP 与 GSP

1.《药品生产质量管理规范》(good manufacturing practice,GMP)

GMP 系指用科学合理的规范化条件和方法保证生产优质药品的一整套文件,是药品生产和质量管理的基本准则,是新建、改建和扩建医药企业的依据。对药品生产实行 GMP 认证制度的目的是保证药品生产质量符合期望的质量要求和标准,保证药品的临床治疗效果,提高医疗总体水平。

1963 年美国率先实行 GMP 管理,此后各国积极响应。陆续制定了符合各国国情的 GMP 管理条例。我国于 1982 年由中国医药工业公司颁布了《药品生产管理规范(试行本)》,后经过几次修改与反复实践使得我国的 GMP 管理条例更加完善,更加符合我国国情,并最终由国家食品药品监督管理局(SFDA)颁发实施。

GMP 的主要管理对象包括人、物(生产环境)及其生产过程。其中“人”是实行 GMP 管理的软件,也是关键管理对象;而“物”是 GMP 管理的硬件,是生产的必要条件,不可或缺;“生产过程”则是“人”与“物”在 GMP 管理中的动态体现,是保证药品生产质量的核心,只有“人”与“物”两者科学合理地结合,才能使 GMP 对保障药品质量起到真正保驾护航的作用。GMP 管理的核心要素主要包括以下几点:

(1) 使人为产生的错误减少到最低;

(2) 使对医药品生产过程中可能存在的污染降到最低;

(3) 防止低质量医药品的生产;

(4) 保证产品高质量的系统设计。

强制性推行 GMP 管理是保障人们用药安全、有效的重要决策,是全面提高我国制药企业生产水平的根本保证,亦是配合药品管理职能部门调控、克服药品生产低水平重复的重要措施。

2.《药品非临床研究质量管理规范》(good laboratory practice,GLP)

GLP 系指药物用于临床前必须进行的非人类研究,主要用于药品的安全性评价,以保证药品使用的安全性。实验内容主要包括毒性(单次和多次给药)、致突变、致癌试验以及各种刺激性和依赖性试验等。SFDA规定一类新药及其制剂必须由经过 GLP 认证的单位进行安全性评价。

3.《药物临床试验管理规范》(good clinical practice,GCP)

GCP 系指药物在人体(患者或健康志愿者)进行的系统性研究,以证实或揭示试验用药品的疗效和不良反应。GCP 的制定可以规范临床试验过程,使得研究结果科学可靠,并保障在药品研究过程中受试者的安全和权益。

4.《药品经营质量管理规范》(good supply practice,GSP) GSP 系指国家为了加强药品经营质量管理的一整套文件,是国家对药品经营企业、药品经营质量进行监督检查和管理的一种手段,以保证药品在流通领域的质量,保障人民用药的安全性和有效性。

(周建平)

思 考 题

1. 试述药剂学、剂型、制剂、DDS 的基本定义及其相互关系。
2. 试述药典、处方、GMP 的基本含义及其在药品生产过程中的作用。
3. 试述药剂学的主要任务、研究内容及其发展方向。
4. 试述药剂学各分支学科间的相对独立、互为补充的关系。

第二章　药物制剂与剂型

学习要求：

1. 掌握剂型的分类。
2. 熟悉剂型的重要性。
3. 了解多种学科对药物制剂与剂型的作用。
4. 了解药物制剂与剂型的发展。
5. 了解《中国药典》2005年版制剂通则中对各种剂型质量的基本规定。

第一节　剂型的重要性及分类

一、剂型的重要性

剂型是指将药物加工制成适合于患者需要的临床给药形式，对药效的发挥极为重要。剂型的重要性主要包括以下方面：

1. 剂型能调节药物作用速率　药物在不同剂型中由于溶出或释放速率的差异，导致体内吸收的差异和作用速率的不同。可根据疾病治疗的需要选用不同作用速率的制剂。速效制剂如注射剂、舌下含片、吸入气雾剂等药效快，可用于急救；慢效或长效制剂（如缓控释制剂、植入剂等）药效慢，但药效维持时间长，尤其适用于慢性疾病的治疗用药。

2. 剂型可改变药物作用性质　如利凡诺0.1%～0.2%溶液局部涂抹有杀菌作用，但1%注射液用于中期引产。又如硫酸镁口服可作泻下药，而25%硫酸镁注射液静脉滴注能抑制大脑中枢神经，有镇静、镇痉作用。

3. 改变剂型可降低或消除药物的不良反应　典型的剂型范例为缓控释制剂，它能控制药物释放速率并保持稳定的血药浓度，有效地降低药物的不良反应。典型的药物范例为氨茶碱，它对哮喘的治疗很有效，但具有引起心跳加快等副作用，若将其改成栓剂给药，则可消除这种副作用。

4. 某些剂型具有定位或靶向作用　如肠溶制剂在胃环境中不能溶解释放药物，而在肠环境中可迅速释放出药物。脂质体制剂为微粒结构制剂，在体内能被单核-巨噬细胞系统的巨噬细胞所吞噬，使药物在肝、肾、肺等器官中分布较多，能发挥药物剂型的靶向作用。

5. 剂型可改变药物的稳定性　固体剂型稳定性通常大于液体剂型。同一药物的液体剂型也有差异，如药物混悬剂的化学稳定性显著优于其溶液剂。

6. 具有不同理化特征的剂型直接影响药效　药物的性质（如药物晶型、粒径）和制备工艺可直接影响剂型中药物的溶出（或释放），进而影响药效。

二、剂型的分类

按分类方式不同，可采用下面几种分类法对剂型进行分类。

（一）按物理形态分类

药物剂型按形态可分为如下四种：

1. 液体剂型　如溶液剂、注射剂、混悬剂、芳香水剂、洗剂、搽剂等。

2. 固体剂型　如散剂、硬胶囊剂、颗粒剂、片剂、栓剂等。

3. 半固体剂型　如软膏剂、凝胶剂、硬膏剂等。

4. 气体剂型　如气雾剂、喷雾剂等。

通常药物在不同形态的剂型中发挥作用的速率具有较大差异。如口服给药时液体剂型发挥作用快，固体剂型则相对较慢。

（二）按给药途径分类

这种分类与临床使用结合密切，且能反映给药途径与应用方法对剂型制备的特殊要求。有如下几种分类：

1. 经胃肠道给药的剂型　药物制剂口服后进入胃肠道，经胃肠道黏膜吸收发挥药效。如溶液剂、乳剂、混悬剂、散剂、颗粒剂、胶囊剂和片剂等。

口服给药方法较简便，但易受胃肠道破坏而降低药效甚至失效的药物不能口服给药。

2. 注射给药　如注射剂，包括静脉注射、肌内注射、皮下注射和关节腔注射等。

3. 皮肤给药　如外用溶液剂、搽剂、洗剂、软膏剂、凝胶剂、硬膏剂和贴剂等。给药后可在局部起保护或治疗作用，或经皮吸收发挥全身作用。

4. 黏膜给药　如滴眼剂、滴鼻剂、眼膏、含漱剂和舌下片剂等。黏膜给药可起局部作用，也可经黏膜吸收发挥全身作用。

5. 呼吸道给药　如喷雾剂、气雾剂和粉雾剂等。

6. 腔道给药　经直肠、阴道和耳道等腔道给药。腔道给药可起局部作用或吸收发挥全身作用。

根据给药途径进行分类的主要缺点在于一种剂型可有多种给药途径。例如溶液剂可以在口服、皮肤、黏膜、直肠等多种给药途径出现。

（三）按分散系统分类

这种分类是工业药剂学中叙述制剂及剂型的主要方法。药物剂型中的主要分散系统包括如下几种：

1. 溶液型　也称低分子溶液。由药物完全溶解后均匀分散于分散介质中形成的均匀分散体系，药物以分子或离子状态存在。如溶液剂、糖浆剂、注射剂等。

2. 混悬型　主要是难溶性固体药物以微粒状态分散于分散介质中形成的非均匀分散体系。如混悬剂、洗剂等。

3. 乳剂型　主要是油类药物或药物的油溶液以液滴状态分散在分散介质中形成的非均匀分散体系。如口服乳剂、静脉注射乳剂、部分搽剂等。

4. 胶体溶液型　也称高分子溶液。药物主要是以高分子分散在分散介质中形成的均匀分散体系。如胶浆剂、涂膜剂等。

5. 气体分散型　主要是液体或固体药物以微粒状态分散在气体分散介质中形成的分散体系。如气雾剂。

6. 微粒分散型　通常以不同大小微粒呈液体或固体状态分散。如微球剂、微囊剂、纳米囊、纳米球等。

7. 固体分散型　主要是固体药物以聚集体状态存在的体系。如散剂、颗粒剂、丸剂、片剂等。

这种分类法不能反映用药部位与用药方法对剂型的要求，甚至一种具体剂型由于所用介质和制备方法的不同，可存在几种分散体系。如注射剂有溶液型注射剂、混悬型注射剂、乳剂型注射剂及固体状态的注射用粉针剂等类型。

第二节　药物制剂和剂型的发展

一、药剂学基础理论的发展

药物制剂与剂型的发展离不开药剂学基础理论的指导。如粉体学基础理论对固体剂型的制备具有重要指导作用；片剂的成型理论对指导片剂的生产和控制片剂质量有重要意义；药物溶液形成理论对增加药物溶解度，制备和控制注射液的质量（包括 pH、黏度、渗透压）等是不可或缺的，也对固体剂型的溶出（释放）具有重要的理论指导作用；表面活性剂的胶束形成理论在药剂学中增加药物溶解度的方面有着广泛的应用；用流变学的基本方法作为混悬液、乳浊液、软膏等剂型的质量控制客观指标，提高了制剂质量；把动力学基本理论与药剂学制剂稳定性相结合，预测药物制剂有效期，对控制、预测和提高药物制剂的质量有着重要意义；溶出速率与扩散原理是设计缓控释制剂的重要原理；分散体系的理论、生物药剂学和药物动力学等理论的研究，无疑都促进了药剂学的深入发展。

药物传输系统的制剂处方设计与工艺学研究的发展与充实，均是基于生物药剂学、药动学、药物临床治疗学和时辰药理学等原理上的。随着技术的发展，药物在体内的行为可达到量控、位控与时控，形成了速度型控释给药体系、方向型控释给药体系和时间型控释给药体系。例如零级释药系统、24 小时给药一次的缓释制剂、按时辰药理学原理指导设计的脉冲型控释系统以及消化道上端滞留（如胃内滞留漂浮缓释制剂）或下端释放（如结肠释药系统）、生物特异性靶向给药制剂。

总之，药剂学基础理论不仅能促进基础与专业技术的结合，而且可对制剂设计进行理论探讨，从而促进了药剂学本身的发展。

二、药物剂型的发展

药剂学是在传统制剂如中草药制剂、格林制剂等基础之上，随着药物合成及其他科学技术的发展而发展起来的。现代制剂有 150 余年的历史：1843 年出现模印片。1847 年发明了硬胶囊剂并于 1931 年实现机械化生产。1876 年 Remington 等发明了压片机，使压制片得到发展。1886 年 Limousin 发明了安瓿，使注射剂得到迅速发展。1947 年缓释制剂研制成功，70 年代后缓控释制剂和靶向制剂开始发展。

药剂学界习惯将剂型划分为五代。第一代为传统剂型；第二代为常规剂型；第三代为缓控释剂型；第四代为靶向剂型；第五代为时间脉冲释药剂型。正在孕育的随症调控式个体化给药剂型可认为是第六代。第三代至第六代剂型是现代药物制剂研究的主要内容，也可统称为控制给药系统。

在主要剂型的研究与生产方面，对片剂、注射剂的处方设计，新辅料或附加剂的选择，新工艺技术的研究等方面取得了重要成果。如片剂中的分散片、口腔快速崩解片、口腔黏膜黏附片等在近年来得到了迅猛的发展，有许多产品已开始生产和临床应用；胶囊剂中的肠溶胶囊、缓释胶囊及压制型软胶囊品种也不断增多，许多生产技术问题已得到解决；注射剂中的中、长效胰岛素注射剂的上市等。

黏膜给药制剂近年来引起国内外高度重视，包括鼻黏膜、眼黏膜、口腔黏膜、阴道黏膜等，黏膜给药有给药方便、吸收快、无首过效应和生物利用度高等特点，尤其适于大分子多肽和蛋白质类药物的给药。缓控释制剂是目前研究与生产的热点之一。近年来发展较快的缓控释制剂以口服者居多，有骨架型制剂、胃滞留型制剂、渗透泵型制剂等类型。经皮吸收制剂发展迅速，新型促渗技术的使用使药物的透皮吸收效果和临床疗效有显著提高。各种被动、主动靶向制剂都有较大进展，如阿霉素脂质体、两性霉素B脂质体已上市。

三、制剂基础工业的发展

新辅料、新工艺和新设备的发展是制剂生产连续化和自动化的基础。

1. 新辅料的广泛使用　药物制剂处方中，除主药外的其他一切物质称为辅料。它们的主要功能是保证制剂的成型性、稳定性以及临床使用疗效的需要。新的功能性辅料的层出不穷是新剂型不断创新和开发的基础。近年来各种剂型中的辅料均有了快速的发展。如片剂中的填充剂（预胶化淀粉、微晶纤维素等）、黏合剂（聚维酮、羟丙甲纤维素等）、崩解剂（低取代羟丙基纤维素、交联羧甲基纤维素钠、羧甲基淀粉钠、交联聚维酮等）的出现，提高了片剂的质量和临床疗效，也促进了许多新制剂（如口腔快速崩解片、分散片）的出现和发展。许多具有良好流动性和可压性辅料，如微晶纤维素、微粉硅胶等的出现，促进了粉末直接压片的发展。不采用有机溶剂的水性薄膜包衣由于环保的需要也越来越受到重视和推广使用。一些具有特殊理化性质的辅料，如丙烯酸树脂（Eudragit）、聚乙交酯丙交酯（PLGA）等的出现促进了缓控释制剂及靶向制剂的研究开发。随着新剂型的研究开发，制剂品种不断增加，对辅料种类和性能也提出了更高的要求。

2. 新机械设备的应用　机械设备是保证制剂质量的前提。流化床造粒、干式造粒、高速搅拌造粒、切割搅拌造粒、喷雾造粒和高速压片机等设备的使用，极大地改善了片剂生产的效率和质量。包衣锅包衣和流化床包衣实现了全自动化电脑程序控制，使包衣制剂的质量大为提高，产品的溶出度和生物利用度达到了量化控制。注射剂全自动洗瓶灭菌机，磁力控制自动安瓿真空灌封机，层流式高效空气滤过净化器，全自动高压蒸汽灭菌设备，辐射灭菌设备，静电滤过灭菌设备，印字、装盒、贴签、包装联动机，自动光电安瓿检查机和微粒分析仪等设备的使用，极大地降低了劳动强度，对于提高制剂生产效率，保证制剂质量，使国内制剂产品进入国际市场起到重要作用。

随着社会发展和医疗技术水平的提高，人们越来越迫切地希望出现新的药物传输系统来解决原剂型疗效低、不良反应大、需长期频繁（注射）给药及服用、贮存不便的缺点。药物新剂型发展的动力来源于临床用药的需要、科学技术的进步和新剂型市场及价值的体现。

第三节　药物制剂与多学科

药物制剂及剂型的基本要素为安全性、有效性、稳定性以及制剂质量的可控性。由于药剂学既具有原料药物加工科学的属性，又必须保证加工出来的药物制剂具有良好的理化、生理及药理特性，因此需将药剂学与高等数学、物理化学、生物化学、微生物学、药理学、临床药物治疗学、高分子材料学以及药物分析等学科的理论相结合，采用药剂学的方法和手段，将药物制成符合临床医疗需要的药物剂型，并实现规模化生产。新剂型研究已成为高科技多学科密集的系统工程，需要多学科相互渗透，是面向生物材料、电子和计算机等相关学科领域的大舞台。

一、药理学、生理学、临床医学

药理学和生理学理论及实际操作技术对制剂或新剂型的临床前药效及毒性评价提供指导，是新药评价的核心内容之一，也是评价新药能否进入临床试验的重要依据之一。

临床医学可指导临床正确选择和合理用药，以提高临床治疗水平。对于临床用制剂和处方的研究、药物制剂的临床研究和评价、药物制剂生物利用度研究、药物剂量的临床监控以及药物配伍变化及相互作用研究等具有重要的实用价值。

二、流变学、粉体学、动力学

流变学原理用于液体型制剂的处方设计和质量评价，由于评价半固体及流体黏度的方法的改进，一些液体制剂的流变参数与生物利用度及药效间的相关性也已建立。粉体学主要研究粉粒的表面性质及物理、化学性质，粉体学原理对固体制剂的处方设计、制备、质量控制和包装都有重要指导意义。动力学是制剂研究和质量控制不可或缺的理论之一，药物制剂的稳定性、药物从制剂中的溶出（释放）、混悬剂中药物颗粒的沉降等均需利用动力学原理进行评价。

三、物理化学、有机化学、分析化学

物理化学的基本原理可用于指导药剂学中有关剂型性质的研究，主要揭示药物与剂型的共性和各种物理、化学的变化规律与机制，以此来指导药物制剂实践。例如混悬剂、乳剂利用胶体化学及流变学的原理来阐明；对化学药物的增溶、助溶的机制，其中一部分用表面化学及络合物化学原理来说明。剂型的设计已广泛采用各种物理化学原理来指导和评价。原型药物的理化特性，如溶解性、结晶、稳定性等重要特征均有赖于用有机化学的原理来进行分析。有机化学的原理与实践指导着辅料的合成与生产技术。而制剂的质量控制及质量标准的建立、稳定性考察、生物利用度或生物等效性评价需要借助分析化学和药物分析的理论和操作技术得以实施。

第四节　常用制剂通则

根据《中国药典》2005 年版制剂通则，各制剂在制备及贮存期间应符合下面的规定。

一、片剂通则

片剂在生产与储藏期间均应符合下列有关规定：

1. 物料应混合均匀。含量小或含有毒剧药物的片剂，可根据药物的性质用适宜的方法保证混合的均匀度。

2. 不稳定药物在制备过程中应注意稳定性问题。光敏性药物应遮光，防止光分解。挥发性或遇热分解药物，制备过程中应注意防止受热损失。颗粒应控制水分量，以适应制片工艺需要及防止药物水解。

3. 具有不适的嗅味、刺激性及易潮解或光解的药物，可包衣（糖衣或薄膜衣），以减少药物的不良反应，或使药物定位释放或控制药物溶出速率。

4. 片剂应有适宜的硬度，色泽均匀，完整光洁。

二、注射剂通则

注射剂在生产与储藏期间均应符合下列有关规定：

1. 注射剂溶剂包括水性溶剂、植物油及其他非水溶液。最常用的水性溶剂为注射用水，亦可用氯化钠注射液或其他适宜的水溶液。常用的油溶剂为麻油、茶油等。其他溶剂必须安全，用量不应影响疗效。

2. 注射剂中可加入适宜的附加剂。但供静脉(除另有规定外)或椎管注射用的注射液不得添加抑菌剂。

3. 容器、胶塞等应符合国家包装材料标准中的有关规定。

4. 灌注药液必须澄明，容器应洁净干燥后使用。

5. 注射剂在配制中应防止污染微生物及热原等。

6. 易氧化药物在灌装过程中，可在容器内填充二氧化碳或氮等惰性气体后熔封。

7. 封口后可选用适宜的方法灭菌，以保证制成品无菌。

8. 注射剂在灭菌后应采用适宜的方法进行检漏。

9. 注射剂应遮光储存，并按规定条件储存。

三、胶囊剂通则

胶囊剂分硬胶囊剂、软胶囊剂(或胶丸)和肠溶胶囊剂，供口服用。胶囊剂在生产与储藏期间均应符合下列有关规定：

1. 胶囊剂应整洁，不得有黏结、变形或破裂现象。

2. 小剂量药物需先用适宜的填充剂稀释后混合均匀。

3. 胶囊剂应密封储存。

四、软膏剂通则

软膏剂在生产与储藏期间均应符合下列有关规定：

1. 软膏剂应均匀、细腻，涂于皮肤上应无不良刺激性，并应具适当的黏稠性，易涂布于皮肤或黏膜上。

2. 软膏剂常用的基质材料有凡士林、液状石蜡，羊毛脂、蜂蜡、植物油、单硬脂酸甘油酯、高级脂肪醇、聚乙二醇、羧甲基纤维素钠等。

3. 除在某一组分中溶解或共熔外，固体药物应先用适宜方法制成细粉。

4. 软膏剂应无酸败、异臭、变色、变硬、油水分离等现象。

5. 在软膏剂中加入透皮吸收促进剂、表面活性剂、乳化剂、保湿剂、抗氧剂或防腐剂等附加剂。

6. 用于大面积烧伤时，软膏剂需预先进行灭菌。

7. 所用内包装容器应对药物或基质保持惰性。

8. 软膏剂应置遮光器中密闭储存。

五、栓剂通则

栓剂在生产与储藏期间均应符合下列有关规定：

1. 栓剂常用基质有半合成脂肪酸甘油酯、可可豆油、聚氧乙烯硬脂酸酯、氢化植物油、甘油明胶、聚乙二醇类等。

2. 固体药物应预先用适宜方法制成细粉(全部通过六号筛)。

3. 栓剂中药物与基质应混合均匀,栓剂外形要完整光滑。根据施用腔道和使用目的不同,可将栓剂制成不同的形状。

4. 栓剂对腔道应无刺激性,在腔道内应能融化、软化或溶化,并与分泌液混合逐渐放出药物,产生局部或全身作用。

5. 应有适宜的硬度,以免包装或储藏时变形。

6. 所用内包装材料或容器应无毒性,并不得与药物或基质发生理化作用。

7. 为防止受热、受潮而变形、发霉、变质,栓剂应在30℃以下密闭保存。

(张建军)

思 考 题

1. 剂型的重要性体现在哪些方面?
2. 请结合药剂学的其他章节列举药剂学中的基础理论及其指导作用。
3. 简要叙述药物制剂与多学科的关系。
4. 根据参考文献,按照给药途径分别列举两种制剂新工艺技术,并简述其制剂特征及临床意义。

第三章　药品包装

学习要求：

1. 掌握药品包装的定义、分类及其作用。
2. 熟悉常用药包材的种类及其质量要求。
3. 熟悉铝塑泡罩包装、复合膜条形包装和输液软袋包装等药品软包装的应用特点。
4. 了解药品包装的相关法规。

第一节　药品包装的基本概念

一、概述

现代包装的定义，各个国家不尽相同，但其宗旨基本一致。美国包装协会的定义："包装是为产品的运出和销售的准备行为。"日本工业标准的定义："包装是在商品的运输与保管过程中，为保护其价值及状态，以适当的材料、容器等对商品所施的技术处理，或施加技术处理后保持下来的状态。"

我国国家标准《包装通用术语》中包装的定义："为在流通过程中保护产品、方便储运、促进销售，按一定技术方法而采用的容器、材料及辅助物等的总体名称。"或指"为了达到上述目的而采用的容器、材料和辅助物的过程中施加一定技术方法等的操作活动。"

包装按用途可分为通用包装和专用包装。药品的包装用于包装特殊商品——药品，所以属于专用包装范畴，它具有包装的所有属性，并有特殊性。目前，各国对药品包装都是以安全、有效为重心，同时兼顾药品的保护功能及携带、使用的便利性。对药品来说，药品经过生产及质量检验后，无论在贮存、运输以及分发使用等过程中，都必须有适当而完好的包装。

随着科学技术的发展及新的包装材料的不断开发和应用，药品包装已不再是单纯作为盛装药品的附属工序和辅助项目，而已经成为方便临床使用的重要形式。如已出现了单剂量包装、疗程包装、按给药途径要求的一次性使用的包装，以及为提高药物疗效、降低不良反应而设计的一些特殊剂型的包装，如舒喘灵（混悬）气雾剂、安乃近灌肠剂及透皮吸收剂等。因此，了解、研究和革新药品包装，并使之更完善是一项与保证药品质量、配合临床治疗密切相关的重要课题。

二、药品包装的定义与分类

药品的包装系指选用适当的材料或容器、利用包装技术对药物制剂的半成品或成品进行分（灌）、封、装、贴签等操作，为药品提供品质保护、鉴定商标与说明的一种加工过程的总称。对药品包装本身可以从两个方面去理解：从静态角度看，包装是用有关材料、容器和辅助物等材料将药品包装起来，起到应有的功能；从动态角度看，包装是采用材料、容器和辅助物的技术方法，是工艺及操作。

药品包装按其在流通领域中的作用可分为内包装和外包装两大类。

内包装系指直接与药品接触的包装(如安瓿、注射剂瓶、铝箔等)。内包装应能保证药品在生产、运输、贮藏及使用过程中的质量,并便于医疗使用。药品内包装材料、容器(药包材)的更改,应根据所选用药包材的材质,做稳定性试验,考察药包材与药品的相容性。

外包装系指内包装以外的包装,按由里向外分为中包装和大包装。外包装应根据药品的特性选用不易破损的包装,以保证药品在运输、贮藏和使用过程中的质量。

本章主要介绍药品的内包装,即直接与药品接触的包装材料和容器。

三、药品包装的作用

药品包装是药品生产的继续,是对药品施加的最后一道工序。对绝大多数药品来说,只有进行了包装,药品生产过程才算完成。一种药品,从原料、中间体、成品、制剂、包装到使用,一般要经过生产和流通(含销售)两个领域。在整个转化过程中,药品包装起着重要的桥梁作用,起着特殊的功能。

(一) 保护功能

药品在生产、运输、贮存与使用过程常经历较长时间,由于包装不当,可能使药品的物理性质或化学性质发生改变,使药品减效、失效,产生不良反应。药品包装应将保护功能作为首要因素考虑。保护功能主要包括以下两个方面:

1. 阻隔作用　视包装材质与方法不同,包装能保证容器内药物不穿透、不泄漏,也能阻隔外界的空气、光、水分、热、异物与微生物等与药品接触。

2. 缓冲作用　药品包装具有缓冲作用,可防止药品在运输、贮存过程中,免受各种外力的震动、冲击和挤压。

(二) 方便应用

药品包装应能方便患者及临床使用,能帮助医师和患者科学、安全地用药。

1. 标签、说明书与包装标志

标签是药品包装的重要组成部分,它向人们科学而准确地介绍具体药品的基本内容、商品特性。药品的标签分为内包装标签与外包装标签。内包装标签与外包装标签内容不得超出国家食品药品监督管理局批准的药品说明书所限定的内容;文字表达应与说明书保持一致。内包装标签可根据其尺寸的大小,尽可能包含药品名称、适应证或者功能主治、用法用量、规格、贮藏、生产日期、生产批号、有效期、生产企业等标示内容,但必须标注药品名称、规格及生产批号。中包装标签应注明药品名称、主要成分、性状、适应证或者功能主治、用法用量、不良反应、禁忌症、规格、贮藏、生产日期、生产批号、有效期、批准文号、生产企业等内容。大包装标签应注明药品名称、规格、贮藏、生产日期、生产批号、有效期、批准文号、生产企业以及使用说明书规定以外的必要内容,包括包装数量、运输注意事项或其他标记等。

药品说明书应包含有关药品的安全性、有效性等基本科学信息。药品说明书应列有以下内容:药品名称(通用名、英文名、汉语拼音、化学名称)、分子式、相对分子质量、结构式(复方制剂、生物制品应注明成分)、性状、药理毒理、药代动力学、适应证、用法用量、不良反应、禁忌证、注意事项(孕妇及哺乳期妇女用药、儿童用药、药物相互作用和其他类型的相互作用,如烟、酒等)、药物过量(包括症状、急救措施、解毒药)、有效期、贮藏、批准文号、生产企业(包括地址及联系电话)等内容。如某一项目尚不明确,应注明“尚不明确”字样;如明确无影响,应注明“无”。

包装标志是为了帮助使用者识别药品而设的特殊标志。麻醉药品、精神药品、医疗用毒性药品、放射性药品等特殊管理的药品及外用药品、非处方药品等,在其中包装、大包装和标签、说明书上必须印有符合规定的标志；对贮藏有特殊要求的药品，必须在包装、标签的醒目位置和说明书中注明。

非处方药药品标签、使用说明书、内包装和外包装上必须印有非处方药专有标识。专有标识图案分为红色和绿色，红色、绿色专有标识分别用于甲类、乙类非处方药药品作指南性标志。单色印刷时，非处方药专有标识下方必须标示“甲类”或“乙类”字样。

2. 便于取用和分剂量

随着包装材料与包装技术的发展，药品包装呈多样化，如剂量化包装，方便患者使用，亦适合于药房发售药品；如旅行保健药盒，内装风油精、去痛片、黄连素等常用药；如冠心病急救药盒，内装硝酸甘油片、速效救心丸、麝香保心丸等。

（三）商品宣传

药品属于特殊商品，首先应重视其质量和应用。从商品性看，产品包装的科学化、现代化程度，一定程度上有助于显示产品的质量和生产水平，能给人以信任感、安全感，有助于营销宣传。

第二节　药品的包装材料和容器

药品的包装材料和容器简称药包材。药包材的选择取决于药品的物理化学性质、制品需要的保护情况以及应用与市场需要等的要求。药品包装材料应具备的性能见表 3－1。

表 3－1　药包材应具备的性能

效　能	要　　求	应研究的性能
保护	保护内装物、防止变质、保证质量	机械强度、防潮、耐水、耐腐蚀、耐热、耐寒、透光、气密性强，防止紫外线穿透，耐油，适应气温变化，无味，无霉，无臭味
工艺操作	易包装、易充填、易封合，效率高，适应机械自动化	刚性、挺力强度、光滑、易开口、热合性好、防止静电
商品性	造型和色彩美观，能产生陈列效果	透明度好、表面光泽、适应印刷，不带静电(不易污染)
使用方便	便于开启和取用、便于再封闭	开启性能好、不易破裂
成本低廉	合理使用包装经费	节省包装材料成本及包装机械设备费用与劳工费用等，包装速度快

一、药包材的种类

药包材可分别按使用方式、材料组成及形状进行分类。

1. 按使用方式，药包材可分为Ⅰ、Ⅱ、Ⅲ三类。Ⅰ类药包材指直接接触药品且直接使用的药品包装用材料、容器(如塑料输液瓶或袋、固体或液体药用塑料瓶等)。Ⅱ类药包材指直接接触药品，但便于清洗，在实际使用过程中，经清洗后需要并可以消毒灭菌的药品包装用材料、容器(如玻璃输液瓶、输液瓶胶塞、玻璃口服液瓶等)。Ⅲ类药包材指除Ⅰ、Ⅱ类以外其他可能直接影响药品质量的药品包装用材料、容器(如输液瓶铝盖、铝塑组合盖等)。

2. 按形状，药包材可分为容器(如塑料滴眼剂瓶)、片材(如药用聚氯乙烯硬片)、袋(如药用复合膜袋)、塞(如丁基橡胶输液瓶塞)、盖(如口服液瓶撕拉铝盖)等。

3. 按材料组成，药包材可分为金属、玻璃、塑料(热塑性、热固性高分子化合物)、橡胶(热固性高分子化合物)及上述成分的组合(如铝塑组合盖、药品包装用复合膜)等。

二、典型药包材的特点

(一) 金属

金属在制剂包装材料中应用较多的有锡、铝、铁与铅，可制成刚性容器，如筒、桶、软管、金属箔等。用锡、铅、铁、铝等金属制成的容器，光线、液体、气体、气味与微生物都不能透过；它们能耐高温也耐低温。为了防止内外腐蚀或发生化学作用，容器内外壁上往往需要涂保护层。

1. 锡　在金属中化学惰性较大，冷锻性最好，易坚固地包附在很多金属表面。锡管中常含0.5%的铜以增加硬度。锡片上包铝既能增进成品外观又能抵御氧化。但锡价比较昂贵。现已采用价廉的涂漆铝管来代替锡管。一些眼用软膏目前仍用纯锡管包装。

2. 铅　价格最廉，镀锡后的铅管具有铅的软度与锡的惰性。多用于日用品，如黏合剂、牙膏等，内服制品因毒性问题不用铅容器。

3. 铁　药物包装不用铁，但镀锡钢却大量应用于制造桶、螺旋帽盖与气雾剂容器。马口铁是包涂纯锡的低碳钢皮，它具有钢的强度与锡的抗腐蚀力。

4. 铝　是相对原子质量低而非常活泼的金属。铝制品质轻，节省运费；具有延展性、可锻性、无气、无味、无毒与不透性；也可制成刚性、半刚性或柔软的容器。铝中加入3%的锑，可以增加铝的硬度。铝表面与大气中的氧起作用能形成氧化铝薄层，该薄层坚硬、透明，保护铝不再继续被氧化。铝制软膏管、片剂容器、螺旋盖帽、小药袋与铝箔等均在药剂中有广泛应用。铝箔在药品包装中使用愈来愈广泛，主要包装形式是泡罩包装、条形包装。铝箔具有良好的包装加工性和保护、使用性能，防潮性好，气体透过性小，是作防潮包装不可缺少的材料，厚度在20 μm以上的铝箔防潮性能极佳。

(二) 玻璃

玻璃具有优良的保护性，其本身稳定，价廉、美观。玻璃容器是药品最常用的包装容器。玻璃清澈光亮，坚硬，不渗透，不老化，配上合适的塞子或盖子与盖衬可以不受外界任何物质的入侵，但光线可透入。需要避光的药物可选用棕色玻璃容器。玻璃的主要缺点是质重和易碎。

玻璃的主要成分是二氧化硅、碳酸钠、碳酸钙等。药用玻璃可含有硅、铝、硼、钠、钾、钙、镁、锌与钡等阳离子。玻璃的很多有用的性质是由所含金属元素产生的，降低钠离子含量能使玻璃具有抗化学性，但若没有钠或其他碱金属离子则玻璃难于融熔；氧化硼可使玻璃耐用，抗热，抗震，增强机械强度。

一般药用玻璃瓶常用无色透明的或棕色的，蓝、绿或乳白色常用作装饰，棕色或红色可阻隔日光中的紫外线。但制造棕色玻璃所加入的氧化铁能渗进制品中，所以药物中含有的成分如能被铁催化时就不宜使用棕色玻璃容器。着色剂可使玻璃呈现各种色泽，如碳与硫或铁与锰(棕色)，镉与硫的化合物(黄色)，氧化钴或氧化铜(蓝色)，铬的化合物(绿色)，硒与镉的亚硫化合物(红宝石色)，氟化物或磷酸盐(乳白色)。

USP、BP规定药用玻璃分为四类，并规定了检查各类玻璃的碱性与抗水性的限度：Ⅰ类为中性玻璃，含氧化硼(B_2O_3)10%的硼硅酸盐玻璃。Ⅱ类为经过内表面处理的钠一钙一硅酸盐玻璃。Ⅲ类为未经表面处理的钠一钙玻璃，不能用作注射剂容器。Ⅳ类为普通的钠一钙玻璃，只能用来包装口服与外用制剂。

我国药典要求，用于盛装注射用输液的玻璃瓶，其内表面耐水性必须达到 GB12416.1 中的 HC1 级和 HC2 级的要求(该标准等效采用 ISO4802)，符合这项要求的玻璃有两种，一种是Ⅰ型玻璃，它具有优异的化学稳定性(我国目前还没有这种玻璃制造的输液瓶，国际上也不多)。另一种是Ⅱ型玻璃，它的内表面有一层很薄的富硅层，能达到Ⅰ型玻璃的效果，为国际上广泛采用，目前我国 1/3 的输液瓶是用这种玻璃制造的，其余 2/3 的输液瓶是采用含氧化硼 2%左右的非Ⅰ非Ⅱ型玻璃制造的。测试证明，Ⅱ型玻璃的抗水性能优于非Ⅰ非Ⅱ型玻璃，但Ⅱ型玻璃仅仅在内表面进行了脱碱处理，如重复使用，由于洗瓶和灌装消毒过程中的损伤，极薄的富硅层易遭到破坏而导致性能下降，因此，国家标准 GB2639 中明确规定，Ⅱ型玻璃仅适用于一次性使用的输液瓶。

钠一钙玻璃适用于包装口服、外用制剂。它具有轻微的碱性但不影响制品。一些盐类如枸橼酸、酒石酸或磷酸的钠盐可侵蚀此种玻璃的表面，特别是在高压灭菌条件下，玻璃表面往往出现脱片现象。

(三) 塑料及其复合材料

塑料是一种合成的高分子化合物，具有许多优越的性能，可用来生产刚性或柔软容器。塑料比玻璃或金属轻、不易破碎(即使碎裂也无危险)，但在透气、透湿性、化学稳定性、耐热性等方面则不如玻璃。所有塑料都能透气透湿、高温软化，很多塑料还受溶剂的影响。

根据受热的变化塑料可分成两类：一类是热塑性塑料，它受热后熔融塑化，冷却后变硬成形，但其分子结构和性能无显著变化，如聚氯乙烯(PVC)、聚乙烯(PE)、聚丙烯(PP)、聚酰胺(PA)等；另一类是热固性塑料，它受热后，分子结构被破坏，不能回收再次成型，如酚醛塑料、环氧树脂塑料等。前一类较常用。

近年来，除传统的聚酯(PET)、聚乙烯、聚丙烯等包装材料用于医药包装外，各种新材料如铝塑、纸塑等复合材料也广泛应用于药品包装，有效地提高了药品包装质量和药品档次，显示出塑料广泛的发展前景。

1. 聚氯乙烯(PVC)　PVC 透明性好，强度高，热封性和印刷性优良，在医药包装中，硬质 PVC 主要用于制作周转箱、瓶等；软 PVC 主要用于制作薄膜、袋等。近年来随着药品包装质量和档次的提高，为半硬质 PVC 片材开辟了新的应用空间，目前大量的 PVC 片材被用作片剂、胶囊剂的铝塑泡罩包装的泡罩材料。

2. 聚丙烯(PP)　无毒，PP 密度很低，未填充或增强的密度仅有 0.90～0.91 g/cm^3，通常都是结晶态，熔点为 185～170℃，故耐热性高，可在沸水中蒸煮。它是弱极性高聚物，所以热黏合性、印刷性较差，常用于提高透明性或阻隔性。

3. 聚对苯二甲酸乙二醇酯(聚酯，PET)　医药包装中使用的 PET 种类很多，由于其强度高，透明性好，尺寸稳定性优异，气密性好，常用来代替玻璃容器和金属容器，用于片剂、胶囊剂等固体制剂的包装；特性黏度在 0.57～0.64 cm^3/g 之间的 PET 经双向拉伸后形成 BOPET (双向拉伸 PET)，常用于包装中药饮片。另外，由于其保气味和耐热性高，可作为多层复合膜中的阻隔层，如 PET/PE 复合膜等。PET 的最大缺点是不能经受高温蒸汽消毒。

4. 聚萘二甲酸乙二醇酯(PEN)　PEN 的力学性能优良，有很强的耐紫外线照射特性，透明性、阻隔性好，玻璃化转变温度高达 121℃，结晶速度较慢，易制成透明的厚壁耐热容器。PEN 价格较高，为降低成本，常将 PEN 与 PET 共混，形成 PEN/PET 共混物使其成本与玻璃相当，又具有与玻璃瓶相同的气密性。由于PEN有较强的耐紫外线照射的特性，使药品的成分不因光线照射而发生变化，常用于口服液、糖浆等制剂的热封装，是目前唯一能取代玻璃容器并可用工业方法蒸煮消毒的刚性包装材料。

5. 聚偏氯乙烯(PVDC)　PVDC的透明性好，印刷性和热封性能优异，其最大特点是对空气中的氧气及水蒸气、二氧化碳等具有良好的阻隔性，防潮性极好。但由于其价格昂贵，在医药包装中主要与PE、PP等制成复合薄膜用作冲剂和散剂等制剂的包装袋。

6. 镀铝膜(VM)　真空镀铝膜是在高真空状态下将铝蒸发到各种基膜上的一种软包装薄膜产品，镀铝层非常薄。在中药的粉剂、颗粒剂、散剂的外包装中广泛使用的有PET、CPP(流延聚丙烯)、OPP、PE等真空镀铝膜。其中应用最多是PET、CPP、PE真空镀铝膜。真空镀铝软薄膜包装除了具有塑料基膜的特性外，还具有漂亮的装饰性和良好的阻隔性，尤其是各种塑料基材经镀铝后，其透光率、透氧率和透水蒸气率会降低至几十分之一，甚至几百分之一。

7. 双向拉伸聚丙烯(BOPP)　该种薄膜材料具有良好的透明性、耐热性和阻隔性，用于药品软包装复合袋的外层，把它与热封性好的LDPE(低密度聚乙烯)、EVA(乙烯共聚物)或与铝箔复合，能大大提高复合膜的刚度及物理机械性能，如在BOPP基膜上涂上防潮及阻隔性能优良的PVDC，则可大大提高它的防透过性能。

8. 流延聚丙烯(CPP)　该材料具有良好的热封性，用于药品包装复合包装袋的内层，真空镀铝后可与BOPP、PET等复合。

9. 氟卤代烃薄膜　该塑料薄膜是氯三氟乙烯(CTFE)的共聚物，不可燃、阻隔性优良且透明，具有独特的应用范围。目前有两类，即CTFE和乙烯三氟氯乙烯共聚物。CTFE化学性质稳定，能经受住金属、陶瓷和其他塑料所不能经受的化学物质的侵蚀；水气渗透率比其他任何塑料薄膜都低，实际上其吸湿性等于零；能与各种基料复合，像PE、PVC、PET、NY(尼龙)、铝箔等；亦可用真空喷镀铝法给它们喷镀金属。CTFE薄膜及其复合物主要用于包装需要高度防潮的药片和胶囊。

药品包装中可使用的塑料还有聚酰胺(PA)、聚氨酯(PUR)、聚苯乙烯(PS)、乙烯/乙烯醇共聚物(EVOH)、乙烯/乙酸乙烯酯共聚物(E/VAC)、聚四氟乙烯(PTFE)、聚碳酸酯(PC)、聚氟乙烯(PVF)等，其用途大都是发挥这些塑料所具有的防潮、遮光、阻气、印刷性好等优点。随着材料科学的发展和人类对健康的关注，药品包装将向着更安全、更全面和无污染方向发展，塑料将以其优良的综合性能和合理的价格而成为医药包装中发展最快的材料。

药用塑料包装材料的选择，不但要了解各种塑料的基本性质，如物理、化学与屏蔽性质，还应清楚塑料中的附加剂。不论何种塑料，其基本组成为：塑料、残留单体、增塑剂、成形剂、稳定剂、填料、着色剂、抗静电剂、润滑剂、抗氧剂以及紫外线吸收剂等。任一组分都可能迁移而进入包装的制品中。聚氯乙烯(与聚烯烃相比)中含有较多的附加剂，为塑料中有较大危险的一个品种。1950年8月美国FDA提出禁止制造和使用聚氯乙烯容器作食品包装，因为它含有残留的单体氯乙烯以及增塑剂邻苯二甲酸二乙基乙酯(DEHP)，在燃烧时产生有害的氯和盐酸气体，故不符合安生卫生和消除公害的要求。

(四) 橡胶

橡胶具有高弹性、低透气和透水性、耐灭菌以及良好的相容性等特性，因此橡胶制品在医药上的应用十分广泛，其中丁基橡胶、卤化丁基橡胶、丁腈橡胶、乙丙橡胶、天然橡胶和顺丁橡胶都可用来制造医药包装系统的基本元素——药用瓶塞。为防止药品在储存、运输和使用过程中受到污染和渗漏，橡胶瓶塞一般常用作医药产品包装的密封件，如输液瓶塞、冻干剂瓶塞、血液试管胶塞、输液泵胶塞、齿科麻醉针筒活塞、预装注射针筒活塞、胰岛素注射器活塞和各种气雾瓶(吸气器)所用密封件等。

橡胶瓶塞、玻璃或塑料容器的材料可能含有害物质,渗漏进药品溶液中,使药液产生沉淀、微粒超标、pH 改变、变色等。理想的瓶塞应具备以下性能:对气体和水蒸气低的透过性;低的吸水率;能耐针刺且不落屑;有足够的弹性,刺穿后再封性好;良好的耐老化性能和色泽稳定性;耐蒸汽、氧乙烯和辐射消毒等。

1. 天然橡胶　第一代用于药用瓶塞的橡胶。它具有优秀的物理性能和耐落屑性能,但其硫化胶的透气性及耐化学性能无法满足现代医药工业的要求。由于天然胶需要高含量的硫化剂、防老剂以防老化,所以易产生药品不需要的高残余量的抽出物,其吸收率也不理想。因此,天然胶塞已被列入淘汰的行列。

2. 乙丙橡胶　其配方采用过氧化物硫化,不含任何增塑剂。但对乙丙胶瓶塞及密封垫的分析表明,常有一些来自橡胶中的催化剂残余物,因此,这种橡胶一般只用于与高 pH 溶液或某些气雾剂接触的瓶塞或密封件。

3. 丁腈橡胶　具有优异的重密封性能和耐油、耐各种溶剂性能,被广泛应用于药品推进胶件,如气雾泵的计量阀、兽药耐油瓶塞等。

4. 丁基橡胶　是异丁烯和少量异戊二烯的共聚物。异戊二烯的加入使丁基胶分子链上有了可用硫磺或其他硫化剂硫化的双键。它具有对气体的低渗透性、低频率下的高减振性、优异的耐老化、耐热、耐低温、耐化学、耐臭氧、耐水及蒸汽、耐油等性能及较强的回弹性等特点。这些特点是理想的药用胶塞必备的,故于 20 世纪 60 年代被国外的药用胶塞生产企业广泛用于特殊橡胶瓶塞的生产。

5. 卤化丁基橡胶　卤化丁基橡胶与丁基橡胶有着共同的性质和特点,但由于卤元素氯或溴的存在,使胶料的硫化活性和选择性更高,易与不饱和橡胶共硫化,消除了普通丁基橡胶易污染的弊病,从而使卤化丁基橡胶在医药包装领域得到更广泛的应用。卤化丁基橡胶的特性,决定了它是当前药用瓶塞最理想的材料。目前全球 90%以上的瓶塞生产企业多采用药用级可剥离型丁基橡胶或卤化丁基橡胶作为生产和制造各类药用胶塞的原料。国家食品药品监督管理局(SFDA)决定,在 2004 年底之前,我国药用胶塞强制实行“丁基化”。

三、药包材的质量要求

为确认药包材可被用于包裹药品,有必要对这些材料进行质量监控。根据药包材使用的特定性,这些材料应具备下列特性:① 保护药品在贮藏、使用过程中不受环境的影响,保持药品原有属性。② 药包材与所包装的药品不能有化学、生物意义上的反应。③ 药包材自身在贮藏、使用过程中应有较好的稳定性。④ 药包材在包裹药品时不能污染药品生产环境。⑤ 药包材不得带有在使用过程中不能消除的对所包装药物有影响的物质。

所有药包材的质量标准需证明该材料具有上述特性,并得到有效控制。为此各国对药包材均制定了相应标准。

(一) 药包材质量标准体系

1. 药典体系　发达国家药典附录列有药包材的技术要求(主要针对材料)。主要包括安全性项目(如异常毒性、溶血、细胞毒性、化学溶出物、玻璃产品中的砷、聚氯乙烯中的氯乙烯、塑料中的添加剂等)、有效性项目(材料的确认、水蒸气渗透量、密封性、扭力)等。

2. ISO 体系　ISO/TC76 以制定药品包装材料、容器标准为主要工作内容。根据形状制定标准(如铝盖、玻璃输液瓶)。基本上涉及药包材的所有特性,但缺少材料确认项目,也缺少证明使用过程中不能消除的其他物质(细菌数)和监督抽查所需要的合格质量水平。

3. 各国工业标准体系　已逐渐向 ISO 标准转化。

4. 国内药包材标准体系　形式上与 ISO 标准相同,安全项目略少于先进国家药典。目前主要项目、格式与 ISO 标准相类似,某些技术参数略逊。安全性项目如微生物数、异常毒性等也有涉及。为有效控制药品包装材料的质量,国家食品药品监督管理局(SFDA)已于 2002 年始,制定并颁布相应的质量标准。

(二) 药包材的质量要求

根据药包材的特性,药包材的质量标准主要包含以下项目:

1. 材料的确认(鉴别)　主要确认材料的特性,防止掺杂,确认材料来源的一致性。

2. 材料的化学性能　检查材料在各种溶剂(如水、乙醇和正己烷)中浸出物(主要检查有害物质、低相对分子质量物质、未反应物、制作时带入物质、添加剂等)、还原性物质、重金属、蒸发残渣、pH、紫外吸收度等;检查材料中特定的物质,如聚氯乙烯硬片中氯乙烯单体、聚丙烯输液瓶中催化剂、复合材料中溶剂残留;检查材料加工时的添加物,如橡胶中硫化物、聚氯乙烯膜中增塑剂(邻苯二甲酸二辛酯)、聚丙烯输液瓶中的抗氧剂等。

3. 材料、容器的使用性能　容器需检查密封性、水蒸气透过量、抗跌落性、滴出量(若有定量功能的容器)等;片材需检查水蒸气透过量、抗拉强度、延伸率;若该材料、容器需组合使用则需检查热封强度、扭力、组合部位的尺寸等。

4. 材料、容器的生物安全检查项目　微生物数检查,根据该材料、容器被用于何种剂型测定各种类微生物的量。安全性检查,根据该材料、容器被用于何种剂型需选择测试异常毒性、溶血细胞毒性、眼刺激性、细菌内毒素等项目。

四、药包材的选择原则

(一) 对等性原则

在选择药品包装时,除了必须考虑保证药品的质量外,还应考虑药品的品性或相应的价值。对于贵重药品或附加值高的药品,可选用价格性能比较高的药品包装材料。对于价格适中的常用药品,除考虑美观外,还要多考虑经济性,其所用的药品包装材料应与之对等。对于价格较低的普通药品,在确保其安全性,保持其保护功能的同时,应注重实惠性,选用价格较低的药品包装材料。

(二) 美学性原则

药品的包装是否符合美学,在一定程度上会左右一个药品的命运。从药品包装材料的选用来看,主要考虑药品包装材料的颜色、透明度、挺度、种类等。颜色不同,效果大不一样。材料透明,使人一目了然,同时也便于控制液体制剂的外观质量。

(三) 相容性原则

药包材与药物的相容性系指药品包装材料与药物间的相互影响或迁移。它包括物理相容、化学相容和生物相容。选用对药物无影响、对人体无伤害的药品包装材料,必须建立在大量的实验基础之上。

(四) 适应性原则

药品包装是用来包装药品的。药品必须通过流通领域才能到达患者手中,而各种药品的流通条件并不相同,因此药品包装材料的选用应与流通条件相适应。流通条件包括气候、运输方式、流通对象与流通周期等。气候条件是指药品包装材料应适应流通区域的温度、湿度、温差等。对于气候条件恶劣的环境，药品包装材料的选择更应注意。运输方式包括汽车、船舶、飞机等，它们对药品包装材料的性能要求各不相同，如振动程度不同则对药品包装材料具有抗振性、防跌落等的要求亦不同。流通对象是指药品的接受者，由于国家、地区、民族的差异，存在着个体差异，对药品包装材料的规格、包装形式都会有不同的要求，必须与之相适应。流通周期是指药品到达患者手中的预定周期，药品有一个有效期的问题，所选用的药品包装材料应能满足药品在有效期内确保药品质量的稳定。

（五）协调性原则

药品包装应与该包装所承担的功能相协调。药品包装对保护药品的稳定性关系极大，因此，要根据药物制剂的剂型来选择不同材料制作的包装容器。例如，液体和胶质药品宜选用不渗漏的材料制作包装容器。药品包装材料、容器必须与药物制剂相容，并能抗外界气候、抗微生物、抗物理化学等作用的影响，同时应密封、防篡改、防替换、防儿童误服用等。

1. 固体制剂包装　目前国际市场上广泛流行的固体药品包装，如粉状药品包装大多数采用纸、铝箔、塑料薄膜、塑料瓶、玻璃瓶、复合材料来进行包装。片剂、胶囊剂除了使用传统的玻璃瓶进行包装外，大多数使用铝塑泡罩、双铝箔包装，冷冲压成型包装，复合材料、薄膜袋、塑料瓶进行包装。一般来说，用量大的散剂固体药品可以采用玻璃瓶、塑料容器、金属罐、组合罐、复合膜等进行包装。有的根据需要加聚乙烯薄膜衬垫，以提高包装的防潮性能。另外，固体制剂也大量采用单剂量包装、条式包装等。这些包装不但使用方便而且卫生安全。

2. 液体制剂包装　液体制剂包装必须考虑包装材料的成分、药品的特性以及使用方式，从而选择适当的包装材料。液体制剂的主要包装最初是玻璃瓶。由于塑料瓶体轻、不易碎裂等特点，近年来塑料瓶的使用越来越多。另外还有喷雾罐、塑料铝箔复合袋等。部分输液包装由原来单一的玻璃瓶，发展为聚丙烯瓶或聚乙烯瓶或 PVC 软袋或非 PVC 软袋并存的格局。且有的口服液体瓶瓶顶还附加一个服药用的量杯，便于患者使用。近年来，用聚乙烯代替玻璃开发了塑料安瓿，用注射器内装药液的预灌封注射装置已应用于临床。

第三节　药品软包装

软包装是近年来常用的包装形式。应用的包装材料主要是塑料膜，即单纯的塑料膜，或包括纸、塑料、铝箔等制成的复合膜、铝塑泡罩等。

一、铝塑泡罩包装

药品的铝塑泡罩包装又称水泡眼包装，简称 PTP（press through packaging，PTP），是先将透明塑料硬片吸塑成型后，将片剂、丸剂或颗粒剂、胶囊等固体药品填充在凹槽内，再与涂有黏合剂的铝箔片加热黏合在一起，形成独立的密封包装。这种包装是当今制药行业应用广泛、发展迅速的药品软包装形式之一，正逐步取代传统的玻璃瓶包装和散包装，成为固体药品包装的主流。

与瓶装药品相比，泡罩包装最大的优点是便于携带，可减少药品在携带和服用过程中的污染，此外泡罩包装在气体阻隔性、防潮性、安全性、生产效率、剂量准确性等方面也具有明显的优势。泡罩包装的另一优势是全自动的封装过程最大限度地保障了药品包装的安全性。全自动泡罩包装机包括泡罩的成型、药品填充、封合、外包装纸盒的成型、说明书的折叠与插入、泡罩板的入盒以及纸盒的封合，全部过程一次完成。先进机型还有多项安全检测装置，包括包装盒和说明书的识别与检测，可提高安全性和卫生性，有效减少药品的误装。

（一）药品包装用铝箔

药品泡罩包装采用的铝箔是密封在塑料硬片上的封口材料（也叫盖口材料），通常称为PTP药用铝箔，它以硬质铝箔为基材，具有无毒、无腐蚀、不渗透、卫生、阻热、防潮等优点，很容易进行高温消毒灭菌，并能阻光，可保护药品片剂免受光照变质。铝箔与塑料硬片密封前需在专用印刷涂布机上印制文字图案，并涂以保护剂，在铝箔的另一面涂以黏合剂。涂保护剂的作用是防止铝箔表面油墨图文磨损，同时也防止铝箔在机械收卷时外层油墨与内层的黏合剂接触而造成污染。黏合剂的作用是使铝箔与塑料硬片具有良好的黏合强度。铝箔除用于片剂、胶囊的包装外，还可用于针剂等药品的外包装。

（二）药品包装常用泡罩材料

泡罩包装良好的阻隔性能缘于对原材料铝箔和塑料硬片的选择。铝箔具有高度致密的金属晶体结构，有良好的阻隔性和遮光性；塑料硬片则应具备足够的对氧气、二氧化碳和水蒸气的阻隔性能、高透明度和不易开裂的机械强度。目前最常用的药用泡罩包装材料有PVC片、PVDC片及真空镀铝膜（详见本章第二节中“药包材的种类”）。

（三）铝箔印刷用油墨及其黏合材料

铝箔印刷用油墨应具备良好的铝箔黏附性，印刷的文字图案要牢固，同时溶剂释放较快，耐热性好，耐磨性及光泽性能好，且无毒、不污染所包装的药品，黏度应符合铝箔印刷速度及干燥的要求等。目前药用铝箔常用的油墨主要有醇溶性聚酰胺类油墨，其特点是具备较好的黏附性及光泽性，耐磨且溶剂释放性较好；另一类是以聚乙烯－醋酸乙烯共聚合树脂/丙烯酸为主要成分的铝箔专用油墨，其色泽鲜艳、浓度高，耐高温性及与铝箔的黏附性强，有良好的透明性，已广泛应用于药品铝箔的印刷。

铝箔用黏合剂主要是聚醋酸乙烯酯与硝酸纤维素混合的溶剂型黏合剂，该黏合剂在熔融状态下流动性、涂布性好，在一定温度下与铝塑及PVC表面有良好的亲和力，能在化学或物理作用下发生固化结合。铝箔用黏合剂今后发展的方向，一是开发固含量高、黏度低的黏合剂；二是向无溶剂型胶黏剂方向发展。使用无溶剂型胶黏剂无废气排放，不需加热、鼓风、排风装置，设备更简单，能耗低，生产效率高。

药用铝箔的印刷、涂覆黏合剂等工序均在药用PTP铝箔印刷涂布设备上完成。该设备主要由印刷系统、涂布系统、烘干系统及收放卷系统构成。

（四）铝塑泡罩材料热封的检验

药品包装厂将印刷涂布后的铝箔提供给制药厂，药厂在自动泡罩包装机上对铝箔及塑料硬片进行热压合，并填入药品，其过程为：塑料硬片泡罩成形——→填装药片或胶囊——→塑料硬片与铝箔热压封合——→按所设计的尺寸裁切成板块。

为保证所封合的泡罩包装的质量，应对其进行密封性能测试，方法为：将样品放入能承受100 kPa的容器中，盖紧密封，并抽真空至（80±13）kPa，30秒后，注入有色水，恢复常压，打开盖检查有无液体渗入泡罩内。泡罩包装的湿热试验及其他检验方法，可根据ZBC8003－1987《药品铝塑泡罩包装》的要求进行检验。

二、复合膜条形包装

条形包装（strip packaging，SP）是利用两层药用条形包装膜（SP膜）把药品夹在中间，单位药品之间隔开一定距离，在条形包装机上把药品周围的两层SP膜内侧热合密封，药品之间压上齿痕，形成一种单位包装形式(单片包装或成排组成小包装)。取用药品时，可沿齿痕撕开SP膜即可。

条形包装复合膜袋不仅能包装片剂，也是颗粒、散剂等剂型的主要包装形式，适于包装剂量大、吸湿性强、对紫外线敏感的药品。条形包装可在条形包装机上连续作业，特别适合大批量自动包装。

SP膜是一种复合膜，具有一定的抗拉强度及延伸率，适合于各种形状和尺寸的药品，并且包装后紧贴内装药品，不易破裂和产生皱纹。目前较普遍使用的铝塑复合膜，一般有玻璃纸/铝箔/低密度聚乙烯(PT/Al/LDPE)和涂层/铝箔/低密度聚乙烯(OP/Al/LDPE)两种结构，即铝箔与塑料薄膜以黏合剂层压复合或挤出复合而成，由基层、印刷层、高阻隔层、热封层组成。基层在外，热封层在内，高阻隔层和印刷层位于中间。

基层材料要求机械性能优良，安全无毒，有光泽，有良好的印刷性、透明性、阻隔性和热封性。典型材料有PET、PT及带PVDC涂层的玻璃纸。PT/Al/LDPE结构的产品可在玻璃纸表面进行彩色印刷，且产品结构挺性较好，不易起皱。OP/Al/LDPE结构的产品由于采用铝箔表印，一般不能印刷太多颜色，且表面印字不耐划伤。

高阻隔层应有良好的气体阻隔性、防潮性和机械性能，其典型材料是软质铝箔。PT/Al/LDPE结构的产品由于表面采用玻璃纸，防潮性差，玻璃纸易与铝箔离层；其阻隔层一般采用6.5～9.0 μm厚铝箔，阻氧、阻水和隔光性能欠佳，故一般用于阻隔性能要求不高的药品条形包装中。OP/Al/LDPE结构的复合膜，其阻隔层的铝箔厚度一般都在25 μm以上，因而其防潮和阻气性能极佳(一般为PT/Al/LDPE结构的7倍以上)，其氧气透过量和水蒸气透过量基本为零，特别适用于防潮、阻气和隔光性能要求很高的药品条形包装中。若需要透明条形包装膜，则采用PVDC作高阻隔层材料。

密封层是条形包装膜的内层，应具有优良的热封性、化学稳定性与安全性，一般采用LDPE材料。

目前国外的药用条形包装膜已由双层复合发展到多层复合，有的已达七层，国内有的厂家也在尝试生产，促进了我国条形包装技术的发展。

三、输液软袋包装

传统输液容器为玻璃瓶。玻璃瓶具有良好的透明度、相容性及阻水阻气性能。但玻璃瓶也有明显的缺陷，如体重大，稳定性差，口部密封性差，胶塞与药液直接接触，易碎，碰撞引起隐形裂伤易引起药液污染，烧制玻璃瓶时污染大及能耗大。在输液方式上，由于玻璃瓶不能扁瘪，输液过程中需形成空气回路，外界空气进入瓶体形成内压方能使药液滴出，空气中的灰尘、微生物(如细菌、真菌等)可由此进入玻璃瓶中污染输液，此外，当加入治疗性药物(如易氧化药物)需长时间滴注时，药物不断与空气接触，易引起部分药物降解。

针对玻璃瓶输液容器存在的缺陷，在20世纪60年代，世界发达国家开始研究使用高分子材料制造输液容器。塑料输液瓶材料多为聚丙烯、聚乙烯，其性能特点主要为稳定性好、口部密封性好、无脱落物、胶塞不与药液接触、质轻、抗冲击力强、节约能源、保护环境、一次性使用免回收等。但聚丙烯材料的耐低温性能较差，温度降低时抗脆性降低；聚乙烯材料不耐高温消毒。另在输液方式上，没有克服玻璃瓶的缺陷，需要进气口，因而可增加瓶内微粒或污染的可能。因此，硬塑料瓶的发展也受到限制。

为解决玻璃和塑料输液瓶易造成输液污染的问题，输液软袋包装应运而生，软袋输液在使用过程中可依靠自身张力压迫药液滴出，无须形成空气回路。输液软袋包装具有以下优点：① 软袋包装较输液瓶轻便、不怕碰撞，携带方便。② 特别适应于大剂量加药。如用瓶装500 ml的液体只能加药液20 ml，而软袋包装500 ml的液体则可加药液150 ml。前者需反复抽吸，延长了操作时间，增加了污染机会。③ 加药后不漏液。输液瓶加药后会增加瓶内压力，造成液体从排气管漏出，既浪费药液又增加污染机会。④ 软袋包装液体是完全密闭式包装，不存在瓶装液体瓶口松动、裂口等现象。⑤ 柔韧性强，可自由收缩。药液在大气压力下，可通过封闭的输液管路输液，消除空气污染及气泡造成栓塞的危险，且有利于急救及急救车内加压使用。⑥ 形状与大小简便易调，而且可以制作成单室、双室及多室输液。⑦ 输液袋在输液生产中可以完成膜的（清洗）印刷、袋成型、袋口焊接、灌装、无气或抽真空、封口，且生产线可以完成在线检漏和澄明度检查。

（一）聚氯乙烯（PVC）软袋

PVC软袋作为第二代输液容器，在临床上解决了原瓶装半开放式输液的空气污染问题，但PVC软袋材料含有聚氯乙烯单体，不利于人体的健康；PVC中的增塑剂DEHP渗漏溶于药液中，可影响药液的内在质量，患者长期使用易影响其造血功能。此外，PVC材质本身具有透气性和渗透性，灭菌温度控制不好，可使输液袋吸水泛白而不透明；PVC材质中有微粒脱落，影响产品的澄明度。PVC材料本身的特点限制了其在输液包装方面的应用，而材质稳定、无需空气具有自身平衡压力的非PVC软袋输液容器在近二三十年来得到了飞速发展。

（二）聚烯烃多层共挤膜软袋（非PVC软袋）

近年来聚烯烃多层共挤膜软袋在国外已广泛取代玻璃瓶而用于输液包装，国内医药市场也相继上市了塑料软包装输液产品。聚烯烃多层共挤膜的发展经历了两个阶段，第一个阶段是20世纪80年代至90年代的聚烯烃复合膜，各层膜之间使用黏合剂，不利于膜材的稳定，对药液的稳定性也有潜在影响；第二个阶段是近四五年发展起来的聚烯烃多层共挤膜，是多层聚烯烃材料同时熔融交联共挤出膜，不使用黏合剂，增加了膜材的性能，使其更安全、有效，符合药用和环保要求。由于该软袋具有很低的透水性、透气性及迁移性，软袋的成型均在100级洁净厂房中完成，无热原、无微粒，不需清洗，材料质量符合欧洲药典、日本药典及美国药典的标准，适用于绝大多数药物的包装。

1. 聚烯烃多层共挤膜的结构　目前较常用的聚烯烃多层共挤膜多为三层结构，由三层不同熔点的塑料材料如PP、PE、PA及弹性材料（苯乙烯-乙烯/丁烯-苯乙烯嵌段共聚物，SEBS），在100级洁净条件下共挤出膜。有两种类型，一种为内层、中层采用PP与不同比例的弹性材料混合，内层化学性质稳定，不脱落出异物；中层具有优良的水、气阻隔性能；外层为机械强度较高的PET或PP材料，表面经处理后文字印刷较为清晰。另一种为内层采用PP与SEBS共聚物的混合材料；中层采用SEBS，更增加了膜材的抗渗透性和弹性；外层采用PP材料。另外，由于两层材料的熔点从内到外逐渐升高，利于由内向外热合，使其更加严密牢固。PP材料具有很好的水气阻隔性能，与各种药液有很好的相容性，能保证药液的稳定性。

2. 聚烯烃多层共挤膜的特性　聚烯烃多层共挤膜的结构和严格控制的生产过程决定了其具有以下特性：① 安全性高。膜材多层交联共挤出，不使用黏合剂和增塑剂，吹膜使用100级洁净空气，筒状出膜避免了污染。② 惰性极好。不与任何药物产生化学反应，对大部分的药物吸收极低。③ 热稳定性好。可在121℃高温蒸汽灭菌，不影响透明度。④ 阻隔性好。对水蒸气透过性极低，使输液浓度保持稳定；气体透过性极低，使药物保持稳定。⑤ 机械强度高。可抗低温，不易破裂，易于运输、储存。⑥ 环保型材料。用后处理时对环境不造成影响，焚烧后只产生水和二氧化碳。

目前聚烯烃多层共挤膜成本较高，但由于聚烯烃多层共挤膜软袋比传统容器有非常显著的优势(表 3－2)，相信随着技术的不断进步和膜材成本的降低，它在输液产品包装的发展中将发挥越来越重要的作用。

表 3－2　聚烯烃多层共挤膜软袋与传统容器的比较

项　　目	共挤膜软袋	PVC 软袋	玻璃瓶	PE 瓶	PP 瓶
封闭输液系统	＋＋	＋＋	——	—	—
柔软性/收缩性	＋＋	＋＋	——	＋/—	—
消毒后透明度	＋＋	——	＋＋	—	—
机械强度	＋＋	＋＋	——	＋/—	＋/—
药物相容性	＋	—	＋＋	＋	＋
耐温性能	＋	＋/—	＋＋	—	＋/—
阻水性能	＋	——	＋＋	＋	＋
环境危害	＋	—	＋/—	＋/—	＋/—

注：＋＋表示很好，＋表示好，＋/—表示一般，—表示差，——表示很差。

第四节　我国药品包装的有关法规

一、《中华人民共和国药品管理法》

《中华人民共和国药品管理法》(简称《药品管理法》)已由中华人民共和国第九届全国人民代表大会常务委员会第二十次会议于 2001 年 2 月 28 日修订通过，修订后的《药品管理法》自 2001 年 12 月 1 日起施行。《药品管理法》已将药包材纳入药品监督管理的范畴，并在第六章(药品包装的管理)明确规定了对药包材的监督管理内容。《药品管理法》第五十二条规定："直接接触药品的包装材料和容器，必须符合药用要求，符合保障人体健康、安全的标准，并由药品监督管理部门在审批药品时一并审批。药品生产企业不得使用未经批准的直接接触药品的包装材料和容器。对不合格的直接接触药品的包装材料和容器，由药品监督管理部门责令停止使用。"第五十三条规定："药品包装必须适合药品质量的要求，方便储存、运输和医疗使用。发运中药材必须有包装。在每件包装上，必须注明品名、产地、日期、调出单位，并附有质量合格的标志。"第五十四条规定："药品包装必须按照规定印有或者贴有标签并附有说明书。标签或者说明书上必须注明药品的通用名称、成分、规格、生产企业、批准文号、产品批号、生产日期、有效期、适应证或者功能主治、用法、用量、禁忌、不良反应和注意事项。麻醉药品、精神药品、医疗用毒性药品、放射性药品、外用药品和非处方药的标签，必须印有规定的标志。"

二、《药品包装管理办法》

《药品包装管理办法》自 1988 年 9 月 1 日起施行，该办法对包装基本要求、工作人员、包装厂房、包装材料等作了规定。

三、《药品包装用材料、容器生产管理办法》(试行)

《药品包装用材料、容器生产管理办法》(试行)自1992年4月1日起施行，凡从事药品包装用材料、容器(重点是直接接触药品的产品)生产的单位必须遵守本办法。该办法对企业的管理、产品的管理、罚则等作了规定，一并颁布了“核发《药品包装用材料、容器生产企业许可证》验收通则(试行)”。

四、《药品包装用材料、容器管理办法》(暂行)

国家药品监督管理局于2000年4月29日以局令第21号颁布了《药品包装用材料、容器管理办法》(暂行)。对Ⅰ、Ⅱ、Ⅲ类药包材的注册审批(包括药包材生产企业质量保证体系的检查验收)、标准制定和监督管理工作等作了详细的规定。

五、《直接接触药品的包装材料和容器管理办法》

为加强直接接触药品的包装材料和容器(药包材)的监督管理，保证药品质量，保障人体健康和药品的使用安全、有效、方便，根据《中华人民共和国药品管理法》及《中华人民共和国药品管理法实施条例》,《直接接触药品的包装材料和容器管理办法》(SFDA局令第13号)于2004年6月18日经国家食品药品监督管理局局务会审议通过，本办法自公布之日(2004年7月20日)起施行。本办法实行后，国家药品监督管理局局令第21号《药品包装用材料、容器管理办法》(暂行)同时废止。

《直接接触药品的包装材料和容器管理办法》分为总则、药包材的标准、药包材的注册、药包材的再注册、药包材的补充申请、复审、监督与检查、法律责任、附则等九个部分。

六、《药品说明书和标签管理规定》

《药品包装、标签和说明书管理规定》(暂行)(局令第23号)，于2001年1月1日起执行。此后，SFDA为确保该管理规定的贯彻实施，制定了《药品包装、标签规范细则(暂行)》，进一步加强和规范了药品的包装、标签管理。

《药品说明书和标签管理规定》(局令第24号)，于2006年3月10日经国家食品药品监督管理局局务会审议通过，自2006年6月1日起施行，国家药品监督管理局局令第23号《药品包装、标签和说明书管理规定》(暂行)同时废止。

七、《非处方药专有标识管理规定》(暂行)

为规范非处方药药品的管理，根据《处方药与非处方药分类管理办法》(试行)，SFDA负责制定、公布了非处方药专有标识及其管理规定。规定指出，非处方药专有标识是用于已列入《国家非处方药目录》，并通过药品监督管理部门审核登记的非处方药药品标签，使用说明书、内包装、外包装的专有标识，也可用作经营非处方药药品的企业指南性标志。非处方药药品自药品监督管理部门核发《非处方药药品审核登记证书》之日起，可以使用非处方药专有标识。非处方药药品自药品监督管理部门核发《非处方药药品审核登记证书》之日起12个月后，其药品标签、使用说明书、内包装、外包装上必须印有非处方药专有标识。未印有非处方药专有标识的非处方药药品一律不准出厂。经营非处方药药品的企业自2000年1月1日起可以使用非处方药专有标识。

八、药包材国家标准

为加强直接接触药品的包装材料和容器的监督管理，SFDA 根据《中华人民共和国药品管理法》、《中华人民共和国药品管理法实施条例》，以及我国药包材发展的实际情况，参考国际上药包材同类标准，组织药典委员会及有关专家启动了药包材国家标准的制定和修订工作。

SFDA 于 2002 年制定并颁布实施了国家药品包装容器标准(YBB 标准)。2002 年颁布两辑计 34 个标准，2003 年颁布了两辑计 40 个标准。涉及产品标准 47 个，其中产品通则 2 个，具体产品标准 45 个；方法标准 26 个，药品包装材料与药物相容性试验指导原则 1 个。包括塑料产品 19 个，类型有输液瓶(袋)、滴眼剂瓶、口服固体(或液体)瓶、复合膜(袋)、硬片类等；金属产品 5 个，类型有铝箔、铝管、铝盖等；橡胶产品 2 个，均为丁基橡胶产品；玻璃类产品 19 个，类型有安瓿、输液瓶、口服液瓶等。

2004 年又颁布了 41 个标准。涉及产品标准 25 个，方法标准 16 个。包括塑料产品 4 个，类型有复合膜(袋)、栓剂用 Al/PE 冷成型复合硬片、口服固体防潮组合瓶盖等；金属产品 2 个，类型有笔式注射器用铝盖、注射针等；橡胶产品 7 个，类型有聚异戊二烯垫片、口服液硅橡胶塞、笔式注射器用活塞、预灌封注射器用活塞；玻璃类产品 8 个，类型有药瓶、输液瓶、口服液瓶等；胶囊用明胶 1 个；组合式产品 3 个，类型有输液容器用组合盖、封口垫片、预灌封注射器等。

SFDA 制定颁布的药包材标准是国家为保证药包材质量、保证药品安全有效的法定标准，是我国药品生产企业使用药包材、药包材企业生产药包材和药品监督部门检验药包材的法定标准。YBB 标准对不同材料控制的项目涵盖了鉴别试验、物理试验、机械性能试验、化学试验、微生物和生物试验。这些项目的设置为安全合理选择药品包装材料和容器提供了基本的保证，也为国家对药品包装容器实施国家注册制度提供了技术支持。SFDA 目前正组织其他药包材标准的制定修订工作。

(蒋曙光)

思 考 题

1. 药品包装有何特别之处？如何从静态和动态两个角度理解药品包装？
2. 常用药包材的种类有哪些？药包材有何要求？各种药包材分别有何特点？
3. 药品软包装有哪些形式？各种形式的应用特点分别是什么？
4. 现行与药品包装相关的法规有哪些？查找法规的全文，叙述其主要内容。

第四章　药物制剂的设计与研究

学习要求：

1. 掌握药物制剂研究和处方设计的工作内容。
2. 掌握药物理化性质的测定方法及各参数对处方设计的意义。
3. 了解处方工艺优化的方法。
4. 了解新药制剂的研究与申报的基本内容。

第一节　概　　述

药物制剂研究是一项系统工程，其中制剂研究的重要内容是根据原料药物特性和医疗要求，应用药用辅料，进行制剂处方设计与成型工艺研究，将其制成能直接供临床应用的剂型。一种药物特别是新开发的新药，选择何种剂型，是摆在研究者面前的首要问题，若剂型选择不当，就发挥不了药物的最后治疗效果，甚至使整个研究失败。因此，制剂研究在药物研究与开发中占有十分重要的地位。

设计制备一个有效、安全和稳定的药物制剂，必须对药物理化性质进行了解、测定和评价，同时还必须测定药物与各种有关辅料之间可能发生的相互作用和配伍变化。以此作为研究人员在处方设计和产品开发中选择最佳剂型、工艺和质量控制的依据，使药物不但能保持其物理化学和生物学稳定性，而且使药物制剂用于人体时，能获得较高的生物利用度和最佳药效。

一、药物制剂研究的基本内容

药物制剂的剂型种类繁多，生产工艺亦有各自的特点，在研究中遇到了许多具体问题和特殊情况。但总体研究原则是一致的，即通过一系列研究工作，保证剂型选择依据充分，处方合理，工艺稳定，生产过程得到有效控制，适合工业化生产。其研究的基本内容主要包括以下几个方面：

1. 剂型的选择　通过对原料药理化性质及生物学性质的考察，根据临床治疗和应用的需要，选择适宜的剂型。

2. 处方研究　根据药物理化性质、稳定性试验结果和药物吸收情况，选择适宜的辅料，进行处方筛选和优化，初步确定处方。

3. 制备工艺研究　根据剂型的特点，结合药物理化性质和稳定性情况，进行工艺研究及优化，初步确定实验室规模的样品生产工艺，并建立相应的过程控制指标。另外，为达到制剂工业化生产要求，保证生产中药品质量稳定，需要进行工艺放大研究，必要时还需对处方、生产工艺、生产设备等进行调整。

4. 药品包装材料的选择　重点考察药品内包装材料。通过文献调研或制剂与包装材料相容性研究等实验，初步选择内包装材料，并通过加速试验和长期留样试验继续进行考察。

5. 质量研究和稳定性研究　药品的质量和稳定性是决定其有效性与安全性的重要保证，因此设计的制剂必须做到质量可控，并具有足够的稳定性，依据相应的指导原则进行质量研究和稳定性研究。

制剂研究的各项工作既有其侧重点和需要解决的关键问题,彼此之间又有着密切联系,在研究中需要注意加强各项工作间的沟通与协调,研究结果需注意全面、综合分析。

二、药物制剂设计的基本原则

药物制剂是应用于人体前的最后存在形式,其质量直接关系到药物在人体内疗效的发挥。良好的制剂设计应提高或不影响药物的药理活性,减少药物的刺激性、不良反应或其他不良反应。其设计基本原则主要包括以下几个方面:

1. 安全性(safety)　常言道,是药三分毒。药物的毒副反应可分为患者源性(patient-oriented)和药物源性(drug-oriented)两类,而药物源性毒副反应主要源于药物本身的结构特性,也与药物制剂的设计有关。药品的安全性是患者用药的保障。药物制剂的设计应本着提高药物治疗的安全性,降低刺激性或不良反应的原则。如阿司匹林肠衣片就可减少药物对胃的刺激性。一般说来,吸收迅速的药物,其药效较强,同时所产生的不良反应也大。对机体本身具有较强刺激性的药物,可通过选择合适的剂型、设计合理的制剂处方来降低刺激性。

2. 有效性(effectiveness)　药品用于疾病的治疗和预防,有效性是药品的前提。尽管发挥疗效起关键作用的是药物本身,但其作用往往受到剂型因素的限制,如果制剂设计不当,则有可能导致药物在体内无效。如青霉素 G 易水解失效,通常制成粉针注射给药,若制成口服给药制剂则在消化道内因水解而无效。所以,药物制剂的设计应从药物本身结构特点或治疗目的出发,采用制剂手段克服其不足,而达到增强或保持药物治疗的有效性的目的。如灰黄霉素与 PEG6000 制备的固体溶液系统,极大地提高了灰黄霉素的溶出速度,提高了其口服生物利用度。

3. 可控性(controllability)　药物可控性包括两方面,一是对产品的控制,二是对生产的控制。对产品的控制属于事后控制,就是质量标准;而生产控制,就是从源头上控制,包括从原料到制剂的每一个生产工艺过程。可控性主要体现在制剂质量的可预知性与重现性。药品的质量是决定其有效性与安全性的重要保证,因此制剂设计必须做到质量可控。依据质量可控要求在制剂设计时应选择较成熟的剂型、给药途径与制备工艺,以确保制剂质量符合规定。

4. 稳定性(stability)　药物制剂的稳定性包括物理、化学和生物学稳定性。在制剂的处方和工艺设计的一开始,稳定性就应纳入重点考虑范畴,应使药物具有足够的稳定性以充分保证药品经运输、贮藏后在使用期间依然安全和有效。在新制剂的处方和制备工艺研究过程中要进行为期 10 天的影响因素考察,即在高温、高湿和强光照射条件下考察处方及制备工艺对药物稳定性的影响,用以筛选更为稳定的处方与制备工艺。另外,还要考察制剂在贮藏和使用期间的稳定性。

5. 顺应性(compliance)　顺应性指患者或医护人员对所用药物的接受程度(acceptance)。若药物给药方式或剂型难以被患者所接受则不利于治疗。因此,在制剂研究时应从药物的给药途径、外观、大小、形状、色泽和嗅味等方面综合考虑,设计出患者乐于接受的制剂。

第二节　药物制剂处方设计前工作

药物制剂的处方设计就是根据半成品性质、剂型特点、临床要求和给药途径等筛选适宜的辅料及确定制剂处方的过程。其目的是为了保证药物的药效,降低不良反应,提高临床使用的顺应性。

处方设计前工作包括从文献资料中或通过实验研究得到所需科学情报资料，如药物的物理性状、熔点、沸点、溶解度、溶出速率、多晶型、pK_a、分配系数、物理化学稳定性等。然后，根据药物本身的性质、剂型和工艺要求，有选择地进行一些必要的试验，得到足够的数据资料作为处方设计的依据。处方设计前工作的内容主要取决于所选药物的种类、性质和欲制备的剂型。

一、文献检索

文献检索是处方前工作首先面临的一个很重要的内容。随着医药科学技术的发展，医药文献的数量与种类日益增多，要迅速、准确、完整地检索到相关文献，就必须熟练检索工具，掌握检索方法。检索工具是指用于报道、存贮和查找文献检索的工具，如手工检索工具(包括书卡式和卡片式检索)、机器检索工具(包括机电、光电和计算机检索等)。随着 20 世纪 90 年代网络信息检索的发展，文献检索更为方便、快捷、经济，Internet 网已成为我们获取信息的最主要途径之一，现将一些与药学有关的检索工具简介如下。

(一) 通过搜索引擎查找

1. 用 Sohu 中文搜索引擎查询　网址：http://www. sohu. com/，进入主页后，就会出现中文分类索引，选择单击“健康”，进入次主页分类索引后，便可查找“药品”项下有关的药学信息资料。

2. 用中文 Yahoo 搜索引擎查询　网址：http://gbchinese. yahoo. com，进入主页后，在主页的分类索引中，选择“健康与医药”，进入网页后，再选择“药物”项，进入药物信息查询。同时该搜索引擎也提供关键词搜索，只要键入你要查找信息的主题词，点击“确定”。检索结果按其相关程度依次显示，并提供很好的说明。

3. 用 Medline 搜索引擎查询　Medline 是美国国立医学图书馆“医学文献分析系统在线”(Medical Literature analysis and Retrieval System On Line)的简称，是一个自 20 世纪 60 年代发展起来的世界最著名的生物医学文献检索工具，也是 MEDLARS 系统中最重要最常用的信息数据库。它收集了自 1996 年以来美国及其他 70 多个国家 3 900 多种生物医学杂志的内容，收录了包括医学、护理学、牙科学、兽医学等领域的 900 多万条文献题录，而且每天还以 1 000多条题录的速度增加。其中 80%的文献为英文，79%的文献有英文摘要。但中国的许多医药学杂志没有被列入 Medline 收集的范围。1997 年 6 月 26 日，美国国立医学图书馆(NLM)宣布 Medline 数据库在 Internet 的“PubMed”和“Internet Grate Med”上实现免费检索。

(二) 通过 www 网址查询

1. 中国期刊网　网址：http://www. cnki. net/(chinanet 站)，http://www. chinajournal. net. cn/(cernet 站)。该网站内容非常丰富，是中国知识基础设施工程中心网站的栏目之一。目前有期刊题录数据库、报刊专题数据库、学位论文数据库、全国技术创新数据库、期刊全文数据库和期刊摘要数据库等 8 大数据库，其中前 6 个数据库可免费使用。数据库每日更新，内容涉及理、工、农、医、文史、政经等多个领域，可用作者、关键词、篇名、中文刊名等进行检索。

2. 电子医学期刊　网址：http://www. periodicall. chinainfo. gov. cn/szhqk/index. htm。该网站可免费查询我国上网科技期刊全文，包含 10 多个科技门类的 500 多种核心期刊，其中医药卫生方面的期刊有近百种。该节点配有高效的文章检索系统和可供读者、编者和作者双向沟通的交流功能。缺点是只能查询当年或前 1 年的期刊内容，时间比期刊晚 1～3 期。该站还可查到部分国内期刊的英文版。

3. 中国生物医学文献数据库　网址:http://www.imicams.ac.cn/cbm/。中国生物医学文献数据库是中国医学科学院信息研究所开发的面向生物医学领域的查询系统。共收录了1978年以来1 600余种生物医学期刊以及会议论文的文献题录,总计约300万篇。内容涉及基础医学、临床医学、预防医学、药学及中药学,以及医院管理等生物医学的各个领域。该数据库可通过Web界面和微机光盘进行查询。

4. 中国医药网　网址:http://www.china-medicine.com。中国医药网是由北京尚和知源医药技术开发中心与卫生部卫生技术人才教育管理中心合作创办的医学信息技术网站。其主要的网页包括:医生手册、医药公司的产品信息、国际医药技术交流、医院信息、SOS网上救助、健康咨询等。其中国际医药技术交流是该网络部与美国Zeta公司合作主办,设立的栏目有医药品原料信息和FDA认证申请。

5. 万方数据资源系统　网址:http://www.wanfangdata.com.cn/。该数据库由中国科技信息研究所建立,该系统共有60多个数据库供查询,如中国学术会议论文文献数据库、中国学位论文数据库、中国重大科技成果数据库、专利技术数据库、中外标准数据库等等。该库优势在于查找中文文献速度较快,操作简单。有的数据库可免费查询,有的需注册收费,对于未授权用户只能查到部分条目,授权用户可获取全部内容(包括全文)。

6. 药物临床实验数据库　网址:http://www.centerwatch.com/。该数据库实际收集的是有关药物临床实验方面的各种信息,是一个可供患者及专业研究人员共同使用的临床实验数据库。

7. 中国药学信息网　网址:http://www.chinaphin.com/。该网站设有新药动态、临床用药、药学网站等栏目。

8. Elsevier期刊数据库　网址:http://www.elsevier.com/。提供了多种电子期刊全文数据库。

9. 美国食品药物管理局(FDA)　网址:http://www.fda.gov。该网址是美国FDA的网址。它的主页有Food、Drugs、Biologics、Animal Feed and Drugs、Medical Devices等8项,在Drugs项内可查到审批药物的全部审批资料。

10. Pharmweb　网址:http:///www.pharmweb.net。该网站是1994年第一个在互联网上提供药学信息服务的机构,现已拥有100多个国家的用户,提供的服务范围很广,如网络空间、页面设计与写作、域区注册等项目。有100多个链接网点,按字母顺序索引,内容包括药学、生药学、医学、化学、制药公司、药学院校、出版物等。

11. Pharminfo　网址:http://www.pharminfo.com。该网站是反映药学领域最新信息的资源库,免费提供,信息量大,更新速度快。内容包括焦点论坛、药品数据库、疾病数据库、医学专题论述、用药问答、出版物、重要会议及讨论组等。

12. Drugtopics　网址:http://www.drugtopics.com/links.html。该网址提供美国药学各领域网站的连接,内容十分丰富,有Pharmaceutical Compannies & Products、Informational Programs、Continuing Education、National & International Pharmacy Associations、Stae Pharmacy Associations、Goverment Health Agencies、Student Information、Pharmacy Schools等8大项。FDA、NIH等可在Goverment Health Agencies项中找到。Pharmacy Schools项内提供了美国78所药学高校的网址。

（三）通过光盘检索

1. 中国科技期刊光盘数据库　中国科技期刊光盘数据库是1989年由中国科学情报所重庆分所建立，收录5 000余种期刊，其中医药期刊800余种，1994年对核心期刊做了文摘题录。

2. 中国生物医学文献光盘数据库　中国生物医学文献光盘数据库（CMBdisc）是中国医学科学院信息研究所研制的综合性医学文献数据库。收录了1983年以来《中文科技资料目录（医药卫生）》收录的900多种中国期刊，以及汇编、会议论文的文献题录，内容涉及基础医学、临床医学、预防医学、药学、中医学及中药学等生物医学的各个领域。

3. IPA光盘检索　IPA（International Pharmaceutical Abstracts，IPA）是由ASHP（美国医院药剂师学会）1970年推出的药学专业核心期刊，收录了世界750多种杂志的文献，在药理学、药物评价和药剂学等方面有独特优势。

4. Drugs & Pharmacology光盘数据库　Drugs & Pharmacology光盘数据库（以下简称D & P）是荷兰爱尔塞维尔科学出版社建立的EMBASE系统中的药物和药理学数据库，收录了荷兰医学文献以及其他医学领域中有关药物和药理方面的文摘，每季度更新约3万条记录以反映新进展。内容涉及药物及潜在药物的作用和用途，以及药理学、药物动力学和药效学的临床和实验研究，如副作用和不良反应等方面内容。

5. Medline光盘数据库　Medline是美国国立医学图书馆建立的MEDLARS系统中最大和使用频率最高的生物医学数据库。内容涉及基础医学、临床医学、环境医学、职业病学、营养卫生学、病理学、解剖学、生理学、微生物学和寄生虫学、毒理学、药理学、卫生教育和卫生服务管理、精神病学和心理学、兽医学、牙医学、护理学等各学科内容。

二、药物理化性质的测定

新药的理化性质研究主要包括pK_a、溶解度、熔点、多晶型、分配系数、表面特性以及吸湿性等的测定。

（一）溶解度和pK_a

药物只有处于溶解状态才能被吸收，因而必须具有一定的溶解度。对于大多数药物来说，都是些有机弱酸或弱碱，在不同pH介质中溶解度不同，其溶解后存在的形式也不同，主要以离子状态或分子状态存在。一般情况下，药物处于离子状态不易跨过类脂性生物膜，而处于分子状态往往可有效地通过生物膜被吸收。由此可见，解离常数直接关系到药物的溶解特性和吸收特性。

Kaplan在1972年就提出在pH 1～7范围内（37℃），药物在水中的溶解度：① 当>10 mg/ml时，吸收不会受限；② 在1～10 mg/ml时，可能出现吸收问题；③ 当<1 mg/ml时，需采用可溶性盐的形式。如果特性溶出速率（intinsic dissolution rate）大于1 mg/(cm^2·min)，吸收不会受限；小于0.1 mg/(cm^2·min)，吸收受溶出速率限制。

Handerson-Hasselbach公式可以说明药物的解离状态，pK_a和pH的关系：

弱酸性药物

$$pH = pK_a + \log \frac{[A^-]}{[HA]} \tag{4-1}$$

弱碱性药物

$$pH = pK_a + \log \frac{[B]}{[BH^+]} \tag{4-2}$$

根据 Handerson-Hasselbach 公式，① 可以通过不同 pH 时的药物溶解度的改变测定 pK_a；② 如果已知[HA]或[B]和 pK_a，则可预测任何 pH 条件下的药物溶解度(非解离型和解离型溶解度之和)；③ 有助于选择药物合适的盐；④ 预测盐的溶解度和 pH 的关系。

pK_a 通常可以用滴定法测定。如测定某酸的 pK_a，可用碱滴定，结果以被中和的酸的分数(X)对 pH 作图，同时还需滴定水，得两条曲线，每一点时二者的差值也得一曲线，为校正曲线。pK_a 即为 50%的酸被中和时的 pH(图 4-1)。

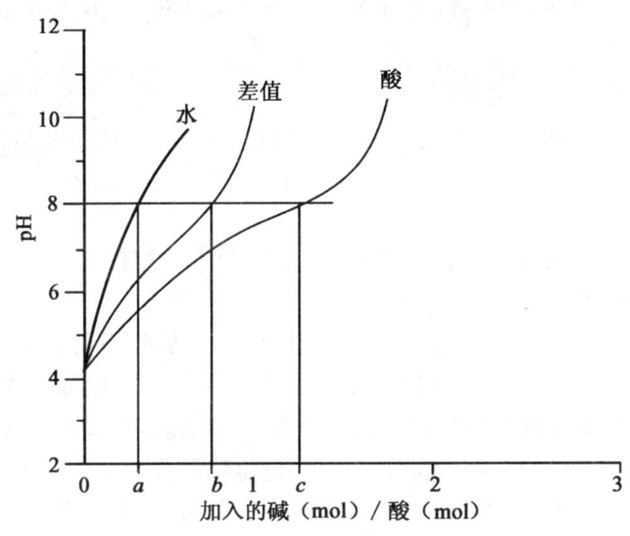

图 4-1　典型的滴定曲线

水的曲线表示滴定水所需的碱量，酸的曲线为一般的滴定曲线，差值的曲线为校正曲线，即在每水平线时(纵坐标相同时)，酸的曲线和水的曲线之间的差值，在如图中 b 点等于 c 减去 a 的值。

对于胺类药物，其游离碱常常很难溶，pK_a 的测定可在含有机溶剂(如乙醇)的溶剂中进行滴定，以不同浓度的有机溶剂(如 5%、10%、15%、20%)进行，将结果外推至有机溶剂为 0%时，即可估算出水中的 pK_a 值。

溶解度的测定一般测定平衡溶解度和 pH-溶解度曲线。可将过量药物置于欲测定的溶剂内测定平衡溶解度，一般可比较一下在水、0.9%NaCl、0.1 mol HCl 和 pH 为 7.4 的缓冲液中的溶解度。在一定温度下测定出达到平衡后的药物浓度即为其溶解度。通常需 60～72 h 才能达到平衡。测定中要注意同离子效应对溶度的影响。测定药物的 pH－溶解度曲线时，可加过量药物(如酸)于溶剂中，测定低 pH 时 HA 的溶解度和高 pH 时 A^- 的溶解度，注意，对某一定 pH，溶解度 $S=S_{HA}+S_{A^-}$，其最后一项可通过 Handerson-Hasselbach 公式测得。对于非解离型物质，可加入非极性溶剂改善其溶解度，此类溶解度绝大多数随非极性溶剂的增加而改变。溶解度与介电常数有关。任何一种情况，可用介电常数选择溶剂系统，调节溶解度。可以通过溶解度－介电常数曲线，从已知的介电常数关系中求得溶剂系统中水和有机溶剂的最佳比率。

(二) 分配系数

药物在水相和油相中都有一定的溶解度，亲水性强的药物在水相中的溶解度较大，在油相中的溶解度较小;疏水性强的药物则与此相反。

当在油相和水相的混合溶剂中溶有药物时,如果药物在油相和水相中的平衡浓度分别为[药物]$_o$和[药物]$_w$,根据分配定律,得

$$P=\frac{[药物]_o}{[药物]_w} \tag{4-3}$$

P 是分配系数(partition coefficient),代表药物分配在水相和油相中的比例,与溶质和溶剂的特性及温度等因素有关。

在查阅文献报道的 P 值时,一定要注意测定数据的来源。因为测定方法或溶剂不同,P 值差别很大。

测定分配系数最容易的方法是用 V_2 ml 有机溶剂提取 V_1 ml 的药物饱和水溶液,测得平衡时 V_2 中的浓度为 C_2,水相中的剩余药量 $M= C_1V_1 - C_2V_2$,则分配系数可用下式求得,即

$$P=\frac{C_2V_2}{M} \tag{4-4}$$

如果药物在二相中都是以单体存在,则分配系数变成药物在二相的溶解度之比,只要测定两个溶剂中药物的溶解度即可求得分配系数。

测定油/水分配系数时,有很多有机溶剂可用,其中 n-辛醇用得最多。主要原因是同其他惰性溶剂(如烃类)相比,辛醇的极性和溶解性好,药物容易分配进入辛醇,容易测得结果。

油/水分配系数(例如辛醇/水,氯仿/水,)是分子亲脂特性的量度。一个药物要产生药效,首先要求药物分子通过生物膜。药物分子能否通过生物膜类脂屏障与被转运分子的亲脂性有关。因此在处方设计工作中,特别是研究对象为一系列结构相似的化合物时,应当把分配系数作为一个重要的物理常数来考虑。

通过测定混合溶剂中药物的溶解度,可以预测同系列药物的体内吸收,有助于药物从样品中特别是从生物样品(血、尿)中的提取,在分配色谱法中可有助于选择 HPLC 的色谱柱、TCL 薄层板和流动相等。

(三) 熔点和多晶型

多晶型(polymorphism)是药物很重要的一个物理性质。药物常存在有一种以上的晶型,称为多晶型。具有相同的化学成分、晶格结构不同的多晶型物的某些物理性质,如密度、熔点、溶解度、溶出速率等不同。如一个化合物具有多晶型,其中只有一种晶型是稳定的,其他的晶型都不太稳定,为亚稳定型或不稳定型,在一定的条件下是可以相互转变的,但最终都会转变成稳定型,这种转变可能需要几分钟甚至几年的时间。亚稳定型实际上是药物存在的一种高能状态,通常熔点低,溶解度大,溶出速率亦大,因此,药物的晶型往往可以决定其吸收速率和临床药效。其制剂学重要性取决于转变到稳定型的快慢及转变后的物理性质。如无定形的新生霉素吸收很好,但是在混悬液中会转变成吸收很差的晶型,因此,处方前工作要研究药物是否存在多晶型,包括有几种晶型,亚稳定型的稳定性如何,是否有无定型存在,每一种晶型的溶解度如何等。如果忽视多晶型现象,在续后的制剂研究中可能会引起更多的麻烦。

研究多晶型药物常用的方法有:

1. 溶出速率法　亚稳态晶型具有较快的溶出速率,因此可以检测出来。

2. X 射线衍射法　由于每一种晶型代表不同的晶格排列,因此,可以从 X 射线谱观察到不同晶型的差异。

3. 红外分析法　不同的晶格排列将影响分子中键的能量而改变红外光谱。

4. 差示扫描量热法和差示热分析法　从一种多晶型物转变到另一种多晶型物涉及能量的改变，因此，能用此类量热仪器检测出来。

5. 热台显微镜　当加热到相转变点时，晶体出现双折射现象和(或)外表的变化。

(四) 吸湿性

吸湿性(hygroscopicity)是指固体表面吸附水分的现象。一般，吸湿程度取决于周围环境中相对湿度(RH)的大小。随着天气和温度的不同，周围环境中 RH 可有很大变化，从而可能导致露置于空气中的药物和辅料的含水量始终不断地在变化。药物粉末吸湿以致使粉末的流动性下降、固结、润湿、液化等，甚至促进化学反应而降低药物的稳定性。

水溶性药物在相对湿度较低的环境下，几乎不吸湿，而当相对湿度增大到一定值时，吸湿量急剧增加，一般把这个吸湿量开始急剧增加的相对湿度称为临界相对湿度(critical relative humidity，CRH)。CRH 是水溶性药物的固有特征，是药物吸湿性大小的衡量指标。物料的 CRH 越小则越易吸湿；反之则不易吸湿。

水溶性物质的混合物吸湿性更强，根据 Elder 假说，水溶性药物混合物的 CRH 约等于各成分 CRH 的乘积，而与各成分的量无关。水不溶性药物的吸湿性随着相对湿度变化而缓慢发生变化，没有临界点。水不溶性药物的混合物的吸湿性具有加和性。

测定吸湿性时可将药物置于已知相对湿度的环境中(贮于具有饱和盐溶液的干燥器中)进行吸湿性实验。不同的饱和盐溶液具有一定的相对湿度，以一定的时间间隔称重，测定吸水量(增重)。

(五) 润湿性

润湿性(wetting)是固体界面由固一气界面变为固一液界面的现象。粉体的润湿性对片剂、颗粒剂等固体制剂的崩解性、溶解性等具有重要意义。

固体的润湿性用接触角表示，当液滴滴到固体表面时，润湿性不同可出现不同形状。液滴在固液接触边缘的切线与固体平面间的夹角称接触角(图 4-2)。

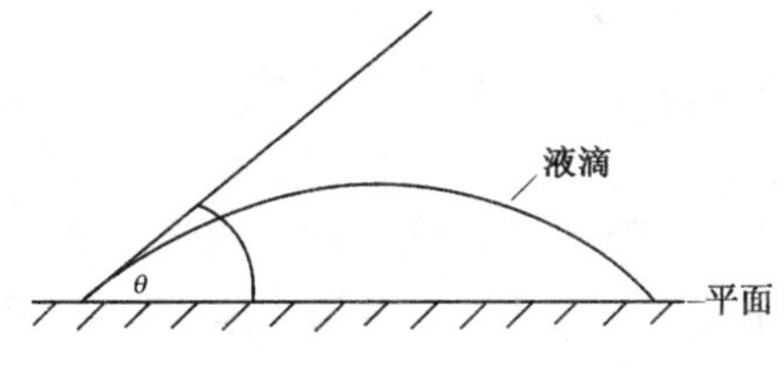

图 4-2　接触角

(六) 粉体的流动性

粉体的流动性(flowability)与粒子的形状、大小、表面状态、密度、孔隙率等有关，加上颗粒之间的内摩擦力和黏附力等的复杂关系，粉体的流动性无法用单一的特性值来表达，常用休止角(angle of repose)表示。

休止角系指粉体堆积层的自由斜面与水平面所形成的最大角。休止角越小，摩擦力越小，流动性越好，一般认为 $\theta \leqslant 30°$时流动性好，$\theta \leqslant 40°$时可以满足生产过程中流动性的需求。粉体的流动性对颗粒剂、胶囊剂、片剂等制剂的重量差异及正常操作影响较大。

常用的测定方法有注入法、排出法、倾斜角法等。

(七) 黏附性与凝聚性

在粉体的处理过程中经常发生粉体黏附器壁或形成凝聚的现象。黏附性(adhesion)系指不同分子间产生的引力，如粉体的粒子与器壁间的黏附；凝聚性(cohesion)(或黏着性)系指同分子间产生的引力，如粒子与粒子间发生黏附而形成聚集体(random floc)。

产生黏附性与凝聚性的主要原因是：① 在干燥状态下主要由范德华力与静电力发挥作用；② 在润湿状态下主要由粒子表面存在的水分形成液体桥或由于水分的减少而产生的固体桥发挥作用。在液体桥中溶解的溶质干燥而析出结晶时形成固体桥，这正是吸湿性粉末容易固结的原因。

一般情况下，粒度越小的粉体越易发生黏附与凝聚，因而影响流动性、充填性。以造粒方法增大粒径或加入助流剂等手段是防止黏附、凝聚的有效措施。

(八) 药物的生物药剂学特征

生物药剂学主要研究药物的理化性质、剂型因素、用药对象的生物因素与药效之间的关系，探讨制剂服用后，从释药、吸收进入体内、分布、代谢直至排出体外整个过程的规律，指导剂型的选择和处方设计，确定合适的给药方法和生产工艺，使药物制剂不仅在体外有好的质量，而且应用于人体后安全、有效。因此处方设计前的工作包括了解、研究药物的生物药剂学特性，即它的吸收、分布、代谢、排泄的特性及其影响因素，结合其物理化学性质，设计合适的给药途径和剂型。

三、剂型的选择

为保证药物临床应用安全、有效、质量可控、顺应性好，需要制成合理的药物制剂。制剂剂型种类繁多，每种剂型均有各自的特点。剂型选择宜首先对有关剂型的特点和国内外有关的研究、生产状况进行充分的了解，为剂型的选择提供参考。

剂型的选择着重考虑以下三个方面，同时还要充分考虑制剂工业化生产的可行性及难易性。另外，一些药物(如抗生素)在剂型选择时还应考虑到尽量延长药物临床应用的生命周期。

(一) 药物的理化性质和生物学特性

药物的理化性质是药物制剂设计中的基本要素之一。全面地把握药物的理化性质，可找出该药物在制剂研发中需重点解决的难点，有目的地选择适宜的剂型、辅料、制剂技术或工艺。药物的某些理化性质在某种程度上限制了其给药途径和剂型的选择。因此在进行药物的制剂设计时，应充分考虑其理化性质的影响，其中最重要的是溶解度和稳定性。

药物的吸收程度和速率是决定药理作用强弱快慢的主要因素之一。药物的吸收除受生理因素的影响外，跟剂型的因素也有非常重要的关系。不同的剂型在体内的过程不同，吸收程度与速率也不同。

药物的理化性质和生物学特性可以为剂型的选择提供指导，如对于在胃液中不稳定的药物，一般不宜开发为胃溶制剂。一些头孢类的抗生素稳定性差，药物宜在固态下贮藏，在溶液状态下将快速降解或产生高分子聚合物，临床使用会引发安全性方面的问题，因而不适宜开发注射液、输液等溶液剂型。

(二) 临床治疗的需要

对于出血、休克、中毒等急救治疗用药，通常宜选择注射剂型，如心律失常抢救用药要求用药剂量个体化，并在限定时间内静脉注射给药，以保证在安全的前提下尽快达到有效血药浓度，同时密切监测用药过程，抢救时一般采用高浓度的药物静脉推注或微量泵推注给药，一般情况下，不宜开发大容量注射液。

注射给药的特点一般是起效快，可迅速地通过体循环将药物运送至全身各处，发挥药理作用。尤其适用于急救或快速给药的情况或无法采用其他方式给药的情况。

设计注射剂型时，根据药物的性质与临床要求可选用溶液剂、混悬剂、乳剂等，并要求无菌、无热原和刺激性小。需长期注射给药时，可采用缓释注射剂。对于在溶液中不稳定的药物，可考虑制成冻干制剂或无菌粉末，用时溶解。

口服给药是最易为患者所接受的最常用给药途径之一，适合于各种类型的疾病和人群，尤其适合于需长期治疗的慢性疾病患者。其中片剂是目前临床应用最为广泛的口服剂型。口服给药虽然方便、安全，但易受胃肠生理因素的影响，临床疗效常有较大的波动。

口服剂型设计时一般要求：① 在胃肠道内吸收良好，良好的崩解、分散、溶出性能以及吸收是发挥疗效的重要保证；② 避免胃肠道的刺激作用；③ 克服首过效应；④ 具有良好的外部特征，如芳香气味、可口的味觉、适宜的大小及给药方法；⑤ 适于特殊用药人群，如老人与儿童常有吞咽困难，应采用液体剂型或易于吞咽的小体积剂型。

（三）临床用药的顺应性

开发缓释、控释制剂可以减少给药次数，平稳血药浓度，减小不良反应，提高患者的顺应性。对于老年、儿童及吞咽困难的患者，选择口服溶液、泡腾片、分散片、口腔崩解片等剂型有一定优点。

第三节　处方研究

处方研究包括对处方组成（原料药、辅料）考察、处方设计、处方筛选和优化等工作。处方研究与制剂质量研究、稳定性实验和临床安全性、有效性评价紧密关联。处方研究过程同时也是对影响制剂质量、有效性的有关理化性质（如原料药粒度、晶型）的研究过程，研究结果为制剂质量标准的设定评估提供了参考和依据，如标准中是否需要增加这些项目检查及限度的设定。同时，制剂研究也为药品生产过程相关指标波动范围的设定提供了参考。因此，处方研究中需要注意实验数据的积累和分析。

（一）原料药

原料药的理化性质、生物学性质及相容性等研究结果，可以为处方设计提供有益的信息和参考。

1. 理化性质　原料药某些理化性质可能对制剂性能及制剂生产造成影响，包括原料药的色泽、嗅味、pH、pK_a、粒度、晶型、比旋度、光学异构体、熔点、水分、溶解度、油/水分配系数、溶剂化或水合状态等，以及原料药在固态和（或）溶液状态下在光、热、湿、氧等条件下的稳定性情况。因此，需根据剂型的特点及药品给药途径，对原料药有关的关键理化性质进行了解，并通过试验考察其对制剂的影响。

2. 生物学性质　原料药生物学性质包括对生物膜的通透性，在生理环境下的稳定性，原料药的吸收、分布、代谢、消除等药代动力学性质，药物的不良反应及治疗效果等。原料药生物学性质对制剂研究有重要指导作用。如药代动力学研究显示药物口服生物利用度极差，开发片剂、胶囊剂等剂型是不适宜的，可考虑选择注射剂型。而缓释、控释制剂对药物的半衰期、治疗指数等均有一定要求，研发中需要特别注意。

3. 相容性研究　相容性研究包括药物一辅料相容性研究及药物一药物相容性研究。药物一药物相容性研究主要是在复方制剂研究中需要考虑的问题，可参照药物稳定性指导原则中影响因素试验方法，分别在强光（4 500 lx±500 lx）、高温（60℃）、高湿（相对湿度 90%±

5%)的条件下放置10天,用HPLC或其他适宜的方法检查含量及有关物质放置前后有无变化,同时观察外观、色泽等药物性状的变化。必要时,可用原料药分别做平行对照实验。

(二)辅料

辅料是除主药外一切物料的总称,是药物制剂的重要组成部分。辅料选择可根据剂型的特点及药品给药途径的需要进行,所用辅料不应与主药发生不良相互作用,并需要考虑辅料对制剂含量测定及有关物质检查可能产生的影响。生产药品所需的辅料必须符合药用要求。

1. 辅料选择的一般原则　选用辅料有两个最基本的原则:一是满足制剂成型、有效、稳定、方便要求的最低用量原则。二是无不良影响原则。避免不良影响,充分用其有利影响,是辅料选用研究中的重要内容。一般应作药物与辅料相互作用的研究,考察辅料对主药的物理稳定性、化学稳定性与生物学稳定性是否有影响。

2. 相容性研究　药物与辅料的相容性研究为处方中辅料的选择提供了有益的信息和参考。在处方设计前,应调研了解已经明确存在的辅料与辅料间、辅料与药物间的相互作用情况,以避免处方设计时选择存在不良相互作用的辅料。

对于缺乏相关研究数据的,可考虑进行相容性研究。对于口服固体制剂,可选若干种辅料,如辅料用量较大的(如填充剂等),可用主药∶辅料=1∶5的比例混合;若用量较小的(如润滑剂等),则可用主药∶辅料=20∶1的比例混合,取一定量,按药物稳定性指导原则中影响因素试验方法,分别在强光(4 500 lx±500 lx)、高温(60℃)、高湿(相对湿度90%±5%)的条件下放置10天,用HPLC或其他适宜的方法检查含量及有关物质放置前后有无变化,同时观察外观、色泽等药物性状的变化。必要时,可用原料药和辅料分别做平行对照实验,以判别是原料药本身的变化还是辅料的影响。

对于固体制剂,可以用热分析方法研究和预测药物和辅料之间物理化学的相互作用,比较药物与辅料的混合物、药物及辅料的热分析曲线,可通过熔点的改变、峰形、峰面积、峰位移等变化了解药物与辅料间的理化性质的变化。

对于注射剂,一般是将药物置于含有附加剂的溶液中进行研究,通常是在含重金属(同时含有或不含有螯合剂)或抗氧剂(在含氧或氮的环境中)的条件下研究,目的是了解药物和辅料对氧化、曝光和接触重金属时的稳定性,为注射剂处方的初步设计提供依据。

对药物溶液和混悬液,应研究其在酸性、碱性、高氧、高氮环境以及加入螯合剂和稳定剂时,不同温度条件下的稳定性。

对于口服液体制剂,常研究药物与乙醇、甘油、糖浆、防腐剂和缓冲液的配伍。

3. 辅料的理化性质　辅料理化性质的变化可能影响制剂的质量,包括相对分子质量及其分布、取代度、黏度、粒度及分布、流动性、水分、pH等。例如,稀释剂的粒度、密度变化可能对固体制剂的含量均匀性产生影响;而在缓释、控释制剂中使用的控制药物释放的高分子材料,其相对分子质量、黏度变化可能对药物释放行为有较显著的影响。因此,需要根据制剂的特点及药品给药途径,分析处方中可能影响制剂质量的辅料的理化性质,并注意选择适宜的供货来源,保证辅料质量的稳定。

4. 辅料的合理用量范围　了解辅料在已上市产品中给药途径及在各种给药途径下的合理用量范围是处方前研究工作的一项重要内容。药物研发者可以通过检索国外相关数据库及国内有关信息资源,了解所考察的辅料在已上市药品中的合理使用情况。对某些不常用的辅料,或辅料用量过大,超出常规用量且无文献支持的,需进行必要的药理毒理试验,以验证辅料在所选用量下的安全性。对于改变给药途径的辅料,应充分证明其在所用途径下的安全性。

（三）处方设计

处方设计是在前期对药物和辅料有关研究的基础上，根据剂型的特点及临床应用的需要，设计几种基本合理的处方，开展后续的研究工作。除各种剂型的基本处方组成外，有时还需要考虑药物、辅料的性质。如片剂处方组成通常为稀释剂、黏合剂、崩解剂、润滑剂等。但对于水难溶性药物而言，可能需要考虑使用微粉化、成盐、增溶、助溶、潜溶、固体分散体和包合物等制剂技术与方法来改善药物的溶解度和溶出，提高生物利用度。对于某些稳定性差的药物，处方中可能需要使用抗氧剂、金属络合剂等。

（四）处方筛选和优化

制剂处方筛选和优化主要包括制剂基本性能评价、稳定性评价及临床研究评价三部分。经制剂基本性能及稳定性评价初步确定的处方，为后续相关研究提供了基础。但是，制剂处方的合理性最终需要根据临床研究（生物等效性研究、药代动力学研究等）结果进行判定。在研究过程中发现的对制剂质量、稳定性、疗效产生影响的重要因素如原料药或辅料的某些指标，要注意进行控制，以保证产品的质量和疗效。

如研制的制剂系国内外已生产并在临床上使用的品种，且采用的处方与已有品种的主药和辅料种类、规格及用量完全一致，则可以已有品种处方的可靠资料为处方参考依据。同样，制备工艺的研究亦可采用此思路。若只有辅料种类相同，而用量、规格、执行标准不同，则需要进行处方筛选和优化。

1. 制剂基本性能评价　宜根据剂型的特点，从表 4－1 中选择影响制剂内在质量和稳定性的关键项目，进行制剂的基本性能考察。可采用经典的比较法，分别研究不同处方对制剂质量的影响。

表 4－1　主要剂型及其基本评价项目

剂型	评价项目
片剂	外观、硬度、脆碎度、崩解时限、溶出度或释放度、有关物质、含量、颗粒流动性（休止角）、含量均匀度（小剂量片剂）
胶囊剂	外观、内容物的流动性（休止角）、溶出度或释放度、含量均匀度（小剂量胶囊）、堆密度、有关物质、含量
颗粒剂	性状、粒度、溶出度、有关物质、含量、溶化性、干燥失重
注射剂	外观、色泽、澄明度、pH、含量、有关物质、细菌内毒素或热原、不溶性微粒
滴眼剂	溶液型：性状、可见异物、pH、渗透压、含量、有关物质 混悬型：性状、沉降体积比、粒度、渗透压、再分散性（多剂量产品）、pH、有关物质、含量
半固体制剂	软膏剂、乳膏剂、糊剂：性状、粒度（混悬型）、黏度、有关物质、含量
口服液体制剂	溶液型：性状、色泽、澄清度、pH、有关物质、含量 混悬型：性状、沉降体积比、pH、再分散性（多剂量产品）、干燥失重（干混悬剂） 乳剂型：性状、有关物质、含量、含量均匀度
贴剂	性状、剥脱力、黏附力、透皮速率、释放度、有关物质、含量
凝胶剂	性状、pH、粒度（混悬型）、有关物质、含量
栓剂	外观、融变时限、溶出度或释放度、含量、有关物质

例如，对液体制剂或半固体制剂的 pH 考察，可以设计不同 pH 的系列处方，考察其在灭菌前后制剂质量的变化，以评价 pH 对处方质量及稳定性的影响，初步确定处方的合理 pH 范围。同时，也可选用正交设计、均匀设计或其他科学的方法进行处方筛选和优化。

对某些制剂的特殊性尚需要通过翔实的研究证明其合理性。如带有刻痕的可分割片剂，首先需要了解临床数据是否可以证明分割后剂量临床治疗的合理性，在此基础上，需要对分割后片剂的药物均匀性进行检查、对分割后片剂的药物溶出行为与完整片剂进行比较。

2. 稳定性评价　对制剂基本项目考察合格的样品，宜选择两种以上处方样品进行影响因素考察，具体试验方法可参照药物稳定性指导原则进行。

根据外观、pH、药物释放行为、有关物质及含量等制剂关键项目考察结果，筛选出相对满意的处方。但此仅仅是对制剂处方的一种简单筛选，尚不能全面代表所选处方的稳定性情况。该处方产品需要继续进行加速实验及长期留样稳定性研究，根据最终稳定性实验结果对处方进行评价。

对于制剂给药时拟使用附带专用溶剂的，或使用前需要用其他溶剂稀释、配液的制剂（如静脉注射用粉针和小针），还需要考虑对制剂与输液等稀释溶剂的配伍性进行研究，主要考察制剂的物理及化学稳定性（如药物吸附、沉淀、变色、含量下降、杂质增加等），考察项目的设置取决于剂型的特性及临床用药的要求，具体方法可参考稳定性实验有关指导原则进行。根据研究结果可在药品说明书中明确哪些稀释液可以与药品配伍，哪些不得与药品配伍，为药品的正确使用提供指导。对于溶液剂而言，处方研究中需要注意的一个问题是比较药物的溶解度及在制剂中的浓度，如果溶液中药物浓度接近饱和，在温度下降等情况下药物可能析出结晶，需要研究在低温或冻融情况下处方的稳定性情况。

3. 临床评价　临床研究也是制剂处方筛选和优化的重要环节。需要根据临床研究结果，对处方做出最终评价。例如，对于水难溶性药物口服固体制剂而言，药物粒度改变对生物利用度可能有较大影响，处方药物粒度范围的最终确定主要依据于有关临床研究的结果。而对于缓释、控释制剂和透皮给药制剂等特殊制剂，临床药代动力学研究结果是处方研究的重要依据。当然，处方研究中需密切注意临床前（动物试验）信息的采集和分析。在植入剂、透皮贴剂等制剂处方研究工作中，动物试验结果是进行处方筛选和评价的重要指标。

（五）处方的确定

通过处方筛选及工艺研究确定了制剂基本处方，该制剂在完成有关临床研究和主要稳定性试验后，药物研发者可以根据研究结果对制剂处方进行调整，同时也需对制剂生产工艺进行相应的变动。药物研发者需要详细说明处方调整的情况，并通过翔实的研究结果证明这种变化的合理性，如体外比较性研究（如溶出曲线比较）和稳定性考察等，必要时需考虑进行有关临床研究，如生物等效性试验。

（六）质量研究和稳定性研究

制剂研发与质量研究和稳定性研究密切相关。对不同制剂，应根据影响其内在质量的关键因素，参照相关的技术指导原则，进行相应的质量研究和稳定性考察。

第四节　药物制剂的制备工艺

制备工艺研究是制剂研究的一项重要内容，对保证药品质量稳定有重要作用，是药品工业化生产的重要基础。制备工艺研究包括工艺设计、工艺研究和工艺放大三部分。

一、工艺设计

可根据剂型的特点，结合已掌握的药物理化性质和生物学性质，设计几种基本合理的制备工艺。如实验或文献资料明确显示药物存在多晶型现象，且晶型对其稳定性和(或)生物利用度有较大影响的，需要注意研究制粒、研磨等过程对药物晶型的影响，避免药物晶型在制备工艺过程发生改变。对于原料药遇湿、热不稳定的，在注意对生产环境温度和湿度控制的同时，制备工艺宜尽量避免水分、温度的影响，如采用干法压片工艺。工艺设计还需充分考虑与工业化生产的可衔接性，主要是制备工艺、操作、生产设备在工业化生产中的可行性，尽量避免制剂研发与生产过程的严重脱节。

二、工艺研究

制备工艺对药品的影响最终反映在制剂质量上，工艺研究的目的是保证生产过程中药品质量的稳定，并建立控制生产过程的控制指标和工艺参数。制剂的制备工艺通常由多个生产步骤组成，涉及多种生产设备，均可能对制剂生产造成影响。工艺研究的重点是要确定影响制剂生产的关键环节和因素，并建立相应的过程控制措施。

(一) 工艺研究和过程控制

首先考察工艺各主要环节对产品质量的影响，可根据剂型及药物特点选择有代表性的检查项目，作为考察指标，根据工艺各环节考察指标比较结果分析工艺中影响制剂质量的关键环节。如普通片剂，混合、干燥、压片过程可能对片剂质量产生较大的影响。

对脂质体、微球和纳米粒等新剂型，由于采用了新的生产工艺和生产技术，对其制备工艺需要进行更详细地的研究。在初步研究的基础上，可以开始对制备工艺关键环节的研究。可以根据剂型及药物特点选择具有代表性的检查项目作为考察指标，研究工艺环节中工艺条件、操作参数、设备型号等改变对制剂质量的影响。根据研究结果，对制备过程中的关键环节建立控制指标，这是保证制剂生产和药品质量稳定的重要方法，也是工艺放大及向工业化生产过渡的重要参考。指标的制定宜根据剂型特点及生产工艺进行，如搅拌速度是乳剂制备工艺需要重点控制的项目，而对溶液剂来说则不是主要考虑内容。指标的波动范围可根据研究结果初步确定，并随着对制备工艺研究的深入和完善不断进行修订，最终根据工艺放大和工业化生产有关数据确定合理的限度。

(二) 工艺重现性研究

工艺重现性研究的主要目的是考察初步确定的制备工艺的稳定性，保证稳定性实验及临床研究中产品质量的稳定。一般至少需要对连续三批样品的制备过程进行考察，详细记录生产过程，如工艺条件、工艺参数、生产设备型号等。

(三) 研究数据的汇总和积累

制备工艺研究过程提供了丰富的实验数据和信息。通过对这些数据的分析与研究，对发现制剂生产的关键环节，建立相应的控制指标，保证制剂生产重现性及药品质量的稳定有重要意义。

工艺研究数据主要包括以下几方面：① 使用的原辅料情况（如供货来源、规格、质量标准等）；② 各生产环节操作步骤及工艺参数；③ 重要生产过程的控制指标及范围；④ 生产设备的种类和型号；⑤ 生产规模；⑥ 成品检验报告。

三、工艺放大

制备工艺放大是工艺研究的重要内容和必要阶段，为实验室研究和工业化生产搭建了桥梁和纽带，是药品工业化生产的重要基础，同时也是制备工艺进一步完善和优化的过程。由于实验室制剂研制设备、操作条件等与工业化生产可能无法一致，实验室建立的制备工艺在工业化生产中常常会遇到问题，这是目前国内制剂研发和生产中经常碰到的问题，其主要原因就是对工艺的放大与中试研究不够。即使对于普通胶囊剂而言，工艺放大时也可能会遇到问题，如工业化生产采用的高速填装设备与实验室设备不一致，实验室确定的处方颗粒的流动性可能不完全适应工业化生产的需要，引起重量差异变大。对于缓释、控释等新剂型，工艺放大研究就显得更为重要。

工艺放大研究重点主要有两方面，一是考察生产过程的重点环节，进一步优化工艺条件；二是确定适合工业化生产的设备和生产方法，保证工艺放大后产品质量保持稳定。研究中需要注意对数据的翔实记录和积累。这样，可以很容易发现前期研究建立的制剂生产工艺与工业化生产工艺之间的差别，包括生产设备方面（设计原理及操作原理）存在的差别。通过对这些差别进行分析，如可能对制剂性能产生影响，则需要考虑进行进一步研究。

第五节　药物制剂的包装材料

药品的包装材料、容器是药品的组成部分，分为直接接触药品的包装材料（以下简称内包装）和外包装。内包装不仅是药物的承载体，同时直接影响药品质量的稳定。外包装一般主要起方便运输和物理防护的作用。

包装材料具有保证药品质量稳定的作用。包装材料的选择应注意考虑以下方面：① 包装材料应有助于保证制剂质量在一定时间内保持稳定。对于光照或高湿条件下不稳定的制剂，可以考虑选择避光或防潮性能好的包装材料。② 包装材料需和制剂有良好的相容性，不与制剂发生不良相互作用。液体或半固体制剂可能出现药物吸附于内包装表面或内包装中某些组分浸出到溶液中等问题，引起制剂含量下降或产生安全性方面的问题，对这些制剂包装材料的选择必要时需进行详细的研究。由于塑料类包装材料生产过程中添加的增塑剂在血浆、乳剂中比在水溶液中更容易浸出，血浆制品、乳剂采用这些包装材料时需要翔实的研究资料的支持。③ 与制剂生产工艺相适应。例如，静脉注射液等无菌制剂的内包装需满足热压灭菌、射线灭菌等工艺的需要。④ 对于包含定量给药装置的内包装，需要保证定量给药的准确性和重现性。

内包装需从已符合国家药用包装材料标准，并获得注册证的材料中选择。在选择内包装时，可以通过对同类药品及其包装材料进行相应的文献调研，为证明包装材料选择的可行性提供依据，并通过加速试验和长期留样试验对药品和内包装相容性进一步进行考察。在某些特殊情况或文献资料不充分的情况下，需要进行药品与内包装相容性的考察。采用新的包装材料或特定剂型，在包装材料的选择研究中除进行稳定性试验需要进行的项目外，还需根据包装材料选择考虑的因素增加特定考察项目。如药品有明显吸湿性的，需要考察所选包装材料的抗水分透过能力。对输液及凝胶剂等溶液剂或半固体制剂，需注意考察容器的水蒸气的透过作用。对含乙醇的液体制剂，需要注意乙醇对包装材料的影响。上述研究结果为制剂包装材料的选择提供了依据，同时也为药品质量标准中是否增加特殊的检查项目提供参考。例如，滴眼液或静脉输液等与包装材料相容性研究结果显示包装材料中可浸出物的含量低于公认的安全范围，且长期稳定性试验结果也证明这些浸出物水平在贮藏过程中基本恒定，没有增加，这种情况下可以不再增加对制剂中可浸出物的检查和控制。

第六节　药品注册

为保证药品的安全、有效和质量可控，规范药品注册行为，根据《中华人民共和国药品管理法》、《中华人民共和国药品管理法实施条例》，国家食品药品监督管理局制定了《药品注册管理办法》（国家食品药品监督管理局令第 17 号），自 2005 年 5 月 1 日起施行。在中华人民共和国境内申请进行药物临床试验、药品生产或者进口、进行相关的药品注册检验以及监督管理，适用本办法。

一、药品注册申请

药品注册申请包括新药申请、已有国家标准的药品申请、进口药品申请和补充申请。境内申请人申请药品注册按照新药申请、已有国家标准药品申请的程序和要求办理，境外申请人申请药品注册按照进口药品申请程序和要求办理。

新药申请，是指未曾在中国境内上市销售的药品的注册申请。已上市药品改变剂型、改变给药途径、增加新适应证的，按照新药申请管理。已有国家标准的药品申请，是指生产国家食品药品监督管理局已经颁布正式标准的药品的注册申请。进口药品申请，是指境外生产的药品在中国境内上市销售的注册申请。补充申请，是指新药申请、已有国家标准的药品申请或者进口药品申请经批准后，改变、增加或取消原批准事项或者内容的注册申请。

申请药品注册，申请人应当向所在地省、自治区、直辖市（食品）药品监督管理部门提出，并报送有关资料和药物实样；进口药品的注册申请，应当直接向国家食品药品监督管理局提出。申请人应当对申报资料全部内容的真实性负责。

二、药品注册分类

（一）化学药品注册分类

1. 未在国内外上市销售的药品：① 通过合成或者半合成的方法制得的原料药及其制剂；② 天然物质中提取或者通过发酵提取的新的有效单体及其制剂；③ 用拆分或者合成等方法制得的已知药物中的光学异构体及其制剂；④ 由已上市销售的多组分药物制备为较少组分的药物；⑤ 新的复方制剂；⑥ 已在国内上市销售的制剂增加国内外均未批准的新适应证。

2. 改变给药途径且尚未在国内外上市销售的制剂。

3. 已在国外上市销售但尚未在国内上市销售的药品：① 已在国外上市销售的制剂及其原料药，和（或）改变该制剂的剂型，但不改变给药途径的制剂；② 已在国外上市销售的复方制剂，和（或）改变该制剂的剂型，但不改变给药途径的制剂；③ 改变给药途径并已在国外上市销售的制剂；④ 国内上市销售的制剂增加已在国外批准的新适应证。

4. 改变已上市销售盐类药物的酸根、碱基(或者金属元素),但不改变其药理作用的原料药及其制剂。

5. 改变国内已上市销售药品的剂型,但不改变给药途径的制剂。

6. 已有国家药品标准的原料药或者制剂。

(二) 中药、天然药物注册分类

1. 未在国内上市销售的从植物、动物、矿物等物质中提取的有效成分及其制剂。

2. 新发现的药材及其制剂。

3. 新的中药材代用品。

4. 药材新的药用部位及其制剂。

5. 未在国内上市销售的从植物、动物、矿物等物质中提取的有效部位及其制剂。

6. 未在国内上市销售的中药、天然药物复方制剂。

7. 改变国内已上市销售中药、天然药物给药途径的制剂。

8. 改变国内已上市销售中药、天然药物剂型的制剂。

9. 已有国家标准的中药、天然药物。

三、申报资料项目

根据药品的注册分类,按照《药品注册管理办法》附件的要求提供资料。附件一:中药、天然药物注册分类及申报资料要求。附件二:化学药品注册分类及申报资料要求。附件三:生物制品注册分类及申报资料要求。附件四:药品补充申请注册事项及申报资料要求。附件五:药品再注册申报资料项目。

这里列举化学药品的申报资料项目:

(一) 综述资料

1. 药品名称。

2. 证明性文件。

3. 立题目的与依据。

4. 对主要研究结果的总结及评价。

5. 药品说明书、起草说明及相关参考文献。

6. 包装、标签设计样稿。

(二) 药学研究资料

7. 药学研究资料综述。

8. 原料药生产工艺的研究资料及文献资料;制剂处方及工艺的研究资料及文献资料。

9. 确证化学结构或者组分的试验资料及文献资料。

10. 质量研究工作的试验资料及文献资料。

11. 药品标准及起草说明,并提供标准品或者对照品。

12. 样品的检验报告书。

13. 原料药、辅料的来源及质量标准、检验报告书。

14. 药物稳定性研究的试验资料及文献资料。

15. 直接接触药品的包装材料和容器的选择依据及质量标准 。

(三) 药理毒理研究资料

16. 药理毒理研究资料综述。

17. 主要药效学试验资料及文献资料。

18. 一般药理学的试验资料及文献资料。

19. 急性毒性试验资料及文献资料。

20. 长期毒性试验资料及文献资料。

21. 过敏性(局部、全身和光敏毒性)、溶血性和局部(血管、皮肤、黏膜、肌肉)刺激性等特殊安全性试验资料和文献资料。

22. 复方制剂中多种成分药效、毒性、药代动力学相互影响的试验资料及文献资料。

23. 致突变试验资料及文献资料。

24. 生殖毒性试验资料及文献资料。

25. 致癌试验资料及文献资料。

26. 依赖性试验资料及文献资料。

27. 非临床药代动力学试验资料及文献资料。

(四) 临床试验资料

28. 国内外相关的临床试验资料综述。

29. 临床试验计划及研究方案。

30. 临床研究者手册。

31. 知情同意书样稿、伦理委员会批准件。

32. 临床试验报告。

(吴正红)

思考题

1. 药物制剂研究需要考虑的问题?
2. 处方前工作有哪些内容?
3. 处方研究和工艺研究涉及哪些研究内容?
4. 包装材料的选择应注意哪几方面内容?
5. 化学药品和中药、天然药物注册各分成哪几类?

第五章　药物制剂的外观与色香味

学习要求：

1. 熟悉药物制剂外观的作用、意义和各剂型的外观特征。
2. 熟悉药物制剂外观与质量间的关系。
3. 了解味觉的生理基础。
4. 熟悉矫味的意义与方法。
5. 熟悉常用矫味剂和着色剂。

在药物的研究、开发过程中，许多药物由于其本身具有不良嗅味，在剂型开发及临床使用上受到很大的限制。良好的色泽和嗅味可能影响药品对疾病的治疗效果，具有精神和心理上的积极作用。在药剂学中，加入适当的矫味剂与着色剂，可以改变这些制剂的色彩、嗅味和口感，减少患者对服药的抗拒性，还可以提高产品的附加价值。因此，有效掩盖药物不良嗅味已经越来越被药学界人士所重视，同时矫味和调色也是药剂学中一项重要的基本内容和技术。

本章将分别从药物制剂的外观要求以及取得合适的外观和良好的口味所需加入的矫味剂、着色剂等方面分别进行讨论。

第一节　药物制剂的外观

一、外观的作用与意义

制剂的外观包括制剂的外形、颜色及其他主要特征。随着医药水平的提高，制剂的外观对于患者的影响越来越重要，同时也逐渐被生产企业所重视。

1. 制剂的外观是制剂质量的重要指标之一　制剂外观在一定程度上可反映制剂的质量。如色泽的变化可能意味着制剂中某些成分的降解；泡腾制剂表面变粗糙可能是发泡性下降。在《中国药典》收载品种中，均对每种药品的性状进行了较详细的描述。性状项下分别记述药品的外观、嗅味和一般稳定情况、溶解度及物理常数等。每种制剂的质量标准中也均在性状项下对该制剂外观进行了客观的描述。

2. 良好的外观可提高患者用药顺应性　这是提高治疗效果的有效方式之一，特别对于儿童，漂亮的色泽和外观具有极大的诱惑力，这已成为儿童误服药物而导致意外中毒的一个不可忽视的因素。

3. 制剂的外观是评价制剂商品价值的主要指标之一　随着新辅料的应用、制剂机械设备的更新及制剂工艺的不断改进，生产企业可以从制剂外观上进行改进或更新，在固体制剂上突出产品商标，用以提高其产品形象和产品竞争力，这也从一个侧面反应了该企业的生产水平。特殊的外观亦可申报知识产权。

二、各剂型的外观特征

《中国药典》在附录中的制剂通则项下对每种制剂的普通外观进行了规定。

1. 片剂　片剂表面应光洁完整，色泽均一，有一定的硬度和形状。包衣层不得有皱皮或花斑等。

2. 注射剂　包括颜色、澄明度等。如氯硝西泮注射液为无色或微黄色的澄明液体。

3. 软膏剂　软膏剂应均匀、细腻，有光泽，无油水分离，且易涂布于皮肤。

4. 栓剂　栓剂根据使用部位的不同具有不同的外形特征，其表面应完整光滑，并具有一定硬度。

5. 颗粒剂　颗粒剂应色泽均一，颗粒大小均匀，干燥、无吸潮、软化、结块、潮解等现象。

6. 冻干制剂　粉针剂外形应饱满，不能萎缩成团粒，若出现严重吸潮、结块、粘瓶、变色现象则不能再继续使用。如注射用哌拉西林钠为白色或类白色粉末或疏松状块状物。

7. 溶液剂　外观包括颜色和澄明度，溶液剂应为澄明的液体，有时溶液剂还有一定的黏度。如哈西奈德溶液为无色澄明微粘的液体。

8. 膜剂　膜剂外观应完整光洁，厚度一致，色泽均匀，无明显气泡。多剂量的膜剂，分格压痕应均匀清晰，并能按压痕撕开。

三、外观与质量间的关系

制剂的外观是制剂质量的重要指标之一，外观与质量之间有一定的关联。制剂外观也是制剂稳定性的判断指征。许多药物在受光、热或水分的作用下经过氧化、水解等原因生成有色物质或产生其他物理化学变化，如片剂出现膨松、裂片、潮解、粘连；口服液和注射剂出现混浊、沉淀、变色；颗粒剂出现软化、结块、变色；软膏剂出现油水分层、发霉等。因此，在所有制剂的稳定性试验中，都规定要对制剂的外观性状进行观察，以确认外界环境对制剂的影响，同时也为制剂包装材料的选用及制剂的贮存条件提供依据。

1. 色泽变化　一些易氧化或水解药物的溶液型制剂，易于出现无色制剂显颜色或有色制剂颜色加深的现象。如肾上腺素或维生素 C 在贮存的过程中，随着药物的氧化进程出现制剂颜色逐渐变深的现象。

2. 沉淀、混浊或结块　有些注射剂或口服液由于温度下降可能会析出结晶；混悬剂由于物理稳定性方面的原因，发生微粒成长、聚集等，会导致制剂中药物微粒粒径增大，沉降速度加快，甚至形成饼状物。

3. 硬度变化　固体制剂如片剂的硬度是主要质量指标之一，借以保持制剂在生产与运输过程中的完整形状。若硬度过小，外观则松散，完整形态难以维持，制剂质量难以控制。且对于缓释制剂而言，可造成药物的快速释放，对临床用药造成危险。硬度变大表明有固化现象，固化常易导致崩解、溶出和疗效下降。

4. 卫生学变化　制剂中由于处方设计不当、生产工艺控制不严或包装贮藏存在问题，容易受到微生物污染，出现霉变、酸败等现象。

总之，制剂的外观与其质量之间存在直接关系，在生产及贮存的过程中应对制剂的颜色、硬度、沉淀或混浊现象等直接或间接的外观变化予以监测，以便及时控制产品质量。

第二节 矫 味 剂

药物的不良嗅味来源于多方面，主要与药物的性质、不同个体对味道的敏感程度、服药的不同方式等有关，需要矫味的制剂一般是在口腔中停留时间较长者，如口服液体制剂、分散片、口腔速崩片及口腔局部用制剂等。因此，掩盖药物不良嗅味的方法也应该针对不同性质的药物采用不同的方法，或从不同途径、不同角度加以掩盖。

目前掩盖药物苦味一般来说有以下三种方法：① 采用药物化学技术，将药物结构进行改造，制备成无苦味的前体药物；② 采用制剂处方调配的方法，加入矫味剂、芳香剂、胶浆剂等掩盖苦味或麻痹味蕾，以达到掩味的目的；③ 采用现代制剂学的手段如包衣、包合、微囊等将药物与口腔黏膜上的味蕾隔开。本节将就采用制剂的手段进行矫味的方法分别加以阐述。

一、味觉的生理基础

味道包括进食过程中的味觉、嗅觉、触觉、视觉等的生理、生化作用的综合感觉，其中以味觉、嗅觉与口腔黏膜对化学刺激物的感应占主要地位。人的味觉由四种基本味觉组成，即酸、甜、苦、咸，它们以簇集的味蕾状，不均匀地分布在舌头上，且以周边居多，舌尖部对甜味、软腭和舌根部对苦味、舌两侧前部对咸味、舌两侧对酸味较敏感。已经发现在口腔内具有 10 000 多个味蕾，每个味蕾含有 60～100 个受体细胞。人和动物对苦味的敏感程度高于其他味道。当苦味强烈时，可引起呕吐或停止进食，这是一种人体重要的保护性反应。

人体对食物和药物所产生的味道实际上是味觉和嗅觉综合，并受外观、视觉和温度的影响。因此，在对制剂进行矫味时必须考虑制剂的颜色、外观、嗅觉和味感。制剂的色泽必须与味觉心理上产生平衡，气味也必须有益于味觉，比如黄色的液体药剂可以调成香蕉口味并带薄荷凉感等。真正能被味蕾所感觉的味道只有酸、甜、苦、咸，其他的味道往往要配合嗅觉来感受。因某种原因（如感冒鼻塞）嗅觉下降时，很多味道则不能辨别。此外，温度能影响物质的挥发程度，故也能干扰味觉。高温物质往往产生痛感而影响辨味，低温也能使味觉感应减弱。

二、矫味的意义与方法

（一）矫味的意义与原则

制剂的矫味主要用于需要在口腔停留一段时间的液体和固体制剂，如口服液、咀嚼片、含片等。市售药品中，许多药品具有不良嗅味。如氯霉素味苦，往往在下咽时引起患者呕吐；鱼肝油的腥臭能引起恶心；慢性患者在长期服同一制剂时往往产生厌恶感；儿童患者由于厌恶很多药物，很难配合临床用药。所以，应用适宜的矫味剂与着色剂能在一定程度上掩盖与矫正药物的味道，美化和区分一些专用药剂的外观，特别能使儿童乐于服用，这对减轻患者痛苦，保证治疗正常进行是十分有意义的。

在进行矫味时，应充分考虑用药对象。因为年龄和性别不同，对滋味的感受不一样。对患有特殊疾病，如糖尿病患者用药要慎重，可使用糖精钠、山梨醇、麦芽糖醇等甜味剂，而不能用蔗糖。同时矫味剂的选择和用量要由试验确定，尽可能使用低浓度的矫味剂和着色剂。

（二）矫味的方法

1. 改变化学结构　不同的化学药物具有不同的味觉特点，尽管没有一种非常行之有效的规律可以根据药物的化学结构预测其味觉，但还是有一些经验可循。如低相对分子质量的盐一般是咸的，而高相对分子质量的盐一般是苦的；有机化合物的羟基数目增加通常可以增加其甜度，蔗糖有8个羟基，其甜度要高于具有3个羟基的甘油；有些含氮化合物特别苦，尤其是植物的生物碱类（如奎宁），但有些含氮化合物特别甜（如阿斯巴甜，Aspartame）。因此，药化工作者可以通过改变其结构来改变其味道。

2. 减小溶解度　味道不佳的药物可通过制成水不溶性的衍生物，或减小溶解度的方法来到矫味的目的，无味氯霉素即是一个典型的例子。

3. 添加矫味剂　不同的矫味剂对不同味觉的掩蔽效果不同，因此应根据需掩盖的味道选用不同的矫味剂。

（1）咸味：咸味较难掩盖，但橙皮、樱桃、甘草等糖浆对咸味的掩蔽能力较好。

（2）苦味：生物碱、苷类、抗生素、抗组胺药的苦味较大，可用巧克力型香味来掩蔽苦味，薄荷脑或薄荷油的局部麻痹作用对苦味的掩蔽也有效。奎宁、可待因、士的宁的苦味常用甘草或樱桃糖浆来掩蔽。处理苦味时还需考虑苦味的残留性。例如糖浆可以缓和巴比妥的苦味，但由于产品黏度增加，反使苦味残留时间延长。若其中加入0.1%谷氨酸钠（味精）可使苦味的残留时间缩短。

（3）涩味与酸味：常加胶浆增加药剂的稠度，减低药物与味蕾的接触，或酌加甜味剂矫正。刺激性药物一般采用胶浆剂增加稠度和减低刺激性。

4. 应用新型掩味技术

（1）应用掩蔽剂：可以采用鞣酸等物质，与药物反应形成难溶性盐，降低其溶解度。掩蔽剂掩盖药物苦味是针对药物的溶解性特点而言的。如果药物微溶或难溶，则掩蔽剂用量少。掩蔽剂一般易溶，在药物冲溶时迅速溶解，与之形成难溶盐，并包围在药物颗粒周围阻止药物继续溶解。掩蔽剂的用量应使药物溶解的量低于显味浓度。鞣酸是一种良好的掩蔽剂，如克拉霉素为难溶于水的大环内酯类药物，苦味重，偏碱性，用鞣酸作掩蔽剂，并用碳酸氢钠调节pH，用水冲服后鞣酸迅速溶解，与抗生素形成难溶性盐，起到良好的消除苦味的作用。

（2）环糊精包合：环糊精是由6～12个葡萄糖分子组成的环状低聚糖化合物，结构为中空圆筒形，可与一些具有不良嗅味的药物形成包合物，这些药物被环糊精包合进入其环状中空圆筒形结构后，其嗅味可以被有效掩盖。

（3）微囊或微球包裹：微囊化或微球化是近年来药物应用新工艺新技术的突出代表之一。一些具有苦味和不良嗅味的药物，采用羟丙基甲基邻苯二甲酸纤维素（HPMCP）或乙基纤维素等囊材经微囊化后，再制成其他口服制剂，可以有效地掩盖药物的不良气味或苦味。如以明胶为囊材，采用单凝聚技术制备的黄连素微囊，解决了由于其苦味造成的儿童服药不便的难题。另外如大蒜素微囊、氯贝丁酯微囊等。国内外已经有许多关于采用微囊化来解决药物不良嗅味的专利。

（4）包衣：包衣工艺是在固体药物剂型表面包上适宜材料的衣层，达到较好的掩盖药物不良嗅味的目的。据文献报道，采用流化床包衣技术成功地掩盖了克拉霉素的苦味。世界专利将布洛芬和 Eudragit L30D 采用流化床包衣后，制成咀嚼片，解决了布洛芬用于儿童患者服用的难题。

（5）离子交换树脂：离子交换树脂包括阴离子树脂和阳离子树脂。当可离解的药物与适宜的离子交换树脂相互作用，就可形成药物/树脂复合物，即所谓的药树脂。由于药树脂在纯水中不溶解也不释放药物，实际上没有味道，因此即使是非常苦的药物在转变为药树脂后，在口腔中也会足够稳定，不易释放出药物。但与胃肠液接触后，复合物迅速分解，药物从药树脂中释放出来进入溶液被吸收，而树脂通过胃肠道不被吸收。采用离子交换技术成功掩味的药物有雷尼替丁和帕罗西汀等。美国有专利介绍了采用离子交换树脂掩味，制备喹诺酮类口服液体药物制剂的技术：以离子交换树脂（甲基丙烯酸聚合物）作为载体，与药物间形成树脂复合物，消除喹诺酮类药物的苦味，从而使口服液体剂型口感适于临床使用。

三、常用矫味剂

矫味剂是能改变味觉的物质，常用于掩盖药物的不良嗅味和改进药剂的味道，有些矫味剂在矫味的同时兼具有矫嗅的作用。选用矫味剂必须通过实验筛选，用量宜适中。

药剂中常用的矫味剂有：甜味剂、芳香剂、胶浆剂以及泡腾剂等，现分述如下。

（一）甜味剂

蔗糖或单糖浆是使用最广泛的甜味剂。果汁糖浆（如橙皮糖浆、枸橼糖浆、甘草糖浆与樱桃糖浆等）也较常用。这些糖浆不但用以矫味，且具有特殊的芳香气味。在应用单糖浆时，往往添加山梨醇、甘油或其他多元醇，可防止蔗糖结晶析出。甘油也常用作甜味剂，且具有一定的防腐作用。蜂蜜在中药制剂中既作黏合剂又是甜味剂。

人工甜味剂常用来代替蔗糖，既可节省糖，并可用于不能食糖的糖尿病患者。糖精钠易溶于水，在水中的溶解度随温度的升高而增加，常温下糖精钠水溶液长时间放置其甜味可减低。糖精钠的甜度比蔗糖大 200～700 倍，常用量为 0.03%。本品甜味持久，但甜中带苦，故糖精钠与蔗精（或单糖浆）合用效果更佳。甘草酸二钠为白色或淡黄色粉末，易溶于水，甜度约为蔗糖的 200 倍，余味留有特殊的甜味，如能适当混以蔗糖或适当添加柠檬酸钠时则甜味更适口。甜味素为低热量甜味剂，10%水溶液呈中性，甜度为蔗糖的 30 倍，是一种无营养甜味剂，适于糖尿病患者使用，一般不超过 0.4%，否则产生苦味。

对于糖尿病患者，除人工甜味剂外，还可以用山梨醇或麦芽醇等作为甜剂。山梨醇的甜度只有蔗糖一半，麦芽糖醇甜度接近蔗糖，摄入人体内后与蔗糖同样代谢，但热量低，不升高血糖值，也不增加胆固醇。

（二）芳香剂

在制剂中有时需要添加少量香料和香精以改善制剂的气味，这些香料和香精称为芳香剂。香料是具有挥发性的香气物质，分为天然香料和人造香料两大类。

天然香料包括植物性香料和动物性香料。很多天然植物如柠檬、橙皮、薄荷、甘草等的果实、种子、花、根茎等部分含挥发性芳香油。常用其提纯的挥发油或芳香制剂有薄荷油、桂皮油、橙皮油、留兰香油、薄荷水、复方橙皮酯等。天然的芳香性挥发油多为芳香族有机化合物的混合物。如杏仁油组成中主要为苯甲醛；桂皮油中有桂皮醛等。这些挥发油除有矫味作用外，还有一定的防腐功能。人工合成香料有醇、醛、酮、酸、胺、酯、萜、醚、缩醛类等香料。

香精也称调和香精，是由人工香料添加一定量的溶剂调和而成的混合香料。国内常用的香精有香蕉香精、菠萝香精、橘子香精、柠檬香精等。

（三）胶浆剂

胶浆剂具有黏稠、缓和的性质，可干扰味蕾的味觉因而起到矫味的作用，在胶浆剂中加入甜味剂（如 0.02%糖精钠）可增加胶浆剂矫味的能力。

常用的胶浆剂有阿拉伯胶、西黄蓍胶、羧甲基纤维素钠、甲基纤维素、海藻酸钠等亲水性高分子材料的黏稠液。

（四）泡腾剂

制剂中常应用碳酸氢盐与有机酸（如柠檬酸、酒石酸）混合物遇水后产生 CO_2 气体，CO_2 溶于水呈酸性，能麻痹味蕾而可矫味。若再配以甜味剂和芳香剂可得清凉饮料类的佳味。此类矫味剂对盐类的苦味、涩味、咸味有所改善，使患者乐于服药。

应注意的是，这些矫味美化措施也有不利的一面，例如药物与某些矫味剂之间可能产生配伍禁忌，有些矫味剂的加入增加制剂的复杂性和不稳定性，有些还具有一定的毒性等等，因此在对制剂进行矫味的同时应充分考虑处方的稳定性和安全性，不可滥用。

第三节　着　色　剂

着色剂，又称色素和染料，应用于药物制剂的目的是为了改良制剂的外观，使之有悦目的外观，还可用来识别制剂的浓度，区分应用方法，使某些药物制剂成品的色泽一致以改善制剂的外观，减少患者对服药的厌恶感。可供使用的色素称为食用色素，只有食用色素能够作为内服制剂的着色剂，着色剂最好能耐受较广泛的温度，能溶于水或油，在光线下可经久暴露，与其他着色剂可混合，抵抗氧化或还原作用，且无致癌的嫌疑等。

着色剂分为天然色素和人工合成色素两大类，由于人工合成染料色泽鲜艳，品种多而用量小，因此天然染料已渐渐被合成染料所代替，在液体药剂、包衣丸剂、胶囊剂、片剂中的应用最为广泛。

一、天然色素

我国传统上采用无毒植物性色素与矿物性色素作为食品和内服制剂的着色剂。植物性色素呈红色的有：甜菜红、胭脂虫红等；黄色的有：姜黄、胡萝卜素等；绿色的有：叶绿酸铜钠盐；蓝色的有：松叶兰、乌饭树叶；棕色的有：焦糖。矿物性色素有：棕红色氧化铁等。

二、合成色素

人工合成的色素色泽鲜艳，价格低廉，多数毒性较大，用量不宜过多。

目前我国批准的可供内服的合成色素有苋菜红、胭脂红、柠檬黄、胭脂蓝和日落黄，通常配制成1%储备液使用，最大的使用量均为万分之一。外用色素有伊红（适用于中性或弱碱性溶液）、品红（适用于中性、弱酸性溶液）、美蓝（适用于中性溶液）等。可溶性色素用于固体制剂着色时，在制备加工、贮存中常出现可溶性色素迁移而引起色斑现象，影响产品质量，且较难克服，若使用水不溶性色素，便可解决此现象。上市的色淀即为此类色素，它通常是用氧化铝、不含石棉的滑石粉或硫酸钡粉作吸附剂，将水溶性染料沉淀并永远吸附在吸附剂上，成为具覆盖力的不溶性染料。

（吕慧侠）

思　考　题

1. 药物制剂的外观有何作用与意义？
2. 如何使药物制剂具有合理的色香味？

第六章　药物制剂的稳定性

学习要求：

1. 掌握制剂中药物化学降解的主要途径，并了解相应代表药物。
2. 掌握影响药物制剂降解的处方因素与非处方因素及其相应解决方法。
3. 掌握三类稳定性试验的方法及目的。
4. 结合剂型特点，了解主要剂型的重要检测指标。
5. 了解经典恒温法的实验原理和方法。

第一节　概　　述

一、药物制剂稳定性研究范围

药品的稳定性是指原料药及制剂保持其物理、化学、生物学和微生物学性质的能力。药物制剂的稳定性一般包括化学、物理和生物学三个方面。所谓药物制剂的稳定性不仅指制剂内有效成分的化学降解，同时包括导致药物疗效下降、不良反应增加的任何改变。化学稳定性是指药物由于水解、氧化等化学降解反应，使药物含量（效价）、色泽发生改变。物理稳定性指制剂的外观、嗅味、均匀性、溶解性、混悬性、乳化性等物理性能发生变化，如混悬剂中药物结晶生长、颗粒结块，乳剂分层、破裂，片剂的溶出度发生改变等。生物学稳定性一般是指药物制剂受到微生物的污染，而使产品变质、腐败。

二、研究药物制剂稳定性的意义

药物制剂的基本要求是安全、有效、稳定。稳定性研究是新药开发与研究中的一项重要内容，也是提高制剂质量，为临床提供安全有效制剂的保证。药物制剂的稳定性贯穿于药物制剂的研制、生产、储藏、运输和使用全过程。制备稳定的药物制剂是使药物更好地发挥疗效、降低副作用的保证。稳定性研究目的是考察原料药或制剂的性质在温度、湿度、光线等条件的影响下随时间变化的规律，为药品的生产、包装、贮存、运输条件和有效期的确定提供科学依据，以保障临床用药安全有效。正确预测药物制剂的稳定性则在处方研究、制剂工艺确定过程中具有关键作用，特别是保证药品使用说明书中药品使用期限（或有效期）标识的客观、准确的重要依据。

三、化学动力学原理

化学动力学主要研究化学反应进行的速度及反应的历程、外界条件对反应速度的影响，可用来评价药物制剂的稳定性。

研究药物降解的速度，首先应考察浓度对反应速度的影响，这种关系用反应级数来说明。反应级数通常有零级、一级（或伪一级）及二级反应，此外还有多级反应。药物的降解机制复杂，但多数药物及其制剂的降解反应可按零级、一级（或伪一级）反应处理。

在药物稳定性考察中，一般用药物降解10%所需要的时间 $t_{0.9}$（即有效期）来衡量药物降解的速率，并可作为评价药物制剂贮存期的指标。根据如下不同的动力学方程可分别计算出相应的 $t_{0.9}$。

零级反应：

$$C=-kt+C_0 \tag{6-1}$$

一级反应：

$$\log C=-kt/2.303+\log C_0 \tag{6-2}$$

二级反应：

$$1/C=kt+1/C_0 \tag{6-3}$$

式中，C 为时间 t 时反应物的浓度；C_0 为 $t=0$ 时反应物浓度；k 为速率常数。

对零级反应，$t_{0.9}=0.1C_0/k$；对一级反应，$t_{0.9}=0.105\,4/k$。

这些公式在预测药物稳定性时经常使用。

第二节　药物制剂中药物化学降解途径

化学稳定性一般系指由于药物水解、氧化、聚合等化学反应，使药物含量（或效价）下降、色泽变深、产生气体或其他新的物质，导致制剂变质。药物由于化学结构的差异，其降解条件、速率亦不相同。水解和氧化是药物降解的两种主要途径。其他如聚合、异构化、脱羧等反应在某些药物中也有发生。有时一种药物还可能同时发生两种以上的变化，如毒扁豆碱在溶液中先发生酯键的水解，继而发生酚基的氧化反应。

一、水解

属于这类降解的药物主要有酯类（包括内酯）、酰胺类（包括内酰胺）。

1. 酯类药物　酯类药物的代表是盐酸普鲁卡因，其水解产物无明显的麻醉作用。文献报道乙酰水杨酸的水解有六个不同的降解途径。属于这类药物的还有盐酸丁卡因、盐酸可卡因、硫酸阿托品、氢溴酸后马托品等。酯类药物水解往往使溶液的pH下降，有些酯类药物灭菌后pH下降，在制备制剂时应引起注意。

内酯与酯一样，在碱性条件下易开环水解。硝酸毛果芸香碱、华法林钠均有内酯结构，也可以产生水解。

2. 酰胺类药物　酰胺类药物水解后产生酸与胺。属于这类的药物有青霉素类、氯霉素、头孢菌素类、巴比妥类等。氯霉素水溶液在pH 7以下，主要是酰胺水解，生成氨基物与二氯乙酸。在pH 2～7范围内，pH对水解速率影响较小。pH 6时最稳定。在pH 2以下8以上时水解作用加速。青霉素类和头孢菌素类药物分子中存在着不稳定的 β-内酰胺环，在 H^+ 或 OH^- 影响下很易裂环失效。如氨苄青霉素在碱性、中性和酸性溶液中均易水解，故只宜制成注射用无菌粉末。

酰胺类通常较酯类药物难水解，但也有例外，如麦角新碱。马来酸麦角新碱注射液贮存时含量降低，若将溶液pH调整至3～4，在室温贮存则较为稳定。本品除水解外，还易氧化变质，故配液与灌封时应通入惰性气体以驱除氧气，并注意避光，可提高其稳定性。

二、氧化

药物的氧化作用与化学结构有关，较易氧化的药物包括酚类、烯醇类、芳胺类、吡唑酮类、噻嗪类药物等。药物氧化后，不仅含量下降，而且可能产生颜色、沉淀，甚至产生有毒物质，严重影响制剂产品质量。

1. 烯醇类药物　维生素C是烯醇类药物的代表。维生素C分子中含有烯醇基，极易氧化，氧化过程复杂。在有氧条件下，维生素C先氧化生成去氢抗坏血酸，然后水解为2,3-二酮古罗糖酸，再进一步氧化成草酸与L-丁糖酸。在无氧条件下，维生素C可发生脱水作用和水解作用生成呋喃甲醛和二氧化碳。由于H^+的催化作用，维生素C在酸性介质中的脱水作用比在碱性介质中快，实验中证实有二氧化碳气体产生。

2. 酚类药物　这类药物分子中具有酚羟基，如肾上腺素、左旋多巴、吗啡、水杨酸钠等。左旋多巴氧化后形成有色物质，故拟定片剂和注射剂的处方时应采取防止氧化的措施。肾上腺素的氧化与左旋多巴相似，先生成肾上腺素红，最后变成棕红色聚合物或黑色素。

3. 其他类药物　芳胺类(如磺胺嘧啶钠)、吡唑酮类(如氨基比林、安乃近)、噻嗪类(如盐酸氯丙嗪、盐酸异丙嗪)等均易氧化，有些药物氧化过程极为复杂，常生成有色物质。对于易氧化药物，在制备、贮存时应特别注意光线、氧气和金属离子对它们的影响。

三、其他反应

1. 异构化　异构化一般分光学异构化和几何异构化两种类型。药物异构化后生理活性降低甚至失去活性。光学异构化药物如左旋肾上腺素、四环素等。而维生素A除了氧化外，还可发生几何异构化，异构体的活性比其活性形式全反式低。

2. 聚合　聚合是指两个或多个分子结合在一起形成复杂分子的现象。已经证明氨苄青霉素浓的水溶液在贮存过程中能发生聚合反应，一个分子的β-内酰胺环裂开与另一个分子反应形成二聚物，继续反应可形成高聚物。抗肿瘤药物塞替派(三乙烯硫代磷酰胺)在水溶液中易聚合失效，以聚乙二醇400为溶剂将其溶解制成注射液，可避免聚合。

3. 脱羧　碳酸氢钠注射液热压灭菌时产生二氧化碳，故溶液及安瓿空间均应通以二氧化碳。对氨基水杨酸钠在光、热、水分存在的条件下很易脱羧，生成间氨基酚，还可进一步氧化变色。盐酸普鲁卡因注射液变黄的原因，是由于普鲁卡因水解产物对氨基苯甲酸慢慢脱羧生成苯胺，苯胺在光线影响下氧化生成有色物质。

第三节　影响药物制剂降解的因素及稳定化方法

通过对药物降解动力学及降解机制的研究，在了解影响制剂降解因素的前提下，才能采用相应的措施来防止药物制剂的降解，从而使设计的处方及生产工艺能生产出稳定的药物制剂。本节着重讨论影响药物化学稳定性的影响因素，包括处方因素和非处方因素，以及相应的稳定化措施。

一、处方因素

制剂的处方是一个制剂稳定与否的关键。处方环境中的pH、缓冲盐的浓度、离子强度、表面活性剂、赋形剂、附加剂等都是一些经常影响制剂稳定性的因素。

(一) pH的影响

许多酯类药物、酰胺类药物等易受H^+或OH^-催化水解，这种催化作用叫做专属性酸碱催化或特殊酸碱催化，此类药物的水解速度主要由pH决定。

处方 pH 是处方因素中影响制剂的化学稳定性的重要因素，它对于药物的水解反应和氧化反应均有显著影响。

溶液的 pH 通常对反应速率影响很大。因此液体制剂只有在某一特定的 pH 范围内比较稳定。例如，取硫酸吗啡溶于不同 pH 的磷酸盐缓冲液，分装于 5 ml 安瓿中，封口，置 95℃恒温箱中进行加速试验，定时测定含量。实验结果表明，随着 pH 增高，硫酸吗啡降解反应速率明显增大，在酸性溶液中则相当稳定。

pH 对降解速率常数 k 的影响可用下式表示：

$$k=k_0+k_{H^+}[H^+]+k_{OH^-}[OH^-] \qquad (6-4)$$

式中，k_0表示参与反应的水分子的催化速率常数；k_{H^+} 和 k_{OH^-} 分别表示 H^+ 和 OH^- 离子的催化速率常数。

在 pH 很低时，主要是酸催化，上式可表示为：

$$\log k=\log k_{H^+}-pH \qquad (6-5)$$

以 $\log k$ 对 pH 作图可得一直线，斜率为-1。设 k_w为水的离子积，即 $k_w=[H^+][OH^-]$，故在较高 pH 时：

$$\log k=\log k_{OH^-}+\log k_w+pH \qquad (6-6)$$

以 $\log k$ 对 pH 作图得一直线，斜率为$+1$，在此范围内主要由 OH^- 催化。

根据上述动力学方程可以得到反应速率常数与 pH 关系的图形，即 pH—速率图。pH—速率图最低点所对应的横坐标，即为最稳定 pH，以 pH_m表示。

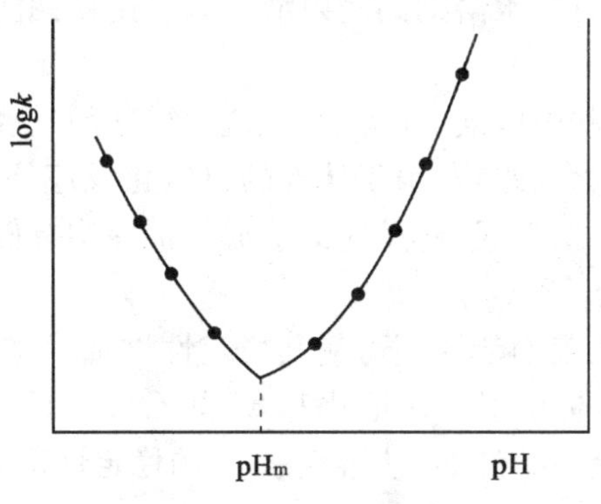

图 6-1　pH—速率图

确定最稳定的 pH 是溶液型制剂处方研究首先要解决的问题。通过实验或查阅资料，可找出药物最稳定的 pH(pH_m)，然后用酸、碱或适当的缓冲剂进行调节，使液体维持在最稳定的 pH 范围。

pH_m可以通过下式计算：

$$pH_m=\frac{1}{2}pk_w-\frac{1}{2}\lg\frac{k_{OH^-}}{k_{H^+}} \qquad (6-7)$$

pH_m也可通过实验求得，实验过程如下：① 保持处方中其他成分(包括组成和离子强度)不变，配制一系列不同 pH 的溶液；② 在较高温度(恒温)下进行加速实验，根据反应动力学特征及 Arrhenius 方程，求出药物在各种 pH 溶液中的降解速率常数 k；③ 以 $\log k$ 对 pH 作图，求出最稳定的 pH。

pH 调节剂常用的是盐酸与氢氧化钠。为了不再引入其他离子而影响药液的澄明度等原因，生产上常用与药物本身相同的酸和碱，如氨茶碱用乙二胺、马来酸麦角新碱用马来酸、硫酸卡那霉素用硫酸来调节 pH。此外，为了保持药液的 pH 不变，常用磷酸、枸橼酸、醋酸及其盐类组成的缓冲系统来调节，但是使用这些酸碱时应注意广义酸碱催化的影响。

（二）广义酸碱催化

除了 H^+ 和 OH^- 催化药物的水解反应外，一些广义酸碱对药物的水解反应亦具催化作用。能够给出质子的物质称广义酸，能接受质子的物质称广义碱。药物受广义酸碱催化而水解，称之为广义酸碱催化。

为了使一些药物的 pH 稳定，常使用一些缓冲剂，如 HAc、NaAc、NaH_2PO_4、枸橼酸盐、硼酸盐等，但它们往往会催化这些药物的水解。如醋酸盐、枸橼酸盐催化氯霉素的水解，HPO_4^{2-} 对青霉素 G 钾盐有催化作用。因此在药物设计时应加以考虑，如选择没有催化作用的缓冲系统，或降低缓冲盐的浓度等。

综上所述，所有药物均有最适 pH 范围，无论易水解的药物还是易氧化的药物，必须调整 pH 至一定范围，以确保药物的稳定。

pH 调节要同时兼顾稳定性、溶解度和疗效三个方面。如大部分生物碱在偏酸性溶液中比较稳定，故注射剂常调节在偏酸范围。但将它们制成滴眼剂，就应调节在偏中性范围，以减少刺激性，提高疗效。

（三）溶剂的影响

对于易水解的药物，有时采用非水溶剂（如乙醇、丙二醇、甘油）等使其稳定。但某些非水溶剂可能具有相反作用。含有非水溶剂的注射液有苯巴比妥钠注射液、地西泮注射液等。

（四）离子及离子强度

制剂处方中常常加入一些电解质，如等渗调节剂、缓冲剂、抗氧剂等，或原辅料中引入的金属离子对药物的稳定性有较大的影响，由于药物的自氧化反应往往属于自由基反应或自由基链反应，而重金属离子对自由基形成、链反应的形成及扩展均有催化作用。

（五）表面活性剂的影响

一些易水解的药物，加入表面活性剂可使其稳定性增加。这是因为表面活性剂可在溶液中形成胶束，形成一种屏障，防止了一些催化基团，如 OH^-、H^+ 的进攻。但有时表面活性剂的加入会使稳定性下降，如聚山梨酯 80 使维生素 D_3 的稳定性下降。故需通过试验，确定适宜的表面活性剂及其浓度。

（六）基质或赋形剂的影响

处方中的基质和赋形剂对处方的稳定性也会产生影响。辅料对药物稳定性产生影响的机制主要有：表面催化作用、改变 pH、直接与药物产生相互作用等几种。

例如硬脂酸镁是常用的润滑剂，但与阿司匹林共存时可通过形成乙酰水杨酸镁或催化作用加速阿司匹林的水解，所以选用阿司匹林片的润滑剂时，考虑到主药的稳定性，应选用滑石粉或硬脂酸。

由于药物在固体制剂中的降解很复杂，特别是在含有填充剂、润滑剂及黏合剂的片剂、胶囊剂中，很难对其中的药物降解机制作出很肯定的解释，药物的辅料性质、药物的结晶性和残留水分对稳定性有重要影响。

不仅药物的含水量会对固体制剂的稳定性有影响，辅料的吸湿对固体制剂的稳定性也有较大的影响。如巯甲丙脯酸本身对热和湿都很稳定，但在某些辅料的存在下会迅速氧化，这可能与辅料和水的结合强度有关。

二、非处方因素

除了制剂的处方因素外，外界因素（如温度、光线、空气、湿度等）与制剂的化学稳定性也密切相关。这些非处方因素也是药品研制、生产、贮存中用于考察药品稳定性的主要条件。制剂对温度、光线、空气湿度的稳定性将决定药物制剂的储运条件和包装条件，同时也是确定药物有效期的重要依据。

（一）温度

温度是外界环境中影响制剂稳定性的最主要因素之一，对水解、氧化等反应影响较大，而对光解反应影响较小。根据 Van't Hoff 方程，温度每升高 10℃，反应速率增加 2～4 倍。

$$\ln k = -\frac{\Delta H}{RT} + a \tag{6-8}$$

式中，k 为平衡常数；ΔH 为反应热；T 为绝对温度；a 为常数。

Arrhenius 提出了如下指数定律方程，以定量描述温度对反应速率常数的影响，是预测药物稳定性的主要理论依据：

$$k = A\mathrm{e}^{-\frac{E}{RT}} \tag{6-9}$$

式中，A 为频率因子；E 为活化能；R 为气体常数；T 为绝对温度。

在制剂的制备过程中，一些工艺（如灭菌、加热溶解、干燥等）需升高温度，应特别注意稳定性的变化。特别是生物制品，对热非常敏感，可以通过降低温度、减少受热时间或采用冷冻干燥、无菌操作等新工艺来避免温度对药物稳定性的不良影响。必要时应对制剂提出低温保存的要求，以确保其安全、有效。

在注射剂的灭菌过程中，实际上存在两个动力学过程，即药物的降解动力学和微生物的杀灭学。对于热稳定的药物，考虑的问题仅仅是灭菌的彻底性。而对于热稳定性较差的药物，应同时考虑灭菌的有效性和药物的热稳定性，选择适宜的灭菌温度，可以适当降低灭菌温度或缩短灭菌时间，以减少水解的发生。

（二）光线

对光敏感的药物（如二氢吡啶类钙拮抗剂），在光照条件下产生光解反应。这类药物在生产中应避光操作，对于固体制剂应采用合适的避光措施，如硝苯地平片采用包黄色薄膜衣避光，或采用深红色胶囊包装，同时，应包装于棕色瓶中，储运过程中亦应避光。

药物在不同处方环境中对光的稳定性不同，不同的 pH、溶剂、基质、赋形剂等对药物的稳定性影响不同。将阿普唑仑在 pH 分别为 2.0、3.6 和 5.0 的条件下，暴露于紫外光下降解，结果表明药物的光不稳定性随 pH 的增大而减小。研究不同 pH 溶液中药物的光稳定性对推测药物的光降解机理也有辅助作用。研究表明硝苯地平与三种环糊精的复合物能有效削弱光降解。在光照实验中，呋喃唑酮片剂含量下降 7%时就几乎不再下降，而溶液的含量下降 40%时仍随光照量而下降。这些研究对剂型改造和提高药物的光稳定性都具有指导意义。

（三）湿度和水分

湿度和水分对固体药物的影响非常重要，水是化学反应的媒介。如微量的水能加速乙酰水杨酸、青霉素 G 钠盐、氨苄青霉素钠的分解。降解反应的速率通常与环境的相对湿度成正比。对于一些易水解的药物（如头孢类抗生素），在处方中应避免使用吸湿性辅料，在加工中尽量避免水的使用，必要时还应对生产环境中的相对湿度进行控制。包装可选用铝塑包装等密封性能好的材料。

对于具体的制剂可选择的适宜的防湿措施有：加入适宜辅料或吸水剂；将散剂改制成颗粒剂，以减少表面积；采用防湿包衣和防湿包装。

（四）空气（氧气）

空气中的氧气常常是药物制剂不稳定的重要原因。特别是对一些易氧化的药物，氧气会加速药物的氧化降解。空气可通过药物容器空间，或溶解在溶剂中而进入药物制剂中，从而影响药物的稳定性。消除氧气对液体制剂稳定性影响的重要办法之一是充入惰性气体（CO_2、N_2），但需注意二氧化碳溶于水中形成碳酸使溶液的 pH 发生变化，可能影响易水解的药物的稳定性。

加入抗氧剂及其协同剂（如枸橼酸、酒石酸、磷酸）也是提高药物对氧稳定性的重要措施，协同剂能增强抗氧剂的效果。抗氧剂可分为水溶性抗氧剂和油溶性抗氧剂。前者包括亚硫酸钠、亚硫酸氢钠、硫代硫酸钠、焦亚硫酸钠、硫脲、巯基乙酸、二巯基丙醇、半胱氨酸、蛋氨酸等；后者包括没食子酸丙酯、氢醌、去甲双氢愈创木酸、对羟基叔丁基茴香醚（HBA）、二叔丁基对甲苯酚（BHT）和维生素 A。可根据制剂的溶剂类型和药液的酸碱性选用抗氧剂。焦亚硫酸钠、亚硫酸氢钠常用于弱酸碱性药液，亚硫酸钠、硫代硫酸钠则用于偏碱性的药液。近年来，氨基酸抗氧剂颇受重视，其优点是毒性小、本身不易变色。另外，维生素类药物如维生素 C、维生素 E 也分别在水溶液及油溶性药液中用作抗氧剂。

（五）金属离子

处方中、原辅料中引入的及生产过程中可能引入的金属离子对药物的稳定性有较大的影响。为了消除金属离子对药物氧化反应的催化作用，首先应注意防止这些离子的引入。亦可通过加入掩蔽剂（螯合剂）与金属离子络合，降低金属离子在溶液中的浓度。常用的金属离子络合剂有依地酸二钠（EDTA-2Na）、依地酸钙钠和柠檬酸等有机酸。

（六）包装材料

包装材料与制剂稳定性关系较大，在包装设计产品研制过程中，要进行“装样试验”，对各种不同的包装材料进行选择。特别是液体制剂的包装容器更应注意。

第四节　固体制剂稳定性的特点

一、固体药物与固体剂型稳定性的一般特点

国内外文献对固体药物及其剂型的稳定性研究较少，因为它存在一些与溶液不同的特点：

1. 固体药物分解慢，稳定性试验所需时间长。

2. 系统不均匀性。如片剂、胶囊个体间含量有差异，分析结果难以重现。

3. 一些易氧化的药物，氧化作用往往限于固体表面，内部分子被保护起来，表里变化不一。

二、药物晶型与稳定性的关系

物质在结晶时受各种因素影响，造成分子间键合方式改变，使分子相对排列发生变化，形成不同的晶体结构。不同晶型的药物，其理化性质如溶解度、熔点、密度、蒸气压、光学和电学性质亦不相同，故稳定性出现差异。

如利福平、氨苄青霉素钠等的稳定性与晶型有很大关系。利福平有无定型、晶型 A 和晶

型 B。无定型在 70℃加速实验 15 天，含量下降 10%以上，室温贮存半年含量明显下降；而晶型 A 和晶型 B 在同样条件下，含量仅下降 1.5%～4%，室温贮藏 3 年，含量仍在 90%以上。

另外，制剂工艺流程（如粉碎、加热、冷却、湿法制粒）也可能使晶型发生变化。因此在处方前研究时要对晶型作必要的研究。

三、固体药物之间的相互作用

固体剂型中组分之间的相互作用可导致某些组分的分解。研究发现乙酰水杨酸与对乙酰氨基酚之间有乙酰转移反应，也可能是对乙酰氨基酚直接水解。

四、固体药物降解中的平衡现象

虽然固体药物分解动力学与溶液不同，然而温度对于反应速率的影响一般仍可用 Arrhenius 方程来描述。有人在研究杆菌肽的热分解实验中，曾发现降解平衡现象，杆菌肽在 40℃贮存 18 个月后残存效价为 64%，此后达到平衡。此时不宜使用 Arrhenius 公式，而要用 Van't Hoff 方程来处理。在此类现象中，降解速率常数对预测稳定性没有指导意义。

第五节　药物稳定性试验方法

根据《中国药典》2005 年版及《美国药典》23 版有关稳定性实验指导原则，根据研究目的的不同，药物稳定性试验内容一般包括影响因素试验、加速试验和长期试验。

一、稳定性研究的试验方法

（一）影响因素试验

影响因素试验是在剧烈条件下进行的，目的是了解影响稳定性的因素及可能的降解途径和降解产物，为筛选制剂工艺、选择包装材料和容器、确定贮存条件等提供依据。同时为加速试验和长期试验应采用的温度和湿度等条件提供依据，还可为分析方法的选择提供依据。

影响因素试验一般包括高温、高湿及光照试验。一般将原料药供试品置于适宜的容器中（如称量瓶或培养皿），摊成≤5 mm 厚的薄层，疏松原料药摊成≤10 mm 厚的薄层进行试验。对于口服固体制剂产品，一般采用除去内包装的最小制剂单位，分散为单层置于适宜的条件下进行试验。如试验结果不明确，应加试两个批号的样品。

1. 高温试验　供试品置密封洁净容器中，在 60℃条件下放置 10 天，于第 5 天和第 10 天取样，检测有关指标。如供试品发生显著变化，则在 40℃条件下同法进行试验。如 60℃无显著变化，则不必进行 40℃试验。

2. 高湿试验　供试品置恒湿密闭容器中，于 25℃、相对湿度 90%±5%条件下放置 10 天，在第 5 天和第 10 天取样检测。检测项目应包括吸湿增重项。若吸湿增重 5%以上，则应在 25℃、相对湿度 75%±5%下同法进行试验；若吸湿增重 5%以下，且其他考察项目符合要求，则不再进行此项试验。液体制剂可不进行此项试验。

恒湿条件可采用恒温恒湿箱或通过在密闭容器下部放置饱和盐溶液来实现。根据不同的湿度要求，选择 NaCl 饱和溶液（15.5～60℃，相对湿度 75%±1%）或 KNO_3 饱和溶液（25℃，相对湿度 92.5%）。

3. 光照试验　供试品置光照箱或其他适宜的光照容器内，于照度 4 500 lx ±500 lx 条件下放置10天，在第5天和第10天取样检测。

以上为影响因素稳定性研究的一般要求。根据药品的性质必要时可以设计其他试验，如考察pH、氧、低温、冻融等因素对药品稳定性的影响。

对于需要溶解或者稀释后使用的药品，如注射用无菌粉末等，还应考察临床使用条件下的稳定性。

（二）加速试验

加速试验是在超常条件下进行的，目的是通过加快市售包装中药品的化学或物理变化速率来考察药品稳定性，对药品在运输、保存过程中可能会遇到的短暂的超常条件下的稳定性进行模拟考察，并初步预测样品在规定的贮存条件下的长期稳定性。

加速试验一般取拟上市包装的三批样品进行，建议在比长期试验放置温度至少高15℃的条件下进行。一般可选择40℃±2℃、相对湿度75%±5%条件下进行6个月试验。在试验期间第0、1、2、3、6个月末取样检测考察指标。如在6个月内供试品经检测不符合质量标准要求或发生显著变化，则应在中间条件30℃±2℃、相对湿度65%±5%条件下同法进行6个月试验。

在对采用不可透过性包装的含有水性介质的制剂，如溶液剂、混悬剂、乳剂、注射液等的稳定性研究中可不要求相对湿度。对采用半通透性的容器包装的药物制剂，如塑料软袋装注射液、塑料瓶装滴眼液、滴鼻液等，加速试验应在40℃±2℃、相对湿度20%±2%的条件下进行。

乳剂、混悬剂、软膏剂、糊剂、凝胶剂、眼膏剂、栓剂、气雾剂、泡腾片及泡腾颗粒等制剂宜直接采用30℃±2℃、相对湿度65%±5%的条件进行试验。

对温度敏感药物（需在冰箱中4～8℃冷藏保存）的加速试验可在25℃±2℃、相对湿度60%±5%条件下同法进行。需要冷冻保存的药品可不进行加速试验。

（三）长期试验

长期试验是在上市药品规定的贮存条件下进行，目的是考察药品在运输、保存、使用过程中的稳定性，能直接反映药品的稳定性特征，是确定有效期和贮存条件的最终依据。

取三批样品在25℃±2℃、相对湿度60%±10%条件下进行试验，取样时间点在第一年一般为每3个月末一次，第二年每6个月末一次，以后每年末一次。

对温度敏感药物的长期试验可在6℃±2℃条件下进行试验。

（四）药品上市后的稳定性研究

药品在注册阶段进行的稳定性研究，一般并不是实际生产产品的稳定性，具有一定的局限性。采用实际条件下生产的产品进行的稳定性考察的结果，是确认上市药品稳定性的最终依据。

在药品获准生产上市后，应采用实际生产规模的药品继续进行长期试验。根据继续进行的稳定性研究的结果，对包装、贮存条件和有效期进行进一步的确认。

药品在获得上市批准后，可能会因各种原因而申请对制备工艺、处方组成、规格、包装材料等进行变更，一般应进行相应的稳定性研究，以考察变更后药品的稳定性趋势，并与变更前的稳定性研究资料进行对比，以评价变更的合理性。

二、稳定性研究的要点

稳定性研究的设计应根据不同的研究目的，结合原料药的理化性质、剂型的特点和具体的处方及工艺条件进行。

（一）分析方法

在制剂稳定性研究中，首先必须建立具有一定的专属性、准确度、精密度等的分析方法，对评价各指标所采用的分析方法应经过充分的验证，使其能满足研究的要求。

（二）样品的批次和规模

批次是指按相同的生产工艺在一次生产过程中生产的一定数量的原料药或制剂，其药品质量具有均一性。

一般影响因素试验可采用一批样品进行，加速试验和长期试验需采用三批样品进行。原料药的合成工艺路线、方法、步骤应与生产规模一致；药物制剂的处方、制备工艺也应与生产规模一致。

各种稳定性研究应采用一定规模生产的样品，以能够代表规模生产条件下的产品质量。原料药的批量应达到中试规模的要求。口服固体制剂如片剂、胶囊应为 10 000 个制剂单位左右。大体积包装的制剂（如静脉输液等）的批量至少应为稳定性试验所需总量的 10 倍。特殊品种、特殊剂型所需数量，视具体情况而定。

（三）包装及放置条件

稳定性试验要求在一定的温度、湿度、光照条件下进行，这些放置条件的设置应充分考虑到药品在贮存、运输及使用过程中可能遇到的环境因素。稳定性研究中应对各项试验条件要求的环境参数进行控制和监测。

原料药和药物制剂应在影响因素试验结果的基础上选择合适的包装，加速试验和长期试验中的包装应与拟上市包装（上市销售药品的内包装和其他层次包装的总称）一致。原料药可采用模拟小包装，所用材料和封装条件应与大包装一致。

（四）考察时间点

由于稳定性研究的目的是考察药品质量随时间变化的规律，因此研究中一般需要设置多个时间点考察样品的质量变化。考察时间点应基于对药品性质的认识、稳定性趋势评价的要求而设置。如长期试验中，总体考察时间应涵盖所预期的有效期，中间取样点的设置要考虑药品的稳定性特点和剂型特点。对某些环境因素敏感的药品，应适当增加考察时间点。

（五）考察项目

稳定性研究的考察项目应选择在药品保存期间易于变化，并可能会影响到药品的质量、安全性和有效性的项目，以便客观、全面地反映药品的稳定性。根据药品特点和质量控制的要求，尽量选取能灵敏反映药品稳定性的指标。一般地，考察项目可分为物理、化学、生物学和微生物学等几个方面。具体品种的考察项目设置应参考《中国药典》2005 版有关规定。

稳定性重点考查项目见表 6－1。表中所有制剂检查项目中必须包括：性状、含量、降解产物。

稳定性研究中如样品发生了显著变化，则应改变条件再进行试验。一般来说，原料药的显著变化应包括：① 性状（如颜色、熔点、溶解度、比旋度）超出标准规定，以及晶型、水分等超出标准规定。② 含量测定超出标准规定。③ 有关物质如降解产物、异构体等超出标准规定。④ 结晶水发生变化。

表 6-1 原料药及主要药物剂型的稳定性重点考查项目表

名 称	稳定性重点考查项目
原料药	熔点以及根据品种性质选定的考查项目
片剂	包衣片应同时考查片芯、溶出度
胶囊	内容物色泽、溶出度、水分
颗粒剂	溶化性
注射液	外观色泽、pH、澄明度、无菌检查，输液还应检查热原、不溶性微粒，塑料瓶容器还应检查可抽提物
滴眼剂	澄清液应考查性状、澄明度、pH；混悬液不检查澄明度，检查再悬浮性、颗粒细度
乳剂	分层速率
混悬剂	再悬性、颗粒细度
栓剂	软化、融变时限
软膏	均匀性，乳膏还应检查有分层现象
眼膏	均匀性、颗粒细度、无菌检查
膜剂	溶化时限、无菌检查(眼用膜剂)

一般来说，药物制剂的显著变化包括：① 含量测定中发生 5%的变化(特殊情况应加以说明)；或者不能达到生物学或者免疫学的效价指标。② 任何一个降解产物超出标准规定。③ 性状、物理性质以及特殊制剂的功能性试验(如颜色、相分离、再混悬能力、结块、硬度、每揿给药剂量等)超出标准规定。④ pH 超出标准规定。⑤ 制剂溶出度或释放度超出标准规定。

三、稳定性研究的结果

通过对影响因素试验、加速试验、长期试验获得的药品稳定性信息进行系统的分析，确定药品的贮存条件、包装材料和容器及有效期。

(一) 贮存条件的确定

应综合影响因素试验、加速试验和长期试验的结果，同时结合药品在流通过程中可能遇到的情况进行综合分析。选定的贮存条件应按照规范术语描述。

(二) 包装材料和容器的确定

一般先根据影响因素试验结果，初步确定包装材料和容器，再结合加速试验和长期试验的稳定性研究的结果，进一步验证采用的包装材料和容器的合理性。

(三) 有效期的确定

药品的有效期应综合加速试验和长期试验的结果，进行适当的统计分析得到，最终有效期的确定一般以长期试验的结果来确定。

由于试验数据的分散性，一般应按 95%可信限进行统计分析，得出合理的有效期。如三批统计分析结果差别较小，则取其平均值为有效期；如差别较大则取其最短的为有效期。若数据表明测定结果变化很小，提示药品是很稳定的，则可以不做统计分析。

四、经典恒温法

经典恒温法不能用于新药申请，但在实际研究工作中，采用该法预测药物制剂的稳定性对处方设计具有一定的指导作用。

经典恒温法的理论依据是 Arrhenius 定律(6－9)，其对数形式为

$$\log k=-\frac{E}{2.303RT}+\log A \tag{6-10}$$

以 $\log k$ 对 $1/T$ 作图得一直线，直线斜率$=-E/(2.303R)$，由此可计算出活化能 E。若将直线外推至室温，就可求出室温时的速率常数 k_{25}。由 k_{25} 及反应级数可求出分解 10%所需的时间(即 $t_{0.9}$)或室温贮藏若干时间以后残余的药物的浓度。

实验基本步骤如下：① 确定含量测定方法后预试，以初步了解供试品的稳定性；② 设计合理的试验温度与取样时间；③ 将样品置于不同温度的恒温水浴中，定时取样测定，求出各温度下不同时间药物的浓度变化；④ 反应级数的判断及速率常数的求算：以药物浓度 C 或浓度的其他函数对时间作图，以判断反应级数。若以 $\log C$ 对 t 作图得一直线，则为一级反应；⑤由直线斜率求出各温度的速率常数；⑥根据各温度下的速率常数求出活化能和 $t_{0.9}$。

使用恒温经典法应进行预试以寻找合适的温度。一般加温后药物的降解量应大于 30%，不能小于 15%，以便能正确的确定反应级数；温度点应不少于 4 个，以减少误差；而且温度点应尽量靠近 25℃，因为外推温度范围过大，会造成误差。另外，药品加热不能太长，以防反应机制变化。

（张建军）

思 考 题

1. 药物制剂的稳定性研究包括哪些内容？如何确定考察指标？
2. 分别举 2～3 例说明药物制剂的化学降解途径。
3. 分别举例说明影响药物制剂降解的因素及稳定化方法。
4. 以易氧化的维生素 C 为例，根据其稳定性详细说明确定其注射液 pH 范围的实验方法，并叙述其处方组成及制备中的注意事项。
5. 如何利用经典恒温法快速确立制剂的有效期？叙述其实验方法与原理。
6. 叙述稳定性研究的要点。

第七章　药物制剂的配伍变化与相互作用

学习要求：

1. 掌握药物制剂配伍变化的含义
2. 熟悉药物制剂配伍变化的类型。
3. 熟悉溶液中配伍变化的实验方法。
4. 了解药物的相互作用。
5. 了解发生配伍变化后的处理方法。

第一节　概　　述

为达到更好的治疗目的，常将几种药物同时应用于患者，因此药物相互作用为临床用药常见问题。这种相互作用包括体内的相互影响，也包括制剂之间的配伍作用，主要来源于不同药物的物理、化学和药理性质的相互影响。配伍变化的主要目的通常是利用药物之间的协同作用，增加药物的治疗作用，但有些则可引起药物作用的减弱或消失、引起不良反应的增强，这类配伍是我们不期望的，称之为配伍禁忌。

研究药物制剂配伍变化的目的是：根据制剂成分的理化性质和药理作用，设计合理的处方，预见可能发生的配伍变化，探讨其原因及正确的处理和防止方法。

本章将主要讨论药物在制备、贮存等方面可发生的相互作用，并提出合理解决的办法。

第二节　配伍变化的类型

药物制剂的配伍变化可分为疗效配伍变化、物理配伍变化和化学配伍变化。

一、疗效配伍变化

疗效配伍变化指药物合并使用后，在体内一种药物对另一药物的体内过程或受体作用产生影响，使其药理作用性质、作用强度、副作用及毒性等发生改变。如磺胺类药物与甲氧苄胺嘧啶合并使用使疗效显著加强，这种相互作用有利于临床治疗；而异烟肼与麻黄碱的合用则因副作用加强，不利于临床应用。药物配伍后在体内相互作用产生不利于治疗者的治疗效果，属于疗效的配伍禁忌。另外，发生配伍上的变化也并不都是不利的。临床上经常利用药物之间的拮抗作用来解决药物中毒。如有机磷轻度中毒时可采用与有机磷作用拮抗的阿托品来解毒。还可利用拮抗作用消除另一药物副作用，如麻黄素治哮喘时，用巴比妥类药物对抗其中枢神经兴奋作用。因此判断药物配伍变化是否会影响制剂质量及治疗效果，需要对具体问题具体分析。

二、物理配伍变化

物理配伍变化指药物配伍后产生物理性质的改变，如溶解性能、物理状态、物理稳定性的变化。这些变化可影响药物的作用和疗效。如吸附性强的固体粉末（如活性炭等）与剂量较小的生物碱盐物配伍时，能因后者被吸附而在机体中不完全释放。微晶药物(如醋酸可的松)在水溶液中由于某些物质的溶解能逐渐使之聚结成大晶型等。物理配伍变化属于外观变化，如果条件改变还可能恢复制剂的原来形式。

三、化学配伍变化

化学配伍变化指药物之间发生了化学反应，使药物产生不同程度的质变而减效或失效。化学作用常产生沉淀或气体、变色、爆炸或燃烧等现象。但许多药物的分解、聚合、加成等化学变化难以从外观看出来，更应引起注意。需注意能不能把有意进行的化学反应视为配伍禁忌。

配伍禁忌往往是物理与化学因素相互影响而造成的，其结果也必然影响到疗效。所以在分析配伍禁忌处方时，不可单独考虑一方面而疏忽另一方面，特别是药理和疗效方面。许多药物配伍制成某些剂型后，在贮存及应用过程中发生物理的或化学的变化，因而降低了其稳定性。如青霉素 G 钠盐或钾盐与药物水溶液配伍时青霉素或多或少地发生变化，不过由于条件不同(如 pH、温度等)，降解速度亦有所差异，只有在一定时间内变化的量达到一定程度后才不能用于临床。

第三节　物理化学配伍变化

物理化学配伍变化亦可称为药剂学的相互作用。制剂间的物理化学配伍变化由于所处状态或剂型的不同而不同。

一、物理化学配伍变化现象

药物配伍的物理化学配伍变化主要包括下面一些现象。

(一) 润湿与液化

固体物质混合时一般不易发生配伍变化，但有时两种或两种以上的固体药物在制造或贮存过程中可能发生润湿和液化，给制备带来困难，并影响产品质量。造成润湿与液化的原因主要有如下几点：

1. 药物间反应生成水分。固体的酸类与碱类物质间反应能生成二氧化碳和水。如制备固体泡腾制剂时，常用碱(如碳酸氢钠)与酸(如枸橼酸)作为泡腾崩解剂，两者混合时在稍高湿度下会较快发生中和反应而生成水分，使混合物润湿。

2. 混合物的临界相对湿度下降而吸湿。固体药物的吸湿与温度及空气相对湿度有关。两种以上的引湿性药物混合后，混合物的吸湿性增强。一些水溶性药物在室温下当其临界相对湿度低于空气中相对湿度时，则会出现润湿甚至液化。

3. 含结晶水药物与其他药物发生作用后，可能释放出部分结晶水，使混合物润湿。

4. 形成低共熔混合物。一些醇类、酚类、酯类药物，如薄荷脑、樟脑、苯酚等，在一定温度下可形成低共熔混合物。其能否液化或润湿，除与混合物的熔点有关外，还与混合物的质量比有关。药物的粒径越细产生润湿或液化的速率越快。研磨也能加快润湿。形成低共熔混合物的液化利于制造。另外有研究表明形成低共熔混合物能促进一些药物的溶解速率。

(二) 结块

散剂、颗粒剂、胶囊内容物等由于吸湿后又逐渐干燥引起结块。结块易使这类剂型性状不符合质量要求，有时可能导致药物分解、失效。

（三）变色

药物配伍变化引起氧化、还原、聚合、分解等反应时，可由于有色化合物的形成而发生颜色变化。变色现象在光照、高温及高湿环境下反应加速。如含酚基化合物与铁盐间相互作用使混合物颜色变深；多巴胺注射液与碳酸氢钠注射液配伍后逐渐变为粉红色至紫色。

（四）溶解度改变

不同性质的溶液型制剂配合使用时，常因溶解度的改变而析出沉淀。如12.5%的氯霉素注射液用输液稀释至0.25%左右时，会析出氯霉素沉淀。

（五）产气

产生气体是药物发生化学反应的结果。如碳酸盐、碳酸氢盐与酸类药物间的相互作用。但有些药物配伍后产生气体属于正常现象。如泡腾片在服用时即是利用其产生的二氧化碳。

（六）浑浊和沉淀

产生的原因可能有以下四点：

1. 水解产生沉淀。如硫酸锌溶液在中性或弱碱性溶液中易水解生成氢氧化锌的沉淀，所以硫酸锌滴眼液中常加入硼酸使溶液呈弱酸性。

2. pH改变产生沉淀。难溶性碱或难溶性酸制成的可溶性盐的水溶液常因pH的改变而析出沉淀。如水杨酸的水溶液遇酸性药物后会析出水杨酸沉淀。

3. 生物碱盐溶液的沉淀。生物碱盐溶液与鞣酸、碘化钾配伍能产生沉淀。

4. 复分解产生沉淀。无机药物间可由复分解产生沉淀。如硝酸银与氯化物水溶液相遇产生沉淀，故在配制0.5%硝酸银滴眼液时，采用硝酸钾或硝酸钠调整渗透压，而不能用氯化钠。

固体剂型中药物配伍变化特别是化学变化比在液体剂型中慢。药物分散程度越细则越容易引起反应。在空气干燥的情况下反应可能变得更慢些。

二、液体剂型中物理化学配伍变化

各种液体剂型的药物配伍变化问题虽然各有些差别，但大致相同。目前药物治疗上广泛采用注射液给药，且常常多种注射液配伍在一起注射，故以注射液配伍变化为主讨论液体剂型中药物间的物理化学配伍变化。

注射液的物理化学配伍变化主要表现为混浊、沉淀、结晶、变色、水解、效价下降等现象。肉眼看不到变化的配伍禁忌主要发生于一些在水溶液中不稳定的药物，当其与溶媒、输液或其他注射液混合时，由于原来条件（如pH）的变化而变得不稳定，这时带来的危害性往往是严重的。有些药物与注射液配伍时，虽然肉眼观察不到沉淀，但用微孔滤膜、显微镜及电子显微镜可观察到有大量的微粒或微晶存在，易引起局部刺激与静脉炎。

注射液中产生配伍变化的因素很多，其中主要有以下几个方面。

（一）输液的组成

常用的输液有5%葡萄糖注射液、等渗氯化钠注射液、复方氯化钠注射液、葡萄糖氯化钠注射液、右旋糖酐注射液等。这些单糖、盐、高分子化合物的溶液一般都比较稳定，常与其他注射液配伍。但有些输液由于其特殊性质而不适合与其他注射液配伍，如以下几种：

1. 血液　血液不透明，在产生沉淀混浊时不易观察。血液成分极复杂，与药物的注射液混合后可能引起溶血、血球凝聚等现象。

2. 甘露醇　甘露醇注射液含20%或25%甘露醇，为过饱和溶液，尽管一般不易析出结晶(如有结晶析出，可加温使之完全溶解后应用)，但加入某些药物如氯化钾、氯化钠等的溶液后，易引起甘露醇结晶析出。

3. 静脉注射用脂肪乳剂　这类制品要求油的分散程度很细，油相直径在几个微米以下，这类制品与其他注射液配伍应慎重。因乳剂的稳定性受许多因素影响，加入药物往往能破坏乳剂的稳定性，产生乳剂破裂、油相合并或油相凝聚等不稳定现象。

(二) 输液与添加注射液间的相互作用

1. 溶媒组成的改变　在注射剂处方中，有时为了提高药物的溶解性和稳定性而加入一些非水溶剂(如乙醇、丙二醇、甘油等)。当这些含非水溶媒的注射剂加入输液(水溶液)中时，会由于溶媒组成的改变而使药物析出。如氯霉素注射液(含乙醇、甘油等)加入5%葡萄糖注射液中时往往析出氯霉素。但输液中氯霉素的浓度低于0.25%则不析出沉淀。

2. pH的改变　注射液pH是一个重要因素，在不适当的pH下，有些药物会产生沉淀或加速分解。因此，对制剂的pH及其范围应有足够的重视。pH的升高或下降均可使某些药物在混合溶液中发生沉淀。如5%硫喷妥钠10 ml加于5%葡萄糖500 ml中则产生沉淀。许多抗生素类药物的分解速率在不同pH条件下差异较大。如乳糖酸红霉素在氯化钠注射液中(pH约6.45)24h分解3%，若在葡萄糖注射液中(pH约5.5)24h则分解32.5%。因此，通常对需要与输液配伍使用的注射液均必须考察其在临床用输液中的稳定性。

3. 缓冲容量　pH对于产生配伍禁忌的影响虽然很大，但药液混合后的pH是受注射液中成分的缓冲能力决定的。缓冲剂pH变化能力的大小称为缓冲容量。有些输液中含有阴离子如乳酸根等，有一定缓冲容量。在酸性溶液中沉淀的药物，在含有缓冲能力的弱酸溶液中常会出现沉淀。如5%硫喷妥钠10 ml加入到生理盐水500 ml中不产生变化，但加入5%葡萄糖或含乳酸盐的葡萄糖液中则析出沉淀，这是由于具有低pH并有一定缓冲容量的溶液，使混合后的pH下降至药物沉淀的范围以内所致。

4. 离子作用　有些离子能加速某些药物的水解反应。如乳酸根离子能加速青霉素G的分解，pH为6.4时青霉素G的分解速率与乳酸根离子浓度(在0.1～0.5 mol/L之间)成正比，且其作用比枸橼酸根强。

5. 直接反应　某些药物可直接与输液中某种成分发生反应。如四环素与含钙盐的输液在中性或碱性条件下，形成螯合物而产生沉淀，但此螯合物在酸性条件下有一定的溶解度，故在一般情况下与复方氯化钠配伍时不致出现沉淀。

6. 电解质的盐析作用　如两性霉素B在水中不溶，在强酸及强碱性溶液中能溶解(1 mg/ml)，其在注射用水中形成的溶液为胶体分散物，只能加在5%葡萄糖注射液中静滴，而在含有大量电解质的输液中则能被电解质盐析出来，使胶体粒子凝集而产生沉淀。

7. 聚合反应　系指药物在溶液中形成聚合物的现象。如氨苄青霉素10%的浓贮备液在放置期间pH稍有下降便出现变色，溶液变得黏稠，甚至产生沉淀，其原因为形成聚合物。青霉素的变态反应也与形成聚合物有关。聚合物会引起过敏。聚合物的形成过程与时间及温度均有关。

8. 药物与机体内成分的结合　某些药物(如青霉素)与蛋白质能结合，这种结合可能会加重变态反应，所以将其加入蛋白质类输液中配伍使用是不妥当的。

(三) 注射液间的相互作用

两种注射液混合后的药物浓度比与输液混合时要大，因而更容易出现问题。这方面的配伍变化大部分是由于 pH 改变的影响。如氯丙嗪制成盐酸氯丙嗪后在水中易溶，但当加碱性物质于盐酸氯丙嗪溶液中时则极易使氯丙嗪析出。许多有机酸类药物（如巴比妥类、磺胺类等）在水中难溶，需要加碱制成钠盐以制成溶液，所以这类注射液与其他酸性注射液配伍后，由于混合液 pH 的变化往往容易产生沉淀。

在输液中，加入两种以上的注射液，有可能由于最后溶液体积的增加而增加了药物的溶解量，以致有时不出现沉淀。

（四）影响配伍变化的其他因素

1. 温度的影响　温度对反应速率影响很大，温度每升高 10℃，反应速率增加 2～4 倍。在输液过程中温度通常波动不大。但应尽可能缩短注射液混合后至注射这段时间。将冻干粉针配成后浓溶液应尽快使用或贮存于凉暗处，以防时间过长或温度过高而变质。

2. 氧与二氧化碳的影响　易氧化药物在制成注射液时，在安瓿空间内应充填惰性气体（如 N_2等），以防药物被氧化。当配伍时，这种保护体系被破坏，可能导致药物的不稳定性。如苯妥英钠、硫喷妥钠等注射液，因吸收空气中的 CO_2使溶液 pH 下降，可析出沉淀。

3. 光敏感性的影响　如磺胺嘧啶钠、核黄素等对光敏感的药物应避光保存，其液体可用黑纸或黑布包裹以避免强光照射。临床使用时也应注意光线的影响。

4. 混合顺序的影响　有些药物混合时产生沉淀的现象可通过改变混合顺序的方法来克服。如 1 g 氨茶碱与 300 mg 烟酸配合，先将氨茶碱用输液稀释至 100 ml，再慢慢加入烟酸可得到澄明溶液；若先将两种药液混合再加入输液中则会析出沉淀。

5. 药物间反应时间的影响　许多药物在溶液中的反应较慢，几小时后方出现沉淀等反应变化，但有的药物间反应较快，必须在短时间内使用完。例如磺胺嘧啶钠注射液与葡萄糖输液混合后在 2 小时左右即出现沉淀。

6. 成分纯度的影响　有些制剂在配伍时发生的异常现象，并不是由于活性药物本身，而是由原辅料的不纯所引起的。例如氯化钠原料中含有微量的钙盐，当与 2.5％枸橼酸钠注射液配合时往往产生枸橼酸钙的悬浮微粒而混浊。中草药注射液中未除尽的高分子杂质也能在长久贮存过程中或与输液配伍时出现混浊或沉淀。

注射剂中常加有各种附加剂（如抗氧剂、缓冲剂、增溶剂、助溶剂等），它们之间或它们与药物之间往往会发生反应而出现配伍变化。油性溶液或混悬型注射剂由于油水不相混溶，所以这些注射剂通常不宜与水性溶液配伍使用。

第四节　药物相互作用

由于药物及制剂品种迅速增加，并且联合用药的机会越来越多。联合用药不但在体外可产生变化，有些药物在体内也发生相互作用而影响作用和疗效。药物相互作用是指联合应用两种或两种以上的药物时，在机体内药物相互影响而使疗效发生变化或产生药物不良反应。相互作用不仅发生在药物与药物之间，而且与代谢产物、内源性物质及食物、饮料等摄入物之间也会发生相互作用。这些物质的相互作用表现为一种药物改变其他药物的理化性质、体内的 ADME 过程（吸收、分布、代谢和排泄过程）和组织对药物的敏感性，从而改变药物的药理或毒性效应。

研究药物相互作用的目的是为了掌握药物相互作用的机制和规律，科学预见药物联合使用后给疗效带来的变化，以指导临床合理用药，提高临床联合用药的水平。

药物相互作用对临床的影响有正负两方面。有的药物相互作用利于临床，可使疗效增加或毒性降低，如抗高血压药物和利尿剂合用治疗高血压，磺胺甲基异噁唑和甲氧苄胺嘧啶合用制成复方新诺明治疗细菌感染，效果优于单用。有些药物相互作用不利于临床，使疗效降低或毒性增大，甚至带来严重的危及生命的后果。如华法林与保泰松合用可能发生出血。

一、药物动力学方面的相互作用

药物动力学方面的相互作用系指联合用药时药物在体内的吸收、分布、代谢和排泄过程中发生变化。

（一）吸收过程中的相互作用

1. 胃肠道 pH 的改变　胃肠道 pH 可影响药物的溶解度和解离度而影响药物吸收。如阿司匹林与抗酸剂（如碳酸氢钠、氧化镁）合用时，抗酸剂提高了胃肠道的 pH，增加了阿司匹林的溶解度而提高其吸收。又如碳酸氢钠能显著地降低四环素的吸收，因为四环素在 pH 5 左右时溶解度小，当与碳酸氢钠配伍时胃液 pH 升高，使四环素溶解度下降及溶解速度变慢，从而使四环素吸收率下降。

2. 吸附作用　活性炭、离子交换树脂、白陶土等有较强的吸附作用，在胃肠道中可吸附抗生素、维生素及生物碱类物质，影响药物的吸收和疗效。

3. 络合作用　含二价或三价金属离子的化合物与四环素类抗生素合用，将在胃肠道中发生相互作用形成难溶性的络合物，使抗生素在胃肠道中的吸收减小。红霉素与含 Mg^{2+}、Al^{3+} 的抗酸剂合用时，血药浓度较单独应用低。因此，在服用四环素类抗生素或头孢菌素时不宜同服铁制剂或含二价或三价金属离子的抗酸药。

药物间形成复合物时，有时也可增加药物吸收。如麦角胺酒石酸盐进入小肠后由于 pH 改变生成沉淀，因此口服无效，但与咖啡因合用时，可与咖啡因形成复合物，使溶解度增加而增加吸收。

4. 胃排空速度与肠蠕动　胃内容物从胃幽门向小肠排出称为胃的排空。胃排空速率与胃蠕动有关，由于多数药物在小肠内有最大的吸收，因此药物通过胃到达小肠的速度与药物显效的时间、药效强度及维持时间有密切关系，一般胃排空速率加快，药物吸收也加快（一般指被动吸收型药物）。所以改变胃排空速率的药物或食物能明显影响合用药物达到吸收部位的时间。例如普鲁本辛延缓胃排空，从而减少扑热息痛在小肠的吸收；而灭吐灵则通过加快胃排空使扑热息痛吸收加快。

肠蠕动可因服用刺激性泻药而加快，因服用抗胆碱药物而减慢。灰黄霉素与苯巴比妥合用时，使灰黄霉素吸收减少。因为灰黄霉素是一种不溶性药物，在胃肠道中经 30h 才能被吸收完全，而苯巴比妥能加速肠蠕动，结果灰黄霉素通过肠道上部时间快，因而使灰黄霉素吸收减少。

5. 食物因素的影响　食物与药物相互作用最普通的方式是延缓药物的吸收。食物的种类、体积及黏性等均能影响药物的吸收。铁剂、青霉素 V 等在饭后服用吸收将减小。苯妥英、螺内酯和普萘洛尔在饭后服用则可提高吸收。药物的吸收与食物成分有关。富含脂肪的食物，对胃肠道有很强的抑制作用，可降低胃排空速率，并提高一些药物（一般指主动吸收型药物）的吸收速率，加速高脂溶性药物（如灰黄霉素）的吸收。

（二）分布过程中的相互作用

在药物相互作用中对分布的影响最常见的是置换作用。置换是指一种药物减少另一种药物与组织或蛋白质的结合。通常两种药物在蛋白质某一结合位置上进行竞争，亲和力大的把亲和力弱的药物置换出来，结果使被置换下来的药物其游离型药物浓度增加，由于药效与游离型药物有关，因此药物与蛋白质结合率的改变直接影响药物的疗效与副作用。例如华法林蛋白质结合率>98%，当合用能与其发生置换使其结合率下降的保泰松时，会出现出血危象。甲氨蝶呤能被乙酰水杨酸置换而显著增加其对骨髓的抑制作用。

（三）代谢过程中的相互作用

药物代谢主要在肝脏中进行，肝细胞内质网上的微粒体中含有多种药物代谢酶，合用药物时能促进或抑制这些酶的活性，使另一种药物的代谢发生改变，导致药效的增强或减弱。

合并用药时药物代谢酶被抑制，药效增强的现象称为酶抑作用。酶抑作用使药物的药理作用增强或毒性增加。如氯霉素使苯妥英作用增强，有中毒可能；依可碘酯使琥珀酰胆碱阻断神经肌肉作用增强，可导致呼吸暂停；酮康唑使环孢菌素代谢下降，活性增强。酶抑作用的临床意义取决于药物血清浓度升高的水平，如果血清浓度尚在治疗范围内，此相互作用可能有益，反之可能成为不良作用。

合并用药时诱导药物代谢酶，促进代谢使药效降低的现象称为酶促作用。如癫痫患者长期服用苯巴比妥与苯妥英钠易出现佝偻病，因为两种药物均有药酶诱导作用，使维生素 D 的代谢率增加，影响钙的吸收，所以应注意补充维生素 D。

（四）排泄过程中的相互作用

药物一般以原形药物或代谢物通过肾脏、肝胆系统、呼吸系统及皮肤汗腺分泌等途径排出体外，其中以肾脏排泄为主。当药物或其活性代谢产物的排泄受到影响时，则会影响药物或其活性代谢产物在体内的滞留时间，即影响药效持续时间的长短，如多剂量给药时会影响稳态平均血药浓度。

药物通过肾脏排泄的速率受很多因素的影响，其中主要有肾小球过滤、肾小管分泌及肾小管重吸收。正常情况下相对分子质量 7 万以上的血浆蛋白及蛋白结合的药物不能被过滤进入原尿中，而滞留于循环系统中，因此，影响药物的血浆蛋白结合率也同时影响这种药物的肾小球过滤。

一些在肾小管主动分泌的药物间可相互竞争，即一种药物可抑制另一种药物自肾小管分泌而使该药的消除减慢，血浓提高，作用增强。如青霉素 G 进入尿中的量有 80%～90%是通过肾小管分泌，而羧苯磺胺可与青霉素 G 在肾小管近端竞争进入尿中，结果通过肾小管近端分泌进入尿中的青霉素 G 的量显著减少，青霉素 G 消除减慢，高血浓维持时间延长。

许多药物服用后可改变尿液的 pH。如大剂量维生素 C 易使尿液酸化，影响弱酸性和弱碱性药物的排泄，酸性尿可增加氨基水杨酸钠和某些磺胺形成结晶尿的可能，并能降低三环类抗抑郁药在肾小管的重吸收。

二、药效学相互作用

药物药理作用的发挥是由于药物作用于受体的结果。临床常用药物均表现出独特的药理作用和药效，药物发生相互作用时会改变药效或出现不良反应，但对该药的血药浓度无明显影响，称为药效学方面的相互作用。

药效学方面的相互作用有两个方面，一方面是协同作用，即合用两种药物作用于同一受体或不同受体和部位而引起相同作用，使药效和副作用增强，这种作用大于或等于各药单独作用时作用的总和。协同作用可分为相加作用和增强作用。如氯丙嗪能延长和加强中枢神经系统抑制药(如巴比妥类)和镇痛剂的作用,当合并用药时,这些药只需常用剂量的 1/4 到 1/2。补钾可能引起留钾利尿剂(如螺内酯)以及血管紧张素转换酶抑制剂(如卡托普利等)的高钾血症。

与协同作用相反,拮抗作用系指合用的药物作用于同一受体使药效减弱。如吲哚美辛减弱抗高血压药物的作用等。药物的拮抗作用有时可用于急救或纠正某些药物的副作用。如重金属中毒可采用二巯基丙醇抢救,因为两者可结合成络合物;肝素过量引起的出血可静脉注射鱼精蛋白注射液进行治疗,因为带正电荷的鱼精蛋白能与带负电的肝素形成稳定的复合物,使肝素的抗凝血作用消失。

第五节　配伍变化处理原则与方法

一、处理原则

处理配伍变化的一般原则为了解用药意图,发挥制剂应有疗效,保证用药安全。药物制剂配伍的基础条件是应明确用药意图、用药对象及给药途径。需根据具体对象与条件来判定是否配伍。在明确用药意图和患者具体情况后,再结合药物的物理、化学和药理等性质分析可能产生的不利因素和作用,对成分的剂量、用量、服用方法等各方面加以全面的审查,确定克服方法,必要时须与医师联系,共同确定解决方法,使药物制剂能在具体条件下,更好地发挥疗效并方便患者服用。

二、处理方法

疗效的配伍禁忌,需在了解医师用药意图后共同加以矫正和解决。但物理或化学方面的配伍禁忌,其处理方法需遵照上述的处理原则,具体办法如下:

1. 改变调配次序　改变调配次序往往可克服一些不应产生的配伍禁忌。在很多溶液的调配过程中,混合次序对产品的质量影响较大。例如,将碳酸镁、柠檬酸及碳酸氢钠制成溶液剂时,需将柠檬酸溶于水与碳酸镁混合溶解后,再加入碳酸氢钠。若将碳酸氢钠先与柠檬酸混合,则耗尽酸液也不能制得溶液剂。

2. 改变贮存条件　制剂在使用过程中,由于贮存条件(如温度、空气、CO_2、H_2O、光线等)的影响会加速沉淀、变色或分解,故应在密闭及避光的条件下,贮存于棕色瓶中,一次调配的剂量也不宜过多。

3. 调整溶液 pH　pH 的改变能影响很多微溶性药物溶液的稳定性。

4. 改变溶媒或添加助溶剂　改变溶媒是指改变溶媒容量或改变成混合溶媒。此法常用于防止或延缓溶液剂析出沉淀或分层。药物如因超过溶解度而析出沉淀时,增加溶剂量可有效克服。

5. 改变有效成分或改变剂型　在征得医师同意的前提下,可改换具相同药效的有效成分,但改换药物的疗效应力求与原成分相似,用法也尽量与原方一致。若注射液间产生配伍变化,通常不可配伍使用,可分别注射或改用其他给药途径的剂型。当口服发生配伍禁忌时,可分开服用或改用其他剂型(如注射剂等)。

(张建军)

思 考 题

1. 简述药物制剂配伍变化的类型。
2. 物理化学配伍变化有哪些现象可以用于判断?
3. 简述药物动力学方面的相互作用的类型。
4. 简述发生配伍变化后的处理方法。

第八章　灭菌与空气净化

学习要求：

1. 掌握灭菌、灭菌法、无菌、无菌操作法、防腐、消毒的基本概念。
2. 熟悉物理灭菌法、化学灭菌法、无菌操作法的分类和方法。
3. 掌握干热灭菌、热压灭菌的概念与方法。
4. 熟悉灭菌参数中的 D 值、Z 值的概念与意义。
5. 掌握 F 值和 F_0 值的概念与意义。
6. 掌握《药品生产管理规范》中净化度标准。
7. 了解浮尘浓度测定方法、无菌检查方法、空气过滤方法、空气过滤机理及影响因素。
8. 熟悉洁净区基本布局、洁净室对人员和物件及内部结构的要求。
9. 掌握生产厂区区域划分及层流和乱流的概念。

第一节　基本概念

一、灭菌和灭菌法

灭菌(sterilization)　系指用物理或化学等方法杀灭或除去所有致病和非致病微生物繁殖体和芽孢的过程。

灭菌法(the technique of sterilization)　系指杀灭或除去所有致病和非致病微生物繁殖体和芽孢的方法或技术。

二、无菌和无菌操作法

无菌(sterility)　系指在任一指定物体、介质或环境中，不得存在任何活的微生物。

无菌操作法(aseptic technique)　系指在整个操作过程中利用或控制一定条件，使产品避免微生物污染的操作方法或技术。

三、防腐和消毒

防腐(antisepsis)　系指用物理或化学方法抑制微生物的生长与繁殖，亦称抑菌。具有抑制微生物生长繁殖作用的物质称抑菌剂或防腐剂。

消毒(disinfection)　系指用物理或化学等方法杀灭或除去病原微生物的过程。具有杀灭或除去病原微生物作用的物质称消毒剂。

第二节　灭菌与无菌技术

一、概述

灭菌与无菌制剂主要是指直接注入体内或直接接触于创伤面、黏膜等的一类药剂。由于这类制剂直接作用于人体血液系统，在使用前必须保证处于无菌状态，因此，生产和贮存该类制剂时，对设备、人员及环境有特殊要求。

灭菌与无菌技术是药剂学研究的基本技术之一，其主要目的是：杀灭或除去所有微生物繁殖体和芽孢，最大限度地提高药物制剂的安全性，保护制剂的稳定性，保证制剂的临床疗效。因此，研究、选择有效的灭菌方法，对保证产品质量具有重要意义。

药剂学中灭菌法可分为：① 物理灭菌法（包括干热灭菌、湿热灭菌、射线灭菌和过滤灭菌法）；② 化学灭菌法（包括气体灭菌法和化学药剂灭菌法）；③ 无菌操作法。本节将重点阐述物理灭菌法，并简单介绍其他灭菌法以及验证灭菌可靠性的参数。

二、物理灭菌法

根据蛋白质与核酸具有一定体积及遇热、遇射线不稳定的特性，采用加热、射线和过滤方法，破坏或除去蛋白质与核酸的技术，称为物理灭菌法，亦称物理灭菌技术。

（一）干热灭菌法

干热灭菌法系指在干燥环境（如火焰或干热空气）中进行灭菌的技术。

1. 火焰灭菌法　系指用火焰直接灼烧灭菌的方法。该法灭菌迅速、可靠、简便，适合于耐火焰材质（如金属、玻璃及瓷器等）物品与用具的灭菌，不适合药品的灭菌。

2. 干热空气灭菌法　系指用高温干热空气灭菌的方法。该法适合于耐高温的玻璃和金属制品以及不允许湿气穿透的油脂类（如油性软膏基质、注射用油等）和耐高温的粉末化学药品的灭菌，不适合橡胶、塑料及大部分药品的灭菌。

在干燥状态下，由于热穿透力较差，微生物的耐热性较强，必须长时间受高热的作用才能达到灭菌的目的。因此，干热空气灭菌法采用的温度一般比湿热灭菌法高。为了确保灭菌效果，一般规定为：135～145℃灭菌 3～5 h；160～170℃灭菌 2～4 h；180～200℃灭菌 0.5～1 h。

（二）湿热灭菌法

湿热灭菌法系指用饱和蒸汽、沸水或流通蒸汽进行灭菌的方法。由于蒸汽潜热大，穿透力强，容易使蛋白质变性或凝固，所以该法的灭菌效率比干热灭菌法高，是药物制剂生产过程中最常用的方法。湿热灭菌法可分为：热压灭菌法、流通蒸汽灭菌法、煮沸灭菌法和低温间歇灭菌法。

1. 热压灭菌法　系指用高压饱和水蒸气加热杀灭微生物的方法。该法具有很强的灭菌效果，灭菌可靠，能杀灭所有细菌繁殖体和芽孢，适合于耐高温和耐高压蒸汽的所有药物制剂、玻璃容器、金属容器、瓷器、橡胶塞、滤膜、过滤器等。

在一般情况下，热压灭菌法所需的温度（蒸汽表压）与时间的关系为：115℃（67 kPa），30 min；121℃（97 kPa），20 min；126℃（139 kPa），15 min。在特殊情况下，可通过实验确认合适的灭菌温度和时间。

影响湿热灭菌的主要因素有如下几点：

(1) 微生物的种类与数量：种类不同，耐热、耐压性能存在很大差异；同一种类的不同发育阶段对热、压的抵抗力不同，其耐热、压的次序为芽孢＞繁殖体＞衰老体；微生物数量愈少，所需灭菌时间愈短。

(2) 蒸汽性质：蒸汽有饱和蒸汽、湿饱和蒸汽和过热蒸汽。饱和蒸汽热含量较高，热穿透力较大，灭菌效率高；湿饱和蒸汽因含有水分，热含量较低，热穿透力较差，灭菌效率较低；过热蒸汽温度高于饱和蒸汽，但穿透力差，灭菌效率低，且易引起药品的不稳定性。因此，热压灭菌应采用饱和蒸汽。

(3) 药品性质和灭菌时间：一般而言，灭菌温度愈高，灭菌时间愈短，但药品被破坏的可能性愈大。因此，提高灭菌温度和延长灭菌时间时，必须考虑药品的稳定性。在灭菌条件设计时，应遵循在达到有效灭菌的前提下，尽可能降低灭菌温度和缩短灭菌时间。

(4) 其他：介质 pH 对微生物的生长和活力具有较大影响，一般情况下，在中性环境微生物的耐热性最强，碱性环境次之，酸性环境则不利于微生物的生长和发育。介质中的营养成分愈丰富(如含糖类、蛋白质等)，微生物的抗热性愈强，灭菌温度也应适当提高并延长灭菌时间。

2. 流通蒸汽灭菌法　系指在常压下，采用 100℃流通蒸汽加热杀灭微生物的方法。灭菌时间通常为 30～60 min。该法适用于消毒及不耐高热制剂的灭菌，但不能保证杀灭所有的芽孢，是非可靠的灭菌法。

3. 煮沸灭菌法　系指将待灭菌物置于沸水中加热灭菌的方法。煮沸时间通常为 30～60 min。该法灭菌效果较差，常用于注射器、注射针等器皿的消毒。必要时可加入适量的抑菌剂，如三氯叔丁醇、甲酚、氯甲酚等，以提高灭菌效果。

4. 低温间歇灭菌法　系指将待灭菌物置于 60～80℃的水或流通蒸汽中加热 60 min，杀灭微生物繁殖体后，在室温条件下放置 24 h，让待灭菌物中的芽孢发育成繁殖体，再次加热灭菌、放置，反复多次，直至杀灭所有芽孢。该法适合于不耐高温、热敏感物料和制剂的灭菌。其缺点是费时、工效低、灭菌效果差。加入适量抑菌剂可提高灭菌效率。

(三) 过滤灭菌法

过滤灭菌法系指采用过滤方法除去微生物的方法。该法属于机械除菌方法，该机械称除菌过滤器。该法适合于对热不稳定的药物溶液、气体、水等物品的灭菌。灭菌用过滤器应有较高的过滤效率，能有效地除尽物料中的微生物，滤材与滤液中成分不发生相互交换，滤器易清洗、操作方便等。

为了有效地除尽微生物，滤器孔径必须小于芽孢体积($<0.5\ \mu m$)。常用的无菌过滤器有：孔径 0.22 μm 或 0.3 μm 的微孔滤膜滤器和 G6(号)垂熔玻璃滤器。过滤灭菌应在无菌条件下进行操作，为了保证产品的无菌，必须对过滤过程进行无菌检测。

(四) 射线灭菌法

射线灭菌法系指采用辐射、微波和紫外线杀灭微生物和芽孢的方法。

1. 辐射灭菌法　系指采用放射性同位素(^{60}Co 和 ^{137}Cs)放射的 γ 射线杀灭微生物和芽孢的方法，辐射灭菌剂量一般为 2.5×10^4 Gy(1Gy=1J/kg)。该法已被《英国药典》和《日本药局方》收载。本法适合于热敏物料和制剂的灭菌，常用于维生素、抗生素、激素、生物制品、中药材和中药制剂、医疗器械、药用包装材料及药用高分子材料等物质的灭菌。其特点是不升高产品温度，穿透力强，灭菌效率高；但设备费用较高，对操作人员存在潜在的危险性，可能使某些药物(特别是溶液型)药效降低或产生毒性物质和发热物质等。

2. 微波灭菌法　系指采用微波(频率为 3×10^2 MHz～3×10^5 MHz)照射产生的热能杀

灭微生物和芽孢的方法。该法适合液态和固体物料的灭菌，且对固体物料具有干燥作用。其特点是：微波能穿透到介质和物料的深部，可使介质和物料表里一致地加热；且具有低温、常压、高效、快速（一般为 2～3 min），低能耗、无污染、易操作、易维护，产品保质期长（可延长 1/3 以上）等优点。

3. 紫外线灭菌法　系指用紫外线（能量）照射杀灭微生物和芽孢的方法。紫外线不仅能使核酸蛋白变性，而且能使空气中氧气产生微量臭氧，从而达到共同杀菌作用。用于紫外灭菌的波长一般为 200～300 nm，灭菌力最强的波长为 254 nm。该方法属于表面灭菌。该法适于照射物表面灭菌、无菌室空气及蒸馏水的灭菌；不适于药液的灭菌及固体物料深部的灭菌。由于紫外线是以直线传播，可被不同的表面反射或吸收，穿透力微弱，普通玻璃可吸收紫外线，因此装于容器中的药物不能用紫外线灭菌。

紫外线对人体有害，照射过久易发生结膜炎、红斑及皮肤烧灼等伤害，故一般在操作前开启 1～2 h，操作时关闭；必须在操作过程中照射时，对操作者的皮肤和眼睛应采用适当的防护措施。

三、化学灭菌法

化学灭菌法系指用化学药品直接作用于微生物而将其杀灭的方法。

对微生物具有触杀作用的化学药品称杀菌剂，可分为气体灭菌剂和液体灭菌剂。杀菌剂仅对微生物繁殖体有效，不能杀灭芽孢。化学杀菌剂的杀灭效果主要取决于微生物的种类与数量，物体表面光洁度或多孔性以及杀菌剂的性质等。化学灭菌的目的在于减少微生物的数目，以控制一定的无菌状态。

1. 气体灭菌法　系指采用气态杀菌剂（如臭氧、环氧乙烷、甲醛、丙二醇、甘油和过氧乙酸蒸气等）进行灭菌的方法。该法特别适合环境消毒以及不耐加热灭菌的医用器具、设备和设施等的消毒，亦用于粉末注射剂，但不适合对产品质量有损害的场合。同时应注意杀菌剂的残留量和与药物可能发生的相互作用。

2. 药液灭菌法　系指采用杀菌剂溶液进行灭菌的方法。该法常作为其他灭菌法的辅助措施，适合于皮肤、无菌器具和设备的消毒。常用消毒液有 75％乙醇、1％聚维酮碘溶液、0.1％～0.2％苯扎溴铵（新洁尔灭）、2％左右的酚或煤酚皂溶液等。

四、无菌操作法

无菌操作法系指整个过程控制在无菌条件下进行的一种操作方法。该法适合一些不耐热药物的注射剂、眼用制剂、皮试液、海绵剂和创伤制剂的制备。按无菌操作法制备的产品，一般不再灭菌。为了确保其无菌，对特殊（耐热）品种亦可进行再灭菌（如青霉素 G 等）。最终采用的灭菌产品，其生产过程一般采用避菌操作（尽量避免微生物污染），如大部分注射剂的制备等。

（一）无菌操作室的灭菌

常采用气体、液体、紫外线灭菌法对无菌操作室环境进行灭菌。

1. 甲醛熏蒸　甲醛溶液加热熏蒸法是常用方法之一，该方法灭菌较彻底，一般定期进行。气体发生装置（图 8－1）采用蒸汽加热夹层锅，使液态甲醛汽化成甲醛蒸气，经蒸气出口送入总进风道，由鼓风机吹入无菌室，连续 3 h 后，关闭密熏 12～24 h，并应保持室内湿度＞60％，温度＞25℃，以免低温导致甲醛蒸气聚合而附着于冷表面，降低空气中甲醛浓度，影响灭菌效率。密熏完毕后，将25%的氨水经加热，按一定流量送入无菌室内，以清除甲醛蒸气，然后开启排风设备，并通入无菌空气直至室内排尽甲醛。

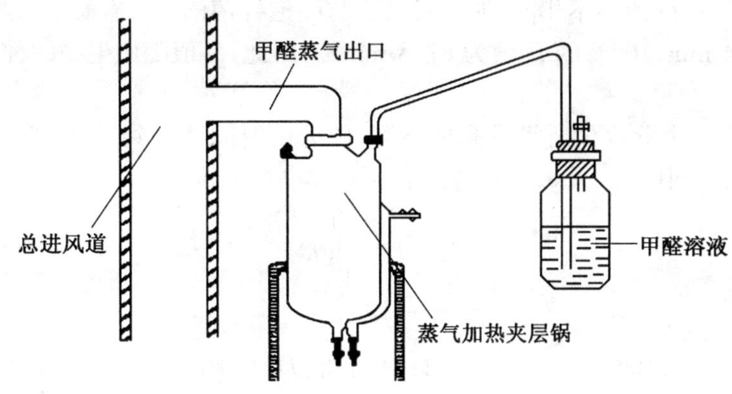

图8-1　气体发生装置

2. 液体灭菌　为无菌室较常用的辅助灭菌方法，主要采用3%酚溶液、2%煤皂酚溶液、0.2%苯扎溴铵或75%乙醇喷洒或擦拭，用于无菌室的空间、墙壁、地面、用具等方面的灭菌。

3. 紫外线灭菌　为无菌室灭菌的常规方法，该方法应用于间歇和连续操作过程中。一般在每天工作前开启紫外灯1 h左右，操作间歇中亦应开启0.5～1 h，必要时可在操作过程中开启(应注意操作人员眼、皮肤等的保护)。

(二) 无菌操作

无菌操作室、层流洁净工作台和无菌操作柜是无菌操作的主要场所，无菌操作所用的一切物品、器具及环境，均需按前述灭菌法灭菌，如：安瓿应于150～180℃、2～3 h干热灭菌，橡皮塞应于121℃、1 h热压灭菌等。操作人员进入无菌操作室前应洗澡，并更换已灭菌的工作服和清洁的鞋子，不得外露头发和内衣，以免污染。

小量无菌制剂的制备，普遍采用层流洁净工作台进行无菌操作，该设备具有良好的无菌环境，使用方便，效果可靠。无菌操作柜目前已较少使用。

五、灭菌参数

研究发现在一般灭菌条件下，产品中还有存在极微量微生物的可能性，而现行的无菌检验方法往往难以检出被检品中的极微量微生物。为了保证产品的无菌，有必要对灭菌方法的可靠性进行验证，F与F_0值即可作为验证灭菌可靠性的参数。

1. D值　在一定温度下，杀灭90%微生物(或残存率为10%)所需的灭菌时间。

根据杀灭微生物符合一级动力学过程：

$$\frac{dN}{dt}=-kN \tag{8-1}$$

即

$$\lg N_0-\lg N_t=\frac{kt}{2.303} \tag{8-2}$$

式中，N_t为灭菌时间t时残存的微生物数；N_0为原有微生物数；k为灭菌常数。

由于杀灭90%微生物的时间即为$\lg N_0-\lg N_t=\lg 100-\lg 10=1$时的$t$值，因此：

$$D=t=\frac{2.303}{k}(\lg 100-\lg 10) \tag{8-3}$$

由此可知，D值即为降低被灭菌物品中微生物数至原来的1/10或降低一个对数单位（如lg100降低至lg10）所需的时间。在一定灭菌条件下，不同微生物具有不同的D值；同一微生物在不同灭菌条件下，D值亦不相同（如含嗜热脂肪芽孢杆菌的5%葡萄糖水溶液，121℃蒸汽灭菌的D值为2.4 min，105℃的D值为87.8 min）。因此，D值随微生物的种类、环境和灭菌温度变化而异。

2. Z值　降低一个$\lg D$值所需升高的温度，即灭菌时间减少到原来的1/10所需升高的温度或在相同灭菌时间内，杀灭99%的微生物所需提高的温度。

$$Z=\frac{T_2-T_1}{\lg D_1-\lg D_2} \tag{8-4}$$

即

$$\frac{D_2}{D_1}=10^{\frac{T_1-T_2}{Z}} \tag{8-5}$$

设$Z=10℃$，$T_1=110℃$，$T_2=121℃$，计算可得：$D_2=0.079D_1$。即110℃灭菌1 min与121℃灭菌0.079 min的灭菌效果相当。

3. F值　在一定灭菌温度（T）下给定的Z值所产生的灭菌效果与在参比温度（T_0）下给定的Z值所产生的灭菌效果相同时所相当的时间（equivalent time）。F值常用于干热灭菌，以min为单位，其数学表达式为

$$F=\Delta t\sum 10^{\frac{T-T_0}{Z}} \tag{8-6}$$

4. F_0值　在一定灭菌温度（T）、Z值为10℃所产生的灭菌效果与121℃、Z值为10℃所产生的灭菌效果相同时所相当的时间（min）。F_0值目前仅限于热压灭菌。物理F_0值的数学表达式为

$$F_0=\Delta t\sum 10^{\frac{T-121}{10}} \tag{8-7}$$

因此，在灭菌过程中，仅需记录被灭菌物的温度与时间，即可计算F_0值。由于F_0值是将不同灭菌温度计算到相当于121℃热压灭菌时的灭菌效力，故F_0值可作为灭菌过程的比较参数，对灭菌过程的设计及验证灭菌效果极为有用。鉴于F_0值体现了灭菌温度与时间对灭菌效果的统一，该数值更为精确、实用。

生物F_0值的数学表达式为

$$F_0=D_{121}\times(\lg N_0-\lg N_t) \tag{8-8}$$

生物F_0值可看作D_{121}与微生物的对数降低值的乘积。式中N_t为灭菌后预计达到的微生物残存数，即染菌度概率（probability of nonsterility），当N_t达到10^{-6}时（原有菌数的百万分之一），一般可认为灭菌效果较可靠。因此，生物F_0值可认为是以相当于121℃热压灭菌时，杀灭容器中全部微生物所需要的时间。

影响F_0值的因素主要有：① 容器大小、形状及热穿透性等；② 灭菌产品溶液性质与充填量等；③ 容器在灭菌器内的数量及分布等。该因素在生产过程中影响最大，故必须注意灭菌器内各层、四角、中间位置热分布是否均匀，并根据实际测定数据，进行合理排布。

为准确测定F_0值，应注意以下几点：① 选择灵敏度高，重现性好，精密度为0.1℃的热电偶，并对其进行校验。② 灭菌时应将热电偶的探针置于被测样品的内部，经灭菌器通向灭菌柜外的温度记录仪（一般附有F_0显示器）。③ 对灭菌工艺和灭菌器进行验证，灭菌器内热分布应均匀，重现性好。

为确保灭菌效果，应严格控制原辅料质量和环境条件，尽量减少微生物的污染，采取各种有效措施使每一容器的含菌数控制在一定水平以下（一般含菌数为10以下，即$\log N_0<1$）；计

算、设置 F_0 值时，应适当考虑增加安全系数，一般增加理论值的 50%，即规定 F_0 值为 8 min，实际操作应控制在 12 min。

第三节　空气净化技术

一、概述

空气净化系指以创造洁净空气为目的的空气调节措施。根据不同行业的要求和洁净标准，可分为工业净化和生物净化。空气净化技术系指为达到某种净化要求所采用的净化方法。

工业净化系指除去空气中悬浮的尘埃粒子，如电子工业等。在某些特殊环境中，可能还有除臭、增加空气负离子等要求。

生物净化系指不仅除去空气中悬浮的尘埃粒子，而且要求除去微生物等以创造洁净空气的环境。如制药工业、生物学实验室、医院手术室等均需要生物洁净。

空气净化技术是一项综合性技术，该技术不仅着重采用合理的空气净化方法，而且必须对建筑、设备、工艺等采用相应的措施和严格的维护管理。本节重点介绍空气净化技术。

二、洁净室空气净化标准

（一）含尘浓度

含尘浓度系指单位体积空气中含粉尘的个数（计数浓度）或毫克量（重量浓度）。

（二）净化方法

净化方法常见的有以下三大类：

1. 一般净化　以温度、湿度为主要指标的空气调节，可采用初效过滤器。

2. 中等净化　除对温度、湿度有要求外，对含尘量和尘埃粒子也有一定规定（如允许含尘量为 0.15～0.25 mg/m³，粒径不得大于 1.0 μm）。可采用初、中效二级过滤。

3. 超净净化　除对温度、湿度有要求外，对含尘量和尘埃粒子有严格要求，含尘量采用计数浓度。该类空气净化必须经过初、中、高效过滤器才能满足要求。

（三）洁净室的净化度标准

目前，世界各国在净化度标准方面尚未统一。我国《药品生产管理规范》中净化度标准和《美国联邦洁净室标准》见表 8-1 和表 8-2。

表 8-1　《药品生产管理规范》中净化度标准

洁净级别	尘粒数（粒/L） 粒径≥0.5 μm	尘粒数（粒/立方英尺） 粒径≥0.5 μm	温度 （℃）	相邻级别 室间压差	湿度 （%）	菌落数
100	≤3.5	≤100	18～26	正压	40～60	＜1
10 000	≤350	≤10 000				＜3
100 000	≤3 500	≤100 000				＜10
＞100 000	≤35 000	≤1 000 000				—

注：1 立方英尺＝2.831685×10^{-2} m³

表 8-2 《美国联邦洁净室标准》(209B)中净化度标准

洁净级别	粒径(μm)	尘粒数(粒/L)	相邻级别室间压差(mmHg)	温度(℃)	湿度(%)	风速(m/s)	照度(lx)
100	≥0.5	≤3.5	≥1.3	19.4～25	30～45	0.35	1 076～1 614
1 000	≥0.5	≤35					
10 000	≥0.5	≤350					
	≥5.0	≤2.3					
100 000	≥0.5	≤3 500					
	≥5.0	≤25					

从表 8-1 和 8-2 可知,洁净室必须保持正压,即按洁净度等级的高低依次相连,并有相应的压差,以防止低级洁净室的空气逆流至高级洁净室中。除有特殊要求外,我国洁净室要求室温为 18～26℃、相对湿度为 40%～60%,比美国 209B 标准略低。

三、浮尘浓度测定方法和无菌检查法

(一)浮尘浓度测定方法

测定空气中浮尘浓度和粒子大小的常用方法有:光散射法、滤膜显微镜法和比色法。

1. 光散射式粒子计数法 当含尘气流以细流束通过强光照射的测量区时,空气中的每个尘粒发生光散射,形成光脉冲信号,并转化为相应的电脉冲信号。根据散射光的强度与尘粒表面积成正比,脉冲信号次数与尘粒个数相对应,最后由数码管显示粒径和粒子数目。

2. 滤膜显微镜计数法 采用微孔滤膜真空过滤含尘空气,捕集尘粒于微孔滤膜表面,用丙酮蒸气熏蒸至滤膜呈透明状,置显微镜下计数。根据空气采样量和粒子数计算含尘量。该法可直接观察尘埃的形状、大小、色泽等物理性质,这对分析尘埃来源及污染途径具有较高的价值,但取样、计数较繁琐。

3. 光电比色计数法 采用滤纸真空过滤含尘空气,捕集尘粒于滤纸表面,测定过滤前后的透光度。根据透光度与积尘量成反比(假设尘埃的成分、大小和分布相同),计算含尘量。中、高效过滤器的渗漏常用本法。

(二)无菌检查法

无菌检查法系指检查药品与辅料是否无菌的方法,是评价无菌产品质量必须进行的检测项目,无菌制剂必须经过无菌检查法检验,证实已无微生物生存后,才能使用。《中国药典》规定的无菌检查法有直接接种法和薄膜过滤法。

1. 直接接种法 将供试品溶液接种于培养基上,培养数日后观察培养基上是否出现混浊或沉淀,与阳性和阴性对照品比较或直接用显微镜观察。

2. 薄膜过滤法 取规定量供试品经薄膜过滤器过滤后,取出滤膜在培养基上培养数日,观察结果,并进行阴性和阳性对照试验。该方法可过滤较大量的样品,检测灵敏度高,结果较直接接种法可靠,不易出现"假阴性"结果。但应严格控制过滤过程中的无菌条件,防止环境微生物污染,从而影响检测结果。

四、空气净化技术

洁净室的空气净化技术一般采用空气过滤法,当含尘空气通过具有多孔过滤介质时,粉尘被微孔截留或孔壁吸附,达到与空气分离的目的。该方法是空气净化中经济有效的关键措施之一。

（一）过滤方式

空气过滤属于介质过滤，可分为表面过滤和深层过滤。

1. 表面过滤　系指大于过滤介质微孔的粒子截留在介质表面，使其与空气分离。常用的介质材料有由醋酸纤维素或硝酸纤维素制成的微孔滤膜。主要用于无尘、无菌洁净室等高标准空气的末端过滤。

2. 深层过滤　系指小于过滤介质微孔的粒子吸附在介质内部，使其与空气分离。常用的介质材料有玻璃纤维、天然纤维、合成纤维、粒状活性炭、发泡性滤材等。

（二）空气过滤机理及影响因素

1. 空气过滤机理

按尘粒与过滤介质的作用方式，可将空气过滤机理大体分为拦截碰撞和吸附作用两大类。

（1）拦截碰撞：空气中的尘埃粒子，或随气流作惯性运动，或作无规则扩散运动，或受某种场力的作用而移动。当运动中的粒子撞到障碍时，粒子与障碍物表面间引力使它黏在障碍物上，属于表面过滤。

（2）吸附作用：系指当粒径小于纤维间隙的细小粒子通过介质微孔时，由于尘埃粒子的重力、分子间范德华力、静电、粒子运动惯性及扩散等作用，与纤维表面接触被吸附。属于深层过滤。

2. 影响空气过滤的主要因素

（1）粒径：粒径愈大，拦截、惯性、重力沉降作用愈大，愈易除去；反之，愈难除去。过滤器捕集粉尘的量与未过滤空气中的粉尘量之比为过滤效率。小于 0.1 μm 的粒子主要作扩散运动，粒子越小，效率越高；大于 0.5 μm 的粒子主要作惯性运动，粒子越大，效率越高。在 0.1 μm与 0.5 μm 之间，过滤效率有一处最低点。

（2）过滤风速：在一定范围内，风速愈大，粒子惯性作用愈大，吸附作用增强，扩散作用降低，但过强的风速易将附着于纤维的细小尘埃吹出，造成二次污染，因此风速应适宜；风速小，扩散作用强，小粒子愈易与纤维接触而吸附，常用极小风速捕集微小尘粒。

（3）介质纤维直径和密实性：纤维愈细、愈密实，拦截和惯性作用增强，但阻力增加，扩散作用减弱。

（4）附尘：随着过滤的进行，纤维表面沉积的尘粒增加，拦截作用提高，但阻力增加，当达到一定程度时，尘粒在风速的作用下，可能再次飞散进入空气中，因此过滤器应定期清洗，以保证空气质量。

3. 空气过滤器及其特性

（1）空气过滤器：空气过滤器常以单元形式制成，即将滤材装入金属或木质框架内组成一个单元过滤器，再将一个或多个单元过滤器安装到通风管道或空气过滤箱内，组成空气过滤系统。单元过滤器一般可分为：板式、契式、袋式和折叠式空气过滤器（图 8－2）。

板式空气过滤器是最常用的初效过滤器，亦称预过滤器。通常置于上风侧的新风过滤，主要滤除粒径大于 5 μm 的浮尘，且有延长中、高效过滤器寿命的作用。

契式和袋式空气过滤器用于中效过滤，两种空气过滤器的外形、结构均相似，仅滤材不同，主要用于滤除大于 1 μm 的浮尘，一般置于高效过滤器之前。

折叠式空气过滤器有滤材折叠装置，减小了通过滤材的有效风速，对微米级尘粒捕集效率高，用于高效过滤，主要滤除小于 1 μm 的浮尘，对粒径 0.3 μm 的尘粒的过滤效率在 99.97%

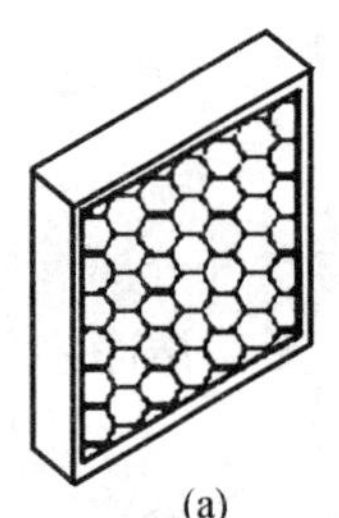
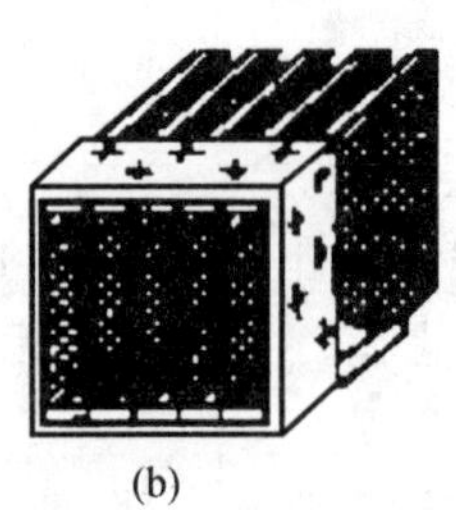
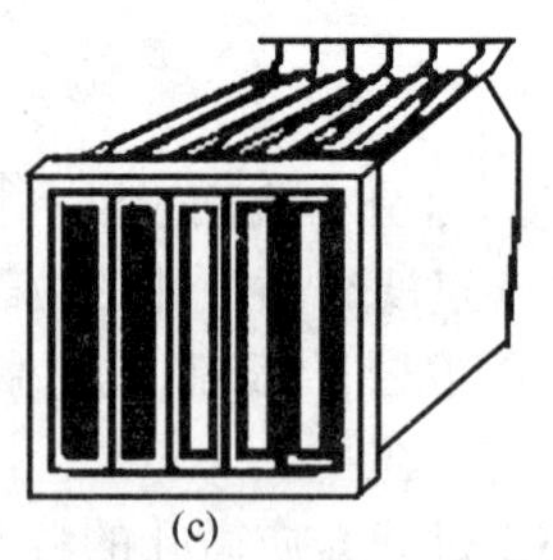
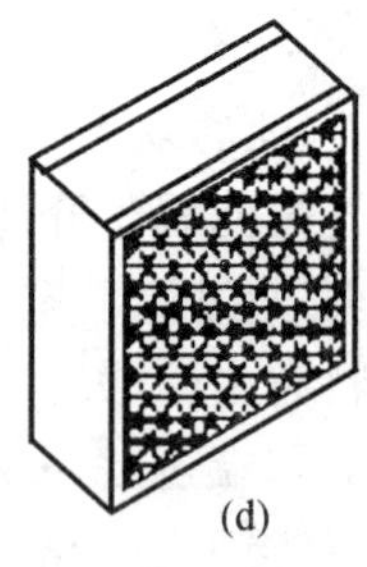

(a) 板式过滤器；(b) 契式过滤器；(c) 袋式过滤器；(d) 折叠式过滤器

图 8-2 空气过滤器示意图

以上，一般装于通风系统的末端，必须在中效过滤器保护下使用。其特点是效率高、阻力大、不能再生、有方向性(正反方向不能倒装)。

(2) 空气过滤器的特性：包括过滤效率、穿透率与净化系数、容尘量。

过滤效率是过滤器主要参数之一，具有评价过滤器除去尘埃能力大小的作用，过滤效率愈高，除尘能力愈大。

穿透率系指过滤后和过滤前的含尘浓度比，表明过滤器没有滤除的含尘量，穿透率愈大，过滤效率愈差，反之亦然。

净化系数系指过滤后含尘浓度降低的程度。以穿透率的倒数表示，数值愈大，净化效率愈高。

容尘量系指过滤器允许积尘的最大量。一般容尘量定为阻力增大到最初阻力的两倍或过滤效率降至初值的 85%以下的积尘量。超过容尘量，阻力明显增加，捕尘能力明显下降，且易发生附尘的再飞散。

五、洁净室的设计

制药企业应按照药品生产种类、剂型、生产工艺和生产要求等，将生产厂区合理划分区域。通常可分为一般生产区、控制区、洁净区和无菌区。根据 GMP 设计要求，一般生产区无洁净度要求；控制区的洁净度要求为 10 万级；洁净区的洁净度要求为 1 万级(亦称一般无菌工作区)；无菌区的洁净度要求为 100 级。本节主要介绍 1 万级洁净室的设计。

(一) 洁净区基本布局

洁净区一般由洁净室、风淋、缓冲室、更衣室、洗澡室和厕所等区域构成。各区域的连接必须在符合生产工艺的前提下，明确人流、物流和空气流的流向(洁净度从高→低)，确保洁净室内的洁净度要求。基本原则是：洁净室面积应合理，室内设备布局尽量紧凑，尽量减少面积；同级别洁净室尽可能相邻；不同级别的洁净室由低级向高级安排，彼此相连的房间之间应设隔离门，门应向洁净度高的方向开启，各级洁净室之间的正压差一般设计在 10 Pa 左右；洁净室内一般不设窗户，若需窗户，应以封闭式外走廊隔离窗户和洁净室；洁净室门应密闭，人、物进出口处装有气阀(air lock)；光照度应>300 lx；无菌区紫外灯一般安装在无菌工作区上方或入口处。

(二) 洁净室对人员、物件及内部结构的要求

洁净室的设计方案、所用材料是保证洁净室洁净度的基础，但洁净室的维护和管理同样不可缺。一般认为，设备和管理不善造成的污染各占 50%。

1. 人员要求　人员是洁净室粉尘和细菌的主要污染源。如人体皮屑、唾液、头发、纤维等污染物质。为了减少人员污染，操作人员进入洁净室之前，必须水洗（洗手、洗脸、淋浴等），更换衣、鞋、帽，风淋。服饰应专用，头发不得外露，尽量减少皮肤外露；衣料采用发尘少、不易吸附、不易脱落的紧密尼龙、涤纶等化纤织物。

2. 物件要求　物件包括原料、仪器、设备等，这些物件在进入洁净室前均需洁净处理。长期置于洁净室内的物件应定时净化处理，流动性物料一般按一次通过方式，边灭菌边送入无菌室内。如安瓿和输液瓶经洗涤、干燥、灭菌后，采用输送带将灭菌容器经洁净区隔墙的传递窗送入无菌室。由于传递窗一般设有气幕或紫外线，且洁净室内保持正压，可防止尘埃进入洁净室。亦可将灭菌柜（一般为隧道式）安装在传递窗内，一端开门于生产区，另一端开门于洁净室，物料从生产区装入灭菌柜，灭菌后经另一端（洁净室）取出。

3. 内部结构要求　主要对地面和墙壁所用材料以及设计有一定的要求，材料应防湿、防霉，不易开裂、燃烧，耐磨性、导电性好，经济实用等，设计应满足不易染尘、便于清洗等。

（三）空气净化系统设计及要求

1. 空气净化系统的设计要求　空气净化系统是保证洁净室洁净度的关键，该系统的优劣直接影响产品质量。空气中所含尘粒的粒径分布较广，为了有效地滤除各种不同粒径的尘埃，高效空气净化系统采用三级过滤装置：初效过滤⟶中效过滤⟶高效过滤。中效空气净化系统采用二级过滤装置：初效过滤⟶中效过滤。系统中风机不仅具有送风作用，而且使系统处于正压状态。洁净室常采用侧面和顶部的送风方式，回风一般安装于墙下。

局部净化是彻底消除人为污染、降低生产成本的有效方法，特别适合于洁净度需 100 级要求的区域。一般采用洁净操作台、超净工作台、生物安全柜和无菌小室等，安装在 10 000 级洁净区内。局部净化对输液和注射剂的灌封、滴眼剂和粉针的分装等局部工序具有较好的实用价值。

超净工作台是最常用的局部净化装置，其工作原理是使洁净空气（经高效过滤器后）在操作台形成低速层流气流，直接覆盖整个操作台面，以获得局部 100 级的洁净环境。送风方式有水平层流和垂直层流。其特点是设备费用少，可移动，对操作人员的要求相对较少。

2. 气流要求　由高效过滤器送出的洁净空气进入洁净室后，其流向的安排直接影响室内洁净度。气流形式有层流和乱流之分。

（1）层流：指空气流线呈同向平行状态，各流线间的尘埃不易相互扩散，亦称平行流。该气流即使遇到人、物等发尘体，进入气流中的尘埃也很少扩散到全室，而是随平行流迅速流出，保持室内洁净度，常用于 100 级洁净区。

层流分为水平层流和垂直层流。垂直层流以高效过滤器为送风口，布满顶棚，地板全部为回风口，使气流自上而下地流动；水平层流的送风口布满一侧墙面，对应墙面为回风口，气流以水平方向流动。

（2）乱流：指空气流线呈不规则状态，各流线间的尘埃易相互扩散，亦称紊流。乱流可获得 10 000～100 000 级的洁净空气。

（周建平　吕慧侠）

思 考 题

1. 理解灭菌和灭菌法、无菌和无菌操作法、防腐和消毒的基本概念。
2. 药剂学中灭菌法有哪些？各有什么特点？如何对灭菌方法的可靠性进行验证？
3. 何谓空气净化？空气净化有何标准？如何进行空气净化？

第九章 药用辅料及其应用

学习要求：

1. 掌握表面活性剂和高分子的概念、功能结构、种类、特性及应用。
2. 掌握各种药用辅料的应用。

第一节 概 述

药用辅料(pharmaceutical excipients)系在制剂处方设计时，为解决制剂的成型性、有效性、稳定性、安全性加入处方中的除主药以外的一切药用物料的统称。药物制剂处方设计过程实质是依据药物特性与剂型要求，筛选与应用药用辅料的过程。

药用辅料是药物制剂的基础材料和重要的组成部分，是保证药物制剂生产和发展的物质基础，在制剂剂型和生产中起着关键作用。它不仅赋予药物一定剂型，而且与提高药物的疗效、降低不良反应有很大的关系，其质量可靠性和多样性是保证剂型和制剂先进性的基础。

药物借辅料形成剂型，辅料在剂型形成中的主要作用应是保证药物的有效性。如胰酶，使用肠溶包衣辅料，制备成肠溶衣片，可使其不受胃酸破坏，保证了在肠中充分发挥消化脂肪的疗效。然后是提高药物的稳定性，降低药物的毒、副作用，掩盖、改善药物的不良嗅味，提高或延长药物疗效等。借助辅料使药物能安全、有效、稳定、方便地使用于临床成为可能。

辅料对药物疗效的主动影响主要是根据医疗要求，通过辅料改变药物的理化特性，控制药物释放、溶出性能，从而有目的地把握药物显效速率，甚至改变药物的疗效。如急症患者，需速效剂型，液体剂型中若主药为难溶性药物，则宜以筛选能增加药物溶解度的辅料为处方设计的主要内容；若设计为固体剂型，则应以筛选能使药品从剂型中迅速分散、释放、溶出为主的辅料。又如慢性患者，需要用药持久、缓和，宜采用缓慢释放剂型，在处方设计时，以筛选能降低药物溶出速率和减小药物扩散速率的辅料为主。

药物制剂研制是一项系统工程，其中制剂学研究的重要内容是根据原料药物的特性和临床要求，应用药用辅料，进行制剂处方设计与成型工艺研究，将其制成能直接供临床应用的剂型。因此，药用辅料及其应用技术是制剂处方设计的重要内容。

第二节 表面活性剂

一、概述

(一) 表面活性剂的定义

表面张力是使液体表面分子向内收缩至最小面积的一种力。一定条件下，任何纯液体都具有表面张力。如20℃时，水的表面张力为72.75 mN/m，苯的表面张力为28.88 mN/m。水溶液表面张力的大小因溶质不同而改变，例如一些无机盐可以使水的表面张力略有增加，一些低级醇则使水的表面张力略有下降，而肥皂和胆酸盐等可使水的表面张力显著下降。使液体表面张力降低的性质称为表面活性。

表面活性剂(surfactant，surface active agent)系指具有很强表面活性、能使液体的表面张力显著下降的物质。此外，作为表面活性剂，还应具有增溶、乳化、润湿、去污、杀菌、消泡和起泡等应用性质。

(二)表面活性剂的结构特征

表面活性剂分子结构具有双亲性，即一端为亲油的非极性烃链，烃链长度一般在 8 个碳原子以上；另一端为亲水的极性基团，极性基团可以是羧酸、磺酸、氨基或胺基及它们的盐，也可以是羧基、酰胺基、醚键等。如肥皂是脂肪酸类(R—COO—)表面活性剂，其结构中的脂肪酸碳链(R—)为亲油基团，解离的脂肪酸根(COO—)为亲水基团。

(三) 表面活性剂的作用原理

由于表面活性剂分子结构大都是长链的有机化合物，含有亲水基团和亲油基团，溶于水中后，在低浓度时几乎被吸附于液体表面，在水一空气界面产生定向排列，亲水基团插入水中，而亲油基团朝向空气，形成单分子层，使表面活性剂在溶液表面层的浓度大于溶液内部的浓度，这种现象称为正吸附。正吸附改变了溶液表面的性质，使最外层呈现出碳氢链性质，溶液呈现出较低的表面张力，随之产生较好的润湿性、乳化性、起泡性等。表面活性剂浓度越低，降低表面张力越显著，则表面活性越强，越容易形成正吸附。

二、表面活性剂的分类

根据极性基团的解离性质，将表面活性剂分为离子表面活性剂和非离子表面活性剂。离子表面活性剂又可分为阳离子表面活性剂、阴离子表面活性剂和两性离子表面活性剂。根据相对分子质量的大小，又可将表面活性剂分为高分子表面活性剂和低分子表面活性剂，如海藻酸钠、果胶酸钠、羧甲基纤维素钠、甲基纤维素、聚乙烯醇、聚维酮、聚氧乙烯一聚氧丙烯共聚物等高分子表面活性剂，表现出较强的表面活性的同时具备有一定的起泡、乳化、增溶等应用性能，但与低分子表面活性剂相比，高分子表面活性剂降低表面张力的能力较小，增溶力、渗透力弱，乳化力较强，常用作保护胶体。

(一) 阴离子表面活性剂

阴离子表面活性剂起表面活性作用的部分是阴离子，如肥皂、长链烃基的硫酸盐等。

1. 肥皂类　系高级脂肪酸的盐，通式为$(RCOO^-)_nM^{n+}$，如硬脂酸钠、硬脂酸镁等。脂肪酸烃链 R 一般在 C_{11}～C_{17}之间，以硬脂酸、油酸、月桂酸等较常见。根据 M 的不同，又可分为碱金属皂、碱土金属皂和有机胺皂(如三乙醇胺皂)等。它们均具有良好的乳化性能和分散油的能力，一般只用于外用制剂。

2. 硫酸化物　主要是硫酸化油和高级脂肪醇硫酸酯类，通式为 $ROSO_3^-M^+$，如十二烷基硫酸钠、十六烷基硫酸钠等。脂肪烃链 R 的范围在 C_{12}～C_{18}。硫酸化油的代表是硫酸化蓖麻油，俗称土耳其红油，可与水混合，为无刺激性的去污剂和润湿剂，可代替肥皂洗涤皮肤，也可用于挥发油或是不溶性杀菌剂的增溶。高级脂肪醇硫酸酯类中常用的是十二烷基硫酸钠(SDS，又称月桂醇硫酸钠、SLS)、十六烷基硫酸钠(鲸蜡醇硫酸钠)、十八烷基硫酸钠(硬脂醇硫酸钠)等，它们的乳化性很强，但对黏膜有一定的刺激性，主要用作外用软膏的乳化剂，有时也用于片剂等固体制剂的润湿剂或增溶剂。

3. 磺酸化物　主要有脂肪族磺酸化物、烷基芳基磺酸化物和烷基萘磺酸化物等。通式为

$RSO_3^- M^+$。它们的水溶性及耐酸、耐钙、镁盐性比硫酸化物稍差，但即使在酸性水溶液中也不易水解。常用的品种有二辛基琥珀酸磺酸钠、二己基琥珀酸磺酸钠、十二烷基苯磺酸钠等，其中十二烷基苯磺酸钠为目前广泛应用的洗涤剂。另外，甘胆酸钠、牛磺胆酸钠等胆酸盐类也属于此类，常用作胃肠道脂肪的乳化剂和单硬脂酸甘油酯的增溶剂。

（二）阳离子表面活性剂

阳离子表面活性剂起作用的部分是阳离子，亦称阳性皂，为季铵化物，通式为$[RNH_3^+]X^-$或$[R_1R_2N^+R_3R_4]X^-$。分子结构的主要部分是一个五价的氮原子，其特点是水溶性大，在酸性与碱性溶液中较稳定，具有良好的表面活性作用和杀菌作用，常用品种有苯扎氯铵（洁尔灭）和苯扎溴铵（新洁尔灭）等。

（三）两性离子表面活性剂

两性离子表面活性剂的分子结构中同时具有正、负电荷基团，在不同的 pH 介质中可表现出阳离子或阴离子表面活性剂的性质。

1. 卵磷脂　卵磷脂是天然的两性离子表面活性剂。根据来源不同，又可称豆磷脂或蛋磷脂。卵磷脂的组成十分复杂，含有脑磷脂、丝氨酸磷脂、肌醇磷脂、磷脂酰胆碱、磷脂酰乙醇胺、磷脂酸等，还有糖脂、中性脂、胆固醇和神经鞘脂等。

卵磷脂外观为透明或半透明黄色或黄褐色油脂状物质，对热十分敏感，在 60℃以上数天内即变为不透明褐色，在酸性和碱性条件以及酯酶作用下容易水解，不溶于水，溶于氯仿、乙醚、石油醚等有机溶剂，是制备注射用乳剂及脂质微粒制剂的主要辅料。

2. 氨基酸型和甜菜碱型两性离子表面活性剂　该类表面活性剂为合成表面活性剂，阴离子部分为羧酸盐，阳离子部分为季铵盐或胺盐。由胺盐构成者即为氨基酸型（$R—^+NH_2—CH_2CH_2—COO^-$），在等电点（一般为微酸性）时亲水性减弱，并可能产生沉淀；由季铵盐构成者即为甜菜碱型（$R—^+N—(CH_3)_2—CH_2—COO^-$），无论在酸性、中性及碱性溶液中均易溶，在等电点时也无沉淀。

两性离子表面活性剂在碱性水溶液中呈阴离子表面活性剂的性质，具有很好的起泡、去污作用；在酸性溶液中则呈阳离子表面活性剂的性质，具有很强的杀菌能力。常用的一类氨基酸型两性离子表面活性剂“Tego”杀菌力很强而毒性小于阳离子表面活性剂。

（四）非离子表面活性剂

非离子表面活性剂在水中不解离，亲水基团是甘油、聚乙二醇和山梨醇等多元醇，亲油基团是长链脂肪酸或长链脂肪醇以及烷基或芳基等，亲水基团和亲油基团间以酯键或醚键结合。非离子表面活性剂广泛用于外用、口服制剂和注射剂，个别品种还可用于静脉注射剂。

1. 脂肪酸甘油酯　主要有脂肪酸单甘油酯和脂肪酸二甘油酯，如单硬脂酸甘油酯等。脂肪酸甘油酯因纯度不同可以是褐色、黄色或白色的油状、脂状或蜡状物质，熔点在 30～60℃，不溶于水，在水、热、酸、碱及酶等作用下易水解成甘油和脂肪酸。其表面活性较弱，HLB 为 3～4，主要用作 W/O 型辅助乳化剂。

2. 蔗糖脂肪酸酯　简称蔗糖酯，是蔗糖与脂肪酸反应生成的多元醇型非离子表面活性剂，根据与脂肪酸反应生成酯的取代数不同有单酯、二酯、三酯及多酯。

蔗糖酯为白色至黄色粉末，在室温下稳定，高温时可分解和发生蔗糖的焦化，在酸、碱和酶的作用下可水解成游离脂肪酸和蔗糖。蔗糖酯不溶于水，但在水和甘油中加热可形成凝胶，溶于丙二醇、乙醇及一些有机溶剂，但不溶于油。改变取代脂肪酸及酯化度，可得到不同 HLB 值(5～13)的产品，主要用作 O/W 型乳化剂、分散剂。

3. 脂肪酸山梨坦　脂肪酸山梨坦是失水山梨醇脂肪酸酯，商品名为司盘(Spans)，是由山梨糖醇及其单酐和二酐与脂肪酸反应而成的酯类化合物的混合物。根据反应的脂肪酸的不同，可分为司盘 20(月桂山梨坦)、司盘 40(棕榈山梨坦)、司盘 60(硬脂山梨坦)、司盘 65(三硬脂山梨坦)、司盘 80(油酸山梨坦)和司盘 85(三油酸山梨坦)等多个品种。

司盘是黏稠状、白色至黄色的油状液体或蜡状固体。不溶于水，易溶于乙醇，在酸、碱和酶的作用下容易水解，其 HLB 值从 1.8～3.8，是常用的 W/O 型乳化剂。在 O/W 型乳剂中，司盘 20 和司盘 40 常与吐温配伍用作混合乳化剂；在 W/O 型乳剂中，司盘 60、司盘 65 等则适合与吐温配合使用。

4. 聚山梨酯　聚山梨酯是聚氧乙烯失水山梨醇脂肪酸酯，商品名为吐温(Tweens)，《美国药典》品名为 Polysorbate，是由失水山梨醇脂肪酸酯与环氧乙烷反应生成的亲水性化合物。根据脂肪酸不同，有吐温-20(聚山梨酯 20)、吐温-40(聚山梨酯 40)、吐温-60(聚山梨酯 60)、吐温-65(聚山梨酯 65)、吐温-80(聚山梨酯 80)和吐温-85(聚山梨酯 85)等多种型号。

吐温是黏稠的黄色液体，对热稳定，但在酸、碱和酶作用下也会水解。易溶于水、乙醇以及多种有机溶剂，不溶于油，低浓度时在水中形成胶束，其增溶作用不受溶液 pH 影响。吐温是常用的增溶剂、乳化剂、分散剂和润湿剂。

5. 聚氧乙烯脂肪酸酯　商品名为卖泽(Myrij)，系由聚乙二醇与长链脂肪酸缩合而成的酯，通式为 $R—COO—CH_2(CH_2OCH_2)_nCH_2—OH$，如聚氧乙烯 40 硬脂酸酯(polyoxyl 40 stearate)等。此类表面活性剂具有较强水溶性，乳化能力强，为 O/W 型乳化剂。

6. 聚氧乙烯脂肪醇醚　商品名为苄泽(Brij)，系由聚乙二醇与脂肪醇缩合而成的醚，通式为 $R—O—(CH_2OCH_2)_nH$，如 Brij30、Brij35、西土马哥(Cetomacrogol)、平平加 O(Perogol O)、埃莫尔弗(Emolphor)、Cremophore EL 等。此类表面活性剂具有较强亲水性，常用作增溶剂和 O/W 型乳化剂。

7. 聚氧乙烯－聚氧丙烯共聚物　商品名为普朗尼克(Pluronic)，又称泊洛沙姆(Poloxamer)。通式为 $HO(C_2H_4O)_a—(C_3H_6O)_b—(C_2H_4O)_aH$。根据共聚比例的不同，本品有各种不同相对分子质量的产品，随相对分子质量增加，本品从液体变为固体。相对分子质量可在 1 000～14 000，HLB 值为 0.5～30。随聚氧丙烯比例增加，则亲油性增强；随聚氧乙烯比例增加，则亲水性越强。本品具有乳化、润湿、分散、起泡和消泡等多种优良性能，但增溶能力较弱。其中 Poloxamer 188(Pluronic F68)作为一种 O/W 型乳化剂，是目前可用于静脉乳剂极少数的乳化剂之一，用本品制备的乳剂能够耐受热压灭菌和低温冰冻。

三、表面活性剂的特性

(一) 形成胶束

1. 临界胶束浓度　在水溶液中，当表面活性剂的正吸附到达饱和后继续加入表面活性剂，其分子则转入溶液中，因其亲油基团的存在，水分子与表面活性剂分子相互间的排斥力远大于吸引力，导致表面活性剂分子自身依赖范德华力相互聚集，形成亲油基团向内、亲水基团向外、在水中稳定分散、大小在胶体粒子范围的胶束(micelles)。表面活性剂分子缔合形成胶束的最低浓度即为临界胶束浓度(critical micell concentration，CMC)。表面活性剂不同，CMC 也不同；相同亲水基的同系列表面活性剂，若亲油基团越大，则 CMC 越小。在达到 CMC 后的一定范围内，单位体积内胶束数量和表面活性剂的总浓度几乎成正比。

2. CMC 的测定　在 CMC 时，溶液的表面张力以及摩尔电导、黏度、渗透压、密度、光散射等多种物理性质发生急剧变化。或者说，溶液物理性质发生急剧变化时的浓度即该表面活性剂的 CMC。但测定的物理性质不同以及所采用的测定方法不同，得到的结果可能会有差异。另外，温度、浓度、电解质、pH 等因素对测定结果也会产生影响。

3. 胶束的结构　胶束可呈球形、棒状、束状、板状或层状等多种结构(图 9－1)。在高浓度的表面活性剂水溶液中，如有少量非极性溶剂的存在，则可能形成反向胶束，即亲水基团向内，亲油基团朝向非极性液体。

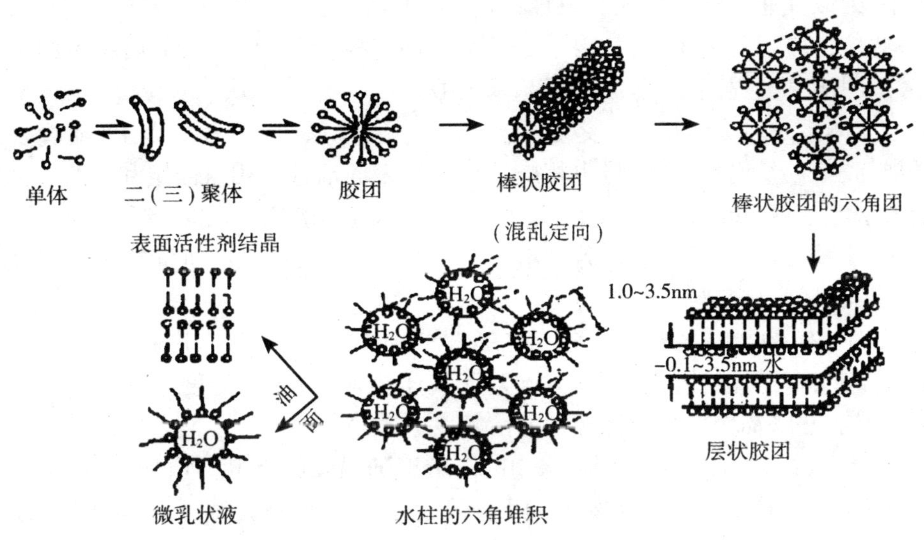

图 9－1　胶束的结构形态

(二) 亲水亲油平衡值

表面活性剂分子中亲水和亲油基团对油或水的综合亲合力称为亲水亲油平衡值(hydrophile-lipophile balance，HLB)。根据经验，一般将表面活性剂的 HLB 值范围限定在 0～40，其中非离子表面活性剂的 HLB 值范围为 0～20，即完全由疏水碳氢基团组成的石蜡分子的 HLB 值为 0，完全由亲水性的氧乙烯基组成的聚氧乙烯的 HLB 值为 20，既具碳氢链又具氧乙烯链的表面活性剂的 HLB 值则介于两者之间。十二烷基硫酸钠(离子表面活性剂)的 HLB 值为 40。亲水性表面活性剂有较高的 HLB 值，亲油性表面活性剂有较低的 HLB 值。亲油性或亲水性很大的表面活性剂易溶于油或易溶于水，在溶液界面的正吸附量较少，故降低表面张力的作用较弱。

表面活性剂的 HLB 值与其应用性质有密切关系，HLB 值在 3～6 的表面活性剂适合用作 W/O 型乳剂，HLB 值在 8～18 的表面活性剂适合用作 O/W 型乳剂。HLB 值在 13～18 的表面活性剂适合用作增溶剂，HLB 值在 7～9 的表面活性剂适合用作润湿剂等。

非离子表面活性剂的 HLB 值具有加和性，例如简单的二组分非离子表面活性剂体系的 HLB 值可计算如下：

$$HLB_{AB}=\frac{HLB_A \times W_a + HLB_B \times W_B}{W_A + W_B} \tag{9-1}$$

例如，用 45%司盘 60(HLB＝4.7)和 55%吐温－60(HLB＝14.9)组成的混合表面活性剂的 HLB 值为 10.31。但上式不能用于混合离子型表面活性剂 HLB 值的计算。

（三）表面活性剂的增溶作用

1. 胶束增溶　表面活性剂在水溶液中达到CMC后，一些水不溶性或微溶性物质在胶束溶液中的溶解度可显著增加，形成透明胶体溶液，这种作用称为增溶(solubilization)。例如甲酚在水中的溶解度仅2%左右，但在肥皂溶液中，却能增加到50%。0.025%吐温可使非洛地平的溶解度增加10倍。起增溶作用的表面活性剂称为增溶剂，被增溶的物质称为增溶质。如果是非极性分子，则可完全进入胶束内烃核非极性环境而被增溶，如苯、甲苯等；如果是带极性基团的分子，则以其非极性基插入胶束烃核，极性基伸入胶束的栅状层和亲水基中，如水杨酸类；对于一些极性较强的分子来说，由于分子两端都有极性基团，可完全被胶束的亲水基团所增溶，形成澄明溶液及提高浓度，如对羟基苯甲酸。

胶束增溶体系是热力学稳定体系也是热力学平衡体系。在CMC以上，随着表面活性剂用量的增加，胶束数量增加，增溶量也相应增加。当表面活性剂用量固定和增溶达到饱和的浓度即为最大增溶浓度(maximum additive concentration，MAC)。此时继续加入增溶质，若增溶质为液体，体系将转变成乳浊液；若增溶质为固体，则溶液中将有沉淀析出。显然，CMC越低、缔合数越大，MAC就越高。

2. 温度对增溶的影响　温度对增溶存在三方面的影响：① 影响胶束的形成；② 影响增溶质的溶解；③ 影响表面活性剂的溶解度。对于离子表面活性剂，温度上升主要是增加增溶质在胶束中的溶解度以及增加表面活性剂的溶解度。

(1) Krafft点：离子表面活性剂在水中的溶解度随温度的上升而增加，当温度升高至某一温度时，其溶解度急剧升高，该温度称为Krafft点。Krafft点是离子表面活性剂的特征值。Krafft点越高，表面活性剂的临界胶束浓度越小。Krafft点也是表面活性剂应用温度的下限，或者说，只有在温度高于Krafft点时表面活性剂才能更大程度地发挥作用。例如十二烷基硫酸钠的Krafft点为8℃，而十二烷基磺酸钠的Krafft点为70℃，显然，后者在室温时使用其表面活性就不够理想。

(2) 昙点：对于聚氧乙烯型非离子表面活性剂，温度升高可导致聚氧乙烯链与水之间的氢键断裂，当温度上升到一定程度时，聚氧乙烯链可发生强烈脱水和收缩，使增溶空间减小，增溶能力下降，表面活性剂溶解度急剧下降并析出，溶液出现混浊，这一现象称为起昙，此时的温度称为浊点或昙点(cloud point)。在聚氧乙烯链相同时，碳氢链越长，浊点越低；在碳氢链长相同时，聚氧乙烯链越长，则浊点越高。昙点是聚氧乙烯型非离子表面活性剂的特征值，大多数此类表面活性剂的浊点在70～100℃，如吐温-20为90℃，吐温-60为76℃，吐温-80为93℃，但泊洛沙姆108、泊洛沙姆188等聚氧乙烯类非离子表面活性剂在常压下观察不到昙点。

（四）表面活性剂的生物学性质

1. 表面活性剂对药物吸收的影响　表面活性剂的存在可能增进药物的吸收，也可能降低药物的吸收，取决于多种因素的影响。如药物在胶束中的扩散、生物膜的通透性改变、对胃空速率的影响、黏度等，很难作出预测。

如果药物系被增溶在胶束内，药物从胶束中扩散的速率和程度及胶束与胃肠生物膜融合的难易程度具有重要影响。如果药物可以顺利从胶束内扩散或胶束本身迅速胃肠黏膜融合，则增加吸收，如吐温-80能明显促进螺内酯的口服吸收。

如果表面活性剂溶解生物膜脂质增加上皮细胞的通透性，从而改善吸收，如十二烷基硫酸钠改进头孢菌素钠、四环素、磺胺脒、氨基苯磺酸等药物的吸收，但长期的类脂质的损失可能造成肠黏膜的损害。聚氧乙烯或纤维素类表面活性剂能增加胃液黏度而阻止药物向黏膜面的扩散,吸收速率随黏度上升而降低。

2. 表面活性剂与蛋白质的相互作用　蛋白质分子结构中的氨基酸的羧基在碱性条件下发生解离而带有负电荷,结构中的氨基或胍基在酸性条件下发生解离而带有正电荷。因此在两种不同带电情况下,分别与阳离子表面活性剂或阴离子表面活性剂发生电性结合。此外,表面活性剂还可能破坏蛋白质二维结构中的离子键、氢键和疏水键,从而使蛋白质各残基之间的交联作用减弱,螺旋结构变得无序或受到破坏,最终使蛋白质发生变性。

3. 表面活性剂的毒性　通常阳离子表面活性剂的毒性最大,阴离子表面活性剂次之,非离子表面活性剂毒性最小。两性离子表面活性剂的毒性小于阳离子表面活性剂。一般认为非离子表面活性剂口服无毒性。如成人每天口服 4.5～6 g 吐温-80,连服 28 天,都未见明显的毒性反应。

表面活性剂用于静脉给药的毒性大于口服,其中,仍以非离子表面活性剂毒性较低。如供静脉注射的 Poloxamer188 毒性很低,麻醉小鼠可耐受静脉注射 10%该溶液 10 ml。

阴离子及阳离子表面活性剂不仅毒性较大,而且还有较强的溶血作用。如十二烷基硫酸钠溶液就有强烈的溶血作用。非离子表面活性剂的溶血作用较轻微,在亲水基为聚氧乙烯基非离子表面活性剂中,以吐温类的溶血作用最小,其顺序为:聚氧乙烯烷基醚>聚氧乙烯烷芳基醚>聚氧乙烯脂肪酸酯>吐温类;吐温-20>吐温 60>吐温-40>吐温-80。

4. 表面活性剂的刺激性　表面活性剂长期应用或高浓度使用可能出现皮肤或黏膜损害。如季铵盐类化合物高于 1%即可对皮肤产生损害;十二烷基硫酸钠产生损害的浓度为 20%以上,而吐温类对皮肤和黏膜的刺激性很低。

四、表面活性剂的应用

(一) 增溶作用

增溶系指物质由于表面活性剂胶束的作用,而增大溶解度的过程。用于增溶的表面活性剂称增溶剂。用非离子表面活性剂作增溶剂的最适 HLB 值为 15～18。非解离的极性药物和非极性药物易为表面活性剂增溶并有较明显的增溶效果。

1. 解离药物的增溶　解离药物往往因其水溶性,进一步增溶的可能性较小甚至溶解度降低。当解离药物与带有相反电荷的表面活性剂混合时,在不同配比下可能出现增溶、形成可溶性复合物和不溶性复合物等复杂情况。一般而言,表面活性剂的烃链越长,即疏水性越强,出现不溶性复合物的可能性越大。

解离药物与非离子表面活性剂的配伍很少形成不溶性复合物,但 pH 可明显影响药物的增溶量。对于弱酸性药物而言,在偏酸性环境中有较大程度的增溶;对于弱碱性药物,则在偏碱性条件下有更多的增溶;作为两性离子则在等电点时有最大增溶量。

2. 多组分增溶质的增溶　制剂中存在多种组分时,对主药的增溶效果取决于各组分与表面活性剂的相互作用。多组分与主药竞争同一增溶位置而使增溶量减小,某一组分吸附或结合表面活性剂分子造成对主药的增溶量减小;但某些组分也可扩大胶束体积而增加对主药的增溶等。

3. 抑菌剂的增溶　抑菌剂或其他抗菌药物在表面活性剂溶液中往往被增溶而降低活性,在这种情况下必须增加用量。如果在表面活性剂溶液中的溶解度越高,要求的抑菌浓度就越大。羟苯丙酯和丁酯的抑菌浓度比甲酯或乙酯低得多,但是,在表面活性剂溶液中,却需要更高的浓度才能达到相同的抑菌效果，因为丙酯和丁酯更容易在胶束中增溶。

（二）乳化作用

在油、水混合液中，加入表面活性剂后，表面活性剂分子定向排列在油与水的界面上，使油一水界面张力降低，并在分散相液滴的周围形成了一层保护膜，防止了分散相相互碰撞时的聚结合并，这一过程称为乳化，加入的表面活性剂叫作乳化剂（emulsifiers）。

表面活性剂的 HLB 值，可决定乳浊液的类型，通常选用 HLB 值为 3～8 的表面活性剂作为 W/O 型乳化剂；选用 HLB 值 8～16 的表面活性剂作为 O/W 型乳化剂。

每种被乳化的油，均有最适宜的 HLB 值，欲制成最稳定的乳浊液，应选择该油相所需的 HLB 值所对应的表面活性剂作用乳化剂。

（三）润湿剂

表面活性剂可降低疏水性固体药物和润湿液体之间的界面张力，使液体能黏附在固体表面，改善其润湿作用。HLB 值为 7～9，并有适宜溶解度的表面活性剂，可作润湿剂（wetters）使用。

（四）起泡剂与消泡剂

泡沫是一层很薄的液膜包围着气体，是气体分散在液体中的分散体系。一些含有表面活性剂或具有表面活性物质的溶液，当剧烈搅拌或蒸发浓缩时，可产生稳定的泡沫。这些表面活性剂通常有较强的亲水性和较高的 HLB 值，在溶液中可降低液体的界面张力而使泡沫稳定，这些物质即称为起泡剂（foaming agent）。在产生稳定泡沫的情况下，加入一些 HLB 值为1～3 的亲油性较强的表面活性剂，则可与泡沫液层争夺液膜表面而吸附在泡沫表面上，代替原来的起泡剂，而其本身并不能形成稳定的液膜，故使泡沫破坏，这种用来消除泡沫的表面活性剂称为消泡剂（antifoaming agent）。

（五）去污剂

去污剂或称洗涤剂（detergent）是用于除去污垢的表面活性剂，HLB 值一般为 13～16。常用的去污剂有油酸钠和其他脂肪酸的钠皂、钾皂、十二烷基硫酸钠或烷基磺酸钠等阴离子表面活性剂。其去污过程主要有对污物表面的润湿、分散、乳化或增溶、起泡等。

（六）消毒剂和杀菌剂

表面活性剂的消毒或杀菌作用可归结于它们与细菌生物膜蛋白质发生强烈的相互作用而使其变性或破坏。大多数阳离子表面活性剂和两性离子表面活性剂，以及少数阴离子表面活性剂，如苯扎氯铵、苯扎溴铵、甲酚皂、甲酚磺酸钠等可用作消毒剂。常用于手术前皮肤消毒、伤口或黏膜消毒、器械消毒和环境消毒等。

第三节　药用高分子材料

高分子化合物（macromolecules）简称高分子，是指相对分子质量在 10^4 以上的一类化合物，是由许多简单的结构单元以共价键重复连接而成的分子。如天然来源的明胶、淀粉和纤维素，人工合成的聚乙烯、聚氯乙烯、聚乙烯醇等都是高分子化合物。

高分子化合物可分为天然、半合成、合成等三类。天然高分子在药剂中的应用已有悠久的历史，而越来越多的合成高分子作为辅料在提高药物制剂质量及研究和开发新剂型等方面发挥了极为重要的作用。

一、高分子的基本结构

高分子的基本结构是其重复单元，如聚氯乙烯是由许多氯乙烯结构重复连接而成；聚苯乙烯是由许多苯乙烯结构单元重复连接而成。

$$\left[\!\!-CH_2-\underset{\displaystyle Cl}{\underset{|}{CH}}-\!\!\right]_n \qquad\qquad \left[\!\!-CH_2-\underset{\displaystyle C_6H_5}{\underset{|}{CH}}-\!\!\right]_n$$

聚氯乙烯　　　　　　　　　　聚苯乙烯

式中，n 是重复单元的个数或称聚合度。

在高分子链中，如果每个结构单元仅与另外两个单元连接，形成的分子如一个线性长链，称为线型高分子，如果这一长链上还带有一些分支，这些分子则称为支化高分子。支链的存在使高分子的性质与线型高分子发生很大差异。

仅有一种结构单元的高分子称为均聚高分子；存在两种以上的重复结构单元的高分子称为共聚高分子。根据两种共聚单元在链中的排列方式，共聚可分为无规共聚、交替共聚、嵌段共聚、接枝共聚等。不同共聚物材料的性能有很大差别，与均聚材料有极显著差别。

交联是指高分子链之间通过化学键相联结，由线型高分子或支化高分子转变为一个网状三维结构的体型高分子的现象。交联程度很高的高分子不溶解、不熔融、不变形，但低程度交联的高分子仍能在溶剂中发生溶胀，在加热时发生软化和变形。

在高分子中大量结构单元的重复，由于受原子之间共价键键角和键长等的限制及原子间作用力的影响，高分子链形成不同的空间结构，即形态和构象。如伸展键，卷曲的无规线团，折叠链或螺旋链等。同时单个高分子因分子间力而产生链间排列和堆砌，形成织态结构、晶态结构或非晶态结构等不同聚集态结构。

二、高分子的结构特点

高分子的结构按其研究单元不同分为高分子链结构和高分子聚集态结构两大类。链结构是指单个高分子链中原子或基团间的几何排列，即分子内结构。分子内结构包含两个层次：近程结构和远程结构。近程结构是指单个大分子链结构单元的化学结构和立体化学结构；远程结构是指单个大分子在空间的形态和构象。

近程结构是构成宏观聚合物最原始的基础，或者说，近程结构是反映高分子各种特性的最主要结构层次，它直接影响高分子的熔点、密度、溶解性、黏度、黏附性等许多性能。

远程结构，或者说大分子的构象与高分子链的柔性和刚性有直接关系。线型大分子可以处于伸展拉直、卷曲的无规线团或周期性的曲折等多种状态，就是在不同外界条件下大分子链产生不同构象的结果。

聚集态结构是指单位体积内许多大分子链之间的排列、堆砌方式，即分子间结构。链结构和聚集态结构都是高分子的微观结构。在一定条件下，将聚合物加工成聚合物产品，或者使两种及两种以上的聚合物形成具有特殊性能的高分子混合物，处于微观状态的高分子聚集体则达到了更高层次的聚集态结构，即宏观聚集态结构或混合物宏观聚集态结构。

聚集态结构及更高次结构是在聚合物加工成型过程形成的。即使具有相同链结构的同一聚合物，由于加工成型工艺或条件不同，就可能产生不同的聚集态结构，如结晶程度、晶粒大小和形态的差异等。

三、高分子的应用性能

1. 相对分子质量与相对分子质量分布　高分子的相对分子质量都是指平均相对分子质量，是某种统计计算的平均值。如数均相对分子质量、重均相对分子质量、黏均相对分子质量等。相对分子质量大是高分子材料的重要特征，根据相对分子质量的大小，同种高分子可以分成若干等级，如市售聚维酮分为PVP-K15、PVP-K25、PVP-K30、PVP-K60、PVP-K90等多个品种。对同一材料进行分级，了解材料中各种相对分子质量所占有的比例，就可以了解该材料的相对分子质量分布。高分子的相对分子质量及其分布，与其应用性能有很大关系。相对分子质量越大的材料，在相同溶剂和同一浓度时的黏度也越高。

2. 溶胀和溶解　高分子的溶解是一个缓慢过程，其过程可分为两个阶段：一是溶胀；二是溶解。溶胀(swelling)是指溶剂分子扩散进入高分子内部，使其体积增大的现象。它是高分子化合物特有的现象，其原因在于溶剂分子与高分子尺寸相差悬殊，分子运动速率相差很大，溶剂小分子扩散速率较快，高分子向溶剂中的扩散速率很慢。因此，高分子溶解时首先是溶剂小分子渗透进入高分子内部，撑开分子链，增加其体积，形成溶胀的聚合物。若聚合物与溶剂分子之间的作用力大于聚合物分子间的作用力，溶剂量充足时，溶胀的聚合物则可继续进入溶解阶段，此时随着溶剂分子不断渗入，溶胀的聚合物逐渐分散成真溶液。高分子材料的溶解称为无限溶胀。高分子在良溶剂中溶解时被充分溶剂化处于伸展状态；在不良溶剂中，由于高分子溶剂化不充分，分子链相当卷曲，处于紧密状态。

聚合物由于本身的结构、相对分子质量、体系的黏度等影响因素，其溶解过程要比小分子复杂得多。对于非晶态聚合物，由于分子间堆砌比较松散，分子间相互作用力较弱，溶剂分子比较容易渗入聚合物内部使之发生溶胀或溶解(相对于结晶态聚合物而言)。

对于晶态聚合物，由于聚合物分子间排列规整，堆砌紧密，分子间相互作用力较强，溶剂分子较难渗入晶相。因此晶态聚合物的溶解要比非晶态聚合物困难，晶态聚合物的溶解一般要先经过晶相的熔融，然后方可溶解。特别是对于非极性晶态聚合物，通常先将其加热至熔点，破坏晶格后，再与溶剂作用而溶解。而对于极性结晶聚合物，在常温下选择适当的强极性溶剂，即可溶解，原因在于极性结晶聚合物在非晶相部分与强极性溶剂接触，产生放热效应，破坏晶格，使之溶解。

由于聚合物结晶是不完全的，结构中存在非晶态部分，所以溶胀仍为结晶聚合物溶解中的阶段，但晶格未破坏前聚合物只能溶胀而不能溶解。

交联聚合物由于三维交联网的存在而不会发生溶解。其溶胀程度部分取决于聚合物的交联度，交联度增大，溶胀度变小。

一般来说，相对分子质量相同的同种化学类型聚合物，支化的比线型的更易溶解。

由于高分子的溶解过程缓慢，其溶液的制备过程较长。因此，在溶解初，应采取适宜的方法，使高分子颗粒高度分散，防止黏聚成团，然后再加入良溶剂进行溶胀和溶解，从而可以较快的制备高分子溶液。

3. 溶胶和凝胶　线性高分子材料在溶剂中溶胀或溶解时，分子链处于伸展状态，但在一定条件下，分子间的相互作用仍很强，产生这种物理交联也可能很牢固，形成包含大量溶剂分子的高分子凝胶。由于这种凝胶的网状交联键主要依赖于分子间的范德华力，当外界条件如温度、溶剂发生改变时，这种物理交联键就可能被破坏，凝胶中的分子重新分散到溶剂中而形成溶液或溶胶。例如，明胶在水中加热溶解后冷却至室温时即发生从溶胶至凝胶的转变，而当加热该含水凝胶时，又可回复至溶胶状态。

线性高分子形成的凝胶具有触变性、弹性和黏性，但强度一般较低。在高速搅拌条件下，这类凝胶也可转变成溶胶，变得容易倾倒。这类凝胶也可因加热或加入大量电解质而发生脱水收缩形成干胶，干胶的形状取决于脱水的速度，迅速的脱水常使干胶形状难以控制，温和的脱水速度可以得到形状规则的胶块、膜片，例如用明胶制备空胶囊以及用聚乙烯醇制备膜剂都包含有凝胶的脱水过程等。干胶可以在溶剂中再次发生溶胀，但其形状一般难以恢复。同样，网状交联高分子溶胀的结果也形成不可逆凝胶，例如在水中溶胀的交联聚丙烯酸钠以及在汽油中溶胀的硫化橡胶等。

高分子材料在水中溶胀后，分子链间的距离扩大，形成含有大量水分子的网络结构，原来包含在其中的一些物质，如药物，可逐渐溶解在这些网络水分中，向外扩散，药物相对分子质量越小，材料相对分子质量低或溶胀程度及速度越高，药物扩散至外部环境就越容易，反之，凝胶结构就将对药物的扩散产生阻滞作用。但当相对分子质量增大到一定程度后，凝胶结构对药物分子扩散的影响逐渐变小。

4. 玻璃化转变与玻璃化转变温度(T_g)　聚合物从玻璃态到高弹态之间的转变称为玻璃化转变，对应的转变温度称为玻璃化转变温度(glass transition temperature，T_g)。T_g 是高分子材料的一个重要物理量，在该温度附近，材料性能发生显著改变。它与软化温度相接近，由于高分子聚合物相对分子质量的多分散性，玻璃化温度通常表示一个急剧的转折点，而存在一个温度范围。玻璃化转变温度与高分子材料的使用性能有密切关系，它是聚合物使用时耐热性的重要指标。

5. 黏流温度　聚合物由高弹态转变为黏流态时的温度称为黏流温度。这种处于流体状态的聚合物称为熔体。熔体中大分子处于紊乱状态，链段之间相互缠结，流动时产生内摩擦而进行黏性流动。黏流态通常是材料的加工状态，黏流温度则是热溶材料的最低加工温度。因此掌握聚合物的黏流温度和黏性流动规律对聚合物的加工、成型是极其重要的。

聚合物熔体流动性可以用剪切黏度和熔融指数来表征。在一定温度下，熔融状态的聚合物在一定负荷下，单位时间内经特定毛细管孔挤出的重量称熔融指数(melting index，MI)。熔融指数越大，流动性越大，黏度就越小，表示材料的相对分子质量越小。它是聚合物流动性的一种量度。

相对分子质量较高的聚合物，有较大的流动阻力，黏度较大，熔融指数较低，比相对分子质量较低的聚合度容易缠结。反之，相对分子质量低的聚合物流动的阻力较小，黏度较小，熔融指数较大，故还可根据熔融指数衡量同一类型聚合物的相对分子质量大小。

6. 力学性质　材料的力学性能是指外加作用力与形变及破坏的关系。聚合物的结构特性决定了高分子材料的力学性能。当一截面积为 $A(m^2)$ 和长为 L(m)的高分子材料制品受外力 F(N)拉伸时，将产生伸长形变 Δl(m)，在一定作用力范围内，材料产生的应变与应力成正比，即抗张应力 σ(Pa)服从虎克定律(Hooker's law)：

$$\sigma=\frac{F}{A}=E\varepsilon \tag{9-2}$$

式中，E 为杨氏模量(Pa)；ε 为抗张应变或伸长率($\Delta l/L$)。

杨氏模量(Young's modulus)是材料刚性大小的度量。

对于理性弹性体而言，在受到外力拉伸时，迅速到达平衡形变，但对于高分子材料，达到平衡形变较为缓慢，而且，形变不仅与外力的大小有关，也与受力的时间有关，受力时间越长，产生的形变也越显著，而且，当外力持续一定时间后，即使撤除外力，材料也不能恢复到原来的形态，这种现象常常在拉伸塑料薄膜时可以观察到，对于高分子材料的加工和应用具有重要的影响。

四、常用高分子材料及其应用

（一）淀粉及其衍生物

1. 淀粉　淀粉（starch）是天然存在的糖类，它由两种多糖分子组成，一为直链淀粉，另一为支链淀粉，其中直链淀粉约占 1/4。淀粉是葡萄糖的聚合物，两者的共同重复单元是 D-吡喃葡萄糖，直链淀粉以 α-1，4-糖苷键连接，分子链形成螺旋结构；支链淀粉则除 α-1，4-糖苷键外，尚有 α-1，6-糖苷键相连，形成树枝状结构。在热水中溶胀分离出的直链淀粉在干燥后由于其结晶性即使在热水中也不复溶解，而支链淀粉则可在冷水中分散溶胀并形成胶浆。

淀粉凝胶经长期放置，会变成不透明甚至发生沉淀现象，称为老化或退减作用。老化最适宜温度在 2～4℃，高于 60℃或低于 －20℃都不会老化。含水量在 30%～60%的淀粉凝胶易老化，含水量在 10%的干燥态及在大量水中的淀粉则不易发生老化。老化淀粉不易受淀粉酶作用。

药用淀粉通常均为玉米淀粉，具有半结晶性质，堆密度为 0.462 g/cm^3，实密度为 0.685 g/cm^3，比表面积为 0.60～0.75 m^2/g，粒径在 2～32 μm，流动性不良，流动速率为 10.8～11.7 g/s。不溶于水但可在水中分散，2%的水混合液 pH 为 5.5～6.5，在 60～70℃时开始溶胀（即糊化），至 70～75℃时，迅速膨胀并形成半透明凝胶，具有很大的黏性。淀粉在干燥处且不受热时性质稳定。

淀粉在药物制剂中主要用作片剂的稀释剂、崩解剂、黏合剂、助流剂，崩解剂用量在 3%～15%，黏合剂用量在 5%～25%。

2. 糊精　糊精（dextrin）是淀粉的水解产物，在药剂学中应用的糊精有白糊精和黄糊精，为白色、淡黄色粉末，堆密度为 0.80 g/cm^3，实密度为 0.91 g/cm^3，熔点 178℃（并伴随分解），含水量 5%（*W/W*）。不溶于乙醇、乙醚，缓缓溶于水，本品应放置在阴凉、干燥处密闭保存。

糊精在药剂学中可作为片剂或胶囊剂的稀释剂，片剂的黏合剂，也可作为口服液体制剂或混悬剂的增黏剂。

3. 预胶化淀粉　预胶化淀粉（pregelatinized starch）又称可压性淀粉，它是淀粉经物理或化学改性，有水存在下，淀粉粒全部或部分破坏的产物。我国目前供药用的产品是部分预胶化淀粉；国外预胶化淀粉 Starch RX 1500（美国 Colorcon 公司）中含有 5%的游离态直链淀粉、15%的游离态支链淀粉和 80%的非游离态淀粉，不同物理状态的三种淀粉的配合，形成其特殊的性能。

预胶化淀粉有不同等级，外观粗细不一，颜色从白至类白色不等，不溶于有机溶剂，微溶至可溶于冷水，冷水中可溶物为 10%～20%，10%的水混悬液 pH 4.5～7.0。

预胶化淀粉在 25℃及相对湿度为 65%时，平衡吸湿量为 13%，由于其具有保湿作用，与易吸水变质的药物配伍比较稳定。

预胶化淀粉具有良好的流动性、可压性、自身润滑性和干黏性，并有较好的崩解作用。目前主要用作片剂的黏合剂（湿法制粒应用浓度 5%～10%，直接压片 5%～20%）、崩解剂（5%～10%），片剂及胶囊剂的稀释剂（5%～75%）和色素的展延剂等。应用于直接压片时，硬脂酸镁用量不可超过 0.5%，以免产生软化效应。

4. 羧甲基淀粉钠　羧甲基淀粉钠（sodium carboxymethyl starch，CMS-Na），又称甘醇酸

淀粉钠(starch glycolate),系淀粉的羧甲基醚,即D-吡喃葡萄糖结构上的羟基被羧甲基取代后并适度交联的产物。

羧甲基淀粉钠能分散于水,形成凝胶,醇中溶解度约2%,不溶于其他有机溶剂,在水中的体积能膨胀300倍。2%的混悬液pH 5.5～7.5时黏度最大而稳定。pH低于2时,析出沉淀,pH高于10时,黏度下降。

羧甲基淀粉钠一般含水量在10%以下,但有较大的吸湿性,25℃及相对湿度为70%时,平衡吸湿量为25%,故需密闭保存,防止结块。

目前国内外市售商品有"Primojel"、"Explotab"和"DST"等,是广泛应用的崩解剂,但氯化钠及其他无机盐可减弱其崩解能力。

(二)纤维素及其衍生物

1. 微晶纤维素　天然来源的纤维素分子是由吡喃环D-葡萄糖构成的直链多糖、聚合度在5 000～10 000之间,不溶于水,但具有强亲水性,吸水引起的溶胀仅在少量未结合羟基形成的无定形区发生。在酸、碱、加热或强烈粉碎等条件下破坏部分结晶或使结晶区溶胀或使部分分子链断裂,其溶胀性相应增强。

将天然细纤维用17.5%NaOH溶液在20℃处理,收集其中不溶解部分(称为α-纤维素),再用浓盐酸煮沸,去除纤维素中的无定形部分,余下的结晶部分经干燥、粉碎即得到聚合度约200的微晶纤维素(microcrystalline cellulose,MCC)。

微晶纤维素是白色、多孔性微晶状、易流动的颗粒或粉末,具高度变形性,可吸收2～3倍量的水分而膨胀,也可吸收1.2～1.4倍的油。国外商品名"Avicel",系加有8.5%～11%的羧甲基纤维素的混合物,有利于避免粉末凝聚及增加亲水性。其型号根据粒度及比表面积有多种,如Avicel PH-101、PH-103平均粒径约50 μm,比表面积11.2～11.4 m^2/g,而Avicel PH-102、PH-105平均粒径为100 μm和20 μm,比表面积分别为10.0 m^2/g和20.7 m^2/g。

微晶纤维素是片剂的优良辅料,可作为填充剂、崩解剂、干燥黏合剂和吸收剂等使用。粒径细小的粉末适合用作液体的吸收剂以及液体药剂的助悬剂和增稠剂,也可用于水包油乳剂和乳膏的稳定剂。

2. 纤维素酯类衍生物　纤维素分子上的大量羟基可被酯化、醚化而形成多种衍生物。纤维素酯衍生物系羟基被酸酐部分取代或全部取代的产物。常用的酯类衍生物有醋酸纤维素和醋酸纤维素酞酸酯,两者分别是羟基与醋酐反应或同时与酞酸酐反应的产物。

(1) 醋酸纤维素:根据乙酰基取代数不同,醋酸纤维素(cellulose acetate,CA)可分为三醋酸纤维素、二醋酸纤维素及一醋酸纤维素三种。醋酸纤维素在水中不溶胀和溶解,一或二醋酸纤维素溶于二氯甲烷及与异丙醇的混合溶剂系统、丙酮及与甲醇或乙醇的混合溶剂系统等,但三醋酸纤维素只溶于二氯甲烷的溶剂系统,对水的渗透性也最差。

醋酸纤维素系白色或类白色粉末,可作为缓释制剂的包衣材料或直接与药物混合压片用作阻滞剂,或在加入醋酸三丁酯、酞酸二乙酯等增塑剂时也可用于制备薄膜。二醋酸纤维素薄膜具半渗透性,可阻止溶液中水分子以外的物质的渗透,是制备渗透泵片剂包衣的主要材料。

(2) 醋酸纤维素酞酸酯:醋酸纤维素酞酸酯(cellulose acetate phthalate,CAP)即邻苯二甲酸醋酸纤维素,在纤维素分子上的羟基同时被乙酰基和邻苯二甲酸基团取代后,不溶于酸性水溶液而可以在pH 6.0以上的缓冲液中溶解,溶于丙酮及与乙醇或甲醇的混合溶剂系统。

本品为白色或类白色略有醋酸味的粉末,有轻微的醋酸臭味,在长期湿热条件下可发生降解、释放出醋酸,在缓冲溶液中的溶解性变差。在有大量的铁、铝、铅、钙等多价金属离子存在下，形成不溶性的酞酸盐。

CAP 作为肠溶包衣材料，一般在其中加入酞酸二乙酯作增塑剂，由于使用时需加有机溶剂溶解，溶剂挥发污染环境，造成易燃易爆的不安全因素。因此，国外已开发 CAP 的肠溶包衣水分散体。

3. 纤维素醚类衍生物　该类衍生物包括羧甲基纤维素钠、甲基纤维素、乙基纤维素、羟丙基纤维素和羟丙基甲基纤维素等品种。除乙基纤维素和低取代的羟丙纤维素外，其他品种均是水溶性的材料。

(1) 羧甲基纤维素钠：羧甲基纤维素钠(carboxymethyl cellulose sodium，CMC-Na)又称纤维素胶，是纤维素分子的羟基为羧甲基部分取代后的产物。视所用纤维素原料不同，CMC-Na的相对分子质量在 9 万～70 万之间，其羧甲基取代度为 0.6～0.8。经取代后，纤维素原有的结晶结构被破坏并因钠盐的强烈亲水性而极易溶于水，水溶液具黏性，且较少受溶液 pH 及无机盐的影响。

羧甲基纤维素钠在我国是最早开发应用的纤维素衍生物之一，作为药用辅料，常用为混悬剂的助悬剂，乳剂的稳定剂、增稠剂，凝胶剂、软膏和糊剂的基质，片剂的黏合剂、崩解剂，也可用作皮下或肌内注射的混悬剂的助悬剂，以延长药效，但 CMC-Na 不宜应用于静脉注射，因其易沉着于组织内，静脉注射在动物体内显示有过敏性。CMC-Na 无毒，不被胃肠道消化吸收，口服吸收肠内水分而膨化，使粪便溶剂增大，刺激肠壁，故 USP 收载作膨胀性通便药。在胃中微有中和胃酸作用，可作为黏膜溃疡保护剂。

用作片剂的崩解剂时，由于本品在水中溶解迅速以及容易形成高黏度的凝胶层而阻止水分的进一步渗入，其溶胀性能不甚理想。可改用羧甲基纤维素钙或交联羧甲基纤维素钠，二者或因成为钙盐，或因交联，在水中不溶但能迅速吸水溶胀。

(2) 羧甲基纤维素钙：羧甲基纤维素钙系在生成 CMC-Na 后，用酸处理，除去 NaCl 和乙醇酸钠，洗去多余的游离酸，与适量的碳酸钙反应生成钙盐，然后研磨成粉末制成，共取代度约为 1.0。

由于 CMC-Na 口服易成糊状，老年人及小儿服用含 CMC-Na 的固体制剂有堵塞的危险，且 CMC-Na 作为片剂的崩解剂性能不好，羧甲基纤维素钙能弥补 CMC-Na 的不足，而且钙盐也适宜需限制钠盐摄取的患者应用。羧甲基纤维素钙可作为助悬剂、增稠剂，丸剂和片剂的崩解剂、黏合剂和分散剂。

(3) 交联羧甲基纤维素钠：交联羧甲基纤维素钠(croscarmellose sodium，CC-Na)又称改性纤维素胶，是 CMC-Na 的交联聚合物，取代度为 0.60～0.85，氯化钠及乙醇酸钠总量低于 0.5%，沉降容积为 80.0 ml 以下。国外商品名 Ac-Di-Sol，通常有两种规格，其中 A 型 pH 为 5.0～7.0，取代度为 0.60～0.85，沉降容积为 10～30 ml；B 型的 pH 为 6.0～8.0，取代度为 0.63～0.95，沉降容积小于 80 ml。

交联羧甲基纤维素钠由于分子为交联结构，不溶于水，但具有良好的流动性和吸水溶胀性，常用作片剂崩解剂，并能加速药物溶出。

(4) 甲基纤维素：甲基纤维素(methylcellulose，MC)是纤维素的甲基醚，含甲氧基 27.5%～31.5%，取代度 1.5～2.2，聚合度 n 为 50～1 500 不等，纤维素分子的羟基为甲氧基取代后有良好的水溶性，在冷水中溶胀并溶解成黏性溶液。当加热其溶液至 60～70℃时，由于甲氧基与水分子之间的氢键被破坏而凝胶化，当热至沸腾时则产生沉淀，但冷却后能重新溶解成为透明胶体溶液。所以，在配制其溶液时，常先用热水润湿本品，等充分溶胀后，加入冷水后冷藏可得到充分溶解、黏度高、透明度好的溶液。有电解质存在时，胶化温度下降，有乙醇或聚乙二醇存在时，胶化温度上升。加蔗糖及电解质至一定浓度时，可析出沉淀。

甲基纤维素为白色至黄白色纤维素粉状或颗粒，相对密度 1.26～1.31，熔点 280～300℃，同时焦化，有良好的亲水性，在冷水中膨胀生成澄明及乳白色的黏稠胶体溶液，其 1%溶液 pH 为 5.5～8.0，不溶于热水、饱和盐溶液、醇、醚、丙酮、甲苯和氯仿，溶于冰醋酸或等量混合的醇和氯仿中。

甲基纤维素微有吸湿性，在 25℃及相对湿度为 80%时的平衡吸湿量为 23%。在室温时，在 pH 2～12 范围内对碱及稀酸稳定。甲基纤维素易霉变，故经常用热压灭菌法灭菌，与常用的防腐剂有配伍禁忌，可能降低酚、羟苯甲酯、硝酸银、苯扎溴铵等防腐剂和抑菌剂的效力，适合配伍的防腐剂有硝酸苯汞等。

甲基纤维素为安全、无毒、可供口服的药用辅料，按黏度分有 15、25、100、400、1 500、4 000、8 000 mPa·s 等不同等级。《美国药典》及《日本药局方》收载其作为通便药。在药剂产品中，低或中等黏度的甲基纤维素可作为片剂的黏合剂，用于片剂包衣的浓度为 0.5%～5%，高黏度甲基纤维素可用于改进崩解或作缓释制剂的骨架。高取代度、低黏度级的甲基纤维素可用其水性或有机溶剂溶液喷雾包片衣或包隔离层。其他还可作为助悬剂、增稠剂、乳剂稳定剂、保护胶体，亦可作隐形眼镜片的润湿剂及浸渍剂。0.5%～1%(W/V)的高取代、高黏度甲基纤维素可作滴眼液用；其 1%～5%浓度可用作乳膏或凝膏剂的基质。

(5) 乙基纤维素：乙基纤维素(Ethylcllulose，EC)是纤维素的乙氧基取代物，取代度为 2.25～2.60，相当于乙氧基含量 44%～50%。

乙基纤维素为白色至黄白色粉末及颗粒，相对密度 1.12，松密度为 0.4 g/cm^3；不易吸湿，在 25℃及相对湿度为 80%时的平衡吸湿量为 3.5%；不溶于水、甘油和丙二醇；其乙氧基含量低于 46.5%者易溶于氯仿、乙酸甲酯、四氢呋喃及芳烃及乙醇的混合物；其乙氧基含量在 46.5%以上者易溶于氯仿、乙醇、乙酸乙酯、甲醇及甲苯。乙基纤维素耐碱、耐盐溶液，有短时间的耐稀酸性。乙基纤维素在较高温度及受日光照射时易发生氧化降解，故宜在 7～32℃避光保存于干燥处。

国际市场上，乙基纤维素的商品有 Ethocel(Dow 公司产品)和 Aqualon(Aquaion 公司产品)的不同型号产品。乙基纤维素适宜作为对水敏感的药物骨架、薄膜材料，作骨架阻滞剂时，可直接使用其粉末；也可以用其作为黏合剂，制粒时将其溶于乙醇；也可利用其热塑性，以挤出法或大片法制粒，调节乙基纤维素或水溶性黏合剂的用量，以改变药物的释放速率。乙基纤维素具有良好的成膜性，可将其溶于有机溶剂作为薄膜包衣材料，缓释片包衣常用浓度为 3%～10%，一般片剂包衣或制粒为 1%～3%，由于它的疏水性好，不溶于胃肠液，常与水溶性聚合物共用，改变乙基纤维素和水溶性聚合物的比例，可以调节衣膜层的药物扩散速度。为了提高包衣效率和减少有机溶剂的污染及回收，可将乙基纤维素制备成水分散液使用，目前的品种已有“Aquacoat”、“Surelease”等多种。在乳膏剂、洗剂或凝膏剂中应用适当溶剂，乙基纤维素可作为增稠剂。

(6) 羟乙基纤维素：羟乙基纤维素(HEC)是纤维素的部分羟乙基醚衍生物，为淡黄色到乳白色粉末，无嗅，无味，具潮解性，其 1%(W/V)水溶液 pH 为 5.5～8.5，相对密度为0.35～0.61，软化点为 134～140℃，205℃时分解。

羟乙基纤维素溶于热水或冷水中，可形成澄明、均匀的溶液，但不溶于丙酮、乙醇和乙醚等有机溶剂，在二醇类极性有机溶剂中能膨化或部分溶解。本品水溶液在 pH 2～12 间黏度变化不大，经冰冻、高温贮藏或煮沸不产生沉淀或凝胶现象，但 pH 5 以下可能有部分水解，增加溶液温度，黏度下降，但冷却后可恢复原状。本品溶液易染菌，如长期贮藏应加防腐剂，与大多数水溶性抑菌剂相容性好，与酶蛋白、明胶、甲基纤维素、聚乙烯醇、淀粉、表面活性剂等相容。

羟乙基纤维素主要用于眼科及局部外用。一般认为无毒、无刺激性，大鼠口服不经胃肠道吸收，但由于其合成过程中有较多量的乙二醇残余物，故目前不被批准供食品用，但 FDA 已将其列为眼科制剂、口服糖浆和片剂、耳科及局部外用的辅料。在药剂学中用于眼科和外用制剂的增稠剂，片剂的黏合剂及薄膜包衣剂。

(7) 羟丙基纤维素：羟丙基纤维素（hydroxypropyl cellulose，HPC）是纤维素的羟丙基醚衍生物，含羟丙基的量为 53.4%～77.8%，国外产品还含有 0.6%的防结块剂（微粉二氧化硅）。

HPC 的相对密度为 1.22（颗粒），松密度约为 0.5 g/cm^3，其 1%水溶液的 pH 为 5.0～8.5。HPC 具有热塑性，软化温度为 130℃，260～275℃焦化。HPC 可溶于甲醇(1：2)、乙醇、丙二醇、异丙醇(95%)、二甲基亚砜和二甲基甲酰胺，高黏度型号溶解性较差，加入共溶剂能显著的改变溶解能力。HPC 不溶于热水，但能溶胀，易溶于 38℃以下水中，加热胶化，在40～45℃时形成絮状膨化物，放冷可复原。HPC 不宜与高浓度溶质配伍，因溶质夺取溶剂中的水分，易产生沉淀，溶解后 HPC 可与常用防腐剂产生配伍禁忌。

国际市场上，羟丙基纤维素的商品有 Klucel(Aqualon 公司产品)，根据研磨加工粒度不同有 20 目、60 目及 100 目等不同产品，平衡含湿量通常在 2%～5%，但在 23℃及相对湿度为 84%时的平衡吸湿量为 12%。HPC 的干品虽有潮解性，但其粉末很稳定。

目前国内外应用很广泛的低取代羟丙基纤维素（low-substituted hydroxylpropyl cellulose，L-HPC)，是含羟丙基取代基较低的 HPC，L-HPC 的取代基含量为 5%～16%，约相当取代摩尔数 0.1～0.39，相对密度为 1.46，实密度为 0.57～0.65 g/cm^3。L-HPC 在水和有机溶剂中不溶，但由于它的粉末有很大的表面积和孔隙度，加速了吸湿速度，增加了溶胀性，用于片剂时，使片剂易于崩解。同时，它的粗糙结构与药粉和颗粒之间有较大的镶嵌作用，使黏结强度增加，从而提高片剂的硬度和光泽度。L-HPC 的溶胀性随取代基的增加而提高，取代百分率为 1%时，溶胀度为 500%，取代百分比为 15%时，溶胀度为 720%。

L-HPC 是一种优良的片剂崩解剂，而且其亲水性及颗粒形状有助于提高片剂的压缩性及硬度，且 L-HPC 的崩解性与胃液或肠液中酸碱度无多大的关系。

(8) 羟丙基甲基纤维素：羟丙基甲基纤维素（hydroxypropyl methylcellulose，HPMC）是纤维素分子同时被甲氧基和羟丙基醚化的衍生物。

HPMC 溶于冷水成为黏性溶液，其 1%水溶液 pH 为 5.8～8.0，实密度为 0.5～0.7 g/cm^3，熔点 190～220℃，焦化温度为 225～230℃，玻璃化温度为 170～180℃。相对分子质量不同，黏度不同，相对分子质量大，则黏度大。HPMC 不溶于乙醇、乙醚及氯仿，但溶于 10%～80%的乙醇溶液或甲醇与二氯甲烷的混合液。HPMC 有一定吸湿性，在 25℃及相对湿度 80%时，平衡吸湿量约为 13%。HPMC 在干燥环境非常稳定，溶液在 pH 3.0～11.0 时也很稳定。

HPMC 的国外商品有 Methocel(Dow 公司)和 Pharmacoat[信越（日）化学公司]等，它的甲基取代度为 1.0～2.0，羟丙基平均取代摩尔数为 0.1～0.34。《美国药典》收载 4 种规格型号，它们的相对分子质量在 10 000～150 000 间。

HPMC 为无毒、安全的药用辅料，低黏度级别(5～50 cPa·s)的可作黏合剂、增黏剂及助悬剂等；中等黏性的可用作分散剂、增稠剂和薄膜包衣等；高黏度级别（4 000～

100 000 cPa·s)的可用作缓释制剂如骨架片的主要填充剂及阻滞剂。

4. 纤维素醚的酯衍生物

以羟丙基甲基纤维素为骨架进行酯化的产品有羟丙基甲基纤维素酞酸酯(hydroxypropyl methylcellulose phthalate, HPMCP)及醋酸羟丙基甲基纤维素琥珀酸酯(hydroxypropyl methylcellulose acetate Succinate, HPMCAS)两种。

(1) 羟丙基甲基纤维素酞酸酯:羟丙基甲基纤维素酞酸酯(HPMCP)是 HPMC 的酞酸半酯。不同规格的 HPMCP 含有甲氧基、羟丙氧基和羧苯甲酰基百分比不同。

HPMCP 为白色或米黄色的片状物或颗粒,无嗅,微有酸味或异味,有潮解性,熔点150℃,玻璃化转变温度在 133～137℃。

HPMCP 不溶于水和酸性溶液,不溶于乙烷,但易溶于丙酮/甲醇、丙酮/乙醇或甲醇/氯甲烷混合液(1∶1,*W*/*W*),在 pH 为 5.0～5.8 以上的缓冲液中能溶解。在室温条件下,HPMCP 吸收水分 2%～5%,在 25℃及相对湿度为 80%时,平衡吸水量为 11%。

HPMCP 是性能优良的新型薄膜包衣材料。因 HPMCP 无味,不溶于唾液,故可用作薄膜包衣以掩盖片剂或颗粒剂的异味或异臭。口服安全无毒,它不溶于胃液,但能在小肠上端快速膨化溶解,故是肠溶衣的良好材料,性能优于 CAP,常用浓度为 5%～10%,溶液可用二氯甲烷与乙醇(1∶1)或乙醇与水(0.8∶0.2)。应用时不必用增塑剂,如用少量可以提高衣层的柔软性,增塑剂有二醋酸甘油酯、三甘油酯、酞酸乙酯或丁酯、蓖麻油、聚乙二醇等。也可用于制备缓释药物的颗粒,国外已有其水分散体产品。

(2) 醋酸羟丙基甲基纤维素琥珀酸酯:醋酸羟丙基甲基纤维素琥珀酸酯(HPMCAS)是 HPMC 的醋酸和琥珀酸混合酯。

HPMCAS 为白色至黄白色,平均粒径在 10 μm 以下的粉末,无味,有醋酸异臭。HPMCAS溶于氢氧化钠、碳酸钠溶液,易溶于丙酮或二氯甲烷/乙醇混合液,不溶于水、乙醇和乙醚。HPMCAS 在 pH 为 5.5～7.1 缓冲液中,溶解时间大都在 10 min 以内,最长不超过 30 min。

HPMCAS 有吸湿性,它的平衡吸湿量在 25℃和相对湿度为 82%时,大约在 10%以下。HPMCAS 的稳定性较 HPMCP 和 CAP 优良,45℃放置 3 个月,取代基含量无变化,40℃相对湿度 75%放置 3 个月,有较多醚基分解,乙酰基和琥珀基含量略有下降,故宜防潮贮藏。

HPMCAS 可作为片剂肠溶包衣材料、缓释性包衣材料和薄膜包衣材料,其粒径在 5 μm 以下者也可作水分散体用于包衣。

(三) 其他天然高分子材料

1. 明胶　明胶(gelatin)系动物的骨、皮等结缔组织胶原纤维蛋白的水解产物,为白色或淡黄色的非晶、半透明颗粒或条块,是制备空胶囊和软胶囊胶皮的主要材料。

明胶的水解方法主要有酸法和碱法两种,得到的明胶即分别称为酸法明胶(A 型明胶)和碱法明胶(B 型明胶),等电点分别为 pH 7～9 和 pH 4.7～5.2。在等电点时,明胶的黏度、溶解度、透明度、溶胀度最小。

明胶在冷水中溶胀缓慢,加热至 40℃可加快溶胀及溶解,明胶溶液的黏度与明胶的相对分子质量有关,如 15%明胶溶液在 40℃时的恩氏黏度,猪皮明胶为 10～30 E,牛皮明胶为 5～10 E。常用优质明胶的相对分子质量在 100 000～150 000。

明胶溶液的黏度随温度降低而升高,3%明胶溶液在 21℃的黏度是 31℃时的 10 倍,0.5%明胶溶液冷却至 35℃左右即可形成凝胶,质量优良的明胶的凝胶形成温度应在 29～35℃内。

高于该温度，凝胶可回复至溶液状态。继续升高温度，明胶溶液的黏度变化则不明显。明胶溶液的黏度也与溶液的 pH 有关，酸法明胶与碱法明胶分别在 pH 3 以下及 pH 10 以上有最大黏度。长时间在较高温度下贮放明胶溶液，可导致明胶蛋白质的进一步水解，黏度下降。酸、碱及酶可加速降解的发生。强力搅拌及超声处理也可使其黏度降低。但在干燥条件下，明胶的性质则十分稳定。

明胶溶液形成凝胶后的强度是衡量明胶质量的另一重要指标，通常用勃鲁姆强度（bloom strength）表示，即采用直径 12.7 mm 的平底柱塞压入明胶凝胶表面 4 mm 所需的重量，优质明胶的勃鲁姆强度在 250～350 g。

由于明胶的凝胶具有热可逆性，冷却时凝固，加热时熔化，在制剂生产中，最主要的用途是作为硬胶囊、软胶囊以及微囊的囊材。明胶的薄膜均匀，有较坚固的拉力并富有弹性，故可用作片剂包衣的隔离层材料。此外常用作栓剂的基质、片剂的黏合剂和吸收性明胶海绵的原料等。

2. 白蛋白　白蛋白（albumin）又称清蛋白，是血浆中含量最多，但相对分子质量最小的蛋白质，约占其总蛋白的 55%，相对分子质量为 66 500。白蛋白由 584 个氨基酸残基组成，其中含两个二硫桥，N-末端是天冬氨酸。

人血白蛋白在固态时为棕黄色无定型的小块、鳞片或粉末。其水溶液是近无色至棕色、微有黏稠性的液体，颜色的深浅与浓度有关。白蛋白易溶于稀盐溶液（如半饱和的硫酸铵）及水中，一般当硫酸铵的饱和度在 60%以上时，可析出沉淀，对酸较稳定，受热可聚合变化，但仍较其他血浆蛋白质耐热，蛋白质的浓度大时，热稳定性小。

白蛋白是一种简单的蛋白质，分子中带有较多的极性基团，对很多药物离子具有高度的亲和力，能和这些药物可逆地结合发挥运输作用。

白蛋白在注射剂产品中用作辅料，主要作为蛋白质类或酶类产品的稳定剂或作为新剂型微球的材料、抗癌药栓塞的载体。作稳定剂时浓度从 0.003%～5%。也可作为注射剂的共溶剂或冻干制剂的载体。

白蛋白在人体内无抗原性，无变态反应，在人体内能被降解吸收，是很有价值的和安全的材料，但价格昂贵。

3. 阿拉伯胶　阿拉伯胶系 Acacia sengai（L.）Willd（豆科）茎及枝渗出的干燥胶状物，产于阿拉伯干旱高地，以苏丹及塞内加尔产品质量最佳。阿拉伯胶为糖及半纤维素的复杂的聚集体，其主要成分为阿拉伯酸的钙盐、镁盐、钾盐的混合物（约含 80%），缓慢水解阿拉伯酸可得 L-树胶糖、L-鼠李糖、D-半乳糖和 D-糖醛酸等。

阿拉伯胶呈圆球颗粒状、片状或粉状，外表白色或黄白色，半透明，易碎，折断面有玻璃般光泽，相对密度 1.35～1.49，有潮解性，在 25℃相对湿度为 25%～65%时平衡含湿量为 8%～13%，相对湿度高于 70%时则吸收大量水分。

阿拉伯胶是一种表面活性剂。加入电解质，增强表面分子的活性，使界面分子更为密集，并能增加阿拉伯胶分子的疏水性。阿拉伯胶是有效的乳化剂，其乳化作用主要在于它形成界面膜的内聚力很大并具有弹性之故。

阿拉伯胶不溶于乙醇，能溶解于甘油或丙二醇（1∶20），水中溶解度为 1∶2.7，5%水溶液的 pH 为 4.5～5.0，在 pH 2～10 时稳定性良好，溶液易霉变，其溶解可用微波辐射灭菌。

阿拉伯胶作为药剂辅料历史悠久、口服安全无毒，但不宜作注射剂用，常用作乳化剂、增稠剂、助悬剂、黏合剂和保护胶体。

4. 西黄蓍胶　西黄蓍胶为豆科植物西黄蓍胶树及西亚(伊朗、叙利亚和土耳其等地)产的西蓍胶树的干枝被割伤渗出的树胶,经干燥后,人工按片状、带状挑出分等级而得。含有水不溶性多糖黄蓍胶糖 60%~70%,其余为不溶性多糖黄蓍糖,另外,还含有少量的纤维素、淀粉、蛋白质等,西黄蓍胶的相对分子子量约为 840 000。

西黄蓍胶为扁平、层片状,也可能为粉状物,呈白色至黄色,透明,无嗅,无味,相对密度为 1.25~1.38, 1%水混悬液的 pH 为 5~6,难溶于水、乙醇(95%)及其他有机溶剂,遇水易膨化,能增大体积 10 倍,遇热水或冷水可生成黏性胶液或半凝胶。

西黄蓍胶干品稳定,但其凝胶易染霉菌,故含水制品应加有防腐剂,一般加 0.1%苯甲酸(钠)、0.17%对羟基苯甲酸甲酯及 0.03%对羟基苯甲酸丙酯。西黄蓍胶与高浓度盐类及天然或合成的助悬剂(如阿拉伯胶、羧甲基纤维素、淀粉及蔗糖)有较好的相容性。

西黄蓍胶可作口服制剂的乳化剂和助悬剂,亦可用于乳膏、凝膏和乳剂。

5. 壳多糖及脱乙酰壳多糖　壳多糖(chitin)是主要来源于甲壳类动物(蟹、虾等)的外壳的一种氨基多糖,其重复单元是以 β-1,4-糖苷键相连的壳二糖,壳二糖的结构与纤维素类似,仅 D-葡萄糖的 2 位羟基被乙酰氨基(CH_3CONH—)取代。

壳多糖系结晶性聚合物,为白色粉末或半透明片状物,相对分子质量为 100 万~200 万,几乎不溶于大多数常用溶剂,如水、稀酸及碱溶液、乙醇、乙醚等,只在无水甲酸、氯代乙酸等少数溶剂溶胀或溶解,实际应用受限制。

将壳多糖用浓碱溶液加热水解并脱去乙酰基后得到相对分子质量在 30 万~60 万的脱乙酰壳多糖(chitosan)。脱乙酰壳多糖系一种阳离子聚合物,溶于大多数有机溶剂,溶于盐酸、醋酸等低 pH 水溶液并形成凝胶。

壳多糖及脱乙酰壳多糖主要用作缓释制剂的阻滞剂,后者还可制备成控释药膜,由于其阳离子性质,酸性药物较碱性药物更容易渗透。脱乙酰壳多糖与组织有良好的相容性,可用于制备人工皮肤、手术缝合线或体内埋植剂等。

6. 海藻酸钠　海藻酸钠为褐藻的细胞膜组成成分,一般以钙盐或镁盐存在。海藻酸为聚 β-1,4-D-甘露糖醛酸与聚 α-1,4-L-古洛糖醛酸结合的线型高聚物,相对分子质量约为 2.4×10^5。

海藻酸钠为无臭、无味、白色至淡黄色粉末,不溶于乙醇、乙醚、稀乙醇液(30%),不溶于有机溶剂及酸类(pH 在 3 以下)。一般而言,海藻酸钠能缓缓溶于水形成黏稠液体,具有高黏性,其低浓度在低切变速度下,近似牛顿流体,其水溶液黏度与 pH 有关,pH 在 4 以下则凝胶化,pH 10 以上则不稳定。海藻酸钠与蛋白质、明胶、淀粉相容性好,与二价以上金属离子形成盐而凝固。

海藻酸钠具有吸湿性,一般含水量为 10%~30%,其平衡含水量与相对湿度有关,如置于低相对湿度和低于 25℃以下,其稳定性相当好。海藻酸钠的黏度因规格不同而异,其 10%溶液在 20℃时,黏度为 20~400 mPa·s,可因温度、浓度、pH 和金属离子的存在而不同。其 1%水溶液在不同温度下保存两年仍具有原黏度的 60%~80%。

海藻酸钠溶于蒸馏水形成均匀溶液,其黏性和流动性受温度、切变速度、相对分子质量、浓度和蒸馏水混用的溶剂的性质所影响。pH、螯合剂、一价盐、多价阳离子和季胺化合物等化学因素也影响其流动性质。

海藻酸钠可用于口服及局部外用,其应用浓度为:在片剂中可用作黏合剂(1%~3%)、崩解剂(2.5%~10%)、增稠剂及助悬剂(1~5 g/100ml),乳剂中可用作稳定剂(1~3 g/100ml),

糊剂和软膏中可用作基质(5%～10%),水性微囊中可用作膜材。本品外用时可加 0.1%的氯甲酚、0.1%的氯二甲苯酚或对羟基苯甲酸酯类作防腐剂。

药剂学中利用海藻酸钠的溶解度特性、凝胶和聚电解质性质作为缓释制剂的载体、包埋剂或生物黏附剂;利用其水溶胀性,作为片剂崩解剂;利用其成膜性,制备微囊;利用其与二价离子的结合性,可作为软膏基质或混悬剂的增黏剂。其中作为缓释制剂的骨架和包埋剂及微囊材料等尤为重要。

(四) 丙烯酸类高分子

1. 卡波沫　卡波沫(carbomer)或称羧基乙烯共聚物,是丙烯酸与烯丙基蔗糖共聚并轻度交联的药用高分子辅料,商品名为 Carbopol(卡波普),有 Carbopol 940、934、941 等品种,相对分子质量分别为 4×10^6、3×10^6、1×10^6。

卡波沫是一种白色、疏松、酸性、引湿性强、微有特异臭的粉末,通常含水量高可达 2%,平均粒径为 2～7 μm。本品可在水中分散,分散液呈酸性,当加入适量碱性溶液中和后,则迅速溶胀成高黏度半透明凝胶或溶解成黏稠溶液。为了防止溶解时的表面凝胶化而影响溶解,可用少量甘油、丙二醇或聚乙二醇先行润湿,溶胀,然后再加水溶解。

卡波沫在制剂中用途广泛,低浓度溶液可用于液体药剂的增黏、增稠、助悬,其凝胶是优良的软膏基质,也可用作缓释制剂的阻滞剂等。

2. 丙烯酸树脂　丙烯酸树脂(acrylic acid resin),商品名 Eudragit,可分为甲基丙烯酸共聚物和甲基丙烯酸酯共聚物两大类,是制剂中广泛应用的包衣材料,根据共聚成分及比例的不同,分别具有在胃液、肠液中溶解或在水中不溶的多种特性。

根据共聚成分不同,在肠液 pH 溶解的树脂均为丙烯酸共聚物,可与水中氢氧离子结合而溶解;在胃液 pH 溶解的树脂均具有碱性氨基基团,可与水中氢离子结合而溶解。渗透型树脂仅含季铵盐基团,虽有强亲水性,但只能溶胀而不溶解,其溶胀程度与季铵盐比例有关,比例较大者有较高渗透性。胃崩型树脂完全由酯共聚而成,在酸及碱溶液中均不溶,亲水性较小,需适加糖粉、淀粉等物质以利于吸水膨胀和崩解。

作为包衣材料,肠溶性树脂因甲基丙烯酸结构上的 α-甲基阻碍了分子链的运动,呈现较强的刚性性质,玻璃化温度在 160℃以上,衣膜脆性较大,应加入较大比例(可高达 40%)的增塑剂,如醋酸甘油酯、聚乙二醇、邻苯二甲酸酯等。胃崩型及渗透型等树脂因含有较大比例的丙烯酸酯成分参与共聚,这些酯的作用有如内增塑剂,分子链柔性较强,故玻璃化温度较低,如胃崩型树脂为－8℃,渗透型树脂为 55℃左右,包衣时可加入少量(10%以下)或不加增塑剂。除主要用作包衣材料外,各种树脂粉末也可用作缓释片剂的阻滞剂。

丙烯酸树脂为一类安全、无毒的高分子材料,类白色或白色的粉末或条状物,溶于乙醇、丙酮、二氯乙烷等极性有机溶剂形成黏稠溶液,主要用作片剂、微丸剂、硬胶囊剂等的薄膜包衣材料。

丙烯酸树脂具有良好的成膜性,有 E、L、S、RS、RL 等多种型号,其中 E 型是胃溶型;L 和 S 型为肠溶性;RS 和 RL 型不溶于水。其中,国产胃溶性 E30 和Ⅳ号丙烯酸树脂分别相当 Eudragit E30D、E100;国产肠溶性Ⅰ、Ⅱ、Ⅲ号丙烯酸树脂分别相当 Eudragit L30D、L100 和 S100。

(五) 乙烯类高分子

1. 聚乙烯醇　聚乙烯醇(polyvinyl alcohol,PVA)是由聚醋酸乙烯酯经醇解而成的结晶性高分子材料。聚醋酸乙烯酯的醇解百分率称为醇解度,醇解度在 87%～89%的聚乙烯醇的水溶性最好，在冷水和热水中都能溶解。

聚乙烯醇是白色或淡黄色结晶性颗粒或粉末，玻璃化转变温度约85℃，在100℃开始缓缓脱水，180～190℃熔融；在多数有机溶剂中不溶，但溶于50%以下的乙醇溶液，加热回流可加速其溶解；具有极强的亲水性，溶于热水或冷水中，相对分子质量越大，结晶性越强，水溶性越差，但水溶液的黏度相应增加。聚乙烯醇水溶液为非牛顿流体，黏度随浓度增加而急剧上升，温度升高则黏度下降。高浓度的聚乙烯醇形成凝胶，将其溶液或凝胶均匀涂布在光洁平板上，缓慢加热脱去部分水，可得到柔软、透明并有一定抗张强度的薄膜。

国产聚乙烯醇的规格有PVA04-88、PVA05-88、PVA17-88等多种，醇解度均为88%，前一组数字则代表聚合度(×100)；药用聚乙烯醇的相对分子质量在30 000～200 000，平均聚合度n为500～5 000，国外市场有高黏度(相对分子质量为200 000)、中黏度(相对分子质量为130 000)及低黏度(相对分子质量为30 000)的不同产品。

聚乙烯醇是一种良好的成膜和凝胶材料，广泛用于凝胶剂、透皮制剂、涂膜剂、膜剂中。聚乙烯醇作为外用避孕凝胶剂或膜剂的主要凝胶材料或膜材的原因在于其优良的水溶性可使杀精剂迅速分散。聚乙烯醇用于经皮吸收系统时，一方面药物易于释放并与皮肤或病灶紧密接触，另一方面水凝胶基质可增加皮肤角质层的水合程度，促进药物的皮肤渗透，提高疗效。

聚乙烯醇是较理想的助悬剂及增稠、增黏剂，最大用量10%。在各种眼用制剂，如滴眼液、人工泪液及隐形眼镜保养液产品中，常用浓度为0.25%～3.0%，其具润滑剂和保护剂作用，可显著延长药物与眼组织的接触时间。与一些表面活性剂合用时，聚乙烯醇还具辅助增溶、乳化及稳定作用，常用量0.5%～1%。

2. 聚维酮　聚维酮(povidone，polyvinylpyrrolidone，PVP)即聚乙烯吡咯烷酮，系由*N*-乙烯基-2-吡咯烷酮(VP)单体催化聚合生成的水溶性聚合物。

聚维酮系一种非晶态线性聚合物，熔点为275℃，干燥时为白色粉末或颗粒，极易吸湿结块，易溶于水和乙醇等极性有机溶剂是其应用特点之一，但聚维酮不溶于醚及烷烃等非极性溶剂。聚维酮的水溶液及醇溶液黏度较低，在10%以下的溶液的黏度仅略高于水，但随浓度进一步增加以及相对分子质量升高，溶液的黏度则显著增大。聚维酮极易引湿，在相对湿度30%、50%和70%时，吸湿量分别为10%、20%和40%，其原料或制品均应干燥密闭贮藏。

药用聚维酮的相对分子质量为1.0×10^4～7.0×10^5，一般以K值大小表示，K值越大，相对分子质量越高。《中国药典》已收载标号为K30的产品。国际市场上已有国际特品公司(ISP)的Plasdone和BASF的Collidonis。

聚维酮用途广泛，低浓度溶液有润湿作用，10%以上溶液可用于增黏、增稠和助悬，其醇溶液用作片剂黏合剂特别适合于对水和热敏感的药物，在其他材料的包衣溶液中加入聚维酮，可增加材料对片基的黏着力，也是制备涂膜剂的优良材料。

聚维酮可与许多药物形成可溶性复合物，如与碘、普鲁卡因、丁卡因、氯霉素等延长药物的作用，也可作为难溶性药物的载体，采用溶剂共沉淀法或蒸发法制备固态分散体以改进这些药物的溶出度。但聚维酮也可与水杨酸、鞣酸、聚丙烯酸等一些药物形成不溶性复合物。

3. 交联聚维酮　交联聚维酮(crospovidone，cross-linked polyvinylpyrrolidone，CPVP)国内也称PVPP，系乙烯基吡咯酮的高相对分子质量交联聚合物。

交联聚维酮系白色、无味、流动性及可压性良好的粉末或颗粒，1%水糊状物的pH为5～8。国际市场售品有粒径不同的三种型号：Kollidon CL、Polyplasdone XL和Polyplasdone XL-10。

本品相对分子质量高，并具交联结构，故不溶于水和有机溶剂以及强酸、强碱，但遇水可发生溶胀，体积增加 150%～200%，溶胀时不形成凝胶，是一种优良的崩解剂。

4. 乙烯一醋酸乙烯共聚物　乙烯一醋酸乙烯共聚物(ethylene vinylacetate copolymer, EVA)系以乙烯和醋酸乙烯酯两种单体在过氧化物或偶氮异丁腈引发下共聚而成的水不溶性高分子。

乙烯一醋酸乙烯共聚物(EVA)的性能与其相对分子质量及醋酸乙烯的含量有很大关系。随着相对分子质量增加，共聚物的玻璃化温度和机械强度均升高。在相对分子质量相同时，则醋酸乙烯比例越大，材料的溶解性、柔软性、弹性和透明性越大；相反，醋酸乙烯比例越低，共聚物性质越接近于聚乙烯，结晶度高、玻璃化温度高、机械强度高。当醋酸乙烯比例在 40%以下时，随醋酸乙烯比例增加，共聚物结晶度下降，玻璃化温度基本不变；但当醋酸乙烯比例在 50%以上时，结晶度随该比例的增加则反而上升，玻璃化温度相应升高。

乙烯一醋酸乙烯共聚物主要用于制备控释制剂的膜材，相对分子质量和结晶度较大的膜材，药物的释放相对缓慢。

(六) 环氧乙烷类高分子

1. 聚乙二醇　聚乙二醇(polyethylene glycols, PEG)是环氧乙烷或乙二醇加成得到的相对分子质量在 10^4 以下的聚合物，采用相同成分在不同聚合条件下得到的高相对分子质量聚合物，称为聚氧乙烯(polyoxyethylene, PEO)，两者尽管化学结构相同($HO\text{-}[CH_2\text{—}CH_2\text{—}O]_n\text{-}H$)，但由于相对分子质量的差异，在物理性质上有很大的区别。

聚氧乙烯缓慢溶胀并形成凝胶，而聚乙二醇极易吸水潮解，既不溶胀也不形成凝胶，易溶于水和大多数极性溶剂，低相对分子质量聚乙二醇，如 PEG200 和 PEG400 等可以与水任意混溶，随相对分子质量增加，其溶解度下降，但即使是相对分子质量达 20 000 的聚乙二醇，在水中的溶解度仍在 50%左右。虽然温度升高可使聚乙二醇的溶解度下降，但一般情况下，观察不到起浊现象，如果在溶液中加入大量电解质，则浊点进一步下降而出现起浊，如 PEG 6000 的水溶液在加有 10%氯化钠时，浊点下降至 86℃。

聚乙二醇在制剂中应用十分广泛，主要包括以下几方面：

(1) 注射用的复合溶剂：以液态聚乙二醇较常用。最大量不超过 30%，用量达 40%即可发生溶血作用。

(2) 栓剂基质：常以固态及液态聚乙二醇复合使用以调节硬度与熔化温度。对直肠黏膜可能有轻度刺激，相对分子质量越大，刺激性越强，水溶性药物的释放也越慢。

(3) 软膏及化妆品基质：常以固态及液态聚乙二醇混合使用以调节稠度，具有润湿、软化皮肤、润滑等效果。

(4) 液体制剂的助悬、增黏与增溶：以液态聚乙二醇较多用，与其他乳化剂合用，PEG 还具稳定乳剂的作用。

(5) 固态分散体的载体：相对分子质量在 1 000～20 000 之间的聚乙二醇特别适合采用热熔法制备一些难溶性药物的低共熔物以加速药物的溶解和吸收，但聚乙二醇分子上的大量醚氧原子也可能与苯巴比妥、茶碱等一些物质形成不溶性络合物，与酚、水杨酸、磺胺等络合而减低抑菌效力。

此外，聚乙二醇亦是常用的薄膜衣增塑剂、致孔剂、打光剂、滴丸基质以及片剂的固态黏合剂、润滑剂等，《美国药典》24 版明确规定聚乙二醇 400 为软胶囊制剂新型稀释剂。

2. 聚氧乙烯蓖麻油衍生物　聚氧乙烯蓖麻油衍生物是由低相对分子质量聚乙二醇、蓖麻油酸和甘油形成的一种非离子表面活性剂。

聚氧乙烯蓖麻油衍生物在室温或30℃下是淡黄色油状液体或白色的糊状物质，微有异臭，易溶于水和各种低级醇，也易溶于氯仿、乙酸乙酯、苯等有机溶剂，加热时与脂肪酸及动植物油混溶。

随着分子中氧乙烯链节数的增加，衍生物亲水性增加。此外，各衍生物水溶液的昙点亦相应上升，Cremophor EL 和 Cremophor RH 40 分别为 72.5℃和 95.6℃，而含有 60 mol 氧乙烯链组成的聚乙二醇链段的 Cremophor RH 60 在常压下已观察不到起浊现象。

聚氧乙烯蓖麻油衍生物可经受 121℃、20 min 热压灭菌，但微有变色或 pH 下降。作为非离子表面活性剂对疏水性物质具有很强的增溶和乳化能力。如 Cremophor EL 在水中可以增溶或乳化各种挥发油、脂溶性维生素。

美英药典收载聚氧乙烯蓖麻油衍生物 Cremophor EL。本品在液体药剂中有广泛应用，可作为增溶剂、乳化剂和润湿剂，适合于口服，一般认为其无毒、无刺激性。本品可外用作液体药剂的增溶剂和乳化剂，也被用作一些难溶性药物静脉注射剂的增溶剂以及用于改进气雾剂、抛射剂在水相中的溶解度。在内服制剂中，推荐使用氢化蓖麻油的衍生物，因为蓖麻油衍生物略有不适臭味。氢化蓖麻油衍生物亦用作栓剂及化妆品基质成分。但近十余年发现静脉注射本品后，有较严重的致敏性，请务必注意。

在制剂中该表面活性剂可与多种物质配合应用，一般情况下也不受盐类电解质的影响，但在强酸、强碱环境中可能水解，遇酚类化合物则形成不溶性沉淀。

（七）其他合成高分子材料

1. 聚乳酸　聚乳酸（polylactic acid，PLA）是由乳酸或丙交酯聚合得到的一种可生物降解的高分子材料。乳酸是光学活性物质，因此聚乳酸有聚 D-乳酸、聚 L-乳酸和聚 D，L-乳酸之分。聚 D-乳酸、聚 L-乳酸属高结晶性聚合物，结晶度在 37%左右，熔点约 180℃，玻璃化转变温度为 67℃。聚 D，L-乳酸系无定形玻璃态聚合物，玻璃化温度为 57℃。通常应用较多的是聚 D，L-乳酸，其次是聚 L-乳酸。所有三种聚乳酸均溶于有机溶剂，易于加工。

聚乳酸降解属水解反应，降解速率与其相对分子质量和结晶度有关。相对分子质量越高，降解越慢。降解首先发生在聚合物无定型区，降解后形成的较小分子链可能重排成结晶，故结晶度在降解开始阶段有时会升高。在降解初期，聚合物的重量和形状少有变化，降解主要发生在分子链的断裂而不溶解，当降解到一定程度时，重量和外形发生显著变化，降解反应自动加速，材料很快溶解直到完全消失。

聚乳酸与乳酸一羟基乙酸共聚物水解的最终产物都是水和二氧化碳，中间产物乳酸、羟基乙酸也是体内的正常代谢产物，故聚合物无毒、无刺激性并具有很好的生物相容性。

聚乳酸是目前研究最多的可生物降解材料之一，美国 FDA 批准用作医用手术缝合线以及注射用微囊、微球、埋植剂等制剂的材料。其他可生物降解高分子材料还有乳酸一羟基乙酸共聚物（polylactide glycolide，PLGA）、聚 ε-已内酸、聚氰基丙烯酸酯等多种。

2. 压敏胶

(1) 丙烯酸酯压敏胶（acrylates resin pressure sensitive adhesive，acrylate PSA）是以丙烯酸高级酯为主要成分，配合其他丙烯酸类单体共聚制得，常用的单体有丙烯酸-2-乙基已酯、丙烯酸丁酯、甲基丙烯酸缩水甘油酯以及丙烯酸乙酯、丙烯酸等。

丙烯酸酯压敏胶在常温下具有优良的压敏性和黏合性，不需加入增黏剂、抗氧化剂等，很少引起过敏、刺激，同时又具有优良的耐老化性、耐光性和耐水性，长期贮放压敏性没有明显下降。

目前国际市场上通用水性丙烯酸酯压敏胶，商品 Plastoid 为聚丙烯酸聚合物水性压敏胶，按黏度分有高、中、低等不同规格。

丙烯酸酯压敏胶是皮肤黏贴制剂用胶黏材料。适度交联的丙烯酸压敏胶亦可用于经皮肤给药系统中控制药物释放速率。

(2) 硅橡胶压敏胶(silicone pressure sensitive adhesive，silicone PSA)是由低黏度聚二甲基硅氧烷与硅树脂在溶液中经缩聚反应形成的高相对分子质量体型聚合物。

硅橡胶压敏胶具有耐热氧化性、耐低温、疏水性和较低的内聚强度等。硅橡胶压敏胶的软化点较接近于皮肤温度，在正常体温下具有较好的流动性、柔软性以及黏附性。此外，由于分子结构中硅氧烷链段的自由内旋转，使之黏度不受外界环境温度的影响，同时链段的运动及较低的分子间作用力造成了较大的自由面积，有利于水蒸气以及药物的渗透，减低了对皮肤的封闭效应。

本品无毒，无刺激性，适合用作皮肤黏贴制剂的黏着材料，也可以用于控制某些药物的经皮渗透速率。

(3) 聚异丁烯类压敏胶：聚异丁烯(podyisobutylene，PIB)是一种具固有黏性的均聚物，系由异丁烯在氯化铝等路易斯酸类催化下经阳离子聚合而成。

聚异丁烯系线型无定形聚合物，在烃类溶剂中溶解，黏性取决于相对分子质量、分子卷曲程度及交联度等。一般情况下可满足黏贴的需要，但由于它的非极性性质，对极性基材的黏性较弱，可加入树脂或其他增黏剂予以克服。

低相对分子质量级的聚异丁烯是一种黏性半流体，主要在压敏胶中起增黏作用以及改善黏胶层的柔韧性，改进对基材的润湿性；高相对分子质量级的聚异丁烯主要增加压敏胶的剥离强度和内聚强度。使用不同相对分子质量聚合物及配比，添加适量增黏剂、增塑剂、填充剂等可扩大其使用范围。

本品是皮肤黏贴制剂又一可供选择的黏着材料。

第四节　药用预混辅料

一、概述

常见的药用辅料多为单一的化合物，性能和特点固定，所起到的作用也是相对固定的。但是，随着众多新药物的诞生，其多变的理化性质以及对稳定性的要求、新的设备和生产工艺的出现、新的法规对稳定性和安全性的要求，都对辅料的功能提出了更多、更高的标准，使得现有的主要辅料没有哪一种能够完全满足所有的需求，迫使技术人员必须寻找新的途径。

获得新功能辅料的方法有下面三种：

一是寻找新的化合物。但必须针对安全性和不良反应，获得相关法律法规的许可，同新药开发一样，这需要巨大的资金投入，而且还要面临能否适应市场发展的风险，并且是个长期的项目。

二是在现有的辅料中开发新的规格。如：预胶化淀粉(pregelatinized starch)，交联聚乙烯吡咯烷酮(crospovidone)等。

三是将多种辅料结合在一起使用。这便成为一个最佳的选择。因为每一个制剂配方本身就含有多种辅料，现有辅料灵活的结合使用，使辅料获得新的性能成为可能。

二、预混辅料的特点

(一) 多种辅料的混合

目前常用的辅料一般都是单一的化合物,种类十分丰富。而预混辅料则是多种辅料经过一定的工艺混合在一起,成为一种具有特定功能且表观上均一的辅料。例如一个简单的胃溶型薄膜包衣辅料,包含了成膜材料、增塑剂和一定量的色素等,外观上是颜色一致的均匀粉末,而在使用时,也完全同单一辅料一样简单方便。预混辅料根据其生产工艺的不同,大多数只是发生了物理形态的变化,而没有出现化学反应,其中的每一种单一辅料都保持着原有的化学性质,所以其不良反应和安全性都没有变化。

(二) 多种功能的集合

每一种辅料都有其独自的特点,在一个完整的制剂中发挥着各自的作用,如填充剂可以选择乳糖(lactose)、微晶纤维素(MCC),崩解剂可以选用低取代羟丙基纤维素(L-HPC)等等。但并不是每一种所需的功能,都能轻易地找到某种单一的辅料加以利用,这时集合多种功能于一身的预混辅料,就可以充分发挥作用。如羟丙基甲基纤维素(HPMC)是一种常用的药用辅料,低黏度的HPMC可以用作包衣材料,但单独使用有一些缺陷,如附着力差,经常在片芯表面发生桥接现象,易出现裂缝等;聚乙二醇(PEG)也是一种药用辅料,常作为成膜材料的增塑剂,把两者按一定比例预先混合在一起使用,就成为一种简单易用且性能优良的预混包衣辅料。

(三) 特定的配方组成

每一种预混辅料并不是几种单一辅料任意的混合,其过程仍然是复杂的,因为每种辅料都可能和其他辅料发生相互作用。需经专业技术人员不断地探索和研究,如同新药开发一样,需要大量的处方筛选,寻找各种性能适合的单一辅料,不断地调整辅料之间的比例,每一步还需要通过严格的性能测试、稳定性考察,同时还要考虑其与各种活性药物的兼容性,最终获得一个满足技术要求的完善的配方。

因此每一种预混辅料都有一个严格的配方组成,改变任何一种成分在其中的比例都会对预混辅料的性能表现产生影响。同时,根据多种成分组合的特性也可以不断的优化老配方,开发新配方,使得预混辅料呈现出功能的多样性。

由于在预混辅料生产混合过程中各物料之间没有发生化学反应,保持了原有的性质,使得预混辅料容易满足法规要求。但在设计预混配方时,应尽量选择其中的每一种辅料都能够同时满足各主要国家和地区所制定的相关标准,如USP/NF、BP、PhEur、JP/JPE等,以扩大预混辅料的法规适用性。

(四) 节约时间和成本

直接使用预混辅料,不仅可以赋予制剂产品许多新的功能,还可以省略掉相当一部分的处方筛选工作。如果了解某一种预混辅料的特点,并适当的加以运用,就可达到原来使用多种辅料反复调配才能达到的效果,大大地缩短了研发周期。

对于生产厂家来说,原来多种辅料反复地采购、质量检验、储存等大量的工作,都被单一的预混辅料代替,大大提高了生产效率,降低了生产成本。

三、经典的预混辅料产品

(一) Opadry

Opadry以羟丙基甲基纤维素、羟丙基纤维素(HPC)、乙基纤维素、PVA等高分子聚合物为主要成膜材料，辅以聚乙二醇、丙二醇、柠檬酸三乙酯等作为增塑剂，均为粉末状固体，运输储存十分方便，还可以根据客户的特殊要求对其中的色素加以调整，呈现个性化外观。

1. 普通型　可以用85%以下各种浓度的乙醇或纯水作溶剂，6%～12%的固含量，配制十分灵活，容易操作，对包衣设备要求不高，表观细腻，适合对包衣没有特别功能要求的产品。

2. 有机溶剂型　必须使用85%～95%浓度范围的乙醇或二氯甲烷等有机溶剂，可以在较低的温度下包衣，适合对温度非常敏感的药物，也有利于条件较差的设备。但因必须用有机溶剂，不安全并有环境污染，成本较高，且不利于药厂的GMP管理。

3. 有机溶剂肠溶型　以85%～88%浓度的乙醇为溶剂，是早期常用的肠溶包衣材料。

（二）Opadry Ⅱ

Opadry Ⅱ是在普通欧巴代的基础上，加入了多糖类的附着力改良剂，使得膜与片芯之间的黏合力大大加强，十分适合片芯有蜡质或油性表面，或易发生桥接的情况。以全水为溶剂，15%～20%的固含量，包衣效率大大提高。其安全稳定，且成本降低。因其特殊的处方工艺，使包衣后颜色的稳定性比常规配方有较大的提高。

（三）Opadry Ⅱ HP

Opadry Ⅱ HP是高效能的包衣材料，在Opadry Ⅱ的基础上，经过进一步的配方改进，使其具有更好的膜强度和附着力，并且具有一定的防潮能力。以水为溶剂，18%～20%的固含量，操作简便，广泛适用于普通糖衣改造锅或高效包衣锅等各种设备，并适合大多数的中药和西药产品。

（四）Opadry AMB

Opadry AMB是全水防潮型包衣材料，具有高效能的防潮作用，优于传统的防潮包衣材料，并且包衣的增重基本不影响片芯的崩解特性。大大提高了产品在潮湿环境中的稳定性，延长了产品的有效期。同时，欧巴代AMB的包衣对设备和参数控制要求较高，在实际操作时，应注意过程的控制，以获得最佳的效果。

（五）Opaglos 2

Opaglos 2是高光亮度的精美型包衣材料，其最大的特点就是在包衣后有绚丽的光泽，十分适合突出产品品牌形象。

（六）Acryl-Ezetm

Acryl-Ezetm是全水型的肠溶包衣材料，利用卡乐康公司独到的配方工艺，加入多种独特的辅助成分，使其经过30 min的搅拌后即可使用。要求用水配制成20%的固含量，包衣溶液的pH约为5.4，黏度大约只有14 mPa·s，包衣温度只要求30℃，简单快速且性能优良。

（七）Surelease

Surelease是乙基纤维素水分散体，目前少数几个完整的缓控释类包衣预混材料之一。利用相转变法将乙基纤维素分散到含有稳定剂油酸的氨水中，并且预先加入了增塑剂。本身固含量为25%，在使用时，只需用水稀释到15%的浓度，在38～45℃的条件下即可进行包衣，通过控制增重来到达理想的释放特征。包衣结束以后，不需要愈合老化的过程。产品使用安全，无环境污染，工艺稳定重现性好，释放速率对pH不敏感。

（八）Cellactose 80

Meggle公司的Cellactose 80是由75%的单水乳糖（$C_{12}H_{22}O_{11} \cdot H_2O$，《欧洲药典》标准）和25%的粉末状纤维素（《欧洲药典》标准）组成的喷雾干燥的混合物。该产品集合乳糖与纤维素的特点于一体，具有优异的流动性、可压缩性和混合均匀性，并有较好的黏合性。可用于直接压片，特别是待包衣的片芯和植物药片剂。

(九) Ludipres

Ludipres 由 Lactose、Kollidon 30 和 Kollidon CL 组成，经过类似于喷雾干燥的加工工艺混合后，其流动性、可压性都明显地优于简单混合的配方，十分有助于直接压片工艺在制药工业中的推广。

(十) Opacode

Opacode 是药用油墨，以虫胶为主要成分，配以各种溶剂。广泛地运用在片剂和胶囊的印字上。

(十一) Pigment Blend

Pigment Blend 是一种纯色素的预混辅料，由卡乐康根据客户的要求，调配成所需的颜色，客户可直接将它加入到各种所需上色的产品中。

四、预混辅料的发展

合理地使用预混辅料，大大地方便了药品的研发和生产，促进了制剂技术的快速发展。充分利用众多的现有辅料，灵活地设计预混辅料的配方，可以使其不断地展现新的特性，具有广阔的发展空间，越来越多的具有先进功能的预混辅料必定会促进制剂工业更大的进步。

第五节　药物制剂的常用辅料

国际药用辅料协会(IPEC)的定义：药用辅料是在药物制剂中经过合理的安全评价的不包括生理有效成分或前体的组分，它的作用有：① 在药物制剂制备过程中有利于成品的加工。② 加强药物制剂稳定性，提高生物利用度或患者的顺应性。③ 有助于从外观鉴别药物制剂。④ 增强药物制剂在贮藏或应用时的安全和有效性。

药物制剂是由活性成分的原料和辅料所组成，因此辅料是制剂生产中必不可少的重要组成部分，也可以说“没有辅料就没有制剂”。

一、液体制剂的辅料

(一) 常用溶剂

1. 极性溶剂　水、二甲基亚砜、甘油等。

2. 半极性溶剂　乙醇、丙二醇、聚乙二醇等。

3. 非极性溶剂　脂肪油(fatty oils)、液体石蜡(liquid paraffin)、肉豆蔻异丙酯(isopropyl myristate)等。

(二) 矫味剂

1. 甜味剂(sweeting agents)

天然：蔗糖、单糖浆、果汁糖浆(如橙皮糖浆、枸橼糖浆、樱桃糖浆、甘草糖浆、桂皮糖浆)、甘油、山梨醇、甘露醇、甜菊苷(stevioside)等。

合成：糖精钠(saccharin sodium)、阿司帕坦(aspartame)、蛋白糖、天冬甜精等。

2. 芳香剂(spices flavers)

天然：柠檬、樱桃、茴香、薄荷挥发油等。

人造：苹果香精、橘子香精、香蕉香精等。

3. 胶浆剂(亲水性高分子溶液剂) 胶浆剂具有黏稠缓和的性质,可以干扰味蕾的味觉而矫味,如阿拉伯胶、CMC-Na、琼脂、明胶、MC等的胶浆。如在胶浆中加入适量糖精钠或甜菊苷等甜味剂,则增加其矫味作用。

4. 泡腾剂 将有机酸与碳酸氢钠一起混合,遇水后由于产生大量二氧化碳,二氧化碳能麻痹味蕾起矫味作用。对盐类的苦味、涩味、咸味均有所改善。

(三) 着色剂

1. 天然色素

植物色素:红色如苏木、紫草根、茜草根、甜菜红、胭脂虫红等;黄色如姜黄、山栀子、胡萝卜素等;蓝色如松叶兰、乌饭树叶等;绿色如叶绿酸铜钠盐;棕色如焦糖。

矿物色素:棕红色氧化铁。

2. 合成色素

内服:苋菜红(amaranth)、胭脂红(cochineal)、柠檬黄(tartrazine)、日落黄(sunset yellow)、胭脂蓝(indigo carmine),通常配成1%贮备液使用,用量不得超过万分之一。

外用:伊红(eosin)、品红(fuchsine)、美蓝(methylene blue)、苏丹黄G(sudan G)等。

(四) 防腐剂

1. 酸类及其盐类 苯酚、甲酚、氯甲酚、麝香草酸、羟苯烷基酯类、苯甲酸及其盐类、硼酸及其盐类、山梨酸及其盐类、丙酸、脱氢醋酸、甲醛、戊二醛等。

2. 中性化合物类 三氯叔丁醇、苯甲醇、苯乙醇、氯己定、双醋酸盐、氯己定碘、聚维酮碘、挥发油等。

3. 汞化合物类 硫柳汞、醋酸苯汞、硝酸苯汞、硝甲酚汞等。

4. 季铵化合物类 氯化苯甲烃铵、氯化十六烷基吡啶、溴化十六烷铵、度米芬等。

(五) 增溶剂

表面活性剂作增溶剂。非离子表面活性剂作增溶剂的最适HLB值为15～18。使用浓度为CMC以上。

(六) 助悬剂

1. 低分子助悬剂 如甘油、糖浆。

2. 高分子助悬剂 ① 天然助悬剂:树胶类,如5%～15%阿拉伯胶、0.5%～1%西黄蓍胶;植物多糖类,如2%淀粉浆、0.35%～0.5%琼脂、50%～70%海藻酸钠等。② 合成助悬剂:纤维类,如甲基纤维素(MC,与鞣质有配伍变化)、羧甲基纤维素钠(CMC-Na)、羟乙基纤维素(HEC)、羟丙基纤维素(HPC);其他如聚乙烯吡咯烷酮(PVP)、聚乙烯醇(PVA)、卡波普、葡聚糖等。③ 硅酸类:胶体二氧化硅、硅酸铝、硅皂土等。④ 触变胶:触变胶可看作凝胶与溶液的等温互变系统。在机械力(不需加温)的作用下可使凝胶变为溶胶,不需冷却,经静置一段时间,又由溶胶变成凝胶,可使混悬液中的微粒稳定地分散于分散介质中。

(七) 润湿剂

常用的润湿剂多为表面活性剂,如聚山梨酯(Tweens)、聚氧乙烯脂肪醇醚类(Brij)、聚氧乙烯蓖麻油类(Emolphor)、聚氧乙烯一聚氧丙烯共聚物(Poloxamer,泊洛沙姆)、磷脂等。

(八) 絮凝剂与反絮凝剂

电解质如枸橼酸盐、枸橼酸氢盐、酒石酸盐、酒石酸氢盐、磷酸盐及氯化物等。

(九) 乳化剂

1. 天然乳化剂 阿拉伯胶、西黄蓍胶、白芨胶、卵黄、羊毛脂、明胶、琼胶、蜂蜡、桃胶、海藻酸钠等。

2. 表面活性剂类乳化剂

阳离子型乳化剂：主要形成 O/W 型乳剂，如溴化十六烷基三甲铵。阴离子型乳化剂：硬脂酸钠、硬脂酸钾、油酸钠、油酸钾、硬脂酸钙（W/O）、十二烷基硫酸钠、十六烷基硫酸化蓖麻油等。

非离子型乳化剂：单甘油脂肪酸酯（O/W）、三甘油脂肪酸酯（O/W）、聚甘油硬脂酸酯（W/O）、聚甘油油酸酯（W/O）、聚甘油棕榈酸酯、聚甘油月桂酸酯、蔗糖单月桂酸酯、蔗糖单油酸酯、蔗糖单棕榈酸酯、脂肪酸山梨坦（即 Span 类，如 20、40、60、80 等，W/O）、聚山梨酯（即 Tween 类，如 20、40、60、80 等，O/W）、卖泽（Myrj45、49、52 等）、苄泽（Brij30、35）、平平加 O、乳白灵 A、乳化剂 OP、泊洛沙姆（Poloxamer）。

3. 固体微粒乳化剂

O/W 型乳剂：$Mg(OH)_2$、$Al(OH)_3$、SiO_2、皂土等；

W/O 型乳剂：$Ca(OH)_2$、$Zn(OH)_2$、硬脂酸镁等。

4. 辅助乳化剂

增加水相黏度的辅助乳化剂：甲基纤维素（MC）、羧甲基纤维素钠（CMC-Na）、羟丙基纤维素（HPC）、海藻酸钠、琼脂、西黄蓍胶、阿拉伯胶、黄原胶、瓜耳胶、果胶、骨胶原、皂土等。

增加油相黏度的辅助乳化剂：鲸蜡、蜂蜡、单硬脂酸甘油酯、硬脂酸、硬脂醇。

属于这类的高分子材料有纤维素的酯及醚类、卡波沫、泊洛沙姆、聚乙二醇、聚维酮等，它们可作为共溶剂、脂性溶剂、助悬剂、胶凝剂、乳化剂、分散剂、增溶剂和皮肤保护剂等。

二、注射制剂的辅料

（一）注射用溶剂

1. 注射用水。

2. 注射用油　植物油、油酸乙酯、苯甲酸苄酯。

3. 其他注射用非水溶剂　乙醇、丙二醇、聚乙二醇、甘油、二甲基乙酰胺。

（二）注射剂的主要附加剂

1. 缓冲剂　醋酸（0.22%）—醋酸钠（0.8%）；枸橼酸（0.5%）—枸橼酸钠（4.0%）；酒石酸（0.65%）—酒石酸钠（1.2%）；磷酸氢二钠（1.7%）—磷酸二氢钠（0.71%）；碳酸氢钠（0.005%）—碳酸钠（0.06%）；乳酸（0.1%）。

2. pH 调节剂　盐酸、氢氧化钠等酸或碱。

3. 等渗调节剂　氯化钠（0.5%～0.9%）、葡萄糖（4%～5%）、甘油（2.25%）。

4. 抗氧剂　亚硫酸钠（0.1%～0.2%）、亚硫酸氢钠（0.1%～0.2%）、焦亚硫酸钠（0.1%～0.2%）、硫代硫酸钠（0.1%）。

5. 金属离子螯合剂　EDTA-2Na（0.01%～0.05%）、枸橼酸、酒石酸等。

6. 抑菌剂　苯甲醇（1%～2%）、羟丙丁酯和羟丙甲酯（0.01%～0.015%）、苯酚（0.5%～1.0%）、三氯叔丁醇（0.25%～0.5%）、硫柳汞（0.001%～0.02%）。

7. 局麻剂　利多卡因（0.5%～1.0%）、盐酸普鲁卡因（1.0%）、苯甲醇（1%～2%）、三氯叔丁醇（0.3%～0.5%）。

8. 增溶剂、润湿剂和乳化剂　聚氧乙烯蓖麻油（1%～65%）、聚山梨酯 80（0.04%～4.0%）、聚维酮（0.2%～1.0%）、聚乙二醇—蓖麻油（7.0%～11.5%）、卵磷脂（0.5%～

2.3%)、Pluronic F68(0.21%)。

9. 助悬剂　聚维酮(0.2%～1.0%)、甘油、甲基纤维素(0.03%～1.05%)、羧甲基纤维素(0.05%～0.75%)。

10. 填充剂　乳糖、甘氨酸、甘露醇、葡萄糖、氯化钠(用于冻干品)。

11. 稳定剂　肌酐(0.5%～0.8%)、甘氨酸(1.5%～2.25%)、烟酰胺(1.25%～2.5%)、辛酸钠(0.4%)。

12. 保护剂　乳糖(2%～5%)、蔗糖(2%～5%)、麦芽糖(2%～5%)、人血白蛋白(0.2%～2%)。

三、半固体制剂的辅料

(一) 软膏剂基质

1. 油脂性基质　烃类:凡士林(vaseline)、石蜡(paraffin)与液状石蜡(liquid paraffin)。类脂类:羊毛脂、蜂蜡、鲸蜡等。油脂类:植物油、动物油脂及其衍生物如二甲基硅油(dimethicone)。常混合使用,以调节涂布性与稠度。

2. 乳剂型基质　乳剂型基质是由油相、水相和乳化剂在一定温度下混合乳化,最后在室温下成为半固体基质。

常用的油相固体:硬脂酸、石蜡、蜂蜡、高级醇(如十八醇)等;油相稠度调节剂:液状石蜡、凡士林或植物油等。

乳剂型基质的常用乳化剂:① 皂类:一价皂、多价皂。② 脂肪醇硫酸(酯)钠类:十二烷基硫酸(酯)钠(sodium lauryl sulfate)。③ 高级脂肪酸及多元醇酯类:十六醇及十八醇、硬脂酸甘油酯(glyceryl monostearate)、脂肪酸山梨坦、聚山梨酯。④ 聚氧乙烯醚的衍生物类:平平加 O、乳化剂 OP。

O/W 型基质的保湿剂:甘油、丙二醇、山梨醇等,用量为 5%～20%。

3. 水溶性基质　聚乙二醇 PEG1000、PEG 4000 等。

4. 软膏剂的附加剂

(1) 抗氧剂:① 第一种是抗氧剂:VE、没食子酸烷酯、丁羟基茴香醚(BHA)和丁羟基甲苯(BHT)等。② 第二种由还原剂组成、抗坏血酸、异抗坏血酸和亚硫酸盐等。③ 第三种是抗氧剂的辅助剂:枸橼酸、酒石酸、EDTA 和巯基二丙酸等。

(2) 防腐剂:① 醇类:乙醇、异丙醇、氯丁醇、三氯甲基叔丁醇、苯基一对氯苯丙二醇、苯氧乙醇、溴硝基丙二醇(bronopol)。② 酸类:苯甲酸、脱氢乙酸、丙酸、山梨酸、肉桂酸。③ 芳香酸类:茴香醚、香茅醛、丁子香粉、香兰酸酯。④ 汞化物类:醋酸苯汞、汞撒利。⑤ 酚类:苯酚、苯甲酚、麝香草酚、卤化衍生物(如对氯邻甲苯酚、对氯一间二甲苯酚)、煤酚、氯代百里酚、水杨酸。⑥ 脂类:对羟基苯甲酸(乙酸、丙酸、丁酸)酯。⑦ 季铵盐类:苯扎氯铵、溴化烷基三甲基铵。⑧ 其他类:葡萄糖酸洗必泰。

5. 眼膏剂基质　一般用黄凡士林八份,液体石蜡、羊毛脂各一份混合而成。

(二) 栓剂辅料

1. 油脂性基质　可可豆脂(cocoa butter)、半合成或全合成脂肪酸甘油酯等。

2. 水溶性基质　甘油明胶(gelatin glycerin)、聚乙二醇、聚氧乙烯(40)单硬脂酸酯类(polyoxyl 40 stearate)、泊洛沙姆 188(poloxamer 188)。

3. 栓剂的添加剂　硬化剂,如白蜡、硬脂酸、巴西棕榈蜡等;增稠剂,如氢化蓖麻油、单硬脂酸甘油、硬脂酸铝等;抗氧剂,如丁羟基茴香醚(BHA)、2,6－二叔丁基－4－甲基苯酚(BHT)、没食子酸酯等;防腐剂,如对羟基苯甲酸酯类等;吸收促进剂等等。

四、固体制剂的辅料

口服固体制剂如胶囊剂、片剂应用最为广泛,常用的赋形剂有填充剂、黏合剂、崩解剂、润滑剂、润湿剂、着色剂、芳香剂、甜味剂、包衣材料等。

1. 填充剂　微晶纤维素(MCC)、乳糖、预胶化淀粉、糊精、淀粉、甘露醇、赤藓糖、氢氧化铝、轻质氧化镁、硫酸钙、碳酸钙、磷酸氢钙等。

2. 黏合剂　淀粉浆、预胶化淀粉、糊精、甲基纤维素(MC)、乙基纤维素(EC)、羧甲基纤维素钠(CMC-Na)、羟丙基甲基纤维素(HPMC)、微晶纤维素(MCC)、聚维酮(PVP)、海藻酸、琼脂、卡波沫、瓜尔胶等。

3. 崩解剂　干淀粉、羧甲基淀粉钠(CMS-Na)、预胶化淀粉、改良淀粉、海藻酸、微晶纤维素、交联羧甲基纤维素钠(CC-Na)、低取代羟丙基纤维素(L-HPC)、羧甲基纤维素钙(CMC-Ca)、交联聚维酮(CPVP)、胶体二氧化硅、硅酸铝镁、泡腾剂、表面活性剂等。

4. 润滑剂　硬脂酸、硬脂酸钙、硬脂酸镁、滑石粉、氢化植物油、二甲硅油、十六醇、甘油三硬脂酸酯、聚乙二醇、十二烷基硫酸镁(钠)等。

5. 润湿剂　水、乙醇。

6. 着色剂　天然色素和合成染料。

7. 芳香剂　香精、芳香油等。

8. 甜味剂　蔗糖、甜菊苷、阿斯巴坦、木糖醇、高果糖、甜蜜素等。

9. 包衣材料　根据包衣材料不同分为:糖包衣和薄膜包衣。薄膜包衣又可分为胃溶性包衣、肠溶性包衣和不溶性包衣三类。

胃溶性包衣材料有MC、HPMC(欧巴代,Opadry)、HEC、HPC、海藻酸钠、明胶、桃胶、淀粉衍生物等。

肠溶衣所用包衣材料有羟丙基纤维素酞酸酯(HPMCP)、醋酸羟丙基纤维素琥珀酸酯(HPMCAS)、醋酸纤维苯三酸酯(CAT)、邻苯二甲酸醋酸纤维素(CAP)、聚邻苯二甲酸甲基纤维素、聚乙烯醇酞酸酯(PVAP)、聚乙烯缩乙醛二乙胺醋酸酯(AEA)、聚丙烯酸树脂(Eudragit S100、Eudragit L100)、邻苯二甲酸醋酸淀粉、邻苯二甲酸糖类衍生物、聚甲基乙烯醚－马来酸酐共聚物(PVM－MA)的部分酶化物、虫胶(shellac)、甲醛明胶等。

不溶性包衣材料常用乙基纤维素(EC,Aquacoat)和中性的聚丙烯酸树脂(Eudragit RS和RL型),在整个生理pH范围内不溶。聚丙烯酸树脂具有溶胀性,对水及水溶性物质有通透性,而EC通常与HPMC或PEG混用,产生致孔作用。

五、缓释、控释制剂的辅料

辅料是调节药物释放速率的重要物质。缓、控释制剂中多以高分子化合物作为阻滞剂(retardants)控制药物的释放速率。阻滞方式有骨架型、包衣膜型和增黏作用等。

(一) 骨架型阻滞材料

1. 溶蚀性骨架材料　常用的有动物脂肪、蜂蜡、巴西棕榈蜡、氢化植物油、硬脂醇、单硬脂酸甘油等。

2. 亲水性凝胶骨架材料　甲基纤维素(MC)、羧甲基纤维素钠(CMC-Na)、羟丙基甲基纤维素(HPMC)、聚维酮(PVP)、卡波普(carbopol)、海藻酸盐、脱乙酰壳多糖(壳聚糖,chitosan)等。

3. 不溶性骨架材料　乙基纤维素(EC)、聚丙烯酸树脂(Eudragit RS,Eudragit RL)、无毒聚氯乙烯、聚乙烯、乙烯一醋酸乙烯共聚物、硅橡胶等。

(二) 包衣膜阻滞材料

1. 不溶性高分子材料　如EC、醋酸纤维素(CA)等。

2. 肠溶性高分子材料　如醋酸纤维素酞酸酯(CAP)、L和S型丙烯酸树脂、羟丙基甲基纤维素酞酸酯(HPMCP)、醋酸羟丙基甲基纤维素琥珀酸酯(HPMCAS)等。

3. 增稠剂　增稠剂是一类水溶性高分子材料,根据药物被动扩散吸收规律,增加黏度可以减慢扩散速率,延缓其吸收,主要用于液体药剂。常用的有明胶、PVP、CMC、PVA、右旋糖酐等。

(三) 生物黏附材料

此类高分子材料有纤维素醚类(羟丙基纤维素、甲基纤维素、羧甲基纤维素钠)、海藻酸钠、卡波沫、聚乙烯醇及其共聚物、聚维酮及其共聚物、瓜耳胶、羧甲基纤维素钠及聚异丁烯共混物等,可黏着于口腔、胃黏膜等处。

(吴正红)

思　考　题

1. 表面活性剂有哪几类?在剂型制备中各有哪些用途?
2. 简述临界胶束浓度(CMC)的概念。
3. 简述亲水亲油平衡值(HLB)的概念及不同HLB值表面活性剂的适用范围。
4. 表面活性剂的毒性大小如何?
5. 什么是Krafft点?如何理解起昙和昙点?
6. 表面活性剂在药剂学上的应用体现在哪几方面?
7. 高分子的结构特征是什么?其应用性能体现在哪几方面?
8. 常用高分子材料分哪几类?并举例说明。
9. 药用预混辅料的优势体现在哪几方面?
10. 一般固体、液体、半固体制剂的辅料各分成哪几类?
11. 试述缓释、控释制剂辅料的分类。

第二篇　药剂学常规技术及其制剂

第十章　液体制剂

学习要求：

1. 掌握液体制剂的含义、分类、应用特点及分散度与疗效的关系。
2. 掌握增加药物溶解度的药剂学方法。
3. 掌握溶液型、胶体型液体制剂、混悬剂及乳剂的制备方法与质量评价。
4. 熟悉高分子溶液与溶胶的性质、结构及稳定性的区别。
5. 熟悉混悬剂稳定的理论。
6. 熟悉乳剂形成理论。

第一节　概　　述

一、液体制剂的定义

液体制剂系指药物分散在液体分散介质中组成的内服或外用的液态状制剂。本章不包括由浸出法或经灭菌法制备的液体制剂。

液体制剂是其他剂型（如注射剂、软胶囊、软膏剂、栓剂、气雾剂等）的基础剂型，在这些剂型中，普遍使用液体制剂的基本原理，因此液体制剂在药剂学上的应用具有普遍意义。

二、液体制剂的分类

液体制剂有若干种分类方法，主要分类方法如下：

1. 根据药物分散情况分类　可将液体制剂分为均相和非均相液体制剂。均相液体制剂中的药物以分子、离子形式分散于液体分散介质中，属于热力学和动力学稳定体系。非均相液体制剂中的药物以分子聚集体（微粒或液滴）的形式分散在液体分散介质中。由于其分散相与液体分散介质之间存在相界面，因此是热力学或动力学不稳定体系。

2. 根据分散相质点的大小分类　可以将液体制剂分为分子分散系统、胶体分散系统和粗分散系统三大类。分子分散系统中分散相的质点一般小于 1 nm，以分子或离子状态分散在液体分散介质中，有时也称为溶液型液体制剂；胶体分散系统中分散相的质点在 1～500 nm 之间；分散相质点大于 500 nm 的为粗分散系统，包括乳浊液和混悬液。亲水性高分子溶液中的高分子化合物虽然以分子形式分散，但由于分子较大（通常在 1～500 nm 之间），一般也将其归为胶体溶液。

3. 根据给药途径和应用方法分类　根据各种药用溶液的给药途径，可将其分为口服溶液剂、耳用溶液剂、眼用溶液剂、外用溶液剂等。根据各种药用溶液的组成和用途，可分为合剂、芳香水剂、糖浆剂、醑剂、酊剂、滴眼剂、滴鼻剂、灌肠剂、涂膜剂等。

三、液体制剂的特点和质量要求

（一）液体制剂的特点

临床上广泛使用的液体制剂具有如下优点：

1. 与固体制剂相比，药物分散度大，接触面广，通常吸收快，作用迅速。

2. 可以控制每次服药的剂量，便于根据病情及患者个体调节用量。

3. 流动性大，便于腔道给药，如灌肠剂。

4. 能降低某些易溶药物的局部刺激性，如溴化物、水合氯醛口服后，局部浓度高，刺激性大，制成液体制剂后，易控制浓度以减少刺激性。

5. 能增加某些药物的稳定性和安全性，如甲醛和硝酸甘油，前者易挥发，后者易爆炸，制成溶液后可安全贮存和应用。

但液体制剂的缺点也很突出，如贮存携带不便；水性制剂易霉变，非水性制剂的溶剂常有药理作用；一般情况下，稳定性较固体制剂为差，化学性质不稳定药物制成液体制剂后更易分解失效，非均相液体制剂属于物理学不稳定体系。此外，液体制剂对包装材料要求高，易产生配伍禁忌等。

（二）液体制剂质量要求

1. 溶液型液体制剂应澄明，乳浊液或混悬液应保证其分散相小而均匀，且在振摇时易于分散。

2. 液体分散介质最好用水，其次是乙醇、甘油、植物油等，最后再考虑其他毒性较小的有机溶剂。

3. 液体制剂应剂量准确，稳定，无刺激性，且具有一定的防腐能力，口服制剂应适口。

四、分散度与疗效

在液体制剂中，药物的分散度与其吸收速率与疗效密切相关。由于任何药物都必须通过溶解过程形成分子或离子后才能吸收，因此除了机体不能吸收的药物外，一般药物在液体分散介质中的分散度越大，吸收越快，起效也越快。所以溶液型液体制剂吸收最快，其次是胶体型液体制剂，再次是乳剂和混悬剂。通过控制药物的分散度以改变其溶解速度，这是药剂学中控制药物作用速率的一种重要手段，也是制备速效或缓效制剂的一种方法。

但是分散度的大小对制剂的稳定性也有较大的影响，分散度越大，表面能越大，制剂越不稳定，反之则可增加药物的稳定性。

分散溶剂的性质对药物的吸收也有一定的影响。例如将维生素 A 分别制成水溶液、乳剂、油溶液三种制剂，口服后发现水溶液吸收最快，其次是乳剂，油溶液的吸收最差。

因此，在考虑液体制剂的分散度时，首先应明确制剂是速效还是长效，药物的溶解度与稳定性如何，然后再考虑分散溶剂和分散体系。

第二节　常用溶剂

一、概述

液体制剂的分散溶剂应具有以下条件：化学性质稳定，毒性小，成本低，无嗅味且具防腐性，不妨碍主药的作用和含量测定。同时符合这些条件的分散溶剂很少，不同的分散溶剂各有其优缺点，只有充分掌握溶剂的性质后才能合理的利用。

常用溶剂按其极性可分为极性溶剂与非极性溶剂。

二、溶剂

（一）极性溶剂

由极性分子组成。常用的极性溶剂有下面几种。

1. 水　水是最常用的溶剂。药用水包括蒸馏水、纯水、注射用水、灭菌注射用水。水本身无药理作用，能与多数极性溶剂，如乙醇、甘油、丙二醇等以任意比例混溶或溶解，不能被多数非极性溶剂溶解。水性液体制剂中的药物有时有不稳定现象，容易产生霉变，不宜长久贮存。

2. 乙醇　乙醇是药物制剂中仅次于水的最为常用的溶剂。乙醇的溶解能力很强，苷类、生物碱、挥发油、树脂、色素等均溶于乙醇，是许多有机化合物的首选溶剂。乙醇能与水以任意比例混合，经常被用在口服产品处方中。乙醇常与其他溶剂如丙二醇、甘油等合用以减少醇量。乙醇可作为防腐剂，其20%的溶液就具有防腐作用，它也经常与尼泊金酯类、苯甲酸类、山梨酸类等合用作防腐剂。40%以上浓度能延缓某些药物（如巴比妥钠等）的水解。但必须注意乙醇的药理作用和潜在的毒性，特别是在儿童用药物制剂中。

75%的乙醇，用作表面揉搽、卧床患者的擦洗、仪器的杀菌剂、注射前皮肤清洁剂等。由于其具有挥发性和易燃性，因此应保存在密闭容器中，注意防火。

3. 甘油　甘油是一种带有甜味的黏稠液体。甘油的溶解性能与乙醇类似，能与水、乙醇、丙二醇等任意混合，在挥发油及脂肪油中不溶。但甘油黏度大，溶解较缓慢。此外，甘油对无机盐的溶解度较乙醇为大，能溶解溴、碘、磺胺类药物及其钠盐等，有些药物如酚、硼酸、鞣酸在甘油中的溶解度比在水中大。

甘油口服毒性低，味甜，因此常在内服制剂中使用。内服制剂含12%以上甘油时能防止鞣质的析出。但内服过多的甘油有刺激性，而且其黏度大，成本高，故在使用上受到限制。

甘油吸水性很强，在外用制剂中可作保湿剂，但过量使用对皮肤有脱水作用。

4. 丙二醇（propylene glycol，PG）　本品为澄明无色、黏稠、具吸湿性的液体，其味甜，类似于甘油，但微辛。性质与甘油基本相同，但优于甘油。表现为溶解性能好，可溶解很多药物，如磺胺类药、局部麻醉药、维生素A、维生素D、性激素、氯霉素及许多挥发性油等。此外本品的毒性和刺激性均较小。在口服液中使用浓度为10%～15%，在注射液中使用浓度为10%～60%，在外用制剂中使用浓度为5%～8%。

5. 聚乙二醇（polyethylene glycol，PEG）　低聚合度的聚乙二醇（如PEG 200、PEG 300、PEG 400、PEG 600等）为澄明无色、吸潮、具有轻微特殊嗅味的黏稠液体，能与水、乙醇、丙酮、氯仿及醇类以任意比例混合，不溶于乙醚和脂肪族碳氢化合物，但溶于芳香族碳氢化合物。本品溶解范围广，能溶解许多水溶性无机盐和水不溶性有机物。本品对一些易水解的药物具有一定的稳定作用。在外用洗剂中，本品能增加皮肤的柔韧性，并具有与甘油类似的保湿或脱水作用。

6. 二甲基亚砜(dimethyl sulfoxide，DMSO)　本品为无色、几乎无味或微有苦味的透明液体。本品溶解能力极强，能与水、乙醇、丙酮、醚、苯和氯仿任意混溶，能溶解石蜡等碳氢化合物，能溶解水溶性药物，也能溶解脂溶性药物，故有“万能溶剂”之称。本品能增加外用制剂中一些药物如氢化可的松、睾丸酮、水杨酸等的透皮吸收。但对皮肤略有刺激性，可引起烧灼不适、疼痛发痒、红疹等。

(二) 非极性溶剂

非极性溶剂不能溶解极性药物，但能溶解具有相似结构或相近分子间力的非极性药物。常用的非极性溶剂有如下几种：

1. 脂肪油　常用的有菜子油、花生油、芝麻油、玉米油、豆油、棉子油、蓖麻油、橄榄油等。脂肪油不溶于水，微溶于醇。能溶解生物碱、挥发油及许多芳香族化合物。各国药典收载的脂肪油，多用于外用制剂，如滴鼻剂、洗剂、搽剂等。缺点是气味差、易酸败、遇碱能皂化变质。

2. 液体石蜡　本品为无色透明油状液体，无臭、无味，是自石油中制得的多种液状烃的混合物。本品在氯仿、乙醚或挥发油中溶解，在水或乙醇中均不溶。本品有轻质、重质之分。前者相对密度为0.828～0.88，黏度为37 mPa·s，多用于外用液体制剂，如滴鼻剂、喷雾剂中；而后者相对密度为0.86～0.905，黏度在38.1 mPa·s以上，多用于软膏、糊剂中。

3. 其他　详见第十一章“灭菌制剂与无菌制剂”。

第三节　增加药物溶解度的方法

一、溶解现象

(一) 溶解和溶解度

溶解系指溶剂和溶质分子间的引力大于溶质分子间的引力时，溶质分散在溶剂中形成溶液的过程。

溶解度(solubility)系指某种物质在一定温度下，在一定量特定溶剂中所能溶解的最大浓度，即饱和浓度。一般以百分数表示。

溶解的一般规律是“相似者相溶”，即溶质可以溶解在与其极性相似的溶剂中。极性溶质溶解在极性溶剂中，非极性溶质溶解在非极性溶剂中。此外，温度是决定药物溶解度的重要因素之一。大多数药物在温度升高后溶解度增加，但也有一些药物在温度降低时溶解度增加。

溶解速率和溶解度的概念不同，溶解速率系指单位时间内溶质溶解的量，反映的是溶解快慢的问题。溶解率属于热力学范畴，溶解速率属于化学动力学范畴。

在药物制剂制备过程中，许多药物的溶解度不能达到有效治疗浓度，针对这些难溶性药物，增加其溶解度在药剂学中具有特殊意义。

(二) 药物溶液的浓度表示法

药物制剂的浓度常用百分浓度(%)来表示，各种百分浓度的表示方法如表10-1所示。在未注明情况下，如果是气体或固体溶质，则百分浓度为重量/体积百分比；如果是液体溶质，则为体积/体积百分比。

表 10-1 药物溶液的百分浓度表示法

表示法	概念	说明
%(W/V)	重量/体积百分比	100 ml 溶液中某物质的克数
%(W/W)	重量/重量百分比	100 g 制剂中某物质的克数
%(V/V)	体积/体积百分比	100 ml 溶液中某物质的毫升数

二、增加药物溶解度的方法

增加药物溶解度的方法很多，这里介绍四种常用的方法。

(一) 调节 pH(制成盐类)

弱酸或弱碱的溶解度通常取决于 pH，因此通过调节 pH 制成盐类，可增加其溶解度。

对于分子中有酸性官能团的物质，可考虑加碱成盐，如氢氧化钠、碳酸氢钠、氨水、氢氧化钾、乙二胺、二乙醇胺等；有机碱类化合物可与酸成盐，如盐酸、硫酸、磷酸、氢溴酸、硝酸、枸橼酸、酒石酸等。

但要注意的是，在同一药物形成的几种不同盐中，不仅溶解度有很大差别，而且使用效能、毒性和稳定性也有差异。因此在考虑溶解度的同时，必须综合考虑其稳定性、毒性、刺激性等。

通过调节 pH 而增加溶解度对某些药物并不总是有效的。例如，弱酸或弱碱药物在通过成盐增加溶解度时，溶液的 pH 可能超过生理耐受的范围，或者影响处方中其他成分的稳定性；而非电解质药物的溶解度不受 pH 影响。

(二) 应用潜溶剂

在药物的处方或生产工艺过程中常常使用复合溶剂以提高药物的溶解度或溶解速度。药物在单一溶剂中溶解度较低，而在特定比例的混合溶剂中溶解度却显著增加，这种现象被称为潜溶。显著增加溶质溶解度的复合溶剂称为潜溶剂。

典型的例子是硝酸纤维素，其微溶于乙醇或乙醚，但在乙醇和乙醚的混合溶剂中则易溶。又如，在药剂学中最常用于增加药物溶解度的复合溶剂是水和极性溶剂(如乙醇、丙二醇、甘油、聚乙二醇等)的混合物；也有其他的一些混合溶剂，如苯甲酸苄酯与植物油、油酸乙酯与乙醇、二甲基乙酰胺与水等。

生产过程中使用的复合溶剂更为广泛，一些有机溶剂，如乙醇、氯仿、乙酸乙酯、丙酮、二氯乙烷等的混合溶剂常用于薄膜包衣、微囊或脂质体的制备、喷雾干燥、悬浮造粒等。

潜溶剂的选择主要考虑使用目的。如配制苯巴比妥溶液，可选用下述五种潜溶剂：30%以上的乙醇溶液；35%以上的丙二醇溶液；25%丙二醇与 5%乙醇的水溶液；25%甘油与 15%乙醇的水溶液；50%甘油与 5%乙醇的水溶液。若苯巴比妥溶液用于静脉注射，上述潜溶剂均可选用；若用于肌肉注射，为减少刺激性，应选用含乙醇量少的潜溶剂；若用于口服，由于丙二醇有辛辣味，可选用不含丙二醇的潜溶剂。

对于水性注射液，可选择的溶剂主要是丙二醇、甘油和聚乙二醇。有时为了获得更大的溶解度，也可用乙醇，但应注意两点：一是尽可能选用低浓度的非水溶剂；二是此类采用潜溶剂的注射液和其他输液混合滴注时，由于溶剂系统改变可产生沉淀。

(三) 加入助溶剂

助溶系指在溶液中加入第三种物质以增加难溶性药物溶解度的方法。加入的第三种物质称为助溶剂。它们一般是低分子化合物，但不是胶体物质或表面活性剂。助溶剂在药剂中的主要应用是有利于难溶性药物液体制剂的配制，从而提高药物浓度，满足医疗要求。

助溶的机理主要是络合、形成复合物（复盐）、分子缔合等。例如，碘与碘化钾形成KI_3、KI_5或KI_7等形式的络合物，使碘在水中的溶解度从0.03%提高到5%；苯甲酸钠和咖啡因形成复盐（苯甲酸钠咖啡因），使咖啡因的溶解度由1∶50提高到1∶1.2；乙二胺与茶碱形成分子缔合物（氨茶碱），使茶碱在水中的溶解度由1∶120增加到1∶5，这时乙二胺对茶碱起到良好的助溶作用。

助溶剂的选择目前尚无明显规律，一般仅根据难溶性药物的结构、性质进行选择。在选择助溶剂时，应考虑如下条件：较低的助溶剂便能使难溶性药物的溶解度有明显增加；不降低药物的疗效和稳定性；无刺激性、无副作用；价廉易得。

常用的助溶剂有三类：① 某些有机酸及其钠盐，如苯甲酸、水杨酸、枸橼酸、对羟基苯甲酸及其钠盐；② 酰胺或胺类化合物，如乌拉坦、尿素、烟酰胺、乙醇胺、乙二胺等；③ 一些水溶性高分子，如聚乙二醇、聚乙烯吡咯烷酮、羧甲基纤维素钠等。

（四）加入增溶剂

表面活性剂在水溶液中达到临界胶束浓度后，一些水不溶性或微溶性物质在胶束溶液中的溶解度可显著增加并形成透明胶体溶液，这种现象称为增溶，起增溶作用的表面活性剂称为增溶剂，被增溶的物质称为增溶质。

在选用增溶剂时，应注意以下几个原则：

1. 增溶剂的性质　同系列的表面活性剂，具有较长碳链的表面活性剂增溶能力较强。这是因为碳链越长，所形成的胶团的内部疏水区越大，有利于药物的增溶。此外，高HLB值的表面活性剂增溶效果好，常用于增溶的表面活性剂的HLB值在15～18之间。药物与增溶剂有匹配现象，即不同药物应选择与其相匹配的增溶剂。

2. 增溶剂的用量　表面活性剂增溶体系是水、表面活性剂（增溶剂）和增溶质形成的三元体系。为了配制澄明溶液并在使用稀释时仍保持澄明，须选择适宜的配比。可通过增溶相图确定增溶剂的量。方法是按不同比例称取增溶质和增溶剂混合均匀，分别滴水直至混浊，记录水量，继续滴加水，观察有无从混浊转为澄明、再由清转浊的现象，记录水量。计算所有混浊点处三组分的重量百分数，在三角坐标图中定点连线即得增溶相图。增溶相图不仅可以决定增溶剂的最小用量，还可确定增溶质被增溶的最大浓度和可稀释程度，解释三组分产生相变的现象，对指导制剂处方设计有重要作用。

3. 增溶剂的不良反应　在选择增溶剂时须特别注意表面活性剂的毒性、刺激性和溶血等不良作用，这些不良作用与表面活性剂的类型、使用的浓度、制剂的给药途径有关。从毒性和刺激性而言，阳离子表面活性剂＞阴离子型＞非离子型；静脉值＞口服＞外用。从溶血作用而言，阴阳离子表面活性剂有较强溶血作用，不能用于注射剂；非离子表面活性剂的溶血作用随品种和浓度的不同而有所区别。在任何情况下，高浓度增溶剂的不良反应强于低浓度增溶剂。增溶剂的不良反应受多种因素影响，无普遍固定规律。药物制剂在应用增溶剂时，应作相应的药理、毒理试验。

4. 增溶剂的使用方法　一般情况下，先将增溶剂与增溶质混合，必要时加少量水，最好是完全溶解后，再与其他附加剂及溶剂混合，这样可使增溶量增加。若将增溶剂先溶于水后再加增溶质往往不能达到预期的效果。例如，用吐温-80增溶棕榈酸维生素A时，若将吐温-80先溶于水，再加入药物则几乎不溶。

第四节　溶液型液体制剂

溶液型液体制剂系指小分子药物以分子或离子状态分散在溶剂中形成供内服或外用的真溶液。下面介绍常用的溶液型液体制剂。

一、溶液剂

溶液剂(solutions)系指化学药物的内服或外用的均相、澄清溶液。其溶质一般为不挥发性化学药物,溶剂多为水,但也有用其他溶剂的。如维生素 D_2用油作溶剂。

口服溶液剂常含有矫味剂、着色剂等以增加患者的顺应性;同时,经常加入稳定剂、防腐剂等提高产品的稳定性。

口服溶液剂一般制成适宜的体积以方便患者用药,如 5 ml、10 ml 或 15 ml,有一些儿科用药则按滴给药,但有时个别品种的剂量非常大,如口服结肠灌洗液(含 PEG 3350),成人推荐剂量为胃肠道镜检前服用 4 L,患者按要求每 10 分钟饮服 240 ml 溶液,直至 4 L 全部服完。

外用溶液剂包括水性溶液以及含有乙醇的酊剂。

溶液剂有三种制备方法:溶解法,稀释法和化学反应法。目前化学反应法应用较少。

例 1　复方碘溶液

本品主要用于碘缺乏症,采用溶解法制备。

处方:

碘	50 g
碘化钾	100 g
蒸馏水	加至 1 000 ml

制法:取碘及碘化钾,加蒸馏水 100 ml 溶解后,再加适量的蒸馏水,使全量成 1 000 ml 即得。

例 2　过氧化氢溶液(双氧水)

本品为消毒防腐药,用于清洗化脓性创口等。采用稀释法制备。

处方:

浓过氧化氢溶液 25%(g/g)	100 ml
蒸馏水	加至 1 000 ml

制法:取浓过氧化氢溶液加蒸馏水至 1 000 ml,搅匀,即得。

二、芳香水剂

芳香水剂(aromatic waters)系指芳香挥发性物质(多为挥发油)的饱和或近饱和水溶液。也可用水与乙醇的混合溶剂制备浓芳香水剂。许多挥发性物质可制备成芳香水剂,如薄荷油、玫瑰油、橙花油、水杨酸甲酯、樟脑、氯仿等。芳香水剂的浓度较低,只作为芳香溶剂使用,可矫味、矫臭以及作分散剂。现已不再广泛使用。

如果是纯净的挥发油或化学药物,多用溶解法或稀释法制备;如果是挥发性成分的植物药材,多用蒸馏法制备。

三、糖浆剂

糖浆剂(syrups)系指含有药物或芳香物质的浓蔗糖水溶液。糖浆剂中的糖和芳香物质不仅可以掩盖某些药物的苦、咸等不适气味，且香甜诱人、很少或完全不含酒精，这些特点对不愿服药的儿童患者显得尤为重要，因此有许多药物被制成糖浆剂。

蔗糖在糖浆剂中应用最为广泛，但对于糖尿病患者或必须控制饮食的患者，也可使用其他替代物，如右旋糖酐、山梨醇、甘油等。

大部分糖浆剂含有高浓度的蔗糖，通常为60%～80%。这样做的目的一方面是使溶液具有合适的甜度和黏稠度，另一个更重要的原因则是防腐。因为在浓蔗糖水溶液中水分极少，微生物，特别是酵母菌和霉菌，无法获得生长所必需的水分。例如，单糖浆是单纯蔗糖的近饱和水溶液，含蔗糖85%(g/ml)或64.7%(g/g)，如制备和保存得当，无需再加入防腐剂。

但当糖浆剂中蔗糖的浓度低于65%时，应加适量的防腐剂以阻止或延缓微生物的繁殖。常用0.1%～0.25%的苯甲酸，0.1%～0.2%的苯甲酸钠，0.02%～0.05%的尼泊金，0.001%的8-羟基喹啉硫酸盐，或0.01%～0.1%的桂皮醛等。有些挥发油在糖浆中除有矫味作用外，也有防腐能力。如0.01%桂皮油能抑制霉菌，0.1%则可抑制发酵。

糖浆剂可分为两类，一类是含药糖浆，如枸橼酸哌嗪糖浆、磷酸可待因糖浆，主要用于治疗疾病；一类是矫味糖浆，如单糖浆、橙皮糖浆，主要用于矫味。

糖浆剂的制备方法包括溶解法(热溶法、冷溶法)和混合法。

热溶法是将蔗糖溶于一定量的沸水中，继续加热，在适宜的温度时加入药物，搅拌溶解，过滤，再从滤器上加水至全量，本法适用于对热稳定的药物。对遇热不稳定或挥发性药物，应在糖浆制备后加入，并将溶液迅速冷却到室温。

为了避免加热引起蔗糖的转化，也可使用冷溶法，通过搅拌使蔗糖溶于冷的蒸馏水中，或含药水溶液中制成糖浆剂。可使用密闭容器或渗漉筒来完成。这种方法较热溶法费时，但产品的稳定性好。

混合法是将药物与糖浆直接混合而成。药物如为水溶性固体，可先用少量蒸馏水制成浓溶液；在水中溶解度较小的药物可酌加少量适宜溶剂使溶解，然后加入单糖浆中搅匀；药物如为含乙醇的制剂，与单糖浆混合时往往发生混浊，此时可将药物置于研钵中，加滑石粉适量研磨，缓缓加入适量蒸馏水，搅匀，并反复滤过至澄清，再加蔗糖，搅拌使溶解，过滤，并添加蒸馏水至全量即得。

例 磷酸可待因糖浆

本品用混合法制备。本品为镇咳药，用于剧烈咳嗽。口服，一次2～10 ml，一日10～15 ml。

处方：

磷酸可待因	5 g
蒸馏水	15 ml
单糖浆	加至1 000 ml

制法：取磷酸可待因溶于蒸馏水中，加单糖浆至全量，即得。

四、醑剂

醑剂(spirits)系指挥发性物质的乙醇或乙醇－水溶液。醑剂中乙醇的浓度很高，通常在60%以上。凡用于制备芳香水剂的物质一般都可以制成醑剂，供内服或外用。由于挥发性物质在乙醇中的溶解度一般比水中大，所以醑剂中挥发性成分的浓度比芳香水剂中大得多。但应注意的是，醑剂与水性制剂在混合时易发生混浊，这是由于一些挥发性成分因乙醇浓度降低而分离出来。

与固体制剂相比，醑剂的优势在于其使用方便，有助于吞服固体制剂有困难的患者的服用。

醑剂有治疗用醑剂和非治疗用醑剂，治疗用醑剂如亚硝酸乙酯醑、樟脑醑、芳香氨醑等，可口服、外用或吸入，口服时为减少刺激性，可加入一定量的水；非治疗用醑剂仅作为芳香剂，如复方橙皮醑、薄荷醑等。

醑剂可用溶解法、浸渍法或蒸馏法制备。

第五节　胶体溶液

一、概述

一般说来，凡药物以 1～500 nm 大小的粒子均匀分散在液体分散溶剂中形成的液体制剂属于胶体溶液型制剂。如胶浆剂、火棉胶剂、涂膜剂等。胰岛素注射液以及一些含蛋白质的生物制品（如血清、类毒素、抗毒素等）亦属之。

胶体溶液主要分为两类，即分子胶体和微粒胶体。

分子胶体系指高聚物的溶液，也称亲水胶体，如高分子水溶液。高聚物分子溶解在分散溶剂中，以无规线团的形式存在，与分散溶剂之间无相界面，属于热力学稳定体系。

微粒胶体系指难溶性固体药物的微细粒子分散在溶剂中形成的非均态液体制剂，也称疏水胶体。由于分散相和分散溶剂之间有明显的界面，因而具有很大的界面能，是热力学不稳定体系。且胶体粒子有自发聚集以降低界面能的趋势，因此微粒胶体极易被破坏而聚沉，聚沉之后往往不能恢复。

二、分子胶体

（一）分子胶体的结构、性质与稳定性

亲水性聚合物分子结构中有很多亲水基团（或极性基团），如—OH、—NH_2、—COOH 等，这些基团能和水发生水化作用，在高分子周围形成较坚固的水化膜。水化膜可阻碍质点的相互聚集，因此高分子溶液的稳定性较高。

但与水亲和力强的物质，如乙醇、丙酮、大量的电解质等会争抢水分子，破坏水化膜，导致高分子聚集沉淀。这种性质可应用于高分子物质的纯化，如制备右旋糖酐、羧甲基淀粉钠时，加入大量乙醇，使它们失去水化膜而沉淀分离，通过控制所加入的乙醇浓度，还可获得不同相对分子质量的产品。由于大量电解质的加入，导致高分子质点水化膜的破坏使其沉淀，这一过程称为盐析。起盐析作用的主要是电解质中的阴离子，不同电解质阴离子盐析能力的强弱顺序称为感胶离子序，一般是：枸橼酸根＞酒石酸根＞SO_4^{2-}＞Ac^-＞Cl^-＞NO_3^-＞Br^-＞I^-。

高分子溶液在放置过程中自发地聚集而沉淀的现象称为陈化现象。这是由于光线、空气、盐类、pH、絮凝剂、射线等共同作用的结果。

高分子溶液常因吸附或解离而带电，如纤维素及其衍生物、阿拉伯胶、海藻酸钠等溶液带负电荷；血红素带正电荷；蛋白质分子中含有羧基和氨基，因此其荷电情况随溶液 pH 的变化

而变化，在等电点时蛋白质分子呈中性，在 pH 大于等电点时，蛋白质分子带负电，在 pH 小于等电点时，蛋白质分子带正电。这种电性的变化在药剂学中有重要的用途。同时要注意，两种带相反电荷的高分子溶液混合时，可因电荷中和而发生絮凝。

高分子溶液与疏水胶体不同，有较高的渗透压，可用下式表示：

$$\frac{\Pi}{C}=\frac{RT}{M}=BC \qquad (10-1)$$

式中，Π 为渗透压；C 为高分子的浓度；R 为气体常数；T 为绝对温度；M 为相对分子质量；B 为特定常数，它由溶质和溶剂相互作用的大小来决定。

由上式可见，渗透压的大小与高分子溶液的浓度有关。

高分子溶液是黏稠性流体，其黏度和相对分子质量有关，可用下式表示：

$$\eta=KM^{\alpha} \qquad (10-2)$$

式中，η 为高分子溶液的黏度；K、α 均为高分子化合物与溶剂之间的特有常数；M 为高分子化合物的相对分子质量。

（二）分子胶体的制备

形成高分子溶液的过程称为胶溶，一般需经过有限溶胀和无限溶胀两个过程。溶胀系指溶剂分子渗透进入高分子化合物分子间的空隙中，与极性基团发生水化作用而使体积膨胀，这一过程称为有限溶胀。由于水分子充满高分子化合物的分子间隙内，降低了分子间的相互作用（范德华力），溶胀过程不断进行，最后高分子化合物以分子、离子状态完全分散在水中，形成高分子溶液，这一过程称为无限溶胀。无限溶胀往往需要加热或搅拌才能完成。

有限溶胀和无限溶胀的快慢与高分子化合物的种类有直接关系。如制备胃蛋白酶溶液，有限溶胀和无限溶胀均很快，只需将其撒于水面，待其自然溶胀后，搅拌即可。切忌撒入水面即行搅拌，否则形成团块，水分难以渗入，反而影响溶解。

制备明胶溶液时，先将明胶碎成小块，水中浸泡 3～4 h 使体积膨胀（有限溶胀过程），然后加热并搅拌使明胶溶解（无限溶胀过程）。制备甲基纤维素溶液时，冷水的溶解效果要优于热水。这是因为高温会破坏水分子和甲基纤维素极性基团形成的氢键，降低水化作用，导致溶液浑浊；而低温条件下氢键复又形成，溶液重新澄明，因此在配制这类高分子溶液时不应加热，而应冷藏。

三、微粒胶体

微粒胶体（亦称溶胶）是高度分散体系，质点很小，分散度大，存在强烈的布朗运动，能克服重力作用而不沉降，属于动力学稳定体系；但由于巨大的界面能，是热力学不稳定体系。一旦粒子相互聚集长大，微粒胶体的动力学稳定性亦将丧失，此时微粒胶体沉淀，这种现象称为聚集。微粒胶体聚集后往往不能恢复原状。

（一）微粒胶体的结构与性质

该体系中分散相的质点可因吸附或解离而带电，为保证整个体系的电中性，带电微粒表面必然吸附带相反电荷的反离子。其中，一部分反离子紧密吸附在带电微粒表面，而另一部分反离子则扩散到溶液中。带电微粒及其紧密吸附的反离子构成吸附层；而扩散的反离子构成扩散层；吸附层和扩散层所带电量相等，而所带电荷则正好相反，它们共同构成了胶体粒子的双电层结构。

在电场作用下，带电胶粒和分散介质（扩散层）之间发生相对移动，表现出电位差，称为电动电位(ξ电位或 zeta 电位)。ξ电位的大小与溶液中电解质的浓度有密切关系,电解质浓度大,进入吸附层的反离子多,由于反离子进入吸附层,使吸附层中有较多的电荷被中和,因此ξ电位就降低。

(二) 微粒胶体的稳定性

微粒胶体的质点原本是疏水的,但表面形成双电层后,由于离子的水化作用,使胶粒表面溶剂化,带有一层薄的水膜。水膜的存在,也有利于微粒胶体的稳定。但与高分子溶液相比,微粒胶体的稳定性较差,因此在制备微粒胶体时必须加稳定剂。影响微粒胶体稳定性的因素很多,其中主要的有以下几点:

1. 电解质的聚沉作用　在溶胶中加入电解质,导致ξ电位下降,胶粒之间的静电斥力减小,胶粒易合并聚集而沉淀。通常把电解质使溶胶沉淀的作用称为聚沉作用,任何电解质浓度达到一定值时都能使溶胶沉淀。电解质中起聚沉作用的主要是反离子,反离子价数越高,聚沉效率越高,即:三价离子>二价离子>一价离子。

2. 溶胶的相互聚沉　电性相反的两种溶胶混合时也可发生相互聚沉。电荷相互中和是聚沉的重要原因。此外,两种胶体的稳定剂也可能发生相互作用,导致溶胶失去保护而聚沉。聚沉的程度与两胶体的比例有关,在等电点附近聚沉最完全;两者比例相差很大时,聚沉不完全或不发生。

3. 高分子溶液的保护和絮凝　在溶胶中加入一定数量的高分子溶液使其稳定性显著提高的现象称为高分子的保护作用。这是由于高分子吸附在溶胶粒子表面,胶粒表面完全被高分子所覆盖,形成类似高分子粒子的表面结构,因而稳定性增加。但是,如果加入的高分子化合物量太少,反而会导致溶胶的稳定性下降,形成疏松絮状沉淀,这种现象称为高分子的絮凝作用。这是由于高分子溶液的浓度较低,不能完全覆盖溶胶粒子的表面,高分子的架桥作用反而使溶胶粒子加速聚集而絮凝。

(三) 微粒胶体的制备

微粒胶体的制备方法包括分散法和凝聚法。分散法是将大块物质分散成胶体粒子,而凝聚法则是将离子或分子凝聚成胶体大小的粒子。

1. 分散法　有机械分散法、超声分散法和胶溶法。机械分散法利用胶体磨等设备将大块固体物料粉碎成胶体大小的微粒,再分散在溶剂中。超声分散法利用 20 000 Hz 以上超声波产生的能量分散固体。胶溶法是将刚刚聚集的胶体粒子重新分散而成微粒胶体,胶体粒子之所以聚集,是由于溶液中含有过多的电解质或者在制备时未加入稳定剂,可设法洗去过量的电解质或者加入少量的稳定剂,则可形成微粒胶体,此法仅适用于新生沉淀。

2. 凝聚法　本法是使分子或离子凝聚成胶粒,基本原则是使药物分子溶液达到过饱和状态,然后控制适宜的条件,使分子或离子以胶体大小的质点析出。包括物理凝聚法和化学凝聚法。物理凝聚法是通过改变分散介质的性质使溶解的药物凝聚;化学凝聚法是借助于氧化、还原、水解、复分解等化学反应制备。

四、举例

(一) 胶浆剂

胶浆剂系指高分子物质分散在水中形成的黏稠状制剂。其特点是具有黏性,因此能延缓药物的吸收,干扰味蕾的感觉,降低某些药物的刺激性。

常用的胶浆剂有阿拉伯胶浆,西黄蓍胶浆,甲基纤维素胶浆,羧甲基纤维素钠胶浆,淀粉浆等，也有含药物的胶浆如盐酸利多卡因胶浆、氯化钾胶浆、盐酸可卡因胶浆、心电图导电胶浆等。

例 盐酸可卡因胶浆

本品用做胃镜检查时的麻醉剂。

处方：

盐酸可卡因	5 g	甘油	100 ml
枸橼酸	1 g	甲基纤维素	17 g
5%尼泊金乙酯醇溶液	20 ml	蒸馏水	加至 1 000 ml

制法：取盐酸可卡因和枸橼酸溶于约 800 ml 蒸馏水中，缓缓加入尼泊金乙酯醇溶液，然后撒入甲基纤维素，待其溶解后，加入甘油和蒸馏水至全量，搅匀即得。

（二）涂膜剂

涂膜剂系指药物溶解于含成膜材料有机溶剂中，涂搽患处后形成薄膜的外用液体制剂。

涂膜剂中包括成型材料、增塑剂和溶剂。常用成型材料为聚乙烯醇缩甲乙醛，增塑剂为邻苯二甲酸二甲酯，溶剂为乙醇、丙酮等。

涂膜剂的一般制法为涂膜剂中所含药物，如能溶于上述溶剂时可以加入溶解。如为中草药则先要制成乙醇提取液或其提取物的乙醇(或丙酮)溶液，再加到基质溶液中。

例 环吡酮胺涂膜剂

本品为淡黄色透明液体，流动性好，涂于皮肤上 7～8 min 成膜，药膜具良好的柔软性和黏附性。

处方与制法：取抗真菌药环吡酮胺，加入无水乙醇与丙酮的混合液中溶解，加蒸馏水适量；称取经过处理的 PVA 于定量的蒸馏水中充分溶胀，于水浴上加热溶解，冷却后缓慢加入上述混合液，搅拌均匀，即得含 1%环吡酮胺的涂膜剂，密闭保存备用。

（三）其他制剂

例 1 胃蛋白酶合剂

本品用于缺乏胃蛋白酶或病后消化机能减退引起的消化不良症。

处方：

胃蛋白酶(1∶1 200)	20 g	稀盐酸	10 ml
单糖浆	100 ml	橙皮酊	20 ml
5%尼泊金乙酯醇溶液	10 ml	蒸馏水	加至 1000 ml

制法：将稀盐酸、单糖浆加入约 700 ml 蒸馏水中，搅匀，再将胃蛋白酶均匀撒布于液面上，让其自然膨胀溶解。将橙皮酊缓缓加入溶液中，另取约 100 ml 蒸馏水溶解 5%尼泊金乙酯醇液，缓缓加入上述溶液中，再加蒸馏水至全量，搅匀，即得。

例 2 聚维酮碘溶液

本品为分子胶体溶液，属消毒防腐药，可用于黏膜或体腔。

处方：

聚维酮碘	100 g
蒸馏水	加至 1 000 ml

制法：称取聚维酮碘，撒布于蒸馏水面上徐徐溶解，加蒸馏水至全量，即得。

例 3 火棉胶剂

火棉胶是一澄清或稍带乳白色的黏性液体，由硝酸纤维素(4%，*W*/*V*)溶解于乙醚一乙醇(3∶1，*V*/*V*)混合物中而得，为外用制剂，主要应用在绷带或切口缝线处。涂抹于皮肤后，硝酸纤维素随溶剂挥发形成薄膜，起防水及保护作用。在火棉胶中加入蓖麻油，可使产品具有弹性。由于溶剂易挥发、易燃，因此火棉胶应保存于密闭容器中，避火、避光和避免高温。

第六节　乳　　剂

一、概述

乳剂(emulsions)系指一种液体(分散相、内相或不连续相)以小液滴的形式分散在另外一种液体(分散介质、外相或连续相)中，形成的非均相液体制剂。

根据乳剂中分散相液滴的大小，乳剂可分为普通乳、亚微乳和纳米乳。当分散相液滴在1～100 μm范围时，乳剂是普通乳，为常见的不透明乳白色液体，属于粗分散体系；当分散相液滴在0.1～0.5 μm时，乳剂为亚微乳，可静脉注射；当分散相液滴在0.01～0.1 μm时，乳剂是透明或半透明液体，又称微乳、纳米乳或胶团乳，属于胶体分散系统。不同的乳剂在性质上有非常显著的差异，但均属于热力学不稳定体系，这是由于乳剂中的内相液滴具有巨大的总表面积和很高的表面自由能的缘故。

乳剂中两种液体具有相反的性质，亲水的一相通常是水或水溶液，亲油的一相通常是各种植物油、矿物油或动物油脂等。水相和油相可以形成两种乳剂，即水包油型(O/W)乳剂和油包水型(W/O)乳剂。前者以油为内相、水为外相；后者则以水为内相、油为外相。

依据水或油的某些性质可鉴别乳剂的类型，常用的方法有稀释法、染色法及导电法。

乳剂可供内服，也可外用。乳剂型制剂很多，如口服乳剂、搽剂、洗剂、滴眼剂、注射剂、软膏剂、眼膏剂以及气雾剂中的部分制剂。乳剂的广泛应用和其自身特点有关：乳剂中液滴的分散度很大，药物吸收迅速，起效快，生物利用度高；油性药物制成乳剂能保证剂量准确，而且使用方便；水包油型乳剂可掩盖药物的不良嗅味，并可加入矫味剂；外用乳剂能改善对皮肤、黏膜的渗透性，减少刺激性；静脉注射乳剂注射后分布较快、药效高、有靶向性；静脉营养乳剂是高能营养输液的重要组成部分。

二、乳剂形成理论

乳剂中的两种液体互不相溶，其中一种液体高度分散在另一种液体中，从而使体系具有相当大的界面以及界面自由能，造成体系的不稳定性，为了降低体系的能量，乳液中的小液滴有自发聚结趋势。欲得到稳定的乳液，必须加入起稳定作用的第三种物质即乳化剂。乳化剂之所以能起稳定乳剂的作用，主要是由于乳化剂具有降低界面张力、形成界面膜、形成电屏障等作用。

(一) 乳剂形成和稳定理论

1. 降低界面张力　常用乳化剂多具表面活性作用，可降低界面张力，一般能使油水两相之间的界面张力降低为原来的1/20～1/25，从而降低分散相液滴的表面自由能以至不易重新聚合。

但应指出，降低界面张力是形成乳剂的有利因素但不是决定因素。如有的体系有很低的界面张力，但若没有形成界面膜，则不能获得稳定的乳液；相反，一些含有高分子物质的体系，尽管界面张力较高，仍能形成稳定的乳液。

2. 形成界面膜　乳液中高分散度液滴所具有的强吸附性以及乳化剂的两亲性结构，使乳化剂分子富集在两相界面形成坚固的界面膜，此膜可防止内相液滴的接触和融合，此膜的韧性越强，柔性越大，乳剂的稳定性就越好。

界面膜的机械强度决定了乳剂的稳定性。根据乳化剂的种类，界面膜分为三类：

(1) 单分子膜：形成单分子膜的乳化剂主要是表面活性剂。其有规律地吸附于分散相液滴表面，亲水基团朝向水相，亲油基团朝向油相，形成单分子膜，可明显地降低界面张力，同时有效地防止内相液滴相遇时发生合并，稳定乳剂。

(2) 多分子膜：高分子材料在乳剂形成时吸附在分散相液滴的界面上形成坚固的多分子膜，虽不能明显降低界面张力，但可有效阻止油滴的合并。此外，高分子溶液还可增加外相（水相）的黏度，也有利于乳剂的稳定。

(3) 固体微粒膜：极其细微的固体粉末如能同时被水相和油相所润湿，也可用作乳化剂，其形成的固体微粒膜可避免分散相液滴的接触和合并。

3. 形成电屏障　亲水性表面活性剂作 O/W 型乳剂的乳化剂时，其亲水基可因解离或吸附而带电，从而形成分散相液滴的电屏障，防止液滴的合并，稳定乳剂。但对 W/O 型乳剂，由于乳化剂的疏水基团向外，分散相液滴不具有电屏障，因此 W/O 型乳剂往往不如 O/W 型乳剂稳定。

乳化剂在乳剂的稳定过程中所起的作用往往是上述几种作用的综合结果，例如，降低界面张力在乳剂形成的初始过程中很重要，但随后形成的界面膜起着更重要的作用。

（二）决定乳剂类型的因素

1. 乳化剂的类型　一般而言，乳化剂的类型决定了乳剂的类型，亲水型的乳化剂得到 O/W型乳剂；亲油型的乳化剂得到 W/O 型乳剂。一些固体粉末，如皂土、氢氧化镁等，由于固体更多地为水相所润湿（与水相的亲和力大），所以形成 O/W 型乳剂；而另一些固体粉末，如氢氧化钙、氢氧化锌等，固体更多地被油相所润湿（与油相的亲和力大），所以形成 W/O 型乳剂。

2. 相体积　一般来说，相体积较大的一相易成为外相。但由于电屏障的缘故，形成具有较高相体积的 O/W 型乳剂也是可能的。相反，由于 W/O 型乳剂不具有电屏障，因此 W/O 型乳剂的相体积不能太大，否则容易转型。

三、乳化剂

乳化剂的作用是降低界面张力、在分散相液滴表面形成界面膜或形成电屏障。乳化剂的选择对乳剂的形成和稳定有重要的影响。

（一）常用乳化剂

1. 合成乳化剂　此类乳化剂多为表面活性剂，主要通过降低界面张力和形成单分子膜起稳定作用。如果将适当的表面活性剂混合使用或与油溶性极性化合物联用，可形成致密的复合膜，有利于乳剂的稳定。

常见的阴离子型乳化剂有：硬脂酸钠、硬脂酸钾、油酸钠、油酸钾、硬脂酸钙、十二烷基硫酸钠等。常见的两性离子型乳化剂有：卵磷脂、大豆磷脂等。常见的非离子型乳化剂有：司盘类、吐温类、波洛沙姆、蔗糖脂肪酸酯类、聚氧乙烯蓖麻油类、聚氧乙烯氢化蓖麻油类等。

2. 天然乳化剂　本类多为亲水性高分子化合物，主要是 O/W 型乳化剂，在内相液滴表面形成多分子膜。由于大多数此类乳化剂的水溶液有较大的黏度，能增加水相的黏度，故有利于乳剂的稳定。使用这类乳化剂一般需加入防腐剂。

常见的有：阿拉伯胶、西黄蓍胶、明胶、琼脂、卵磷脂等，其他的乳化剂还有：海藻酸钠、皂苷、果胶、蛋白等。

3. 固体粉末乳化剂　固体粉末和水的亲和力决定了乳剂的类型。被水润湿程度大，接触角 $\theta<90°$，可形成 O/W 型乳剂，包括氢氧化镁、氢氧化铝、皂土、碳酸钙、二氧化硅等；被水润湿程度小，接触角 $\theta>90°$，可形成 W/O 型乳剂，包括氢氧化钙、氢氧化锌、硬脂酸镁、炭黑、松香等。

4. 辅助乳化剂　辅助乳化剂本身乳化能力很弱或无乳化能力，但能提高乳剂的黏度，如阿拉伯胶、果胶等混合使用可使水相黏度增加，十六醇硬脂酸酯与蜂蜡合用可增加油相黏度，从而降低乳剂的分层，提高乳剂的稳定性。

有些辅助乳化剂能在内相液滴表面形成复合膜，增强界面膜的强度，有利于乳剂的稳定。

常用于增加水相黏度的辅助乳化剂有：甲基纤维素、羧甲基纤维素钠、西黄蓍胶等。常用于增加油相黏度的辅助乳化剂有：鲸蜡醇、蜂蜡、单硬脂酸甘油酯、硬脂醇等。

（二）乳化剂的选择和使用

1. 乳化剂的 HLB 值及其应用　一般来说，每种乳化剂都有一个亲水部分和一个亲脂部分，其亲水亲油的能力可用 HLB 值表示（详见第九章中的第二节“表面活性剂”）。HLB 值在 3～6 的乳化剂一般具有较高的亲脂性，适宜制备 W/O 型乳剂；而 HLB 值在 8～18 之间的乳化剂一般具有较高的亲水性，适宜制备 O/W 型乳剂。

除了乳化剂有 HLB 值，乳剂中的油相成分也有确定的 HLB 值。在乳化时，只有选择合适的油相和乳化剂，使两者的 HLB 值相接近（保持差值范围在 0.5～1.0），才能得到稳定的乳剂。必要时，可将两种或多种乳化剂联合使用以达到所需的 HLB 值。此时混合乳化剂的 HLB 值具有加和性，可用下式计算：

$$\mathrm{HLB}=\frac{\mathrm{HLB_A}\times W_\mathrm{A}+\mathrm{HLB_B}\times W_\mathrm{B}}{W_\mathrm{A}+W_\mathrm{B}} \qquad (10-3)$$

式中，W_A 和 W_B 分别为乳化剂 A 和 B 的质量；$\mathrm{HLB_A}$ 和 $\mathrm{HLB_B}$ 分别为两者的亲水亲油平衡值。

油相的 HLB 值可查阅文献，也可通过试验获得。其中，系列乳化剂稳定性观察法是简单易行的方法，即对某一乳剂的油相成分，选用一系列不同 HLB 值的混合乳化剂，配制乳浊液，静置观察，最稳定的乳浊液所采用的乳化剂的 HLB 值就是油相的 HLB 值。

2. 根据乳剂的用途来选择　外用乳剂应选用对皮肤、黏膜无刺激性的表面活性剂，且应注意应用皮肤的性质和状况。如用于破裂皮肤的乳剂，最好不要使用表面活性剂作乳化剂，因可被吸收而出现毒性。一般不宜采用高分子溶液作乳化剂，因易于皮肤表面干结成膜，造成不适感。

内服乳剂的乳化剂必须无毒无刺激性，可选用阿拉伯胶、西黄蓍胶、琼脂等高分子乳化剂及多糖、蛋白质等。使用吐温等表面活性剂时，要尽量避免副作用。

肌肉注射的乳剂可选用非离子型表面活性剂作为乳化剂，如吐温-80 等。

静脉注射的乳剂可选用下述表面活性剂作为乳化剂，如 Pluronic F-68 或精制豆磷脂、卵磷脂等。

四、乳剂的制备

（一）处方拟定的基本原则

1. 乳剂中内相的相体积比最好在 25%～50%之间。

2. 根据乳剂的不同类型，选用和油相 HLB 值接近的乳化剂或混合乳化剂。

3. 根据乳剂的类型和用途选择适宜的辅助乳化剂以调节乳剂的黏度，从而使乳剂具有合适的流变性。

4. 乳剂中应根据原料的不同以及乳剂的用途，加入相应的防腐剂和抗氧剂。

（二）制备工艺

1. 湿胶法　又称水中乳化剂法。先将胶与水溶解形成水溶液，制备时将油相（内相）逐渐加入含乳化剂的水相（外相）中，用力研磨，形成初乳，再加水稀释至全量。在初乳制备过程中，由于水是过量存在的，故有利于形成 O/W 型乳剂。

2. 干胶法　又称油中乳化剂法。取胶粉与油混合，加一定量的水乳化成初乳，再逐渐加水至全量。初乳中油、水、胶有一定的比例，植物油类的比例是 4∶2∶1；挥发油的比例是 2∶2∶1；液体石蜡的比例是 3∶2∶1。所用胶粉通常是阿拉伯胶或阿拉伯胶与西黄蓍胶的混合胶，用其他胶做乳化剂时其比例应有所改变。

3. 交替加液法　此法是将油和水分次少量地交替加入乳化剂中，研磨或搅拌以形成乳剂。此法由于两相液体的少量交替混合，黏度较大而有利于乳化。用琼脂、海藻酸钠和卵磷脂等乳化剂制备乳剂时常用此法。

4. 新生皂法　植物油中一般含有少量的游离脂肪酸，可以和碱发生皂化反应，根据此原理可制备乳剂。将植物油与含有碱的水相分别加热，然后将水相加入油相混合搅拌，生成的皂类乳化剂随即乳化而制得稳定的乳剂。与氢氧化钠、氢氧化钾或三乙醇胺等生成的一价皂是 O/W 型乳化剂；与氢氧化钙等生成的二价皂是 W/O 型乳化剂。

5. 转相乳化法　先将乳化剂在油相中溶解，然后在缓慢搅拌下将预热的水相加入热的油相中，开始形成 W/O 型乳剂，随着水相体积的增加，黏度突然下降，转相变型为 O/W 型乳剂。若制备 W/O 型乳剂，则反之。由于发生了转相，乳剂粒径较细。

6. 直接匀化法　又称机械法，直接将预热好的水相、油相、乳化剂加入乳化设备中（如高效匀乳器）乳化即得，此法主要用于制备以表面活性剂为乳化剂的乳剂。

（三）药物的加入方法

若药物能溶于水相，可先加于水相中，然后制成乳剂；若药物溶于油相，则将药物先溶于油相中再制成乳剂。若药物不溶于水相也不溶于油相，可与亲和性大的液体研磨，再制成乳剂；也可将药物先用少量乳剂研磨至细，再与剩余的乳剂混合均匀。

（四）乳化器械

1. 机械搅拌器　乳剂可以用多种机械搅拌器制备，如桨式混合器、涡旋混合器等。搅拌制备乳剂，一般尚需进一步通过胶体磨或乳匀机以制备小而均匀的液滴。但由于搅拌时能带进相当量的空气，因此不适用于易氧化药物乳剂的制备。

2. 胶体磨　将乳剂通过高速旋转的转子和定子之间的狭小缝隙，粒子由于受到巨大的剪切力而粉碎。采用胶体磨制备的乳剂的质量不如乳匀机或超声波乳化器，主要用于制备较黏的乳剂。

3. 乳匀机　其原理是将其他方法制成的粗分散乳剂，在高压力下高速通过匀化阀的窄缝，强力的剪切作用使液滴的粒径减小。通常将两个匀化阀串联进行两步乳化，如目前国内使用两步乳匀机制备静脉脂肪乳。

4. 超声波乳化器　常用的超声波乳化器是将其他方法生产的粗分散乳剂经高压喷射，冲击在金属薄片刀刃上，使刀刃激发而产生共振频率震动，液流也受激动而上下震动。当此超声波频率足够高（频率大于 16 kHz）时，液体受到激烈震荡，从而乳化成细的乳滴。其特点是乳化时间短，乳滴细而均匀，但应注意高能量可导致药物降解。

五、乳剂的稳定性

1. 乳剂的转相　乳剂从一种类型改变为另一种类型称为转相。

乳化剂的性质改变会导致转相，例如油酸钠可以形成 O/W 型乳剂，但加入足量的氯化钙溶液后，生成的油酸钙可使其转变为 W/O 型乳剂。相体积比是影响乳剂类型的另一因素，W/O型乳剂的内相达到 50%以上时容易发生转相，O/W 型乳剂的内相达到 60%以上时容易发生转相。温度升高可导致界面膜改变而引发转相，在 40℃以上尤为明显。

2. 乳剂的分层和破裂　由于乳剂的分散相和连续相之间存在密度差，引起分散相液滴的上浮或下沉，这种现象称为分层或乳析。破裂系指乳剂的分散相小液滴不断合并成大液滴，最后形成油水两层的现象。

分层的乳剂并未破坏，经振摇后能再分散均匀，属可逆过程，但药品应避免发生这种情况，因为乳剂的分层使产品变得不美观，且有时振摇不充分易导致剂量不准。

乳剂液滴的分层速度受 Stokes 公式中诸因素的影响。为降低分层速度，提高乳剂的稳定性，应尽可能减小内相液滴的粒径，降低分散相和连续相之间的密度差，在合理范围内增加连续相的黏度。

乳剂的破裂比分层更具破坏性，破裂是不可逆的变化，破裂后的乳剂虽经振摇也不能恢复原有乳剂的状态。破裂与分层可同时发生，也可发生在分层之后。延缓分层，对阻止乳剂破裂有一定作用。通常，过冷或过热会促进乳剂的破裂，因此应注意乳剂产品的保存条件。同时，在乳剂处方的筛选优化过程中，应充分考察产品对温度的稳定性。

3. 乳剂的败坏　乳剂受外界因素（光、热、空气等）及微生物的作用，使体系中油或乳化剂发生变质的现象称为乳剂的败坏，因此应在处方和包装中采取一些措施以尽可能降低这些负面影响。

对光敏感的乳剂使用不透光的容器。易氧化变质的乳剂通常可加抗氧剂，一般油相中可选用卵磷脂、羟基甲苯丁酸酯、次没食子酸丙酯和维生素 E 等，水相中可选用亚硫酸氢钠和焦亚硫酸钠等。在处方中加入防腐剂可避免微生物对乳剂的破坏性，如苯甲酸或苯甲酸钠、乙醇、硝酸（或醋酸）苯汞、苯酚、甲酚或三氯叔丁醇、山梨酸、阳离子表面活性剂等，其中尼泊金类对霉菌、酵母菌及细菌的效果较好。在选用防腐剂时，要特别注意防腐剂在油水两相中的分配系数，使其在两相中都有一定的防腐能力。

六、乳剂的质量评价

通常在确定乳剂的优质处方前，要制作很多试验样品，考察其稳定性。除采用留样观察法外，目前尚无统一量化的加速试验方法。下面几种方法有助于对各种乳剂质量和稳定性作定量的比较。

1. 测定乳滴粒径　采用显微镜法、库尔特计数器、激光散射光谱法等多种方法测定乳剂乳滴的大小及分布情况。对不同处方乳剂进行稳定性比较。

乳剂的破坏分两个过程，首先是液滴的接近，但液滴间的液膜并未被破坏；其次是小液滴合并成大液滴。在破坏过程中必然伴随着液滴数量的减少，液滴大小分布曲线向大粒径方向移动。因此，测定乳剂中分散液滴数量或分布曲线随时间的变化即可了解乳剂的稳定性。

2. 温度法　如果样品能在 37℃保存 3 个月不变化则可以认为其稳定，也可周期性地改变贮存温度以加速考察乳剂的稳定性。例如在－20℃放置一天，然后在50℃放置一天，循环3～4次，或在4～40℃循环6次等，能够耐受这种循环的乳剂有较好的稳定性。

3. 离心法　将乳剂以4 000 r/min的速度离心15 min，如不分层则认为乳剂较稳定，也可将乳剂放在3 750 r/min，半径为10 mm的离心机中离心5 h，相当于放置一年因密度不同产生分层的效果。离心法可以很快观察到乳剂的分层、絮凝或合并等现象，有助于在较短时间内评价处方的优劣。

七、复乳

复乳是由普通乳剂进一步乳化形成的复杂乳剂体系，又称多层乳剂，如果是W/O型乳剂进一步乳化分散在水中，则形成W/O/W型复乳；O/W型乳剂进一步乳化分散在油中，则形成O/W/O型复乳。

复乳中各相依次叫内相、中间相和外相，中间相也被称为液膜。在复乳中，内相和外相被液膜分隔，所以内相和外相虽性质相似(如均为水相，或均为油相)，但组成成分可能不同，在各相中也可溶解不同的药物。

在复乳内相中的药物需通过液膜扩散，所以利用乳剂具有淋巴趋向性和复乳液膜控制药物释放的特点，复乳可被用作药物的靶向载体，特别是抗癌药物的靶向载体，也可用于其他一些胃肠道药物中毒的解毒。总之，复乳在医药领域具有广阔的应用前景。

复乳的制备通常采用两步乳化法，目前研究较多的是W/O/W型复乳，常用的经典方法是用油溶性的非离子型乳化剂Ⅰ先制得W/O初乳，再用水溶性的非离子型乳化剂Ⅱ的水溶液与初乳制得W/O/W型复乳。

复乳是不稳定的体系，其主要表现为液膜破裂及内相外溢，以W/O/W复乳为例，其稳定性常受下列因素的影响：

1. 内水相微滴的大小　一般当内水相微滴小，而形成的二级乳剂的乳滴较大时，该复乳就较稳定。

2. 内水相和外水相之间的渗透性　渗透性对复乳的稳定性影响较大。以W/O/W型复乳为例，如果内水相的渗透压高于外水相，则水分子由外水相渗入内水相，导致内水相膨胀；当内外水相的渗透压相等时，水分停止渗入，但此时油膜变薄，破裂的可能性增加；如内水相仍有较大的渗透压，则W/O型乳滴进一步膨胀而引起油膜破裂，内水相外溢，复乳即被破坏。

3. 油膜的性质与厚度　在W/O/W型复乳中，油膜的性质是决定复乳稳定的主要因素，一般而言，膜的黏度越大，膜越厚，复乳越稳定。膜的黏度取决于两种乳化剂，也取决于内相和连续相中药物的性质。

可在复乳内外水相中加入高分子物质以提高复乳的稳定性，如在内水相中添加明胶，可吸附在油水界面形成具有一定机械强度的连续性界面膜，避免乳滴破坏；在外水相中加入高分子材料，如1%PVP溶液，可增加外水相黏度，降低复乳液膜的流动，提高复乳的稳定性。

八、微乳

微乳是由水相、油相、表面活性剂与助表面活性剂在适当比例混合时自发形成的一种透明或半透明的低黏度、各向同性的油水混合系统。

微乳的粒径通常为10～100 nm，外观为透明或半透明状液体，属热力学稳定体系。微乳分为W/O型、O/W型和双连续型。

与普通乳剂相比，微乳的粒径要小得多，所需乳化剂的用量更大，一般为油量的 20%～30%，并且通常需要加入助乳化剂。助乳化剂通常为短链醇、胺或其他较弱的两性化合物。

与胶束相比，两者在外观上相似，但在组成和结构上是有区别的。胶束一般小于 10 nm，形成胶束的乳化剂只需达到临界胶束浓度即可，且不需要助乳化剂，水的胶束溶液可用水无限稀释而不出现混浊，对油的增溶量和乳化剂的量成正比。而 O/W 型微乳则不能用水无限稀释，油的增溶量和乳化剂的量无明显的定量关系。

20 世纪 90 年代后，微乳作为药物载体的应用逐渐受到人们的重视，微乳的理论和应用研究获得了迅速的发展。研究表明，在给药体系中使用微乳具有如下特点：口服时药物吸收比固体剂型更快、更有效；可增加扩散进入皮肤的药物量，促进透皮吸收；在开发人工血红细胞和将细胞毒药物靶向给药于癌细胞上有其独特的潜力。

微乳作为药用载体应用具有较大的潜力和广阔的前景。但仍有许多问题有待进一步的探讨。

第七节　混　悬　剂

一、概述

混悬剂（suspensions）系指难溶性固体药物以微粒状态分散于液体介质中形成的非均相液体制剂。混悬剂属于粗分散体系，分散相粒子大小在 0.1～10 μm，一般为 10 μm 以下，但也有的可达 50 μm 或更大。所用分散介质大多为水，也可用油类。混悬剂在医疗上应用较广，在口服制剂、外用制剂、注射剂、滴眼剂、气雾剂及长效制剂中都有应用。

制成混悬剂的重要原因之一在于药物的溶解度较低，不能以溶液的形式达到治疗浓度，将药物以固体形式分散在水中形成混悬剂，保证了剂量，同时具有液体制剂方便婴儿、儿童、老年人使用的优点。此外，有些药物在水溶液中化学性质不稳定，以混悬剂形式给药保证了药物的化学稳定性。有时为了达到长效的目的，也可考虑制成混悬剂。混悬剂可掩盖药物的不良嗅味，如氯霉素溶液剂气味不佳，矫味剂很难掩盖这种气味，将其制成不溶性衍生物氯霉素棕榈酸酯（又称无味氯霉素）后，以混悬剂形式给药，解决了这一问题，患者顺应性增强。但是应注意的是，剧、毒药或剂量小的药物不宜制成混悬剂使用，避免由于过量服用而导致不良反应。

除含量、外观等制剂的基本要求外，药用混悬剂还应符合以下要求：

（1）良好的混悬剂中药物微粒应缓慢下沉，在贮存中应不结块，且轻微振摇后能重新均匀分散。

（2）混悬剂应有适宜的黏度，易于倾倒，在使用时对机体组织无不适感。

（3）混悬剂在长期放置后，其混悬粒子的大小应保持不变。

二、混悬剂的稳定性

混悬剂不仅要求化学稳定而且要求物理稳定。从实际角度看，物理稳定性是混悬剂存在的主要问题。由于混悬剂中分散相固体粒子粒径大于胶粒，易受重力作用而沉降，是动力学不稳定体系；同时，微粒具有很大的表面自由能，具有自发聚集和增长的趋势，是热力学不稳定体系。混悬剂的稳定性是个较为复杂的问题，与多种因素有关。

（一）混悬微粒的沉降

混悬剂中影响粒子沉降的因素可用 Stokes 定律描述：

$$v=\frac{d^2(\rho_2-\rho_1)g}{18\eta} \qquad (10-4)$$

式中，v 为沉降速度；d 为微粒直径；ρ_2 为微粒的密度；ρ_1 为分散介质的密度；η 为分散介质的黏度；g 为重力加速度。

该公式是由理想的均匀状态推导而来，不能精确应用于普通混悬剂，但该公式合理地说明了影响混悬剂微粒沉降的主要因素，并为寻求减慢微粒沉降速度的方法提供了理论依据。

由上式可见，① 在其他因素不变时，大粒子的沉降速度快，小粒子的沉降速度慢，因此通过粉碎固体，减小微粒的半径，可有效减缓沉降速度。② 减少分散介质和粒子的密度差可延缓微粒的沉降，但此法十分有限，因为大部分分散介质是水，粒子的密度一般大于介质。③ 增加分散介质的黏度是有效延缓沉降的措施，但过高的黏度会导致不易倾倒、剂量不准、难以分散等问题，因此，应在适宜的范围内增加混悬剂的黏度。

（二）结晶长大与转型

混悬剂中微粒大小不可能完全一致，在放置过程中，由于具有更大表面自由能的小粒子溶解度较大，在结晶和溶解的动态平衡中，小粒子不断溶解，大粒子不断长大，混悬剂的物理稳定性降低。

很多药物存在多晶型现象，鉴于不同晶型的溶解度不同，在制备具有多晶型药物的混悬液时，溶解度更大的亚稳定型不断溶解，可能会转化为稳定型，并导致稳定型结晶的长大。晶型转化不仅会破坏混悬剂的物理稳定性，而且还可能降低药效。

针对上述情况，在处方设计及制备过程中，可采取以下措施：① 尽量使混悬剂微粒的粒度均匀；② 选取稳定型结晶制备混悬剂；③ 添加亲水性高分子材料表面活性剂（膜屏障）以延缓结晶转化及微粒成长。

（三）微粒的荷电与水化

混悬剂中微粒可因本身解离或吸附分散介质中的离子而荷电，具有双电层结构，由于微粒表面带电，水分子在微粒周围可形成水化膜，这种水化作用的强弱随双电层的厚度而改变。微粒荷电使微粒间产生排斥作用，水化膜的存在也可阻止微粒间的相互聚结，这些因素均有利于混悬剂的稳定。

混悬剂中微粒的荷电与水化情况与药物本身的性质及外界因素有关。一般疏水性物质的水化作用弱，亲水性物质的水化作用强，因此亲水性药物的混悬剂稳定性优于疏水性药物；外加电解质对疏水性药物混悬剂的稳定性影响大于亲水性药物的混悬剂。

（四）絮凝与反絮凝

混悬剂中的微粒具有双电层结构（即 zeta 电位），当 zeta 电位相对高时（±25 mV 或更高），微粒间斥力大于引力，微粒间无法聚集而处于分散状态，称为反絮凝状态；而当 zeta 电位在±20～±25 mV（即微粒间的斥力稍低于引力）时，微粒互相接近，形成疏松的易于分散的絮状聚集体，这种状态称为絮凝状态。

外加电解质通过影响 zeta 电位而改变混悬剂的状态，加入电解质后使混悬剂的 zeta 电位降低，使微粒絮凝的电解质称为絮凝剂；使混悬剂的 zeta 电位增加，防止其絮凝的电解质称为反絮凝剂。同一电解质可因用量不同，在混悬剂中可以起絮凝（降低 zeta 电位）或反絮凝（升高 zeta 电位）作用。

为了避免混悬粒子聚集成大的结晶或块状，形成絮凝状的混悬剂可能是更好的选择。因为絮凝粒子以一种较弱的键合力形成网格结构，从而阻止微粒的沉降。虽然其外观较反絮凝的混悬剂不佳，但这种疏松絮状的结构使聚集体易于再分散，利于混悬剂的稳定。

（五）分散相的浓度和温度

在同一分散介质中，分散相的浓度增加使混悬微粒接触碰撞的机会增加，导致混悬剂稳定性下降。温度的变化可改变混悬剂的黏度，从而影响微粒的沉降速度。此外，温度还能促使结晶长大及晶型转化。因此，混悬剂在贮存过程中及跨地区远销时应考虑到气温变化或地区温差的影响。

（六）混悬剂的流变性

从混悬剂的稳定性考虑，所配的混悬剂最好是塑性流体或假塑性流体。假塑性流体的特点是静置时（低切变应力情况）黏度大，混悬微粒沉降缓慢；倾倒时（高切变应力情况）黏度降低，方便使用。塑性流体的特点类似于假塑性流体，但具有塑变值，即只有切变应力高于塑变值时，液体才会流动。通过合理设计处方，可使塑变值落在静置的低切变应力以及倾倒的高切变应力之间，使混悬剂静置稳定且易于倾倒。

调整塑变值的方法包括调整微粒大小、微粒与分散介质之间的密度差或用假塑性物质来调整。实践中常将塑性物质（如羧乙烯聚合物）与假塑性物质（如西黄蓍胶等）合用作助悬剂。

触变性流体由于其自身的优点也被应用于混悬剂中，其特点是：在放置时形成网状凝胶，类似刚性基质，可增加混悬剂的稳定性；在振摇倾倒时基质会松弛形成溶液，具有液体制剂易于服用的特性。

三、混悬剂的稳定剂

在制备混悬剂时，为增加混悬剂的稳定性，常需加入能使混悬剂稳定的附加剂，称为稳定剂，主要包括助悬剂、润湿剂、絮凝剂和反絮凝剂等。

（一）助悬剂

在混悬剂中，把能增加分散介质的黏度、延缓微粒下沉的附加剂称为助悬剂。助悬剂多为亲水性物质，其助悬作用不仅在于增加分散介质的黏度以降低微粒的沉降速度；同时吸附于微粒表面，形成保护屏障，防止或减少微粒间的吸引或絮凝，维持微粒的分散状态。对多晶型药物，助悬剂可延缓亚稳定晶型向稳定晶型的转化，能阻止由于晶型转化或粒度不匀而造成的结晶成长。因此助悬剂是混悬剂中重要的稳定剂。

理想的助悬剂应具备：助悬效果好，不黏壁，容易重分散，絮凝颗粒细腻，无药理作用。下面介绍常见的助悬剂。

1. 低分子助悬剂　如甘油、糖浆、山梨醇等。亲水性药物的混悬剂可少加，疏水性药物可多加。在内服制剂中经常使用糖浆和山梨醇，有助悬和矫味双重作用。

2. 高分子助悬剂　分为天然高分子助悬剂和合成高分子助悬剂。

天然高分子助悬剂常用的有阿拉伯胶、西黄蓍胶、海藻酸钠、琼脂、果胶等。天然高分子助悬剂容易被微生物或酶类分解而失去黏性，在使用时应加防腐剂（如苯甲酸钠、尼泊金等）。

合成高分子助悬剂常用的有甲基纤维素、羧甲基纤维素、羟丙基纤维素、羟乙基纤维素、聚乙烯吡咯烷酮、聚乙烯醇等。它们的水溶液均透明，性质稳定，受 pH 影响小，但应注意某些助悬剂能与药物或其他附加剂有配伍变化。如甲基纤维素与鞣质、浓盐溶液有配伍禁忌。

3. 皂土类　皂土又称硅皂土、膨润土，为天然产的硅胶状的含水硅酸铝。本品不溶于水，但在水中可膨胀，体积约增大 10 倍，形成兼具假塑性和触变性的高黏度的混悬剂。类似的有皂土镁，为皂土中铝被镁部分取代的产品。此类产品配伍禁忌少，且较稳定，但遇酸能减少水化，多用于外用制剂中。

（二）润湿剂

润湿是液体在固体表面的黏附现象，其实质是固体表面由固一气二相的结合转变为固一液二相的结合。润湿剂广泛应用于疏水性药物的混悬剂，润湿剂可破坏疏水微粒表面的气膜或降低固液两相之间的界面张力，使之易于润湿，从而产生较好的分散效果。

良好的润湿剂应具有表面活性作用，且有合适的溶解度。一类润湿剂是表面张力小但能与水混溶的液体，如乙醇、甘油等，但润湿效果有限；另一类是表面活性剂，润湿效果较好，主要包括吐温类、司盘类、长链烃基或烷烃芳基的硫酸盐和磺酸盐，应根据给药途径选择。

（三）絮凝剂与反絮凝剂

常用的絮凝剂和反絮凝剂有：枸橼酸盐、酒石酸盐、酒石酸氢盐、磷酸盐等。在选用絮凝剂和反絮凝剂时，要注意以下几个原则：

1. 从用药目的、混悬剂的综合质量以及絮凝剂和反絮凝剂的作用特点来选择　如造影用混悬剂要求微粒细而分散好，以便充分显示造影后细微的病变情况，此时需使用反絮凝剂。但采用反絮凝剂制备的混悬剂，微粒易受重力作用先后沉降，大小微粒互相填充，形成牢固的不易分散的块状物。因此，对于大多数需贮放的混悬剂，则宜选用絮凝剂，使沉降物疏松，易于再分散。

2. 根据絮凝剂或反絮凝剂的能力确定使用品种和用量　絮凝剂或反絮凝剂的能力遵从 Schulze-Hardy 规则，即絮凝或反絮凝能力随离子价数的增加而增加，二价离子的絮凝或反絮凝作用是一价离子的 10 倍，三价离子是一价离子的 100 倍。所以在电解质分子中，多价离子显示了对絮凝或反絮凝效果的决定性作用。

3. 充分考虑絮凝剂与反絮凝剂之间的变化　同一电解质可因在混悬剂中用量不同，而呈现絮凝作用或反絮凝作用。如在 zeta 电位较高的混悬剂中加入带有相反高价电荷的电解质，由于电荷中和，zeta 电位下降，微粒间的斥力降低而絮凝，此时电解质起到絮凝剂的作用。持续加入这种电解质，可使 zeta 电位降至零。若再继续加入同种电解质，微粒又可因吸附溶液中的高价离子而带原粒子的相反电荷，随带电量增加，微粒间斥力增强，微粒重又回到单个分散状态，此时电解质起到反絮凝作用。在 zeta 电位较低时，少量电解质的加入会使电荷增加，扩散层变厚，呈现反絮凝效果；适量加入呈絮凝效果；过量加入又呈反絮凝效果。因此在实际应用中应通过测定 zeta 电位、沉降容积比等参数加以判断和选择。

4. 絮凝剂的配伍禁忌　处方设计时，必须注意絮凝剂和助悬剂之间是否有配伍禁忌。常用的高分子助悬剂一般带负电荷，若混悬剂中的微粒亦带负电荷，此时加入的絮凝剂（带正电荷）会导致助悬剂凝结并失去助悬作用。

四、混悬剂的制备

混悬剂的制备方法有分散法和凝聚法。制备完成的混悬剂一般应贮存在密闭容器中，容器上部应留有足够的空间，以保证产品可充分振摇以及易于倾倒。混悬剂应避免冷冻、过热和光照等条件。每次使用前均应振摇，这样做的目的是保证固体药物在液体介质中分散均匀，从而保证剂量的准确性。

（一）分散法

分散法是制备混悬剂的主要方法，系将固体药物粉碎成微粒，直接分散在含有各种附加剂的液体中制得。在将药物分散于介质之前，应采用适宜的方法降低药物的粒径。如采用锤式磨、气流粉碎、喷雾干燥等进行微粉化，所得微粒大小应符合混悬剂中对分散相的要求。

采用该法时应特别注意分散相和分散介质的特征。当分散相和分散介质之间具有亲和性时，简单的研磨混合即可帮助药物均匀分散。当分散相不易被分散介质润湿时，药物粉末应首先被润湿剂分散使其能被分散介质渗透。小量制备可用乳钵，大量生产可用乳匀机、胶体磨等。药粉被润湿后，分散介质（已加入处方中的适宜成分）以一定的比例加入，充分混合后研磨均匀，再加入部分的介质。

总之，采用机械粉碎的粉末加液研磨和使用润湿剂加以分散是分散法制备混悬剂的主要生产手段。

（二）凝聚法

凝聚法系使分子或离子态药物凝聚成不溶性的药物微粒从而制备混悬剂的方法。目前主要使用微粒结晶法。该法将药物溶解于良性溶剂中制成热饱和溶液，在急速搅拌下加入另一种冷却的不良溶剂中，使药物快速结晶，得到 10 μm 以下（占 80%～90%）的微粒，再将微粒混悬于分散介质中制得混悬剂。

在本法中，影响微粒粒径和均匀度的因素很多，如药物量、溶剂的种类和用量、温度、搅拌速度、加入速度等，因此必须经过试验获得适宜的析晶条件。

五、混悬剂的质量评价

1. 微粒大小　混悬剂中微粒的大小及粒径分布是评定混悬剂质量的重要指标，因为微粒的大小和粒径分布直接影响混悬剂的质量和稳定性，同时和混悬剂的药效及生物利用度也有直接关系。常用的测定方法有显微镜法、库尔特计数法、激光散射光谱法等。

2. 微粒的沉降　微粒的沉降是混悬剂物理稳定性的重要指标，可通过沉降容积比的测定进行评价。所谓沉降容积比（F）是指沉降物的高度（H_u）与混悬剂的原始高度（H_0）的比值。F 值在 0～1 之间，F 值越大，说明微粒沉降的越少，混悬剂就越稳定。通过测定沉降容积比，不仅可以比较不同混悬剂的相对稳定性，也可以评价助悬剂和絮凝剂的效果。

3. 再分散性　即使是优良的混悬剂，在长期放置后也不可避免地发生沉降，但如果一经振摇，沉降粒子就能很快重新分散均匀，说明混悬剂再分散性好，仍能保证服用时剂量的准确性。具体考察方法是：混悬剂放置在 100 ml 量筒内自然沉降，然后以每分钟 20 r/min 的速度旋转，如果一定时间后量筒底部的沉降物能重新分散均匀，说明该混悬剂具有较好的再分散性。

4. 絮凝度　理论上絮凝形式的混悬剂较反絮凝形式的混悬剂有更高的物理稳定性。为评价混悬剂的絮凝程度，引入絮凝度的概念。絮凝度系指絮凝剂的加入导致沉降物体积增加的程度。可用下式表示：

$$\beta=\frac{F}{F_\infty} \qquad (10-5)$$

式中，F 为絮凝混悬剂的沉降容积比；F_∞ 为无絮凝混悬剂的沉降容积比。

β 值越大，说明混悬剂的絮凝程度越高，物理稳定性越好，同时该值也可对比不同絮凝剂的絮凝效果。

5. 黏度与流变参数　混悬剂大多属于非牛顿流体，了解混悬剂的流变学性质可以评价混悬剂的物理稳定性，选择适宜的助悬剂，帮助设计处方。流体的流变学性质可通过绘制流变曲线表现，采用旋转黏度计测定不同切变应力条件下的黏度就可得到混悬剂的流变曲线。

6. 热贮试验和冷贮试验　将样品封入安瓿瓶中，在 50℃±20℃恒温箱里贮存 4 周后，分析药物的含量，其分解率应小于 5%，并无严重的相分离、结块和结晶现象，振摇后恢复成均一分散状态，并基本保持原有粒度大小、外观、黏度和分散性能。

在冰冻地区生产和使用的混悬剂必须进行冷贮试验。其方法是在冰箱中存放 24 h，再放在室温下融化 8 h，经 3 次反复试验而无相分离现象，且能恢复到原有物理性能。

六、举例

例　抗酸剂氢氧化铝混悬剂

处方：

氢氧化铝	326.8 g	山梨醇溶液	282.0 ml
糖浆	93.0 ml	甘油	25.0 ml
尼泊金甲酯	0.9 g	尼泊金丙酯	0.3 g
矫味剂	适量		
纯水	加至 1 000.0 ml		

制法：按处方取山梨醇溶液、甘油、糖浆以及一定量的纯水，混合均匀，加热后加入尼泊金甲酯和尼泊金丙酯。冷却后，在搅拌条件下加入氢氧化铝和矫味剂，并补加纯水至足量。得到的混悬剂采用均质混合器或胶体磨继续研磨得到成品。

注：尼泊金甲酯和尼泊金丙酯为防腐剂，糖浆和山梨醇用来增加混悬剂的黏度和甜味。

（柯　学）

思　考　题

1. 液体制剂的特点及其分类方法有哪些？简述均相和非均相液体制剂的特征。试述分散度与疗效、稳定性之间的关系。

2. 试述分子胶体和微粒胶体在结构、性质和稳定性方面的异同点。

3. 试述乳化剂定义、种类及其乳化作用机理。

4. 简述微乳和普通乳剂的主要区别及其制备方法。

5. 何谓絮凝和反絮凝剂？其作用机理如何？

6. 混悬剂的制备方法有哪些？其质量评价方法有哪些？

第十一章　灭菌制剂与无菌制剂

学习要求：

1. 掌握注射剂的定义、特点、分类、质量要求。
2. 掌握注射用溶剂与附加剂、等渗调节计算。
3. 掌握热原的性质、污染途径及其除去方法。
4. 掌握注射剂的制备流程。
5. 掌握输液种类、质量要求、制备要点。
6. 掌握输液生产中主要存在的问题及解决方法。
7. 掌握眼用液体剂的概念、质量要求、附加剂、制备。
8. 熟悉注射用无菌粉末的特点、原理、工艺、存在问题。
9. 了解其他灭菌制剂与无菌制剂。

第一节　概　　述

一、基本概念

根据人体对环境微生物的耐受程度，《中国药典》对不同给药途径的药物制剂大体分为：无菌制剂和限菌制剂。

无菌制剂根据除去活微生物的制备工艺可分为：灭菌制剂与无菌制剂。灭菌制剂是指采用物理、化学方法杀灭或除去所有活的微生物繁殖体和芽孢的一类药物制剂。无菌制剂是指采用无菌操作方法或技术制备的不含任何活的微生物繁殖体和芽孢的一类药物制剂。

限菌制剂是指允许一定限量的微生物存在，但不得有规定控制菌存在的药物制剂，如口服制剂不得含大肠杆菌、金黄色葡萄球菌等有害菌。广义地讲，不论是无菌制剂还是非无菌制剂都有染菌的限度规定，前者要求不得检出活菌，后者限制染菌的种类与数量。

灭菌与无菌制剂一般直接注入体内或直接与创伤面、黏膜接触，因此，在使用前必须保证处于无菌状态。在生产和贮存该类制剂时，对设备、人员及环境亦有特殊要求。

药物制剂中的无菌制剂包括：注射用制剂（如注射剂、输液、注射粉针等），眼用制剂（如滴眼剂、眼用膜剂、软膏剂和凝胶剂等），植入型制剂（如植入片等），创面用制剂（如溃疡、烧伤及外伤用溶液、软膏剂和气雾剂等），手术用制剂（如止血海绵剂和骨蜡等）及其他制剂。

二、常用注射用溶剂及附加剂

（一）注射用水

《中国药典》规定：纯化水为原水经蒸馏法、离子交换法、反渗透法或其他适宜的方法制得的供药用的水；注射用水为纯化水经蒸馏所得的蒸馏水；灭菌注射用水为经灭菌后的注射用水。

纯化水可作为配制普通药剂的溶剂或试验用水，但不得用于注射剂的配制；注射用水为配制注射剂用的溶剂；灭菌注射用水主要用于注射用灭菌粉末的溶剂或注射液的溶剂或稀释剂。

（二）注射用油

1. 植物油　植物油是最常用的一类注射用油，是通过压榨植物的种子或果实制得，其中常含有细胞杂质、色素、植物蛋白等，须经中和游离脂肪酸、除臭、脱水、脱色、灭菌等精制处理后备用。植物油应储存于避光、密闭容器中，日光、空气会加快油脂氧化酸败，可考虑加入没食子酸丙酯、维生素 E 等抗氧剂。

常用的注射用油为麻油（最适合用的注射用油，含天然的抗氧剂，是最稳定的植物油）、茶油等。其他植物油如花生油、玉米油、橄榄油、棉子油、豆油、蓖麻油及桃仁油等，这些植物油经精制后也可供注射用。有些患者对某些植物油有变态反应，因此在产品标签上应标明名称。

《中国药典》规定注射用油的质量要求有明确的确定。

2. 油酸乙酯（aethylis oleas）　为浅黄色油状液体，能与脂肪油混溶，性质与脂肪油相似而黏度较小。但贮藏会变色，故常加抗氧剂，如含 37.5%没食子酸丙酯、37.5%BHT（丁羟基甲苯）及 25%BHA（丁羟基茴香醚）的混合抗氧剂，用量为 0.03%（W/V）效果最佳，可 150℃、1 h 灭菌。

3. 苯甲酸苄酯（ascabin）　为无色油状或结晶，能与乙醇、脂肪油混溶。如二巯基丙醇（BAL）虽可制成水溶液，但不稳定，又不溶于油，使用苯甲酸苄酯可制成 BAL 油溶液供用。苯甲酸苄酯不仅可作为溶剂，还有助溶剂的作用，且能够增加二巯基丙醇的稳定性。

矿物油和碳水化合物因不能被机体代谢吸收，因此不能供注射用。油性注射剂只能供肌肉注射。

（三）其他注射用非水溶剂

丙二醇、聚乙二醇、二甲基乙酰胺、乙醇、甘油、苯甲醇等，由于能与水混溶，一般可与水混合使用，以增加药物的溶解度或稳定性。

1. 乙醇　本品与水、甘油、挥发油等可任意混溶，可供静脉或肌肉注射。小鼠静脉注射的 LD_{50} 为 1.97 g/kg，皮下注射为 8.28 g/kg。采用乙醇为注射溶剂浓度可达 50%。但乙醇浓度超过 10%时可能会有溶血或疼痛感。如氢化可的松注射液、去乙酰毛花苷丙注射液均含一定量的乙醇。

2. 丙二醇（propylene glycol，PG）　本品与水、乙醇、甘油可混溶，能溶解多种挥发油，小鼠静脉注射的 LD_{50} 为 5～8 g/kg，腹腔注射为 9.7 g/kg，皮下注射为 18.5 g/kg。注射用溶剂或复合溶剂常用量为 10%～50%，用做皮下或肌注时有局部刺激性。其溶解范围较广，已广泛用做注射溶剂，供静注或肌注。如苯妥英钠注射液中含 40%丙二醇。

3. 聚乙二醇（polyethylene glycols，PEG）　本品与水、乙醇相混合，化学性质稳定，PEG 300、PEG 400 均可用作注射用溶剂。有报道 PEG 300 的降解产物可能会导致肾病变，因此 PEG 400 更常用，其对小鼠的 LD_{50} 腹腔注射为 4.2 g/kg，皮下注射为 10 ml/kg。如塞替派注射液以 PEG400 为注射溶剂。

4. 甘油（glycerin）　本品与水或醇可任意混合，但在挥发油和脂肪油中不溶，小鼠皮下注射的 LD_{50} 为 10 ml/kg，肌内注射为 6 ml/kg。由于黏度和刺激性较大，不能单独做注射溶剂用。常用浓度 1%～50%，但大剂量注射会导致惊厥、麻痹、溶血。常与乙醇、丙二醇、水等组成复合溶剂。如普鲁卡因注射液的溶剂为 95%乙醇（20%）、甘油（20%）与注射用水（60%）。

5. 二甲基乙酰胺（dimethylacetamide，DMA）　本品与水、乙醇任意混合，对药物的溶解范围大，为澄明中性溶液。小鼠腹腔注射的 LD_{50} 为 3.266 g/kg，常用浓度 0.01%。但连续使用时，应注意其慢性毒性。如氯霉素常用 50%DMA 作溶剂，利血平注射液用 10%DMA、50%

PEG 作溶剂。

(四) 注射剂的主要附加剂

为确保注射剂的安全、有效和稳定，除主药和溶剂外还可加入其他物质，这些物质统称为“附加剂”。各国药典对注射剂中所加的附加剂的类型和用量往往有明确的规定。附加剂在注射剂中的主要作用是：① 增加药物的理化稳定性；② 增加主药的溶解度；③ 抑制微生物生长，多剂量注射剂尤要注意；④ 减轻疼痛或对组织的刺激性等。

常用注射剂附加剂主要包括：缓冲剂、渗调节剂、增溶剂、局麻剂、抑菌剂、抗氧剂等。常用的附加剂见表 11-1。

表 11-1　注射剂的常用附加剂

附　加　剂	浓度范围(%)	附　加　剂	浓度范围(%)
缓冲剂：		增溶剂、润湿剂、乳化剂：	
醋酸，醋酸钠	0.22～0.8	聚氧乙酰蓖麻油	1～65
枸橼酸，枸橼酸钠	0.5～4.0	聚山梨酯 20	0.01
乳酸	0.1	聚山梨酯 40	0.05
酒石酸，酒石酸钠	0.65～1.2	聚山梨酯 80	0.04～4.0
磷酸氢二钠，磷酸二氢钠	0.71～1.7	聚维酮	0.2～1.0
碳酸氢钠，碳酸钠	0.005～0.06	聚乙二醇—40 蓖麻油	7.0～11.5
抑菌剂：		卵磷脂	0.5～2.3
苯甲醇	1～2	PluronicF-68	0.21
羟丙丁酯、甲酯	0.01～0.015	助悬剂：	
苯酚	0.5～1.0	明胶	2.0
三氯叔丁醇	0.25～0.5	甲基纤维素	0.03～1.05
硫柳汞	0.001～0.02	羧甲基纤维素	0.05～0.75
局麻剂：		果胶	0.2
利多卡因	0.05～1.0	螯合剂：	
盐酸普鲁卡因	1.0	EDTA・2Na	0.01～0.05
苯甲醇	1.0～2.0	填充剂：	
三氯叔丁醇	0.3～0.5	乳糖	1～8
等渗调节剂：		甘氨酸	1～10
氯化钠	0.5～0.9	甘露醇	1～2
葡萄糖	4～5	稳定剂：	
甘油	2.25	肌酐	0.5～0.8
保护剂：		甘氨酸	1.5～2.25
乳糖	2～5	烟酰胺	1.25～2.5
蔗糖	2～5	辛酸钠	0.4
麦芽糖	2～5		
人血白蛋白	0.2～2		
抗氧剂：			
亚硫酸钠	0.1～0.2		
亚硫酸氢钠	0.1～0.2		
焦亚硫酸钠	0.1～0.2		
硫代硫酸钠	0.1		

三、注射用水及其制备

注射用水为蒸馏水或去离子水经蒸馏所得的水，故又称重蒸馏水。其质量要求在《中国药典》中有严格规定，除氯化物、硫酸盐、钙盐、硝酸盐、亚硝酸盐、二氧化碳、易氧化物、不挥发物与重金属按蒸馏水检查应符合规定外，还规定 pH 应为 5.0～7.0，氨含量不超过 0.000 02%，以及热原检查应符合规定，并规定应于制备后 12 h 内使用。具有代表性的制备注射用水总体流程见图 11－1。

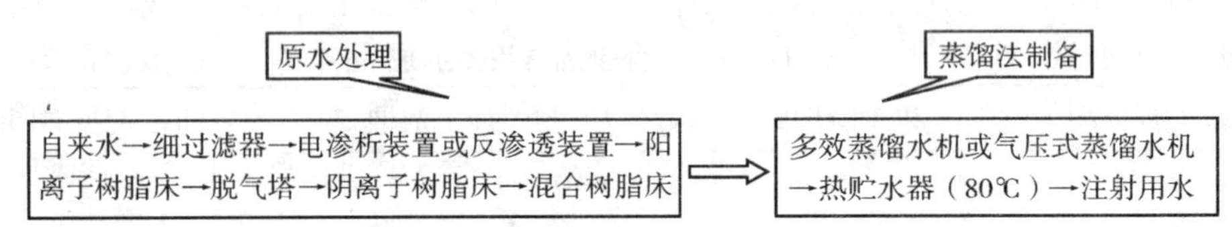

图 11－1　制备注射用水流程

（一）原水处理

原水处理方法有离子交换法、电渗析法及反渗透法。离子交换法制得的去离子水可能存在热原、乳光等问题，主要供蒸馏法制备注射用水使用，也可用于洗瓶，但不得用来配制注射液。电渗析法与反渗透法广泛用于原水预处理，供离子交换法使用，以减轻离子交换树脂的负担。

1. 离子交换法　本法利用离子交换树脂可以除去绝大部分阴、阳离子，对热原、细菌也有一定的清除作用。其主要优点是：水质化学纯度高，设备简单，能耗小，成本低。

常用的离子交换树脂有阳、阴离子交换树脂两种，如 732 型苯乙烯强酸性阳离子交换树脂，极性基团为磺酸基，可用简式 $RSO_3^- H^+$（氢型）或 $RSO_3^- Na^+$（钠型）表示。717 型苯乙烯强碱性阴离子交换树脂，极性基团为季胺基团，可用简式 $RN^+(CH_3)_3OH^-$（羟型）或 $RN^+(CH_3)_3Cl^-$（氯型）表示。钠型和氯型比较稳定，便于保存，故市售品需用酸碱转化为氢型和羟型后才能使用。

离子交换法处理原水的工艺，一般可采用阳床、阴床、混合床的组合形式，混合床为阴、阳树脂以一定比例混合组成。大生产时，为减轻阴树脂的负担，常在阳床后加脱气塔，除去二氧化碳，使用一段时间后，需再生树脂或更换。

2. 电渗析法　电渗析是依据在电场作用下离子定向迁移及交换膜的选择性而设计的。即阳离子交换膜装在阴极端，显示强烈的负电场，只允许阳离子通过；阴离子交换膜装在阳极端，显示强烈的正电场，只允许阴离子通过。当原水含盐量高达 3 000 mg/L 时，不宜采用离子交换法制备纯化水，但电渗析法仍适用。它可不用酸碱处理，故较离子交换法经济。

3. 反渗透法　反渗透法是在 20 世纪 60 年代发展起来的新技术，国内目前主要用于原水处理，但若装置合理，也能达到注射用水的质量要求，所以《美国药典》第 23 版已收载该法为制备注射用水法定方法之一。

一般情况下，一级反渗透装置能除去一价离子 90%～95%，二价离子 98%～99%，同时还能除去微生物和病毒，但除去氯离子的能力，达不到药典要求。二级反渗透装置能较彻底地除去氯离子。有机物的排除率与相对分子质量有关，相对分子质量大于 300 的几乎全部除尽，故可除去热原。反渗透法除去有机物微粒、胶体物质和微生物的原理，一般认为是机械的过筛作用。

渗透是由半透膜两侧不同溶液的渗透压差所致，低浓度一侧的水向高浓度一侧转移。若在盐溶液上施加一个大于该盐溶液渗透压的压力，则盐溶液中的水将向纯水一侧渗透，从而达到盐、水分离，这一过程称为反（逆）渗透（reverse osmosis）。常用于反渗透法制备注射用水的膜材有：醋酸纤维膜（如三醋酸纤维膜）和聚酰胺膜。这些反渗透膜的渗透机理，因膜材类型不同而不同，至今尚无公认。现以醋酸纤维膜的盐水处理为例简介其机理。

根据 Gibbs 吸附公式，在恒温下为

$$\Gamma=\frac{-C}{RT}\left[\frac{\mathrm{d}\sigma}{\mathrm{d}C}\right] \tag{11-1}$$

式中，Γ 为溶质在界面上的吸附量；σ 为溶液的表面张力；C 为溶质的浓度。

水溶液的表面张力随溶质浓度的不同而有显著的差异，假如溶质能提高水的表面张力，即 $\mathrm{d}\sigma/\mathrm{d}c>0$，而 $\Gamma<0$，此为负吸附，表明表面层溶质浓度比溶液内部的小。而氯化钠和其他盐类能增加水的表面张力，因此在氯化钠溶液与空气接触的界面上能形成一纯水层。若多孔膜的化学结构适宜，使之与盐水溶液相接触时，膜表面可选择性地吸附水分子而排斥溶质分子，这一在膜界面的纯水层，其厚度视界面的性质而异，或为单分子层或为多分子层。有人曾计算出该水层为 1～2 个分子的厚度。在膜的表层具有一定大小的孔隙（1～2 nm），如果孔隙的有效直径为纯水厚度的两倍，则可达到最大的分离程度。

（二）蒸馏法

本法是制备注射用水最经典的方法。主要有塔式和亭式蒸馏水器、多效蒸馏水器和气压式蒸馏水器。

1. 塔式蒸馏水器　其结构主要包括蒸发锅、隔沫装置和冷凝器三部分。首先在蒸发锅内加入大半锅蒸馏水或去离子水，然后打开气阀，由锅炉来的蒸汽经蒸汽选择器除去夹带的水珠后，进入加热蛇形管，热交换后经废气排出器流入蒸汽锅内，以补充蒸发失去的水分，过量的水则由溢流管排出，未冷凝的蒸汽则与 CO_2、NH_3 由小孔排出。蒸发锅内的蒸馏水受蛇形管加热而蒸发，通过隔沫装置时，沸腾的泡沫和雾滴被挡回蒸发锅内而蒸汽则上升到第一冷凝器，冷凝后汇集于挡水罩周围的槽内，流入第二冷凝器，继续冷却成重蒸馏水。塔式蒸馏水器生产能力大，一般有 50～200 L/h 多种规格。

2. 多效蒸馏水器　制备注射用水的重要设备，其主要特点是耗能低、产量高、质量优。多效蒸馏水器由圆柱形蒸馏塔、冷凝器及一些控制元件组成。去离子水先进入冷凝器预热后再进入各效塔内，以三效塔为例，一效塔内去离子水经高压蒸汽加热（130℃）而蒸发，蒸汽经隔沫装置进入二效塔内热交换后汇集于冷凝器，冷凝成蒸馏水；二效塔内的蒸馏水再经过加热，蒸汽进入三效塔，再经同样的过程冷却成蒸馏水。效数更多的蒸馏水器的原理相同。多效蒸馏水器的性能取决于加热蒸汽的压力和效数，压力越大，则产量越高，效数越多，热利用率愈高。综合多方面因素考虑，选用四效以上的蒸馏水器较为合理。

3. 气压式蒸馏水器　利用离心泵将蒸汽加压，以提高蒸汽的利用率，而且不需冷却水，但耗能大，目前较少用。

四、热原的性质、污染途径及其去除方法

热原（pyrogens）是微生物的代谢产物，大多数细菌都能产生热原，致热能力最强的是革兰氏阴性杆菌。霉菌甚至病毒也能产生热原。热原是微生物产生的一种内毒素（endotoxin），存

在于细菌的细胞膜和固体膜之间，是由磷脂、脂多糖和蛋白质所组成的复合物。其中脂多糖是内毒素的主要成分，因而大致可认为热原＝内毒素＝脂多糖，脂多糖组成因菌种不同而不同。热原的相对分子质量一般为 1×10^6 左右。

含有热原的注射液注入体内后，大约半小时就能产生发冷、寒战、体温升高、恶心呕吐等不良反应，严重者出现昏迷、虚脱，甚至有生命危险。有人认为细菌性热原自身并不引起发热，而是由于热原进入体内后使体内多形核白细胞及其他细胞释放一种内源性热原，作用于下丘脑体温调节中枢，可能引起 5-羟色胺的升高而导致发热。

（一）热原的性质

1. 耐热性　热原在 60℃ 加热 1 h 不受影响，100℃ 加热也不降解，但在 180℃ 3～4 h、250℃ 30～45 min 或 650℃ 1 min 可使热原彻底破坏。通常注射剂用的热压灭菌法，热原不易被破坏。

2. 过滤性　热原体积小，为 1～5 μm，故可通过一般的滤器，即使微孔滤膜，也不能截留，但可被活性炭吸附。

3. 水溶性　由于磷脂结构上连接有多糖，所以热原能溶于水。

4. 不挥发性　热原本身不挥发，但在蒸馏时，可随未汽化的小水滴带入蒸馏水，故应设法防止。

5. 其他性质　热原能被强酸、强碱破坏，也能被强氧化剂（如高锰酸钾或过氧化氢等）破坏，超声波及某些表面活性剂（如去氧胆酸钠）也能使之失活。

（二）热原的主要污染途径

1. 经溶剂带入　如注射用水，是热原污染的主要来源。尽管水本身并非是微生物良好的培养基，但易被空气或含尘空气中的微生物污染。若蒸馏设备结构不合理，操作与接受容器不当，贮藏时间过长，均易发生热原污染问题。故注射用水应新鲜使用，蒸馏器质量要好，环境应洁净。

2. 经原辅料带入　特别是用生物方法制造的药物和辅料易滋生微生物，如右旋糖苷、抗生素等药物，葡萄糖、乳糖等辅料，在贮藏过程中可因包装损坏而污染。

3. 经使用的容器、用具、管道及装置等带入　如未按 GMP 要求认真清洗处理，常易导致热原污染。

4. 经制备过程带入　制备过程中室内卫生差，操作时间过长，产品灭菌不及时或不合格，均增加细菌污染的机会，从而可能产生热原。

5. 经输液器带入　有时输液本身不含热原，而往往由于输液器具（输液瓶、乳胶管、针头与针筒等）污染而引起热原反应。

（三）热原的去除方法

1. 高温法　凡能经受高温加热处理的容器与用具，如针头、针筒或其他玻璃器皿，在洗净后，于 250℃ 加热 30 min 以上，可破坏热原。

2. 酸碱法　玻璃容器、用具可用重铬酸钾硫酸清洗液或稀氢氧化钠液处理，可将热原破坏。热原亦能被强氧化剂破坏。

3. 吸附法　常用的吸附剂有活性炭，用量为 0.05%～0.5%（*W/V*）。此外，有将 0.2% 活性炭与 0.2% 硅藻土合用于处理 20% 甘露醇注射液，除热原效果较好。

4. 离子交换法　国内有用 301 号弱碱性阴离子交换树脂 10% 与 122 号弱酸性阳离子交换树脂 8% 成功地除去丙种胎盘球蛋白注射液中的热原。

5. 凝胶过滤法　用二乙氨基乙基葡聚糖凝胶(分子筛)制备无热原去离子水。

6. 反渗透法　用反渗透法通过三醋酸纤维膜除去热原,这是近几年发展起来的有使用价值的新方法。

7. 超滤法　一般用 3.0～15 nm 超滤膜除去热原。如超滤膜过滤 10%～15%的葡萄糖注射液可除去热原。Sulliven 等采用超滤法除去 β-内酰胺类抗生素中内毒素等。

8. 其他方法　采用二次以上湿热灭菌法,或适当提高灭菌温度和时间,处理含有热原的葡萄糖或甘露醇注射液亦能得到热原合格的产品。微波也可破坏热原。

五、溶液的过滤及其机制

在注射剂、输液剂以及滴眼液等制备过程中,均需进行液体的过滤,以下就过滤机理和过滤设备作一简介。

(一) 过滤机理

过滤机理有表面过滤和深层过滤两种机理。

1. 表面过滤　滤浆中颗粒的尺寸大于过滤介质的孔径时,固体颗粒被截留在介质表面,此时过滤介质就起到筛网的作用。但过滤介质的孔径不可能完全相同,刚开始过滤时,部分颗粒进入孔道,有的在孔上,有的在孔中,形成"架桥现象",使介质的实际孔径减少,小颗粒被截留在表面,多了就形成滤饼,此滤饼起到真正的过滤介质的作用。

2. 深层过滤　深层滤器的过滤介质是由粒状或多孔固体物质组成的,孔道弯曲细长,具有不规则的形状,颗粒容易被截留在孔道内。当颗粒随液体流入介质孔道,依靠惯性碰撞、扩散沉积以及静电效应等原理沉积在孔道中,紧附在孔壁上。

(二) 影响过滤的因素

由于渣层的架桥作用形成致密滤渣层,液体由间隙过滤,如果假定间隙为均匀的毛细管聚束,那么液体的流动遵循 Poiseuile 公式:

$$V=\frac{p\pi r^4 t}{8\eta L} \tag{11-2}$$

式中,V 为过滤容量;p 为压力;r 为流过层中毛细管半径;L 为毛细管长度;η 为液体黏度;t 为滤过时间。

由此可知影响过滤速度的因素有:① 压力越大,流速越大。可加压或减压以提高压力差。② 黏度愈大,流速愈慢。可升高滤液温度以降低黏度。③ 滤速与毛细管长度成反比,沉积的滤饼量愈多,滤速愈慢。可先进行预滤,减少滤饼厚度。④ 孔隙变窄,阻力增大,流速减慢。可设法使颗粒变粗以减少滤饼阻力等。

(三) 过滤介质以及助滤剂

1. 过滤介质　过滤介质亦称滤材,为滤渣的支持物。过滤介质的种类很多,不同的过滤介质,其性质不同,用途及效率也不同。过滤介质应由惰性材料组成,即不与滤液起反应,也不吸附或很少吸附滤浆中有效成分;耐酸、耐碱、耐热,适用于过滤各种溶剂的液体;过滤阻力小、滤速快、反复应用易清洗;应具有足够的机械强度;价廉、易得。常用的过滤介质有以下几种:

(1) 滤纸:分为普通滤纸和分析用滤纸,其致密性与孔径大小相差较大。普通滤纸孔径为 1～7 μm,常用于少量液体药剂的过滤。经环氧树脂和石棉处理的 α-纤维素滤纸,其强度和过滤性能均提高。

(2) 脱脂棉:供过滤用的脱脂棉应为长纤维,否则纤维易脱落,影响滤液的澄清,适用于口服液体药剂的过滤。

(3) 织物介质:包括棉织品(纱布、帆布等),常用于精滤前的预滤;丝织品(绢布)既可用于一般液体的过滤,也可用来包裹滤棒,用于注射剂的脱碳过滤;合成纤维类(尼龙、聚酯等),特点是耐酸碱性强,不易被微生物污染,常用作板框压滤机的滤布。

(4) 烧结金属过滤介质:系将金属粉末烧结成多孔过滤介质,用于过滤较细的微粒。如以钛粉末烧结的滤器,用于注射剂的初滤。

(5) 多孔塑料过滤介质:系将聚乙烯、聚丙烯等用烧结法制备的管状滤材,优点是化学性质稳定、耐酸碱、耐腐蚀,缺点是不耐热。如聚乙烯烧结管的孔径有 1 μm、5 μm、7 μm 等,其中 1 μm 可用于注射剂的过滤。

(6) 垂熔玻璃过滤介质:系将中性硬质玻璃烧结而成的孔隙错综交叉的多孔型滤材。广泛用于注射剂的过滤。

(7) 多孔陶瓷:用白陶土或硅藻土等烧结而成的筒式滤材,有多种规格,主要用于注射剂的精滤。

(8) 微孔滤膜:是高分子薄膜过滤材料,厚度为 0.12～0.15 μm,孔径从 0.01～14 μm,有多种规格。包括醋酸纤维素膜、硝酸纤维素膜、醋酸纤维与硝酸纤维混合酯膜、聚氯乙烯膜、聚酰胺膜、聚碳酸酯膜等。微孔滤膜主要用于注射剂的精滤和除菌过滤,特别是一些不耐热产品如胰岛素、辅酶等。此外还可用于无菌检查,灵敏度高,效果可靠。

2. 助滤剂　若滤浆中含有极细微粒时,在过滤介质上能形成一致密的滤饼而堵塞孔道,使过滤无法进行。另外在滤浆中含有黏性或高度可压缩性颗粒时,形成的滤饼对滤液的阻力很大。此时可将某种质地坚硬的、能形成疏松滤渣层的另一种固体颗粒加入滤浆中,或将其制成糊状物铺于过滤介质表面,用以形成较疏松的滤饼,使滤液得以畅流,此固体颗粒称为助滤剂,其作用是减少过滤阻力。常用的助滤剂有以下几种:

(1) 硅藻土:主要成分为二氧化硅,惰性,不溶,是最常用的助滤剂。

(2) 活性炭:常用于注射剂的过滤,有较强的吸附热原、微生物的能力,并具有脱色作用。但它能吸附生物碱类药物,应用时应注意其对药物的吸附作用。

(3) 滑石粉:吸附性小,能吸附溶液中过量不溶性的挥发油和色素,适用于含黏液、树胶较多的液体。在制备挥发油芳香水剂时,常用滑石粉作助滤剂。但滑石粉很细,不易滤清。

(4) 纸浆:有助滤和脱色作用,中药注射剂生产中应用较多,特别用于处理某些难以滤清的药液。

(四) 过滤装置

过滤装置主要有以下几种:

1. 一般漏斗类:常用的有玻璃漏斗和布氏漏斗,用滤纸、长纤维的脱脂棉以及绢布等过滤介质,适用于少量液体药剂的预滤,如脱碳过滤。

2. 垂熔玻璃滤器:分为垂熔玻璃漏斗、滤球及滤棒三种。按过滤介质孔径分为 1～6 号,生产厂家不同,代号亦有差异。3 号和 G2 号多用于常压过滤,4 号和 G3 号多用于减压或加压过滤,6 号以及 G5、G6 作无菌过滤用。

垂熔玻璃滤器的优点有:① 化学性质稳定(强碱和氢氟酸除外);② 吸附性低,一般不影响药液 pH;③ 易洗净,不易出现裂漏、碎屑脱落现象。但价格高,脆而易破。

使用时可在垂熔漏斗内垫一稠布滤纸,可防污物堵塞滤孔,也有利于清洗,同时可提高滤液的质量。这种滤器的操作压力不得超过 98.06 kPa,可热压灭菌。垂熔漏斗使用后要用水抽洗，并以1%～2%硝酸钠硫酸浸泡处理。

3. 砂滤棒：国产的主要有两种，一种是硅藻土滤棒，另一种是多孔素瓷滤棒。前者质地疏松，适用于黏度高、浓度大的药液。有粗号(500 ml/min以上)、中号(300～500 ml/min)和细号(300 ml/min以下)等规格，注射剂生产常用中号。后者质地致密，滤速比硅藻土滤棒慢，适用于低黏度的药液。

砂滤棒价廉易得，滤速快，适于大生产作粗滤用。但砂滤棒易于脱砂，对药液吸附性强，难清洗，且有改变药液pH现象，滤器吸留滤液多。砂滤棒用后要进行处理。

4. 板框式压滤机：由多个中空滤框和实心滤板交替排列在支架上组成，是一种在加压下间歇操作的过滤设备。此种滤器的过滤面积大，截留的固体量多，且可在各种压力下过滤。可用于黏性大、滤饼可压缩的各种物料的过滤，特别适用于含少量微粒的滤浆。在注射剂生产中，多用于预滤用。缺点是装配和清洗麻烦，容易滴漏。

5. 微孔滤膜过滤器：以微孔滤膜作过滤介质的过滤装置称为微孔滤膜过滤器。常用的有圆盘形和圆筒形两种，圆筒形内有微孔滤膜过滤器若干个，过滤面积大，适用于注射剂大生产。

微孔滤膜的特点有：① 微孔滤膜孔径小，截留能力强，有利于提高注射剂的澄明度。② 微孔滤膜的孔径大小均匀，比孔径大的粒子不能通过滤膜，即使加快速度，加大压力差也不易出现微粒“泄漏”现象。③ 在过滤面积相同、截留颗粒大小相同的情况下，微孔滤膜的滤速比其他滤器(垂熔玻璃漏斗、砂滤棒)快40倍。④ 滤膜因无介质的迁移，不会影响药液的pH，不滞留药液。⑤ 滤膜用后弃去，不会造成产品之间的交叉感染。微孔滤膜的缺点是易堵塞，有些滤膜化学性质不理想。

微孔滤膜的理化性质：① 热稳定性：纤维素混合酯滤膜在干热125℃以下的空气中稳定，在125℃以上就逐渐分解，故在121℃热压灭菌，滤膜不受影响。过滤介质可在温度85℃情况下进行数小时。聚四氟乙烯膜在260℃的高温下也不受影响。② 化学性能：纤维素酯滤膜适用于药物的水溶液、稀酸和稀碱、脂肪族和芳香族碳氢化合物或非极性液体。不适用于酮类、酯类、乙醚-乙醇混合溶液，也不适用于强酸、强碱，此时可用尼龙膜或聚四氟乙烯膜代替，特别是聚四氟乙烯膜，强酸、强碱和有机溶剂对之均无影响。

6. 其他：另外还有超滤装置、钛滤器、多孔聚乙烯烧结管过滤器等。

在注射液生产中，一般采用二级过滤。先将药液用常规滤器如砂滤棒、垂熔玻璃漏斗、板框压滤器预滤(粗滤)，或用预滤膜预滤，再在常规滤器后串联膜滤器作终端过滤(精滤)。一般滤膜还不能达到除菌的目的，过滤后还需灭菌。

六、溶液的等渗与等张调节

(一) 基本概念

等渗溶液(isoosmotic solution)系指与血浆渗透压相等的溶液，属于物理化学概念。等张溶液(isotonic solution)系指渗透压与红细胞膜张力相等的溶液，属于生物学概念。

(二) 渗透压的调节

在自然状态下，溶剂自发的从低浓度一侧通过半透膜向高浓度一侧转移，此动力即为渗透压。注入机体内的液体一般要求等渗，否则容易产生刺激性。0.9%的氯化钠溶液、5%的葡萄糖溶液与血浆具有相同的渗透压，为等渗溶液。肌肉注射可耐受0.45%～2.7%的氯化钠溶液(相当于0.5～3个等渗度的溶液)。对静脉注射，则着眼于对红细胞的影响，把红细胞视为一半透膜，在低渗溶液中，水分子穿过细胞膜进入红细胞，使得红细胞破裂，造成溶血现象(渗透压低于0.45%氯化钠溶液时，将有溶血现象产生）。大量注入低渗溶液，会使人感到头胀、胸闷，严重的可发生麻木、寒战、高烧，甚至尿中出现血红蛋白。静脉注射大量不至于溶血的低渗溶液也是不容许的。注入高渗溶液时，红细胞内水分渗出而发生细胞萎缩。但只要注射速度足够慢，血液可自形调节使渗透压很快恢复正常，所以不至于产生不良影响。对脊髓腔内注射，由于易受渗透压的影响，必须调节至等渗。

常用的渗透压调节方法有冰点降低数据法和氯化钠等渗当量法。常用的等渗调节剂有氯化钠、葡萄糖等。一些药物的1%溶液的冰点降低值与氯化钠等渗当量见表11-2，根据这些数据，可以计算出该药物配制成等渗溶液的浓度，或将某一溶液调制成等渗溶液。

表11-2　一些药物水溶液的冰点降低与氯化钠等渗当量

药物名称	1%水溶液(kg/L)冰点降低值(℃)	1 g药物氯化钠等渗当量(E)	等渗浓度溶液的溶血情况		
			浓度(%)	溶血(%)	pH
硼酸	0.28	0.47	1.9	100	4.6
盐酸乙基吗啡	0.19	0.15	6.18	38	4.7
盐酸阿托品	0.08	0.1	8.85	0	5.0
盐酸可卡因	0.09	0.14	6.33	47	4.4
氯霉素	0.06				
依地酸钙钠	0.12	0.21	4.50	0	6.1
盐酸麻黄碱	0.16	0.28	3.2	96	5.9
无水葡萄糖	0.10	0.18	5.05	0	6.0
葡萄糖(H_2O)	0.091	0.16	5.51	0	5.9
氢溴酸后马托品	0.097	0.17	5.67	92	5.0
盐酸吗啡	0.086	0.15			
碳酸氢钠	0.381	0.65	1.39	0	8.3
氯化钠	0.58		0.9	0	6.7
青霉素G钾		0.16	5.48	0	6.2
硝酸毛果芸香碱	0.133	0.22			
吐温-80	0.01	0.02			
盐酸普鲁卡因	0.12	0.18	5.05	91	5.6
盐酸地卡因	0.109	0.18			

1. 冰点降低数据法　一般情况下，血浆冰点为-0.52℃。根据物理化学原理，任何溶液其冰点降低到-0.52℃，即与血浆等渗。

为方便计算，以计算式表示：

$$W=\frac{0.52-a}{b} \tag{11-3}$$

式中，W为配制等渗溶液需加等渗调节剂的百分含量(W/V)；a为药物溶液的冰点下降度数；b为等渗调节剂的1%溶液的冰点下降度数。

对于成分不明或查不到冰点降低数据的注射液，可通过实验测定。

2. 氯化钠等渗当量法　氯化钠等渗当量系与 1 g 药物呈等渗效应的氯化钠的质量。

例 1　已知 1%氯化钠的冰点下降度为 0.58℃，血浆的冰点下降度为 0.52℃，求等渗氯化钠溶液的浓度。

解　$W=\dfrac{0.52-0}{0.58}$，$W\approx 0.9\%$

故 0.9%的氯化钠为等渗溶液。

例 2　配制 2%盐酸普鲁卡因溶液 100 ml，用氯化钠调节等渗，求所需氯化钠的加入量。

解　由 10－2 表知，2%盐酸普鲁卡因溶液的冰点下降度(a)为 0.12℃×2＝0.24℃，调节剂 1%氯化钠溶液的冰点下降度(b)为 0.58℃。代入(10－3)式得

$$W=\frac{0.52-0.24}{0.58}\approx 0.48\%$$

$$100\times 0.48\%=0.48$$

故配制 2%盐酸普鲁卡因溶液 100 ml 需加入氯化钠 0.48 g。

例 3　已知无水葡萄糖的氯化钠等渗当量为 0.18，求等渗无水葡萄糖溶液的浓度。

解　根据 0.9%氯化钠为等渗溶液，等渗无水葡萄糖溶液的浓度为

$$\frac{0.9\%}{0.18}=5\%$$

即 5%无水葡萄糖溶液为等渗溶液。

例 4　欲配制以下处方的溶液 1 000 ml，并用氯化钠调节等渗，请根据表中的已知条件分别采用冰点降低法和氯化钠等渗当量法计算所需氯化钠的量。

药物	用量	1%溶液冰点下降值(℃)	氯化钠等渗当量(E)
硼酸	0.67 g	0.28	0.47
氯化钾	0.33 g	0.44	0.78
氯化钠	适量	0.58	
注射用水	加至 100 ml		

解　冰点降低法：

$$W=\frac{0.52-(0.28\times 0.67+0.44\times 0.33)}{0.58}\times\frac{1\,000}{100}\approx 3.23(\mathrm{g})$$

氯化钠等渗当量法：

$$W=[0.9-(0.47\times 0.67+0.78\times 0.33)]\times\frac{1\,000}{100}\approx 3.28(\mathrm{g})$$

3. 等张调节　等渗和等张溶液定义不同，等渗溶液不一定等张，等张溶液亦不一定等渗。对有些药物溶液来说，它们的等渗和等张浓度相等，如 0.9%的氯化钠溶液。但还有一些药物如盐酸普鲁卡因、甘油、丙二醇等，即使根据等渗浓度计算出来而配制的等渗溶液注入体内，还会发生不同程度的溶血现象。这类药物一般还需要加入氯化钠、葡萄糖等等渗调节剂。如 2.6%的甘油与 0.9%的氯化钠具有相同渗透压，但它 100%溶血，如果制成为 10%甘油、4.6%木糖醇、0.9%氯化钠的复方甘油注射液，实验表明不产生溶血现象，红细胞也不胀大变形。

在新产品的试制中，即使所配制的溶液为等渗溶液，为安全用药，亦应进行溶血试验，必要

时加入葡萄糖、氯化钠等调节成等张溶液。

第二节 注 射 剂

一、概述

(一) 注射剂的定义及分类

注射剂(injection)系指药物制成的供注入体内的灭菌溶液、乳状液、混悬液,以及供临用前配成溶液或混悬液的无菌粉末。

注射剂由药物、溶剂、附加剂及特制的容器所组成,注射给药是一种不可替代的临床给药途径,是临床应用中最广泛的剂型之一,对急救用药尤为重要。近年来,新型注射制剂技术的研究取得了较大的突破,脂质体、微球、微囊等新型注射给药系统已实现商品化,无针注射剂亦即将面市。

根据使用目的的不同,注射剂有不同的分类方式。

1. 按药物的分散方式分

按药物的分散方式分可分为溶液型注射剂、混悬型注射剂、乳剂型注射剂以及临用前配成液体使用的注射用无菌粉针剂等。制备时可根据药物性质和特点的不同进行制备,如图 11-2 所示。

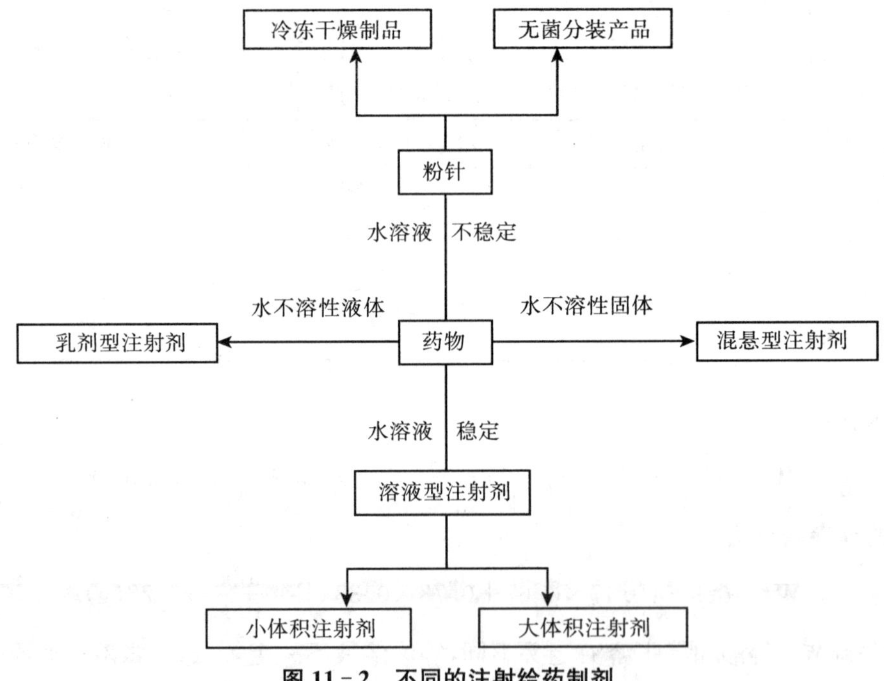

图 11-2 不同的注射给药制剂

2. 按给药途径分

(1) 皮内注射(intracutaneous, i. c.):注射于表皮与真皮之间,一次剂量在 0.2 ml 以下,常用于过敏性试验或疾病诊断,如青霉素皮试液、白喉诊断毒素等。

(2) 皮下注射(subcutaneous, s. c.):注射于真皮与肌肉之间的松软组织内,一般用量为 1~2 ml。皮下注射剂主要是水溶液,药物吸收速度稍慢。由于人体皮下感觉比肌肉敏感,故具有刺激性的药物混悬液，一般不宜作皮下注射。

(3) 肌肉注射(intramuscular, i. m.)：注射于肌肉组织中，一次剂量为1～5 ml。注射油溶液、混悬液及乳浊液具有一定的延效作用。且乳浊液有一定的淋巴靶向性。

(4) 静脉注射(intravenous, i. v.)：注入静脉内，一次剂量从几毫升至几千毫升，且多为水溶液。油溶液和混悬液或乳浊液易引起毛细血管栓塞，一般不宜静脉注射，但平均直径<1 μm的乳浊液，可作静脉注射。凡能导致红细胞溶解或使蛋白质沉淀的药液，均不宜静脉给药。

(5) 其他：包括脊椎腔注射(vertebra caval route)、动脉内注射(intra-arterial route)、心内注射、关节内注射、滑膜腔内注射、穴位注射以及鞘内注射等。

不同的注射给药途径如图11-3所示。

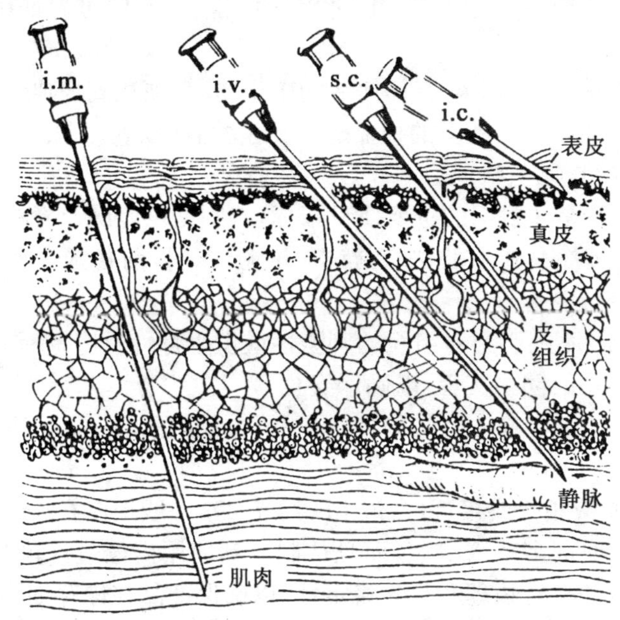

图 11-3 注射剂给药途径

3. 按临床用途分

按临床用途可分为小针注射剂、大容量注射剂(输液剂)和注射用粉针剂三类。

(二) 注射剂的特点

注射剂具有以下特点：

1. 药效迅速、剂量准确、作用可靠。注射剂无论以液体针剂还是以粉针剂贮存，在临床应用时均以液体状态直接注射入人体组织、血管或器官内，所以吸收快，作用迅速。特别是静脉注射，药液可直接进入血循环，更适于抢救危重病症之用。并且因注射剂不经胃肠道，故不受消化系统及食物的影响，因此剂量准确，作用可靠。

2. 可用于不宜口服给药的患者。在临床上常遇到昏迷、抽搐、惊厥等状态的患者，或患消化系统障碍的患者均不能口服给药，采用注射剂是有效的给药途径。

3. 可用于不宜口服的药物。某些药物由于本身的性质不易被胃肠道吸收，或具有刺激性，或易被消化液破坏，制成注射剂可解决之。如酶、蛋白等生物技术药物由于其在胃肠道不稳定，常制成粉针剂。

4. 可发挥局部定位作用。如牙科和麻醉科用的局麻药等。

5. 使用不便且注射时疼痛，易发生交叉污染、安全性差。由于注射剂是一类直接入血制剂，所以质量要求比其他剂型更严格，使用不当更易发生危险。应根据医嘱由技术熟练的人员注射，以保证安全。

6. 制造过程复杂，对生产的环境及设备要求高，生产费用较大，价格较高。

（三）注射剂的一般质量要求

注射剂的一般质量要求包括以下几点：

1. 澄明度　按《中国药典》规定条件下检查，不得有肉眼可见的混浊或异物。鉴于微粒注入人体后，较大的可堵塞毛细血管形成血栓，若侵入肺、脑、肾、眼等组织也会栓塞，同时因巨噬细胞的包围和增殖，形成肉芽肿等危害。因此澄明度检查，不但可保证用药安全，而且可以发现生产中的问题。

2. 无菌　注射剂成品中不得含有任何活的微生物，必须达到药典无菌检查的要求。任何注射剂在灭菌后，均应抽取一定数量的样品进行无菌检查，以确保制品的灭菌质量。通过无菌操作制备的成品更应检查无菌状况。

3. 无热原　无热原是注射剂的重要质量指标，特别是供静脉及脊椎注射的制剂。热原检查体内实验方法有家兔法，体外实验法有鲎试剂试验法。目前各国药典法定的方法仍为家兔法，具体参阅《中国药典》。

4. 安全性　注射剂不能引起对组织的刺激性或发生毒性反应，特别是一些非水溶剂及一些附加剂，必须经过必要的动物实验，以确保安全。

5. 渗透压　其渗透压要求与血浆的渗透压相等或接近。供静脉注射的大量注射剂还要求与血液具有相同的等张性。

6. pH　要求与血液相等或接近（血液 pH 约 7.4），一般控制在 4～9 的范围内。

7. 稳定性　因注射剂多系水溶液，而且从制造到使用需经过一段时间，所以稳定性问题比较突出，故要求注射剂具有物理和化学稳定性，以确保产品在储存期内安全有效。

8. 降压物质　有些注射液，如复方氨基酸注射液，其降压物质必须符合规定，确保安全。

在注射剂的生产过程中常常遇到的问题是澄明度、化学稳定性、无菌及无热原等问题，在生产过程中应注意产生上述问题的原因及解决办法。

二、注射剂制备的一般工艺流程

注射剂的一般生产过程为：原辅料和容器的前处理⟶称量⟶配液⟶过滤⟶灌封⟶灭菌⟶检漏⟶质检⟶印字⟶包装。

生产流程与环境区域划分见图 11－4，总流程由制水、安瓿前处理、配料及成品四部分组成，其中环境区域划分为控制区与洁净区。

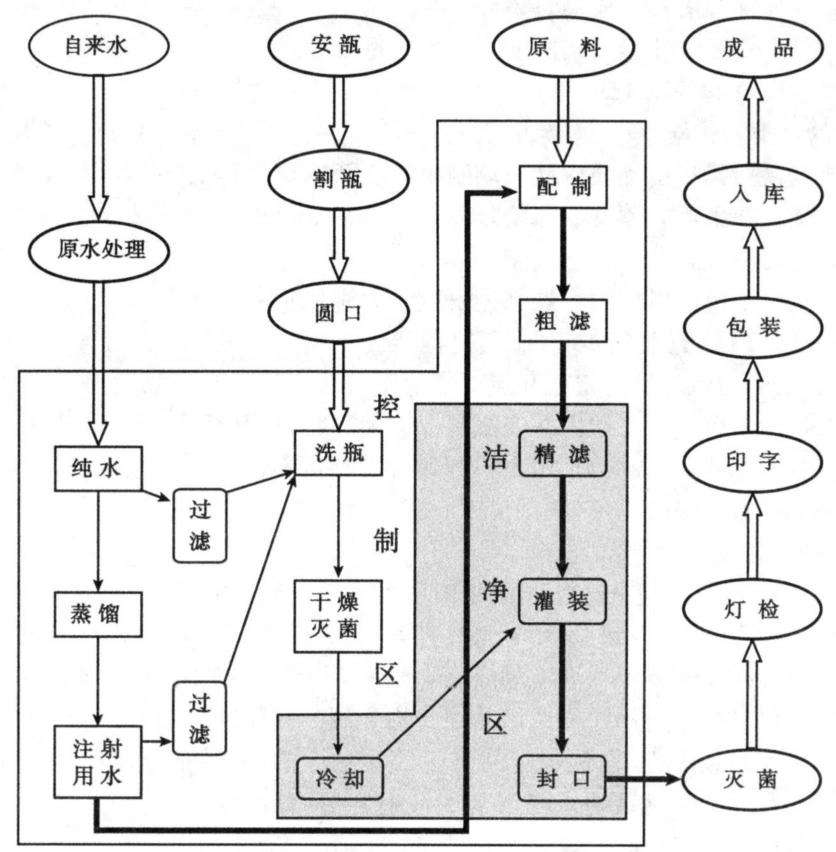

图 11－4 注射剂生产工艺流程与环境区域划分

三、注射剂基本处方组分

液体型注射剂主要由有效组分(药物)、溶剂及其他附加剂组成,固体型注射剂(如冻干粉针)主要由有效组分(药物)、骨架(或担体)及其他附加剂组成。

注射剂处方中含有的药物必须采用注射用原料,且必须符合药典或国家药品质量标准。获得注射用原料后,每批原料因批号不同,其质量亦不同,用于生产前还需做小样试制,各项检验合格后方可使用。注射剂处方中含有的溶剂亦必须采用注射用规格;附加剂亦最好用注射用规格,若用量较小且无注射用规格时,可用药用规格代替,但必须保证产品的安全性。

四、注射剂的制备

(一) 原辅料的准备

供注射用的原料和辅料,必须符合《中国药典》所规定的各项检查与含量要求。因为注射剂有特殊要求,故某些品种,除按药典规定进行检查外,各厂可根据具体需要另行制定内控标准。即使是同一药厂的原料,由于批号不同,制成注射剂的质量优劣也不同。因此,注射用原辅料,在大生产前,还应做小样试制,检验合格方可使用。

配制前,应正确计算原料的用量,称量时应两人核对。若在制备过程中(如灭菌后)或储藏期间药物含量易下降,应酌情增加投料量。含结晶水药物应注意其换算。

原料用量＝实际配液量×成品含量％

实际配液量＝实际灌注量＋实际灌注时损耗量

（二）注射剂容器及其处理

1. 安瓿的种类和式样

注射剂容器一般是指由硬质中性玻璃制成的安瓿或容器（如青霉素小瓶等），亦有塑料容器。安瓿的式样目前采用有颈安瓿与粉末安瓿，其容积通常为 1 ml、2 ml、5 ml、10 ml、20 ml 等几种规格，此外还有曲颈安瓿。

我国目前水针剂生产所用的容器都为安瓿。为避免折断安瓿瓶颈时造成玻璃屑、微粒进入安瓿污染药液，SFDA 已强行推行曲颈易折安瓿。

易折安瓿有两种，色环易折安瓿和点刻痕易折安瓿。色环易折安瓿是将一种膨胀系数高于安瓿玻璃两倍的低熔点粉末熔固在安瓿颈部成为环状，冷却后由于两种玻璃的膨胀系数不同，在环状部位产生一圈永久应力，用力一折即可平整折断，不易产生玻璃碎屑。点刻痕易折安瓿是在曲颈部位有一细微刻痕，在刻痕中心标有直径 2 mm 的色点，折断时，施力于刻痕中间的背面，折断后，断面应平整。

目前安瓿多为无色，有利于检查药液的澄明度；对需要遮光的药物，可采用琥珀色玻璃制造安瓿。琥珀色安瓿可滤除紫外线，适用于光敏药物。琥珀色安瓿含氧化铁，痕量的氧化铁有可能被浸取而进入产品中，如果产品中含有的成分能被铁离子催化，则不能使用琥珀色玻璃容器。

粉末安瓿系供分装注射用粉末或结晶性药物之用。故瓶的颈口粗或带喇叭状，便于药物装入。该瓶的瓶身与颈同粗，在颈与身的连接处吹有沟槽，用时锯开，灌入溶剂溶解后注射。近年来开发了一种可同时盛装粉末与溶剂的注射容器，容器分为两室，下隔室装无菌药物粉末，上隔室盛溶剂，中间用特制的隔膜分开，用时将顶部的塞子压下，隔膜打开，溶液流入下隔室，将药物溶解后使用。此种注射用容器，特别适用于一些在溶液中不稳定的药物。

2. 安瓿的质量要求与注射剂稳定性的关系

安瓿用来灌装各种性质不同的注射剂，不仅在制造过程中需经高温灭菌，并且应适合在不同环境下长期储藏。

注射剂玻璃容器应达到以下质量要求：① 应无色透明，以利于检查药液的澄明度、杂质以及变质情况；② 应具有低的膨胀系数、优良的耐热性，使之不易冷爆破裂；③ 熔点低，易于熔封；④ 不得有气泡、麻点及砂粒；⑤ 应有足够的物理强度，耐受热压灭菌时产生的较高压力差，并避免在生产、装运和保存过程中所造成的破损；⑥ 应具有高度的化学稳定性，不与注射液发生物质交换。

玻璃质量能影响注射剂的稳定性，如 pH 改变、沉淀、变色、脱片等。若玻璃容器含有过多的游离碱将增高注射液的 pH，可使酒石酸锑钾、胰岛素、肾上腺素、生物碱盐等对 pH 敏感的药物变质，如酒石酸锑钾由于 pH 升高而分解产生三氧化二锑沉淀，使产品增加毒性。玻璃容器若不耐水腐蚀，则在盛装注射用水时会产生脱片现象。不耐碱的容器，在装入碱性较大的磺胺嘧啶钠或枸橼酸钠、碳酸氢钠、乳酸钠、氯化钙等钙钠盐类的注射液时，在灭菌后或长期储藏后会发生小白点、脱片或产生混浊等现象。

目前制造安瓿的玻璃主要有：中性玻璃、含钡玻璃、含锆玻璃。中性玻璃是低硼酸硅盐玻璃，化学稳定性好，适合于近中性或弱酸性注射剂，如各种输液、葡萄糖注射液、注射用水等。含钡玻璃的耐碱性好，可作碱性较强的注射液的容器，如磺胺嘧啶钠注射液（pH 10～10.5）。锆玻璃系含少量锆的中性玻璃，具有更高的化学稳定性，耐酸、碱性能好，可用于盛装如乳酸钠、碘化钠、磺胺嘧啶钠、酒石酸锑钾等注射液。除玻璃组成外，安瓿的制作、贮藏、退火等技术，也在一定程度上影响安瓿的质量。

3. 安瓿的检查与处理

(1) 安瓿的检查：为保证注射剂的质量，安瓿必须按药典经过一系列的检查。主要包括物理和化学检查。物理检查内容主要包括：安瓿外观、尺寸、应力、清洁度、热稳定性等。化学检查内容主要包括：容器的耐酸、碱性和中性检查等。装药试验主要是检查安瓿与药液的相容性，当安瓿材料变更时，理化性能虽合格，尚需作装药试验，证明无影响，才能应用。

(2) 安瓿的切割与圆口：安瓿需先经过切割，使安瓿颈具有一定的长度，便于灌药与包装。所割安瓿，瓶口整齐，无缺口、裂口、双线，长短符合要求。切口不好，玻璃碎屑掉入安瓿，增加洗瓶的难度，影响澄明度。颈口截面粗糙，留有细小波屑，在相互碰撞及洗涤时容易落入安瓿内，因此需要圆口。圆口系利用强烈火焰喷烘颈口截面，使熔融光滑。圆口完毕后拍出安瓿内玻屑，储存时不得重压。该工序目前一般在安瓿生产厂内完成。

(3) 安瓿的洗涤：安瓿一般使用离子交换水灌瓶蒸煮，质量较差的安瓿需用 0.5%的醋酸水溶液，灌瓶蒸煮(100℃、30 min)热处理。蒸瓶的目的是使瓶内的灰尘、沙砾等杂质经加热浸泡后落入水中，容易洗涤干净，同时也是一种化学处理，让玻璃表面的硅酸盐水解，微量的游离碱和金属盐溶解，使安瓿的化学稳定性提高。

日前国内药厂使用的安瓿洗涤设备有三种：喷淋式安瓿洗涤机组、气水喷射式安瓿洗涤机组和超声波安瓿洗涤机组。

利用超声波技术清洗安瓿是国外制药工业近二十年来新发展的一项新技术。在液体中传播的超声波能对物体表面的污物进行清洗，其原理可用“空化”现象来解释：超声波振动在液体中传播的音波压强达到一个大气压时，其功率密度为 0.35 W/cm^2，此时超声波的音波压强峰值就可达到真空或负压，但实际上无负压存在，因此在液体中产生一个很大的力，将液体分子拉裂成空洞——空化核。此空洞非常接近真空，它在超声波压强反向达到最大时破裂，由于破裂而产生的强烈冲击将物体表面的污物撞击下来。这种由无数细小的空化气泡破裂而产生的冲击波现象称为“空化”现象。它具有清洗洁净度高、清洗速度快等特点。特别是对盲孔和各种几何状物体，洗净效果独特。目前国内已有引进和仿制的超声波洗瓶机。

但有报道认为，超声波在水浴槽中易造成对边缘安瓿的污染或损坏玻璃内表面而造成脱片，应值得注意。

(4) 安瓿的干燥与灭菌：安瓿洗涤后，一般在置于 120～140℃烘箱内干燥。盛装无菌操作或低温灭菌的安瓿在 180℃干热灭菌 1.5 h。

大生产现多采用隧道式烘箱，主要由红外线发射装置和安瓿传送装置组成，温度为 200℃左右，有利于安瓿的烘干、灭菌连续化。但因用煤气加热，易引起安瓿污染。为防止污染，有一种电热红外线隧道式自动干燥灭菌机，附有局部层流装置，安瓿经 350℃的高温洁净区干热灭菌后仍极为洁净。近年来，安瓿干燥已广泛采用远红外线加热技术，一般在碳化硅电热板的辐射源表面涂远红外涂料，如氧化钛、氧化锆等，便可辐射远红外线，温度可达 250～350℃。具有效率高、质量好、干燥速度快和节约能源等特点。

(三) 注射液的配制与过滤

1. 配制用具的选择与处理　常用装有搅拌器的夹层锅配液，以便加热或冷却。配制用具的材料有：玻璃、搪瓷、不锈钢、聚乙烯等。配制浓的盐溶液不宜选用不锈钢容器；需加热的药液不宜选用塑料容器。配制用具用前要用硫酸清洁液或其他洗涤剂洗净，并用新鲜注射用水荡洗或灭菌后备用。容器用毕应立即刷洗干净后放置。

2. 配制方法　分为浓配法和稀配法两种。将全部药物加入部分溶剂中配成浓溶液，加热或冷藏后过滤，然后稀释至所需浓度，此谓浓配法，可滤除溶解度小的杂质。将全部药物加入溶剂中，一次配成所需浓度，再行过滤，此谓稀配法，优质原料可用此法。

配制油性注射液，常将注射用油先经 150℃干热灭菌 1～2 h，冷却至适宜温度（一般在主药熔点以下 20～30℃），趁热配制、过滤（一般在 60℃以下），温度不宜过低，否则黏度增大，不易过滤。溶液应进行半成品质量检查（如 pH、含量等），合格后方可过滤。

注意事项：① 配制应在洁净的环境中进行，所用器具及原料附加剂应无菌、无热原。② 配制剧毒药品注射液时，严格称量与校核，并谨防交叉污染。③ 对不稳定的药物更应注意调配顺序（先加稳定剂或通惰性气体等），有时要控制温度与避光操作。④ 对于不易滤清的药液可加 0.1%～0.3%活性炭处理。使用活性炭时还应注意其对药物（如生物碱盐等）的吸附作用。活性炭在酸性溶液中吸附作用较强，最高吸附能力可达 1∶0.3，在碱性溶液中有时出现“胶溶”或脱吸附作用，反而使溶液中杂质增加，故活性炭最好用酸碱处理并活化后使用。

3. 过滤　如前所述，溶液型注射液生产中，一般采用二级过滤。膜滤器孔径为 0.3 μm 或 0.22 μm 的滤膜可作无菌过滤。

（四）注射液的灌封

过滤后的药液经检查合格后即可进行灌装和封口，即灌封。

1. 药液灌装　药液的灌装有以下要求：① 剂量准确。药液有易流动液与黏稠液两种，灌装时可按《中国药典》附录要求，适当增加药液量。② 药液不沾瓶。为防止灌注器针头“挂水”，活塞中心常有毛细孔，可使针头挂的水滴缩回；调节灌装速度，过快时药液易溅至瓶壁而沾瓶。③ 通惰性气体时要确保既不使药液溅至瓶颈，又使安瓿空间空气除尽。一般采用空安瓿先充一次惰性气体，灌装药液后再充一次效果较好。

2. 安瓿封口　封口有拉封与顶封两种，顶封容易出现毛细孔，拉封对药液的影响小。如注射用水加甲红试液测 pH 为 6.45，灌装于 10 ml 安瓿中，分别用拉封与顶封，再测 pH 时，拉封为 pH 6.35，顶封为 pH 5.90。故目前都主张拉封。粉针用安瓿或具有广口的其他类型均采用拉封。

安瓿的灌封操作分为手工和机械灌封两种。手工灌封常用于小试，药厂多采用全自动灌封机，采用洗、灌、封联动机和割、洗、灌、封联动机，生产效率有很大提高。但灭菌包装还没有联动化。注射剂生产的全自动化在不断地发展。目前已有将整个生产过程安排在自动线上，从防护箱中取出装药容器，用净化空气冲淋，高速通过灭菌隧道，依次进行灌装、封口，然后进入邻室包装。包装前各个操作过程均需安排在灭菌室中进行。关键部分用层流罩保护，并采用局部层流复盖操作区，保证高度洁净的环境。这些自动操作将在高速生产中发挥越来越大的作用。

安瓿灌封过程中可能出现的问题有：剂量不准，封口不严（毛细孔），出现大头、焦头、瘪头、爆头等，应分析原因及时解决。焦头主要因安瓿颈部沾有药液，熔封时炭化而致。灌药室给药太急、针头往安瓿里灌药时不能立即回缩或针头安装不正、压药与打药行程不配合等都会导致安瓿颈部沾有药液。充 CO_2 时容易发生瘪头、爆头。

（五）注射液的灭菌与检漏

1. 灭菌　除采用无菌操作生产的注射剂外，一般注射液在灌封后必须尽快进行灭菌，以保证产品的无菌。

注射液的灭菌要求：在杀灭所有微生物的前提下，避免药物的降解。灭菌与保持药物稳定性是矛盾的两个方面，灭菌温度高、时间长，容易把微生物杀灭，但却不利于药液的稳定，因此选择适宜的灭菌法对保证产品质量甚为重要。一般注射液生产污染较少，故常用流通蒸汽灭菌，1～5 ml 安瓿多采用流通蒸汽 100℃、30 min；10～20 ml 安瓿常用 100℃、45 min 灭菌。要求按灭菌效果 F_0 大于 8 进行验证。

2. 检漏　灭菌后的安瓿应立即进行漏气检查。若安瓿未严密熔合，有毛细孔或微小裂缝存在，则药液易被微生物与污物污染或药物泄漏，污损包装，应检查剔除。检漏一般采用灭菌检漏两用灭菌锅，可将灭菌、检漏结合进行。

五、注射剂的质量检查

（一）澄明度检查

注射剂澄明度检查，不但可保证用药安全，还可以发现生产中的问题。如白点多由原料或安瓿产生；纤维多因环境污染所致；玻屑往往是圆口、灌封不当所致。我国药典对澄明度检查规定，应照卫生部关于注射剂澄明度检查的规定检查。对所用装置、人员条件、检查数量、检查方法、时限与判断标准等均有详细规定。

（二）热原检查

有家兔法和鲎试验法。

由于家兔对热原的反应与人体相同，目前各国药典法定的方法仍为家兔法，具体参阅《中国药典》。对家兔的要求，试验前的准备，检查法，结果判断均有明确规定。对家兔的试验关键是动物的状况、房屋条件和操作。

鲎试验法（limulus lysate test）灵敏度高，操作简单，实验费用少，结果迅速可得，适用于生产过程中的热原控制，但易出现“假阳性”。鲎试验法原理是利用鲎的变形细胞溶解物（amebocyte lysate）与内毒素之间的胶凝反应。市场上有现成的鲎热原试剂。具体操作和鉴定结果的方法参阅《中国药典》。鲎试验法特别适用于某些不能用家兔进行的热原检测的品种，如放射性药剂、肿瘤抑制剂等。因为这些制剂具有细胞毒性（cytotoxicity）而具有一定的生物效应。用此法可检查输液、注射剂、放射性制剂的热原。但由于其对革兰氏阴性以外的内毒素不够灵敏，故尚不能取代家兔的热原试验法。近几年来发展了用显色基质法定量测定热原的方法。

（三）无菌检查

任何注射剂在灭菌后，均应抽取一定数量的样品进行无菌检查，以确保制品的灭菌质量。通过无菌操作制备的成品更应检查其无菌状况，具体方法参阅《中国药典》。

（四）其他检查

注射剂的装量检查可参阅《中国药典》附录。此外，视品种不同，有的尚需进行有关物质、降压物质检查、异常毒性检查、pH 测定、刺激性、过敏试验及抽针试验等。

六、举例

例 1　维生素 C 注射液（抗坏血酸）（Vitamin C injection）

维生素 C 注射液临床上用于预防及治疗坏血病，并用于出血性素质、鼻、肺、肾、子宫及其器官的出血。肌注或静脉注射，一次 0.1～0.25 g，一日 0.25～0.5 g。

处方：

维生素 C	104 g	依地酸二钠	0.05 g
碳酸氢钠	49.0 g	亚硫酸氢钠	2.0 g
注射用水	加至 1 000 ml		

制法:在配制容器中,加处方量80%的注射用水,通二氧化碳饱和,加维生素C溶解后,分次缓缓加入碳酸氢钠,搅拌使完全溶解,加入预先配制好的依地酸二钠和亚硫酸氢钠溶液,搅拌均匀,调节药液pH 6.0~6.2,添加二氧化碳饱和的注射用水至足量,用垂熔玻璃漏斗与膜滤器过滤,溶液中通二氧化碳,并在二氧化碳气流下灌封,最后于100℃流通蒸汽15 min灭菌。

注:① 维生素C分子中有烯二醇式结构,显强酸性,注射时刺激性大,产生疼痛,故加入碳酸氢钠(或碳酸钠)调节pH,以避免疼痛,并增强本品的稳定性。② 本品易氧化降解,空气中的氧气、溶液pH和金属离子(特别是铜离子)对其稳定性影响较大。因此处方中加入抗氧剂亚硫酸氢钠、金属离子络合剂依地酸二钠及pH调节剂碳酸氢钠;工艺中采用充惰性气体等措施,以提高产品稳定性。③ 本品稳定性与温度有关。实验表明用100℃流通蒸汽30 min灭菌,含量降低30%,而100℃流通蒸汽15 min灭菌,含量仅降低2%,故以100℃流通蒸汽15 min灭菌为宜。

例2 维生素B_2注射液(riboflavin injection)

本品为维生素类药,参与体内生物氧化作用;用于预防和治疗口角炎、舌炎、结膜炎、脂溢性皮炎等维生素B_2缺乏症。

处方:

维生素B_2	2.575 g	烟酰胺	77.25 g
乌拉坦	38.625 g	苯甲醇	7.5 ml
注射用水	加至1 000 ml		

制法:将维生素B_2先用少量注射用水调匀待用;再将烟酰胺、乌拉坦溶于适量注射用水中,加入活性炭0.1 g,搅拌均匀后放置15 min,粗滤脱碳,加注射用水至约900 ml,水浴上加热至80~90℃,慢慢加入已用注射用水调好的维生素B_2,保温20~30 min,完全溶解后冷却至室温;加入苯甲醇,用0.1 mol/L的HCl调节pH至5.5~6.0,调整体积至1000 ml;然后在10℃以下放置8 h,过滤至澄明、灌封;100℃流通蒸汽灭菌15 min即可。

注:① 维生素B_2在水中溶解度小,0.5%的浓度已为过饱和溶液,所以必须加入大量的烟酰胺作为助溶剂。此外还可用水杨酸钠、苯甲酸钠、硼酸等作为助溶剂。如10%的PEG 600以及10%的甘露糖醇能增加溶解度。② 处方中乌拉坦和苯甲醇有局麻作用,此外,苯甲醇尚有抑菌作用。③ 维生素B_2水溶液对光极不稳定,在酸性或碱性溶液中都易变成酸性或碱性感光黄素。所以在制造本品时应严格避光操作,产品也需避光保存。酰脲和水杨酸钠能防止维生素B_2的水解和光解作用。④ 本品还可制成长效混悬注射剂,如加2%的单硬脂酸铝制成的维生素B_2混悬注射剂,一次注射150 mg,能维持疗效45天,而注射同剂量的水性注射剂只能维持药效4~5天。

例3 柴胡注射液(bupleuri injection)

本品为柴胡挥发油的灭菌溶液,用于流行性感冒的解热止痛。

处方:

北柴胡	1 000 g	氯化钠	8.5 g
聚山梨酯80	10 ml	注射用水	加至1 000 ml

制法:取柴胡(饮片或粗粉)1 000 g加10倍量的水,加热回流6 h后蒸馏,收集初蒸馏液6 000 ml后,重蒸馏至1 000 ml。含量测定后,加氯化钠和聚山梨酯80,使全部溶解,过滤、灌封,100℃灭菌30 min即得。

注:① 柴胡根及果实中含微量挥发油并含脂肪酸约2%,挥发油为柴胡醇。柴胡中挥发油

用一般蒸馏法很难提尽，故先加热回流 6 h 后二次蒸馏。② 处方中聚山梨酯 80(吐温－80)为增溶剂，但对挥发油的增溶效果不强，可用丙二醇代替。③ 处方中氯化钠为等渗调节剂。

第三节　输　　液

一、输液的定义、分类与质量要求

输液(infusion solution)是由静脉滴注输入体内的大剂量(一次给药在 100ml 以上)注射液，亦称大容量注射液。通常包装在玻璃或塑料的输液瓶或袋中，不含防腐剂或抑菌剂。使用时通过输液器调整滴速，持续而稳定地进入静脉，以补充体液、电解质或提供营养物质。由于其用量大而且是直接进入血液的，故质量要求高，生产工艺等亦与小针注射剂有一定差异。

(一) 输液的分类与临床用途

1. 电解质输液　用以补充体内水分、电解质，纠正体内酸碱平衡等。如氯化钠注射液、复方氯化钠注射液、乳酸钠注射液等。

2. 营养输液　用于不能口服吸收营养的患者。营养输液有糖类输液、氨基酸输液、脂肪乳输液等。糖类输液最常用的为葡萄糖注射液。

3. 胶体输液　用于调节体内渗透压。胶体输液有多糖类、明胶类、高分子聚合物类等，如右旋糖酐、淀粉衍生物、明胶、聚乙烯吡咯烷酮(PVP)等。

4. 含药输液　含有治疗药物的输液，如替硝唑、苦参碱等输液。

(二) 输液的质量要求

输液的质量要求基本与注射剂一致，但由于这类产品注射量较大，故对无菌、无热原及澄明度这三项，更应特别注意，它们也是当前输液生产中存在的主要质量问题。此外含量、色泽、pH 也应符合要求。pH 应在保证疗效和制品稳定的基础上，力求接近人体血液的 pH，过高或过低都会引起酸碱中毒。渗透压可为等渗或偏高渗，不能引起血象的任何异常变化。此外有些输液要求不能有产生变态反应的异性蛋白及降压物质，输入人体后不会引起血象的异常变化，不损害肝、肾等。输液中不得添加任何抑菌剂，并在贮存过程中质量稳定。

二、输液的制备

(一) 输液的制备工艺流程

输液剂虽有玻璃容器与塑料容器两种包装，但其制备工艺流程大致相同，见图 11－5。

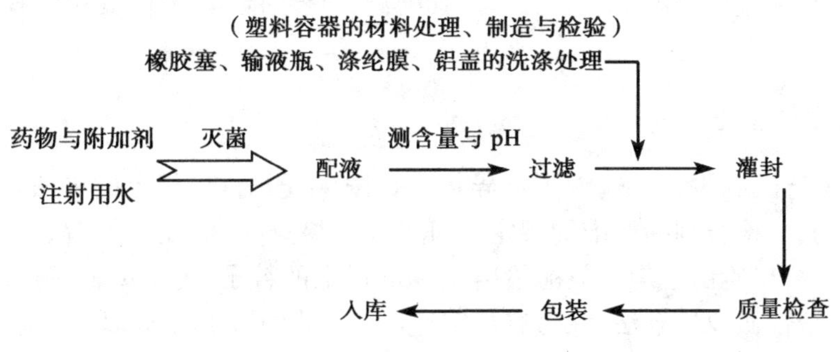

图 11－5　输液生产基本流程图

（二）输液容器的准备

1. 输液瓶　输液瓶口内径必须符合要求，光滑圆整，大小合适，否则将影响密封程度，在贮存期间，可能污染长菌。输液瓶应用硬质中性玻璃制成，物理化学性质稳定，其质量要求应符合国家标准。除玻璃输液瓶外，现已开始采用聚丙烯塑料瓶，此种输液瓶耐水耐腐蚀，具有无毒、质轻、耐热性好、机械强度高、化学稳定性强的特点，可以热压灭菌。国内有些生产单位已采用塑料袋作输液容器，它由无毒聚氯乙烯制成。有重量轻、运输方便、不易破损、耐压等优点。特别是制造简便，可于同一车间内制造塑料袋和输液，吹塑成型后立即灌装，提高了工效，减少污染，包装体积小、易运送，使用方便等等。但是在临床的使用过程中也常常发生一些问题很值得研究，如湿气和空气可透过塑料袋，影响贮存期的质量。同时其透明性和耐热性也较差，剧烈振荡，可产生轻度乳光。目前塑料瓶应用较多而塑料袋较少应用。

2. 输液瓶的清洁处理　输液容器洗涤洁净与否，对澄明度影响较大，洗涤工艺的设计与容器原来的洁净程度有关。一般有直接水洗、酸洗、碱洗等方法，国内有些药厂自己生产输液瓶，而且制瓶车间洁净度较高，瓶子出炉后，立即密封，这种情况，只需用过滤注射用水冲洗即可。塑料袋一般不洗涤，直接采用无菌材料压制。其他情况一般认为用硫酸重铬酸钾清洁液洗涤效果较好。因为它既有强力的消灭微生物及热原的作用，还能对瓶壁游离碱起中和作用。但其主要缺点是对设备腐蚀性大。碱洗法是用2%氢氧化钠溶液（50～60℃）冲洗，也可用1%～3%碳酸钠溶液，由于碱对玻璃有腐蚀作用，故碱液与玻璃接触时间不宜过长（数秒钟内）。碱洗法操作方便，易组织生产流水线，也能消除细菌与热原。但其作用比酸洗法弱，故仅用于新瓶及洁净度较好的输液瓶的洗涤，国内采用滚动式洗瓶机可大大提高洗涤效率。国外有用二氧化硅处理的钠钙玻璃制造的输液瓶，这样可降低玻璃表面的碱性和增加表面的化学稳定性与耐水腐蚀性，而且成本低，但不适用于盛装碱性输液剂。

3. 橡胶塞　橡胶塞的主要成分为天然橡胶，为便于成型并赋予它一定的理化性质，加了大量的附加剂。这些附加剂主要有填充剂（如氧化锌、碳酸钙）、硫化剂（如硫磺）、防老剂（如*N*-苯基-*β*-萘胺）、润滑剂（如石蜡、矿物油）和着色剂（如立德粉）等。总之，胶塞的组成比较复杂，注射液与胶塞接触后，其中一些物质能进入药液，使药液出现混浊或产生异物，有些药物还可与胶塞发生化学反应。

对橡胶塞的质量要求如下：① 富于弹性及柔软性；② 针头刺入和拔出后应立即闭合，能耐受多次穿刺而无碎屑脱落；③ 具耐溶性，不致增加药液中的杂质；④ 可耐受高温灭菌；⑤ 有高度化学稳定性；⑥ 对药液中药物或附加剂作用应达最低限度；⑦ 无毒性，无溶血作用。

（三）输液的制备

输液生产的基本流程如图 11 - 5 所示。其配制、过滤、灌装、灭菌等单元操作与小容量注射液类似。

三、输液的质量检查

1. 可见异物与微粒检查　输液可见异物检查按《中国药典》规定的方法，用目检视，其结果应符合《中国药典》检查判断标准的规定。可见异物检查时，如发生崩解、歪盖、松盖、漏气、脱膜的成品，亦应挑出。由于肉眼只能检出 50 μm 以上的粒子，为提高输液产品的质量，药典规定注射液中不溶性微粒检查法，除另有规定外，每 1 ml 中含 10 μm 以上的微粒不得超过 20 粒，含 25 μm 以上的微粒不得超过 2 粒。检查方法：① 将药物溶液用微孔滤膜过滤，然后在显微镜下测定微粒的大小和数目（具体方法参看药典）。② 采用库尔特计数器（coulter counter）。

国产的 ZWY-4 型注射液微粒分析仪以及 DWJ-1 型大输液微粒计数器也可用于此项检查。

2. 热原与无菌检查　对输液十分重要，按药典规定进行。

3. 含量与 pH 及渗透压检查　按药典中该项下的各项规定进行。

四、输液的包装、运输与贮存

输液剂经质量检验合格后，应立即贴上标签，标签上应印有品名、规格、批号、日期、使用事项、制造单位等项目，以免发生差错，并供使用者随时备查。贴好标签后装箱，封妥，送入仓库。包装箱上亦应印上品名、规格、生产厂家等项目。目前药厂多采用自动贴签机在履带过程中就加热烘干。还可在输液瓶颈上套上硬纸套，以防松动或必要时加保温防冻装置。装箱时应注意装严装紧，便于运输。

五、输液生产中存在的主要问题及解决方法

输液生产中主要存在澄明度、染菌和热原等问题。

(一) 澄明度问题

注射液中常出现的微粒有炭黑、碳酸钙、氧化锌、纤维素、纸屑、黏土、玻璃屑、细菌和结晶等，主要来源有以下几点：

1. 原料与附加剂质量　注射用葡萄糖有时可能含有少量蛋白质、水解不完全的糊精、钙盐等杂质；氯化钠、碳酸氢钠中常含有较高的钙盐、镁盐和硫酸盐；氯化钙中含有较多的碱性物质。这些杂质的存在，会使输液产生乳光、小白点、浑浊等现象。活性炭 X 射线散射证明石墨晶格内的少量杂质，能使活性炭带电，杂质含量较多时，不仅影响输液的澄明度，而且影响药液的稳定性。因此应严格控制原辅料的质量，国内已制定了输液用的原辅料质量标准。

2. 输液容器与附件质量　输液中发现的小白点主要是钙、镁、铁、硅酸盐等物质，这些物质主要来自橡胶塞和玻璃输液容器。有人对聚氯乙烯袋与玻璃瓶盛装输液后不断振摇 2 h，发现前者产生的微粒比后者多 5 倍，经过薄层层析以及红外光谱分析，表明微粒为增塑剂二乙基邻苯二甲酸酯(DEHP)，这种物质对人体有害。

3. 生产工艺以及操作中的问题　车间洁净度差、容器及附件洗涤不净、滤器的选择不恰当、过滤与灌封操作不合要求、工序安排不合理等都会增加澄明度的不合格率，因此，应严格遵循标准操作规程。

4. 医院输液操作以及静脉滴注装置的问题　无菌操作不严，静脉滴注装置不净或不恰当的输液配伍都可引起输液的污染。安置终端过滤器(0.8 μm 孔径的滤膜)，是解决使用过程中微粒污染的重要措施。

(二) 染菌

输液染菌后出现霉团、云雾状、浑浊、产气等现象，也有一些外观并无变化。如果使用这些输液，将会造成脓毒症、败血症、内毒素中毒甚至死亡。染菌主要原因是生产过程污染严重、灭菌不彻底、瓶塞松动不严等，应特别注意防止。有些芽孢需 120℃、30～40 min 才能杀死，有些放射线菌需 140℃、15～20 min 才能杀死。若输液为营养物质时，细菌易生长繁殖，即使经过灭菌，大量细菌尸体的存在，也会引起致热反应。最根本的办法就是尽量减少制备生产过程中的污染，严格灭菌条件，严密包装。

(三) 热原反应

热原反应临床上时有发生，关于热原的污染途径参见本章第一节。但使用过程中的污染

占 84%左右，必须引起注意。尽量使用全套或一次性的输液器，能为使用过程中解决热原污染创造有利条件。

六、举例

例 1 葡萄糖输液(glucose injection)

5%、10%葡萄糖注射液，具有补充体液、营养、强心、利尿、解毒作用，用于大量失水、血糖过低、高热、中毒等症；25%、50%的溶液，因其渗透压高，能将组织内体液引出循环系统由肾脏出，而用于急性中毒、虚脱、尿闭症、肾脏性或心脏性浮肿以及需要降低颅内压的患者。高浓度的葡萄糖还可与氨基酸输液混合输注，用作高能营养。

处方：

注射用葡萄糖	50 g	100 g	250 g	500 g
盐酸	适量	适量	适量	适量
注射用水	加至 1 000 ml	1 000 ml	1 000 ml	1 000 ml

制法：取处方量葡萄糖投入煮沸的注射用水中，使其成 50%～70%浓溶液，用盐酸调节 pH 至 3.8～4.0，同时加 0.1%(*W*/*V*)的活性炭混匀，煮沸约 20 min，趁热过滤脱炭，滤液加注射用水至所需量。测 pH 及含量，合格后滤至澄明，即可灌装封口，115℃、30 min 热压灭菌。

注：① 本品时有澄明度不合格的质量问题。通常是由原料不纯或过滤操作不当所致。一般可采用浓配法，加适量盐酸并加热、煮沸使糊精水解，并中和胶粒电荷，使蛋白质凝聚。用活性炭吸附滤除。② 本品的另一质量问题为颜色变黄、pH 下降。有人认为是葡萄糖在酸性液中发生降解生成有色物质和酸性产物(乙酰丙酸和蚁酸)所致。灭菌温度和时间、溶液的 pH 是影响本品稳定性的主要因素。因此，一方面要严格控制灭菌温度和时间，同时要调节溶液的 pH 在 3.8～4.0 为宜。

例 2 复方氨基酸注射液(amino acid compound injection)

本品用于大型手术前改善患者的营养，补充创伤、烧伤等蛋白质严重损失的患者所需氨基酸；纠正肝硬化和肝病所致的蛋白紊乱，治疗肝昏迷；提供慢性疾病、消耗性疾病、急性传染病、恶性肿瘤患者的静脉营养。

处方：

L-赖氨酸盐酸盐	19.2 g	L-颉氨酸	6.4 g
L-精氨酸盐酸盐	10.9 g	L-苯丙氨酸	8.6 g
L-组氨酸盐酸盐	4.7 g	L-苏氨酸	7.0 g
L-半胱氨酸盐酸盐	1.0 g	L-色氨酸	3.0 g
L-异亮氨酸	6.6 g	L-蛋氨酸	6.8 g
L-亮氨酸	10.0 g	甘氨酸	6.0 g
亚硫酸氢钠	0.5 g	注射用水	加至 1 000 ml

制法：取约 800 ml 热注射用水，按处方量投入各种氨基酸，搅拌使全溶，加抗氧剂亚硫酸氢钠，并用 10%氢氧化钠调 pH 至 6.0 左右，加注射用水适量，再加 0.15%的活性炭脱色，过滤至澄明，灌封于 200 ml 输液瓶内，充氮气后加塞，轧盖，于 100℃灭菌 30 min 即得。

注：① 氨基酸是构成蛋白质的成分，也是生物合成激素和酶的原料，在生命体内具有重要的而特殊的生理功能。经研究只有 L-型氨基酸才能被人体利用。② 产品质量问题主要为澄明度问题，其关键是原料的纯度。③ 另一质量问题是稳定性，表现为含量下降，色泽变深，其

中以变色最为明显。含量下降以色氨酸最多,赖氨酸、组氨酸、蛋氨酸也有少量下降。色泽变深通常是由色氨酸、苯丙氨酸、异亮氨酸氧化所致。加抗氧剂亚硫酸氢钠可提高其稳定性,但应注意有些抗氧剂能使产品变混。④ 影响稳定的因素有氧、光、温度、金属离子、pH 等,故制备时除加入抗氧剂外,还应通氮气、调节 pH、避免金属离子混入并避光保存。

例 3 静脉注射用脂肪乳(intravenous fat emulsion)

静脉注射脂肪乳输液是一种浓缩的高能量肠外营养液,可供静脉注射,脂肪能完全被机体吸收,它具有体积小、能量高、对静脉无刺激等优点。因此本品可供不能口服食物和严重缺乏营养的(如外科手术后或大面积烧伤或肿瘤等)患者使用。

处方:

精制大豆油	150 g
精制大豆磷脂	15 g
注射用甘油	25 g
注射用水	加至 1 000 ml

制法:称取精制大豆磷脂 15 g,高速组织捣碎机内捣碎后,加甘油 25 g 及注射用水 400 ml,在氮气流下搅拌至形成半透明状的磷脂分散体系;放入二步高压匀化机,加入精制大豆油与注射用水,在氮气流下匀化多次后经出口流入乳剂收集器内;乳剂冷却后,于氮气流下垂熔滤器过滤,分装于玻璃瓶内,充氮气,加涤纶薄膜、橡胶塞密封后,加轧铝盖;水浴预热 90℃左右,于 121℃灭菌 15 min,浸入热水中缓慢冲入冷水,逐渐冷却,置于 4~10℃下贮存。

注:① 制备此乳剂的关键是选用高纯度的原料及毒性低、乳化能力强的乳化剂,采用合理的处方,严格的制备技术,制得油滴大小适当、粒度均匀、稳定的乳状液,并需要适当的设备。原料一般选用植物油,如麻油、棉子油、豆油等,所用油必须精制,提高纯度,减少副作用,并应有质量控制标准,例如碘价、酸价、皂化值、过氧化值、黏度、折光率等。静脉用脂肪乳常用的乳化剂有蛋黄磷脂、豆磷脂、普朗尼克 F-68 等数种。国内多选用豆磷脂,它由豆油中分离析出的全豆磷脂经提取精制而得,主要成分为卵磷脂,比其他磷脂稳定而且毒性小,但易被水解氧化。② 处方中注射用甘油作等渗调节剂。③ 注射用乳剂除应符合注射剂下各项规定外,还应符合以下条件:乳滴直径$<1\ \mu m$,大小均匀,也允许有少量微粒达 $5\ \mu m$;成品能耐受高压灭菌,在贮存期内乳剂稳定,成分不变;无副作用,无抗原性,无降压作用和溶血反应。因此成品需经过显微镜检查,测定油滴分散度,并进行溶血试验、降压试验、热原试验,并检查油及甘油含量及过氧化值、酸价、pH 等项。

例 4 右旋糖酐注射液(dextran injection)

中分子右旋糖酐与血浆具有相同的胶体特性,可以提高血浆渗透压,增加血浆容量,维持血压。用于治疗血容性休克,如外伤性出血性休克。低分子右旋糖酐有扩容作用,但作用时间短。本品还能改变红细胞电荷,可避免血管内红细胞凝聚,减少血栓形成,增加毛细血管的流量,改善微循环。

处方:

右旋糖酐(中分子)	60 g
氯化钠	9 g
注射用水	加至 1 000 ml

制法:将注射用水加热至沸,加入处方量的右旋糖酐,搅拌使溶解,配制成 12%~15%的溶液,加入 1.5%的活性炭,保持微沸 1~2 h,加压过滤脱炭,加注射用水稀释成 6%的浓度,然

后加入氯化钠使溶解，冷却至室温，测定含量和 pH，pH 应控制在 4.4～4.9，再加活性炭 0.5%，加热至 70～80℃，过滤至药液澄明后灌装，112℃、30 min 灭菌即得。

注：① 血浆代用液在有机体内有代替血浆的作用，但不能代替全血，对于血浆代用液的质量，除应符合注射剂有关规定外，代血浆应不妨碍血型试验，不得在脏器中蓄积。右旋糖酐是用蔗糖经过特定细菌发酵后产生的葡萄糖聚合物。② 因右旋糖酐经生物合成，易夹杂热原，故活性炭用量较大。③ 因本品黏度较大，需在高温下过滤。④ 本品灭菌一次，其相对分子质量下降 3 000～5 000，受热时间不能过长，以免产品变黄。⑤ 本品在贮存过程中易析出片状结晶，主要与贮存温度和相对分子质量有关。

第四节　注射用无菌粉末

一、注射用无菌粉末的定义、分类与质量要求

注射用无菌粉末又称粉针，临用前以注射用水等溶解后注射，适用于在水中不稳定的药物，特别是对湿热敏感的抗生素及生物制品。

依据生产工艺不同，注射用无菌粉末又可分为注射用无菌分装产品和注射用冷冻干燥制品。前者是将已经用灭菌溶剂法或喷雾干燥法精制而得的无菌药物粉末在避菌条件下分装而得，常见于抗生素药品，如青霉素。后者是将灌装了药液的安瓿进行冷冻干燥后封口而得，常见于生物制品，如辅酶类。

由于多数情况下，制成粉针的药物稳定性较差，因此，粉针的制造一般没有灭菌的过程，因而对无菌操作有较严格的要求，特别在灌封等关键工序，最好采用层流洁净措施，以保证操作环境的洁净度。

除应符合药典对注射用原料药物的各项规定外，注射用无菌粉末还应符合下列要求：① 粉末无异物，配成溶液或混悬液的澄明度检查合格；② 粉末细度或结晶度应适宜，便于分装；③ 无菌、无热原。

二、注射用冷冻干燥制品

（一）冷冻干燥原理

冷冻干燥原理可用纯水在大气压力下的三相图加以说明，如图 11 - 6 所示。图中 *OA* 线是冰水的平衡曲线，在此线上冰、水共存；*OB* 线是水和水蒸气的平衡曲线，在此线上水、气共存；*OC* 线是冰和水蒸气的平衡曲线，在此曲线上冰、气共存；*O* 点是冰、水、气的三相平衡点，温度为 0.0098℃，压力为 4.579 mmHg（1 mmHg＝133.32 Pa）。从图可以看出当压力低于 4.579 mmHg 时，不管温度如何变化，只有水的固态或（和）气态存在，此时固相（冰）受热时不经过液相直接变为气相；而气相遇冷时放热直接变为冰。根据平衡曲线 *OC*，当压力低于 4.579 mmHg 时，对于冰，升高温度或降低压力都可打破气固平衡，使整个系统朝着冰转变为气的方向进行，冷冻干燥就是根据这个原理进行的。

如图，处于 *W* 点的药液，如果给予合适的条件，物品中水分可以通过 $W \longrightarrow X \longrightarrow Y \longrightarrow Z$ 的途径完成干燥过程，即 *W* 点的水经过恒压降温过程，将沿 *WX* 线移动并在 *R* 点结冰，最后到达 *X*；再经恒温减压，到达 *Y*；再经恒压升温操作，水分（冰）将沿 *YZ* 方向移动，在 *S* 点开始发生汽化（升华）成水蒸气，并到达 *Z* 处，在 *SZ* 这段区间里，汽化的水蒸气将离开物品

被减压抽去，使物品得到干燥，这就是冷冻干燥的全部过程。

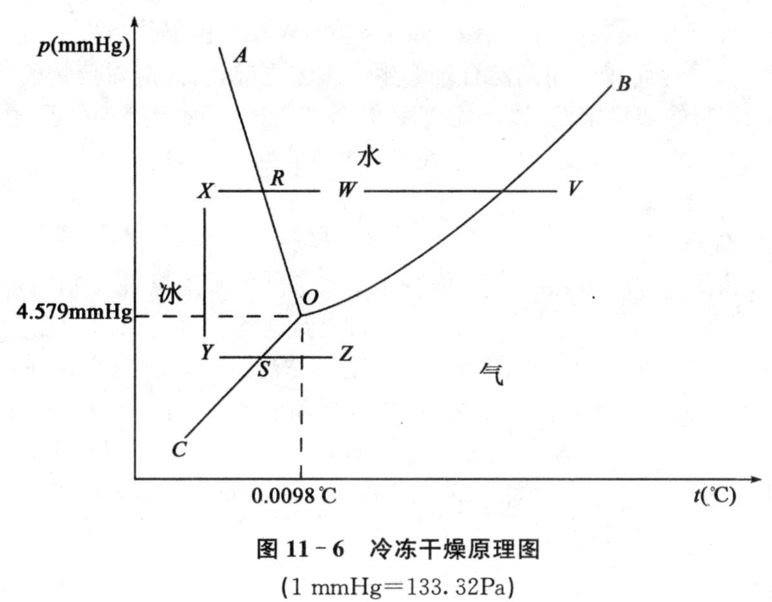

图 11-6 冷冻干燥原理图

(1 mmHg=133.32Pa)

(二) 制备工艺

1. 预冻　恒压降温过程，即 $W \longrightarrow X$ 的过程。温度一般应降至产品共熔点(eutectic point)以下 10～20℃以保证冷冻完全。若预冻不完全，在减压过程中可能产生沸腾冲瓶的现象，或使制品表面不平整。

2. 升华干燥　先恒温减压，即 $X \longrightarrow Y$ 的过程；再恒压升温，即 $Y \longrightarrow Z$ 的过程，使固态水升华逸去。

升华干燥法分为两种，一种是一次升华法，适用于共熔点为－10～20℃的制品，且溶液黏度不大。另一种是反复冷冻升华法，预冻过程需在共熔点与共熔点以下 20℃之间反复升降预冻，而不是一次降温完成。通过反复升温降温处理，制品晶体的结构被改变。由致密变为疏松，有利于水分的升华。本法常用于结构较复杂、稠度大及熔点较低的制品，如蜂蜜、蜂王浆等。

3. 再干燥　即 $Z \longrightarrow W$ 的过程；升华完成后，温度继续升高至 0℃或室温，并保持一段时间，可使已升华的水蒸气或残留的水分被抽尽。再干燥可保证冻干制品含水量＜1%，并有防止回潮的作用。

(三) 冷冻干燥中存在的问题及处理方法

1. 含水量偏高　装入容器药液过厚，升华干燥过程中供热不足、冷凝器温度偏高或真空度不够，均可能导致含水量偏高。可采用旋转冷冻机及其他相应的方法解决。

2. 喷瓶　如果供热太快，受热不匀或预冻不完全，则易在升华过程中使制品部分液化，在真空减压条件下产生喷瓶。为防止喷瓶，必须控制预冻温度在共熔点以下 10～20℃，同时加热升华，温度不宜超过共熔点。

3. 产品外形不饱满或萎缩　一些黏稠的药液由于结构过于致密，在冻干过程中内部水蒸气逸出不完全，冻干结束后，制品会因潮解而萎缩，遇这种情况通常可在处方中加入适量甘露醇、氯化钠等填充剂，并采取反复预冻法，以改善制品的通气性，产品外观即可得到改善。

三、注射用无菌分装产品

注射用无菌分装产品是将符合注射要求的药物粉末在无菌操作条件下直接分装于洁净灭菌的小瓶或安瓿中，密封而成。在制定合理的生产工艺之前，首先应对药物的理化性质进行研究，主要测定：① 物料的热稳定性，以确定产品最后能否进行灭菌处理。② 物料的临界相对湿度。生产上分装室的相对湿度必须控制在临界相对湿度以下，以免吸潮变质。③ 物料的粉末晶型与松密度等，使之适于分装。

（一）制备工艺

1. 原材料的准备　可用溶媒结晶法或喷雾干燥法，在无菌条件下制得注射用的灭菌粉末。安瓿或玻瓶以及胶塞的处理按注射剂的要求进行，但均需进行灭菌处理。

2. 分装　必须在高度洁净的无菌室中按无菌操作法进行，安瓿封口、药物分装等宜有局部层流装置。分装的机械设备有插管分装机、螺旋自动分装机、真空吸粉分装机等。

3. 灭菌及异物检查　对于耐热的品种如青霉素，一般可按照前述条件进行补充灭菌，以确保安全。对于不耐热品种，必须严格无菌操作，因产品不能灭菌。异物检查一般在传送带上目检。

（二）无菌分装工艺中存在的问题及解决办法

1. 装量差异　物料流动性不佳是主要原因。物料含水量和吸潮、药物的晶型、粒度、比容以及机械性能等均会影响装量。

2. 澄明度问题　应严格控制原料质量及其处理方法和环境，以防止污染。

3. 吸潮变质　一般认为是由于胶塞通透性和铝盖松动所致。因此，一方面要进行橡胶塞密封性能的测定，选择性能好的胶塞；另一方面，铝盖压紧后瓶口应烫蜡，以防水气透入。

四、举例

例　注射用辅酶 A(coenzyme A)的无菌冻干制剂

辅酶 A 为体内乙酰化反应的辅酶，有利于糖、脂肪以及蛋白质的代谢。用于白细胞减少症、原发性血小板减少性紫癜及功能性低热。本品为静脉滴注，一次 50 单位，一日 50～100 单位，临用前用 5%葡萄糖注射液 500 ml 溶解后滴注。肌肉注射，一次 50 单位，一日 50～100 单位，临用前用生理盐水 2 ml 溶解后注射。

处方：

辅酶 A	56.1 单位	甘露醇	10 mg
水解明胶	5 mg	半胱氨酸	0.5 mg
葡萄糖酸钙	1 mg		

制法：将上述各成分用适量注射水溶解后，无菌过滤，分装于安瓿中，每支 0.5 ml，冷冻干燥后封口，漏气检查即得。

注：① 辅酶 A 为白色或微黄色粉末，有吸湿性，易溶于水，不溶于丙酮、乙醚、乙醇，易被空气、过氧化氢、碘、高锰酸盐等氧化成无活性的二硫化物，故在处方中加入半胱氨酸作稳定剂。② 处方中甘露醇、水解明胶、葡萄糖酸钙等作为填充剂。③ 辅酶 A 在冻干工艺中易丢失效价，故投料量应酌情增加。

第五节　眼用液体制剂

一、概述

凡是供洗眼、滴眼用以治疗或诊断眼部疾病的液体制剂，称为眼用液体制剂。它们大部分属于真溶液或胶体溶液，少数为混悬液或油溶液。滴入眼部常作为杀菌、消炎、收敛、缩瞳、麻醉或诊断之用；有的还可做润滑剂或代替泪液用；有的在眼球内外部发挥局部作用，有的发挥全身作用，按其用法可分为洗眼剂与滴眼剂。近年来，一些眼用新剂型，如眼用膜剂、眼胶以及接触眼镜等也已逐步应用于临床。

二、眼用药物的吸收途径及影响吸收的因素

（一）吸收途径

药物溶液滴入结膜囊内后主要经过角膜和结膜两条途径吸收。一般认为，滴入眼中的药物首先进入角膜内，通过角膜至前房再进入虹膜；药物经结膜吸收时，通过巩膜可达眼球后部。

用于眼部的药物，多数情况下以局部应用为主，亦有眼部用药发挥全身治疗作用的报道。常用的滴入方法，使大部分药物在结膜的下穹隆中，借助毛细血管、扩散或眨眼等进入角膜前的薄膜层，由此渗入角膜。当采用滴入给药透入太慢时，可将其注射入结膜下或眼角后的眼球囊（特农氏囊），药物可通过巩膜进入眼内，对睫状体、脉络膜和视网膜发挥作用。若将药物作球后注射，则药物进入眼后段，对球后神经及其他结构发挥作用。

此外，药物尚可通过眼以外的部位给药后分布到眼球，有些药物能透过血管与眼球间的血一水屏障，但有些药物全身给药后往往要到中毒浓度后才能达到有效治疗浓度。因此，作用于眼的药物，多采用局部给药。

（二）影响吸收的因素

1. 药物从眼睑缝隙的损失　人正常泪液容量约 7 μl，若不眨眼，可容纳 30 μl 左右的液体。通常一滴滴眼液 50～70 μl，约 70％的药液从眼部溢出而造成损失，若眨眼则有 90％的药液损失，加之泪液对药液的稀释损失更大，因而应增加滴药次数，有利于提高主药的利用率。

2. 药物从外周血管消除　药物在进入眼睑和眼结膜的同时也通过外周血管从眼组织消除。眼结膜的血管和淋巴管很多，并且当有外来物引起刺激时，血管扩展，因而透入结膜的药物有很大比例将进入血液，并有可能引起全身性副作用。

3. pH 与 pK_a　角膜上皮层和内皮层均有丰富的类脂物，因而脂溶性药物易渗入，水溶性药物则较易渗入角膜的水性基质层；两相都能溶解的药物容易通过角膜，完全解离的药物难以透过完整的角膜。

4. 刺激性　眼用制剂的刺激性较大时，使结膜的血管和淋巴管扩张，不仅增加药物从外周血管的消除，而且能使泪腺分泌增多。泪液过多将稀释药物浓度，并溢出眼睛或进入鼻腔和口腔，从而影响药物的吸收利用，降低药效。

5. 表面张力　滴眼剂表面张力愈小，愈有利于泪液与滴眼剂的充分混合，也有利于药物与角膜上皮接触，使药物容易渗入。适量的表面活性剂有促进吸收的作用。

6. 黏度　增加黏度可使药物与角膜接触时间延长，有利于药物的吸收。

三、滴眼剂与洗眼剂的定义、特点及质量要求

（一）滴眼剂的定义及质量要求

滴眼剂(eye drop)系指供滴眼用的澄明溶液或混悬液。常用作杀菌、消炎、收敛、缩瞳、麻醉或诊断之用，有的还可作滑润或代替泪液之用。

滴眼液虽然是外用剂型，但质量要求类似注射剂，对 pH、渗透压、无菌、澄明度等都有一定要求。

1. pH　pH 对滴眼液有重要影响，由 pH 不当而引起的刺激性，可增加泪液的分泌，导致药物迅速流失，甚至损伤角膜。正常眼可耐受的 pH 范围为 5.0～9.0。pH 6～8 时无不适感觉，小于 5.0 和大于 11.4 有明显的刺激性。滴眼剂的 pH 调节应兼顾药物的溶解度、稳定性、刺激性的要求，同时亦应考虑 pH 对药物吸收及药效的影响。

2. 渗透压　眼球能适应的渗透压范围相当于 0.6%～1.5%的氯化钠溶液，超过 2%就有明显的不适。低渗溶液应该用合适的调节剂调成等渗，如氯化钠、硼酸、葡萄糖等。眼球对渗透压的感觉不如对 pH 敏感。

3. 无菌　眼部有无外伤是滴眼剂无菌要求严格程度的界限。用于眼外伤或术后的眼用制剂要求绝对无菌，多采用单剂量包装并不得加入抑菌剂。一般滴眼剂(即用于无眼外伤的滴眼剂)要求无致病菌(不得检出绿脓杆菌和金黄色葡萄球菌)。滴眼剂是一种多剂量剂型，患者在多次使用时，很易染菌，所以要加抑菌剂，使它在被污染后，于下次再用之前恢复无菌。因此一般滴眼剂中的抑菌剂要作用迅速(即在 1～2 h 内达到无菌)。

4. 澄明度　滴眼剂的澄明度要求比注射液稍低些。一般玻璃容器的滴眼剂按注射剂的澄明度检查方法检查，但有色玻璃或塑料容器的滴眼剂应在照度 3 000～5 000 lx 下用眼检视，特别不得有玻璃屑。混悬剂滴眼剂应进行药物颗粒细度检查，一般规定含 15 μm 以下的颗粒不得少于 90%，50 μm 的颗粒不得超过 10%。不应有玻璃，颗粒应易摇匀，不得结块。

5. 黏度　滴眼剂的黏度适当增大可使药物在眼内停留时间延长，从而增强药物的作用。合适的黏度在 4.0～5.0 cPa・s 之间。

6. 稳定性　眼用溶液类似注射剂，应注意稳定性问题，如毒扁豆碱、后马托品、乙基吗啡等。

（二）洗眼剂的定义及质量要求

洗眼剂系将药物配成一定浓度的灭菌水溶液，供眼部冲洗、清洁用。如生理盐水、2%硼酸溶液等。其质量要求与注射液同。

四、眼用液体制剂的制备

（一）制备工艺流程图

眼用液体制剂的工艺流程如下图 11-7 所示。

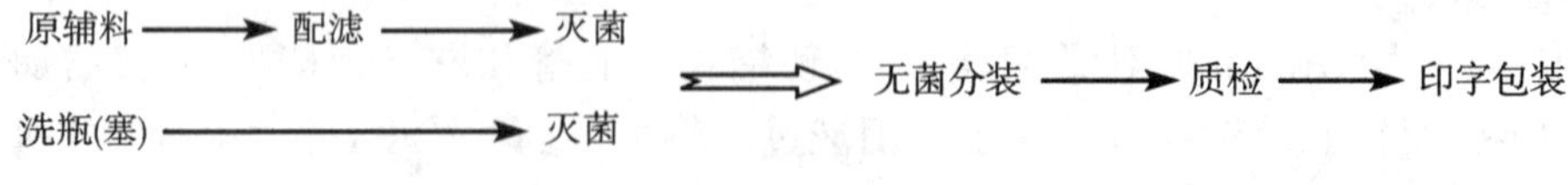

图 11-7　溶液型眼用液体制剂制备工艺流程图

此工艺适用于药物性质稳定者，对于不耐热的主药，需采用无菌法操作。而对用于眼部手术或眼外伤的制剂，应制成单剂量包装，如安瓿剂，并按注射剂生产工艺进行，保证完全无菌。

洗眼液用输液瓶包装，按输液工艺处理。

（二）眼用液体制剂的制备

1. 容器及附件的处理　滴眼瓶为一般为中性玻璃瓶，配有滴管并封有铝盖；配以橡胶帽塞的滴眼瓶则简单实用。玻璃质量要求与输液瓶同，遇光不稳定者可选用棕色瓶。塑料瓶包装价廉，不碎，轻便，亦常用。但应注意与药液之间存在物质交换。洗涤方法与注射剂容器同，玻璃瓶可用干热灭菌，塑料瓶可用气体灭菌。

橡胶塞、帽与大输液不同的是它无隔离膜隔离，而直接与药液接触，亦有吸附药物与抑菌剂的问题，常采用饱和吸附的办法解决。处理方法如下：先用 0.5%～1.0%碳酸钠煮沸 15 min，放冷，刷搓，常水洗净，再用 0.3%盐酸煮沸 15 min，放冷，刷搓，洗净重复两次，最后用过滤的蒸馏水洗净，煮沸灭菌后备用。

2. 配液　药物、附加剂用溶剂溶解，必要时加活性炭（0.05%～0.3%）处理。

眼用混悬剂的配制，先将微粉化药物灭菌，另取表面活性剂、助悬剂加少量灭菌蒸馏水配成黏稠液，再与主药用乳匀机搅匀，添加无菌蒸馏水至全量。

3. 过滤　同注射剂。药液经滤棒、垂熔滤球或微孔滤膜过滤至澄明。

4. 灭菌　灭菌后做半成品检查。

5. 无菌灌装　目前生产上均采用减压灌装。

6. 质量检查　检查澄明度、主药含量，抽样检查绿脓杆菌及金黄色葡萄球菌。

7. 印字包装　同注射剂。

五、举例

例 1　氯霉素滴眼液（chloramphenicol eye drops）

本品用于治疗砂眼、急慢性结膜炎、眼睑缘炎、角膜溃烂、麦粒肿、角膜炎等。

处方：

氯霉素	0.25 g	氯化钠	0.9 g
尼泊金甲酯	0.023 g	尼泊金丙酯	0.011 g
蒸馏水	加至 100 ml		

制法：取尼泊金甲酯、尼泊金丙酯，加沸蒸馏水溶解，于 60℃时溶入氯霉素和氯化钠，过滤，加蒸馏水至足量，灌装，100℃、30 min 灭菌。

注：① 氯霉素对热稳定，配液时可加热以加速溶解，用 100℃流通蒸汽灭菌。② 处方中氯化钠为渗透压调节剂，尼泊金甲酯、尼泊金丙酯为抑菌剂。③ 也可选用硼砂与硼酸做缓冲剂并调节渗透压，同时还可增加氯霉素的溶解度，但此处方不如用生理盐水为溶剂者稳定及刺激性小。

例 2　醋酸可的松滴眼液（混悬液）（cortisone acetate eye drops）

本品用于治疗急性和亚急性虹膜炎、交感性眼炎、小泡性角膜炎、角膜炎等。

处方：

醋酸可的松（微晶）	5.0 g	吐温-80	0.8 g
硝酸苯汞	0.02 g	硼酸	20.0 g
羧甲基纤维素钠	2.0 g	蒸馏水	加至 1 000 ml

制法：取硝酸苯汞溶于处方量 50%的蒸馏水中，加热至 40～50℃，加入硼酸、吐温-80 使溶解，3 号垂熔漏斗过滤待用；另将羧甲基纤维素钠溶于处方量 30%的蒸馏水中，用垫有 200 目尼龙布的布氏漏斗过滤，加热至 80～90℃，加醋酸可的松微晶搅匀，保温 30 min，冷至 40～

50℃，再与硝酸苯汞等溶液合并，加蒸馏水至足量，200 目尼龙筛过滤两次，分装，封口，100℃流通蒸汽灭菌 30 min。

注：① 醋酸可的松微晶的粒径应在 5～20 μm 之间，过粗易产生刺激性，降低疗效，甚至会损伤角膜。② 羧甲基纤维素钠为助悬剂，本滴眼液中不能加入阳离子型表面活性剂，因与羧甲基纤维素钠有配伍禁忌。③ 为防止结块，灭菌过程中应振摇，或采用旋转无菌设备，灭菌前后均应检查有无结块。④ 硼酸为 pH 及等渗调节剂。本品 pH 为 4.5～7.0。因氯化钠能使羧甲基纤维素钠黏度显著下降，促使结块沉降，改用 2%的硼酸后，不仅改善降低黏度的缺点，且能减轻药液对眼黏膜的刺激性。⑤ 硝酸苯汞为抑菌剂。

例 3 人工泪液(artificial tear eye drops)

本品为人工泪液，能代替或补充泪液、湿润眼球。用于治疗无泪液患者及干燥性角膜炎、结膜炎。

处方：

羟丙基甲基纤维素	3 g	氯化苯甲烃铵溶液	0.2 ml
氯化钾	3.7 g	氯化钠	4.5 g
硼砂	1.9 g	硼酸	1.9 g
蒸馏水	加至 1 000 ml		

制法：称取 HPMC 溶于适量蒸馏水中，依次加入硼砂、硼酸、氯化钾、氯化钠、氯化苯甲烃铵溶液，再添加蒸馏水至全量，搅匀，过滤，滤液灌装于滴眼瓶中，密封，于 100℃流通蒸汽灭菌 30 min 即得。

注：① 羟丙基甲基纤维素作增稠剂，宜用 2%溶液在 20℃时黏度为 3 750～5 250 mPa · s 者。② 羟丙基甲基纤维素溶液具有澄明度好、分散的纤维少等优点，用于眼药水较甲基纤维素等更理想。③ 处方中氯化苯甲烃铵溶液系氯化苯甲烃铵的 50%水溶液，作抑菌剂。④ 硼砂与硼酸为缓冲对。⑤ 氯化钾与氯化钠为渗透压调节剂。

第六节　其他灭菌与无菌制剂

一、创面用制剂

(一) 溃疡、烧伤及外伤用溶液剂、软膏剂

用于溃疡、烧伤部位的溶液剂和软膏剂属于灭菌制剂，必须在无菌条件下制备，成品中不得检出金黄色葡萄球菌和绿脓杆菌。对于伤口，眼部手术用的溶液、软膏剂的无菌检查，按照《中国药典》2005 版附录的无菌检查法，应符合规定。

例 硼酸溶液(boric acid solution)

硼酸溶液为消毒防腐剂，抑菌作用弱，无刺激性。用于皮肤、黏膜及伤口的消毒，也可用于渗出性皮肤湿疹、急性皮炎及褥疮等的清洗或湿敷。

处方：

硼酸	30 g
蒸馏水	加至 1 000 ml

制法：取硼酸溶于约 900 ml 热蒸馏水中，放冷。过滤，自滤器上添加蒸馏水使成 1 000 ml，搅匀即得无色澄明溶液。密闭保存。

注:① 硼酸为弱酸,能进入微生物细胞内,释放出氢离子而产生抑菌作用,刺激性小。其水溶液用于化脓及糜烂创面的湿敷,达到引流、消除表浅炎症反应、减少渗出的效果,从而使创面很快清洁、干燥,也有一定的止痒、镇痛作用。硼酸也可经皮肤、创面、黏膜吸收进入体内,吸收后 12 h 内由尿排除出 50%,其余 3~7 d 内排泄,故易于在体内蓄积。② 硼酸为无色微带珠光的鳞片,或为六角形结晶,或为疏松的白色粉末,无臭,在水中溶解度小(1∶18),在沸水中易溶(1∶4),故宜用热蒸馏水配制。③ 本品 3%溶液较稳定,4%溶液在 15℃以下时易析出细微硼酸结晶,在临用前,加热溶解后再供使用。④ 本品久贮易被微生物污染,故应灭菌后使用,或加 0.01%新洁尔灭作防腐剂。

(二) 溃疡、烧伤及外伤用气雾剂、粉雾剂等

粉雾剂、气雾剂可用于保护创面(如烧伤面)、清洁消毒、局部麻醉和止血等局部作用。用途不同,其要求亦不相同,用于创面保护和治疗的气雾剂,必须无刺激性、防止吸收中毒、有利于创面修复、抗菌且具有良好的透气性,例如灼伤涂膜气雾剂。

例 保护创面用气雾剂

处方:

α-氰基丙烯酸甲酯丁酯共聚物溶液(50%)	10 g
醋酸乙酯	10 g
氯乙烷	16 g
三氯叔丁醇	1 g
抛射剂	63 g

制法:按气雾剂的制备方法制备。

二、手术用制剂

(一) 止血海绵

海绵剂(spongia, sponge)系指亲水性胶体溶液,经冷冻或其他方法处理后,制得的质轻、疏松、坚韧而又具有极强的吸湿性能的海绵状固体灭菌制剂,海绵剂的原料有糖类和蛋白质,如淀粉、明胶、纤维、蛋白等。海绵剂主要用于外伤止血,故属于灭菌制剂范畴。

(二) 骨蜡

骨蜡(bone wax)为骨科止血剂,用于骨科手术及脑手术时的骨出血。在无菌状况下密封保存于玻璃瓶或铁盒中。用法:用 75%乙醇及生理盐水冲洗出血部位,加热软化本品,涂于骨上渗血处。

处方:

白蜂蜡	7 g
麻油	7 g
水杨酸	1 g

制法:按无菌操作法,取白蜂蜡及麻油,加热熔合,在 150℃下持续加热 1 h。冷却至约 60℃,加入水杨酸细粉,搅拌溶解,趁热分装,回置烘箱中,任其缓缓冷却凝固,密封即得。

注:① 麻油也可用其他食用植物油代替,如花生油、橄榄油等。植物油的用量根据季节不同适当增减,以获得适宜的硬度,炎热季节时可用比例为 2∶1 蜂蜡与油的制品。② 蜂蜡的主要成分为十六酸与三十醇生成的酯。蜂蜡应先行精制。精制方法如下:将蜂蜡切成小块,加热熔融,用纱布过滤,加入 1/3 量的蒸馏水煮沸,放冷,取出上层纯净的蜂蜡,反复处理至水层干

净，除去蜡层底部杂质，即可应用。③ 蜂蜡的熔点为62～64℃，由于其较植物油的熔点高，如冷却过速，可结晶析出，造成产品不匀，故配制时应使其缓缓冷却。④ 用前需加温熔化。⑤ 本品应置于5%苯酚溶液中，密闭，凉处保存，忌与铁器接触。

三、体内植入制剂

植入给药系统(implantable drug delivery systems，IDDS)系一类经手术植入皮下或经针头导入皮下的控制释药制剂。又称皮下植入控释剂型，释放的药物经皮下吸收直接进入血液循环起全身作用，避开首过效应，生物利用度高。本系统给药作用时间较长，但需医生进行植入和取出。

例 王文俭等研制的喃氟啶聚甲基丙烯酸羟乙酯－胶原蛋白缓释植入剂是将喃氟啶包裹于P-(HEMA)中，以植入的方式提高喃氟啶的局部药物浓度和延长有效血药浓度时间，以达到杀伤癌细胞的最佳效果。

处方：

喃氟啶	1.6 g
胶原蛋白溶液(20 g/L)	20 ml
甲基丙烯酸羟乙酯(HEMA)	8 ml
过硫酸铵溶液(60 g/L)	1.2 ml
偏亚硫酸钠溶液(12 g/L)	1.2 ml
乙二醇	10 ml

制法：取处方量喃氟啶与上述各液混匀，取1 ml混合液置于1.5 ml的塑料离心管中，以上步骤均在冰浴中进行。置于37℃恒温3 h，取出乳白色半透明、光滑、具有弹性的凝胶物即为含药聚甲基丙烯酸羟乙酯[P-(HEMA)]－胶原蛋白喃氟啶植入剂。

注：① 过硫酸铵溶液和偏亚硫酸钠溶液为交联剂。交联剂的作用是引发分子间的缩合反应，其用量应适宜，过多不能形成剂型，过少不能引发HEMA分子间的反应。② 水浴温度只能采用(37±0.5)℃，38℃以上胶原蛋白会变性，36℃则不能交联成型。

第七节　灭菌与无菌制剂研究进展

本节主要简述注射给药系统以及眼部给药系统的新进展。

一、注射给药系统的新进展

注射剂虽然出现较晚，但由于其具有急救、速效等独特的优点，已发展为临床应用最为广泛的一类大剂型。目前国内外对于注射剂的研究多聚集在新型缓控释、靶向给药系统和给药器械上。

(一) 微粒给药系统

1. 脂质体(lipsome)　利用磷脂、胆固醇等材料将药物包封于类脂双分子层中制备而成的囊状体——脂质体，具有良好的缓控释和靶向给药的效果，并由于其具有极好的生物相容性以及可以增加药物的稳定性、降低药物不良反应的特点，脂质体在作为抗癌等药物的载体上有其独特的优势。如已上市的抗癌药物脂质体柔红霉素、多柔比星、紫杉醇等。目前对脂质体的研究多集中在对普通脂质体进行修饰，增加其功能，并由被动靶向变为主动靶向上。如在脂质体外接上PEG等水溶性基团，使之可以不被网状内皮细胞所吞噬，达到目的地，也有人称之为长循环脂质体和隐形脂质体。也有在脂质体外接上单克隆抗体，使制备得到的脂质体具有自动寻找靶向部位的特点。亦有接上叶酸、甘乳糖等集团，使脂质体具有良好的肿瘤和脑靶向的效果。

2. 微球(microspheres)和毫微粒(nanoparticles) 利用一些生物可降解高分子材料等制备而成的微球、微囊和毫微粒制剂进行注射给药后，可以利用粒子的大小和人体内血管管径的不同进行机械截留，或利用微粒所带的电荷靶向于所需作用的部位，也有在毫微粒上进行PEG等的修饰，使之具有主动靶向的特点。如利用肺部血管可以截留12～30 μm的离子的特点，制备包裹有发射性元素的淀粉微球，注射给药后可以用来进行肺部疾病的诊断。

3. 微乳(microemusion) 利用乳化技术制备的乳剂型长效缓释注射液包括普通乳剂、复乳、亚微乳和微乳注射液等。普通乳剂和亚微乳由于粒径较大，且为动力学和热力学不稳定体系，常作为胃肠外给药的载体，具有缓释、控释或靶向性。微乳由于其粒径较小(<100 nm)，制备简单，且为热力学稳定的体系，已愈来愈受到缓控释注射给药系统研究者们的重视。

(二) 在体凝胶系统

在体凝胶系统主要利用一些特殊的高分子聚合物制备成含药水溶液或采用适宜的溶剂溶解后，形成流动性好的高分子溶液，再将其注射到皮下或肌肉等部位。含药凝胶进入体内后，由于其离子、温度等条件的改变，其溶解行为也随之改变而凝结、固化、沉淀，形成凝胶骨架，药物随着聚合物的不断降解、溶蚀而缓慢释放。

其他尚有红细胞、聚合物胶束等新型注射给药系统。

(三) 给药器械

近年来，利用压力装置设计的无针注射器已成为开发的热点。无针注射是将粉末型注射剂(粉末喷射给药系统)以高压的方式打入皮肤或肌肉，人体感觉不到疼痛，且可避免针头的感染。这对于蛋白多肽类药物以及疫苗类药物具有极好的前景。如FDA已批准的Bioject公司生产的无针给药装置用于释放Serono公司的小儿生长激素，商品名为Saizen。The medical house PLC公司生产的Mhi-500胰岛素无针注射给药系统，可以达到3 000次以上的注射使用。

二、眼部给药系统的进展

现今临床使用的眼用制剂中以滴眼液为主，占上市产品的70%左右。滴眼液用药后经泪液冲刷或从鼻泪管流失，药效维持短，生物利用度低(1%～10%)，给药频繁，从而造成诸多的副作用。且由于夜间给药不便，使得药理峰谷现象突出。软膏剂中的基质因其透明度和折光率的因素还可造成视野模糊。为改善常规剂型的这些缺陷而发展起来的眼部给药系统(ocular delivery system)，其研究主要集中在如何改善眼部的生物利用度和更好的持续、控释给药方面。早期多采用增黏剂，提高滴眼液的生物利用度，但临床应用显示效果很小；也有采用加促渗剂的方法，但因其可能导致视网膜暂时或永久性伤害，现已少用。

与其他给药途径相比，眼部给药系统的研究进展十分缓慢，原因主要在于眼部高度的敏感性和独特重要的生理功能，限制了很多眼部给药剂型的临床应用。眼部给药系统主要在胶粒系统、微粒系统、凝胶系统、眼部插入剂和植入剂、给药装置等领域有较多研究。

(一) 胶粒载药系统

胶粒载药系统主要包括乳剂、脂质体和纳米粒，它们能与角膜中的糖蛋白结合或反应形成药物储库，从而延缓释药。脂质体等还能增加药物的靶向作用和角膜渗透性，提高药物的眼部生物利用度。其低黏度特性可以滴眼液的形式给药，患者易接受。

(二) 凝胶系统

1. 生物黏附型 主要利用具有黏膜黏附性的可降解型高分子聚合物。它们一般是含有大量亲水基团（如羧酸、羟基、胺基等）的高分子材料，如羟丙纤维素、聚丙烯酸类、聚乙烯醇、高相对分子质量 PEG、聚半乳糖醛酸（polygalacturonic acid）、木葡聚糖（xyloglucan）、葡聚糖等。利用这些材料制备而成的含药溶液滴入眼部，在眼内能快速形成凝胶后，与基底膜间形成物理的或化学的结合（如静电、氢键或范德华力等），具有高度的生物黏膜黏附性能。

2. 在体凝胶型　制剂以滴眼液形式滴入眼穹隆，在眼部生理条件下胶凝，形成黏弹性胶体。主要包括下面三种：

(1) pH 敏感型　溶液在 pH 低时黏度很低，当与泪液接触（pH 7.2～7.4）后几秒钟内便形成凝胶。载体包括壳聚糖、海藻酸钠、交联丙烯酸及其衍生物等。

(2) 温度敏感型　冷藏或室温下为溶液状态，当温度升到 33～37 ℃即形成凝胶。常用高分子材料有 poloxamer、羟丙基甲基纤维素（HPMC）等。

(3) 离子敏感型　一些高分子水溶液遇一价或二价阳离子时形成凝胶。如海藻酸钠遇到二价钙离子可形成海藻酸钙凝胶。低乙酰化结冷胶（low-acetyl gellan gum），它在水溶液中形成阴离子多糖，离子强度增加后，可由溶液剂变为凝胶剂。

（三）眼部插入剂与植入剂

1. 眼部插入剂　系将药物制备成膜状、薄片状、小棒或小丸状的固体剂型，放于眼穹隆处，使其以一定速度缓慢释放药物。虽然插入剂可以达到较为理想的缓控释效果，但临床使用仍不多。主要原因在于其应用不方便，使用时会有异物感，且易从眼内掉出而失效。

2. 眼部植入剂（ocular implant）　系将药物与高分子材料混合制备成一定制剂或装入微型装置中，手术植入到眼部，从而使得药物缓慢、持续的释放，其释药可长达数月至数年，多用于治疗眼后部感染等疾病。眼部植入剂易于工业化生产，但需手术植入和取出。现今研究多用可生物降解型材料制成，无需手术取出，但其释药不平稳。

（四）给药装置

1. 眼用喷雾装置　将滴眼液置于特定的喷雾装置中，用时喷于眼内，不仅可以减少药物用量，而且可以减少因外溢和鼻泪管引流而引起的全身副作用。

2. 离子电渗疗法（iontophoresis）　利用电流的作用来促进药物的角膜渗透，实验将一根铂电极与滴入眼内的眼药水相连，通 10 min 左右 0.8 mA 的电流，其疗效可与球内注射相媲美。

3. 滴眼装置　目前滴眼液中某些附加剂如抑菌剂，可引起眼表损害（炎症、过敏、纤维化和干眼症等）。由此出现了一些无抑菌剂的单剂量给药滴眼液装置，但价格较高，是一般滴眼液的 5～10 倍。Rigal 等设计了滴嘴部加有可吸收一些有害附加剂的树脂（也有用 0.2 μm 的微孔滤膜），吸收效率可达 90%～96%。价格虽比普通滴眼液高，但比单剂量给药装置低。

（周建平　吕慧侠）

思考题

1. 无菌和灭菌制剂有何区别？常见的灭菌方法有哪些？叙述不同灭菌方法的区别及适用情况。
2. 叙述热原的组成和性质、产生热原的途径及消除热原的方法。
3. 去离子水、注射用水、灭菌注射用水有何区别？在注射剂的生产过程中不同步骤应使用什么水？
4. 注射剂中常用的附加剂有哪些？各起什么作用？等渗如何调节？
5. 叙述滤过的机理、影响滤过的因素以及常用滤器的种类、特点和选用原则。
6. 灭菌与无菌制剂有何新进展？

第十二章　软膏剂、乳膏剂与凝胶剂

学习要求：

1. 掌握软膏剂、乳膏剂、糊剂与凝胶剂的定义。
2. 掌握软膏剂、乳膏剂与凝胶剂的常用基质。
3. 掌握软膏剂、乳膏剂与凝胶剂的制备方法。
4. 熟悉软膏剂与乳膏剂的质量要求和评定。
5. 了解硬膏剂的常用材料与制备方法。

第一节　概　　述

半固体制剂系指药物采用适宜的基质制成的一类半固体状药物制剂，主要供外用。此类制剂广泛应用皮肤和黏膜，起局部治疗作用；也可以透过皮肤或黏膜起全身治疗作用。局部皮肤用制剂是以皮肤为靶器官，只作用于皮肤治疗皮肤疾病；透皮吸收制剂则是使药物透过皮肤到达血液产生全身作用。

皮肤用半固体制剂主要包括软膏剂、乳膏剂、糊剂和凝胶剂等。软膏剂、乳膏剂和凝胶剂也可应用于眼、耳、鼻、阴道等部位。鉴于传统上软膏剂包括软膏剂与乳膏剂，本章在软膏剂中一并讨论乳膏剂；又鉴于某些硬膏剂具有半固体制剂的某些特性，在此一并叙述。

1. 软膏剂(ointments)　系指药物与油脂性或水溶性基质混合制成均匀的半固体外用制剂。

2. 乳膏剂(creams)　系指药物溶解或分散于乳液型基质中形成均匀的半固体外用制剂。乳膏剂由于基质不同，可分为水包油型乳膏剂与油包水型乳膏剂。

3. 糊剂(pasta)　系指大量的固体粉末(一般25%以上)均匀地分散在适宜的基质中所组成的半固体外用制剂，可分为单相含水凝胶性糊剂和脂肪糊剂。

4. 凝胶剂(gels)　系指药物与能形成凝胶的辅料制成均一、混悬或乳液型的稠厚液体或半固体制剂。

5. 硬膏剂(plasters)　系指药物溶解或混合于半固体或固体的黏性基质中，摊涂于纸、布或兽皮等裱背材料上，供贴敷于皮肤上的外用剂型。中药硬膏剂称为膏药。

第二节　软　膏　剂

软膏剂主要是用于皮肤和黏膜的半固体剂型。它可以含药，也可以不含药，不含药的软膏剂主要用于保护、滋润或润滑皮肤，软膏基质在其中可以起到作为药物的载体或保护、滋润皮肤的物理作用。

一、软膏剂常用基质及其分类

软膏剂主要由主药和基质两部分组成，软膏剂的理化特性、质量和药物疗效的发挥都与基质有重要关系。

《美国药典》将软膏基质分为碳氢化合物基质、吸收性基质、可水洗性基质和水溶性基质四类，其中烃类化合物属于碳氢化合物基质，吸水性强的脂肪醇类和羊毛脂类以及 W/O 型乳剂型基质称为吸收性基质，O/W 型乳剂基质称为可水洗性基质，水溶性高分子类称为水溶性基质。

《中国药典》1995 年版将软膏基质分为油脂性、水溶性和乳剂型三类。油脂性基质有烃类(如凡士林、液体石蜡等)，动、植物油，类脂(如羊毛脂)；水溶性基质多为天然或合成的水溶性高分子(如聚乙二醇、甘油明胶等)；乳剂型基质主要分为 O/W 型和 W/O 型两大类。

《中国药典》2005 年版将乳膏剂、糊剂从软膏剂中分出。规定软膏剂是由油脂性或水溶性基质混合制成的半固体制剂。因药物在基质中分散状态不同，有溶液型软膏剂和混悬型软膏剂之分。溶液型软膏剂为药物溶解(或共熔)于基质或基质组分中制成的软膏剂；混悬型软膏剂为药物细粉均匀分散于基质中制成的软膏剂。而将乳膏剂定义为药物溶解或分散于乳液型基质中形成均匀的半固体外用制剂。乳膏剂由于基质不同，可分为水包油型乳膏剂与油包水型乳膏剂。

这里将乳膏剂和软膏剂的基质、制备方法合在一起讨论，可根据剂型的特点、药物的性质等选用上述合适的基质，其具体种类与用法在本章第五节讨论。

二、软膏剂基质的选择

软膏剂基质的选择是由以下若干因素决定的：① 药物从软膏中释放的速率；② 药物起局部作用或是经皮吸收；③ 药物在基质中的稳定性；④ 软膏对皮肤的作用，期望起到保湿、保护作用还是希望基质很容易被水洗去等。基质的选择应尽可能的符合以上大部分要求。

三、软膏剂的制备与举例

软膏剂的制备可归纳为研和法、熔和法和乳化法。方法的选择应根据药物与基质的性质、制备量及设备条件而定。

(一) 基质的处理

油脂性基质若质地纯净可直接取用，若混有异物或在大生产时都应加热过滤后使用。一般在加热熔融后须通过数层细布或 120 目铜丝筛趁热过滤，然后加热至 150℃、1 h 灭菌并除去水分。

(二) 药物加入的方法

为减少软膏在病患部位的刺激，制剂必须均匀细腻，不含固体粗粒，且药物粒子愈细，对药效的发挥愈有利。因此在制备时应采取如下方法处理：

1. 可溶于基质中的药物宜溶解在基质中制成溶液型软膏。

2. 不溶性药物应先用适宜方法磨成细粉，并通过九号筛，先与少量基质研匀。若处方中含有液状石蜡、植物油、甘油等液体组分，可以研匀成细糊状后再与其余基质混匀。

3. 在处方中含量较小的药物如皮质激素类、生物碱盐类等，可用少量溶剂溶解后再加至基质中混匀。水溶性药物用水溶解后，若与油脂性基质混合可先用羊毛脂或吸水性基质混匀，再与其余基质混匀；与乳剂基质混合时可加入水相；与水溶性基质混合时可直接混合。

4. 对于遇水不稳定的药物，如一些抗生素、盐酸氮芥等均不宜用水溶解或用含水基质配制。

5. 半固体黏稠性药物不易与凡士林混匀，可先加等量蓖麻油和羊毛脂混匀，再加入至基质中。

6. 樟脑、薄荷脑、麝香草酚等挥发性共熔成分共存时，可先研磨至共熔后再与冷至45℃以下的基质混匀；单独使用时可用少量适宜溶剂溶解，再加入基质中混匀，或溶于约40℃的基质中。

7. 加热不稳定或挥发性药物加入时，基质温度不宜过高，以减少药物的破坏和损失。

（三）软膏剂的制备方法

1. 研合法　凡由半固体和液体组分组成的基质，在常温下通过研磨即能与药物均匀混合者可用此法。混入基质中的药物常不溶于基质。此法适用于少量制备，如100 g以内的软膏，常在软膏板上用软膏刀进行配制或在乳钵中研和。

2. 熔合法　由熔点较高的组分组成的软膏基质，常温下不能均匀混合者用此法。一般应将熔点高的基质先熔化，再加入熔点低的物质。可溶于基质的主药可直接混溶于上述基质，不溶性药物细粉可筛入熔化或软化的基质中，用搅拌混合机混合。

3. 乳化法　将油溶性物质一起加热至80℃左右使熔融；另将水溶性成分溶于水，加热至略高于油相温度，以防止两相混合时油相中的组分过早析出或凝结；在不断搅拌下将水溶液慢慢加入油相中，并搅拌至冷凝，制成乳剂基质。由乳化法制备而成的软膏剂现称为乳膏剂。大生产时，在温度降至30℃时再通过乳匀机或胶体磨使其更细腻均匀。

（四）软膏剂的质量要求和评定

优良的软膏剂应满足：① 外观均匀、细腻、软滑、稠度适宜；② 易涂布于皮肤或黏膜，无粗糙感；③ 性质稳定，贮存时应无酸败、变质、分层等现象；④ 所含药物有良好的释放和穿透性，能保证药物疗效的发挥；⑤ 无刺激性、过敏性等不良反应；⑥ 用于创面的软膏剂应无菌以及美观，容易洗除等；⑦ 眼膏剂、眼用乳膏剂基质应过滤并灭菌，应均匀、细腻、无刺激性，并易涂布于眼部，便于药物分散和吸收。

因此在软膏剂的处方和工艺设计时要充分考虑上述要求，进行软膏或基质的物理性质、刺激性、稳定性以及药物在软膏和皮肤或黏膜中的释放、穿透、吸收等项目的考察。

（五）软膏剂的包装与贮藏

1. 包装材料　包装容器可采用锡管、金属盒、塑料盒、蜡纸盒、广口玻瓶等。药厂大量生产多采用软膏管（锡管、铝管或塑料管）包装，使用方便，密封性好，不易污染。

2. 包装方法　药厂多用软膏自动装管、轧尾、装盒联动机包装。除了制剂标签外，USP规定某些软膏剂应标明所用基质的类型（如水溶性或水不溶性）。

3. 贮藏　在阴凉干燥处保存。贮藏温度不宜过高或过低，以免基质分层及药物化学降解而影响软膏的均匀性及疗效，光敏感的制剂应包装在不透明或遮光的容器内。

（六）举例

例1　氧化锌软膏

本品具有缓和、收敛和保护的作用，常用于皮炎、湿疹等。

处方：

氧化锌	150 g
凡士林	加至1 000 g

制法：取氧化锌细粉，分次加入熔化的凡士林，充分研匀，直至冷凝，即得。

注：① 氧化锌露置空气中易吸水，不易研磨分散均匀而形成小块，应烘干后再使用。② 凡士林熔化的温度不宜过高，否则容易引起氧化锌颗粒的聚集。③ 制备本品时第一次加

入的熔化的凡士林量不宜过大，一般以能研成糊状即可。

例 2　硫酸新霉素乳膏

本品为抗菌消炎药，用于痤疮、酒糟鼻、脂溢性皮炎等皮肤病。

处方：

硫酸新霉素	10 g	硫磺	30 g
白凡士林	150 g	硬脂酸	150 g
单硬脂酸甘油酯	60 g	Tween-80	30 g
甘油	75 ml	山梨酸	2 g
蒸馏水	加至 1 000 ml		

制法：将白凡士林、硬脂酸和单硬脂酸甘油酯置于水浴上加热至 70～80℃熔化（油相），Tween-80 溶于水中并加热至 80℃（水相）。将油相缓缓倒入水相中，不停搅拌至乳化完全；将硫磺、山梨酸用甘油碾磨均匀，硫酸新霉素以少量水溶解，待乳膏冷却至 60℃以下时将上述混合物和溶液加入，即得。

第三节　凝　胶　剂

凝胶剂除凝胶基质外，处方中还含有药物、复合溶剂、防腐剂、稳定剂等。药用凝胶剂可以有不同的给药途径，包括局部皮肤、眼部、鼻腔、直肠、阴道等给药途径。

凝胶剂分为单相凝胶剂和两相凝胶剂，单相凝胶剂是药物均匀分散，与凝胶剂没有明显分界限的凝胶。有些凝胶中含有絮状颗粒，分为两相，也称为胶浆。如镁胶浆，是含有氢氧化镁的明胶沉淀物，放置后可变厚，形成触变胶，在使用前必须使凝胶液化便于倒出。在临床上应用较多的是以水凝胶为基质的凝胶剂。本部分主要介绍水凝胶剂。

一、水性凝胶的基质

常用的有羧基乙烯共聚物（如卡波沫）、海藻酸钠和纤维素衍生物等。这些高分子物质大多在水中溶胀成水性凝胶，一般药物在此类基质释放较快，无油腻性，易涂展、易洗除，对皮肤及黏膜无刺激性，能与水溶液混合并能吸收组织渗出液。但缺点是润滑作用较差，且易失水及霉败，故需加保湿剂及防腐剂。

1. 卡波沫（carbomer）　商品名为 Carbopol（卡波普），系丙烯酸与丙烯基蔗糖交联的高分子聚合物。为一种引湿性很强的白色松散粉末，按黏度的不同分为 934、940、941 等规格。由于分子中存在大量的羧酸基团，1%水分散液的 pH 约为 3.11，黏性较低。加碱中和后随大分子逐渐溶解，黏度也逐渐上升，在低浓度时形成澄明溶液，在浓度较大时形成半透明且稠厚的凝胶。中和剂可用氢氧化钠、氢氧化钾、碳酸氢钠、硼砂、碱性氨基酸类及有机碱类（如乙醇胺或三乙醇胺）。

卡波沫基质无油腻感，特别适用于脂溢性皮肤病的治疗。盐类电解质可使卡波沫凝胶的黏性下降，阳离子聚合物以及碱土金属离子等均可与之结合成不溶性盐，强酸也可使卡波沫失去黏性，在处方设计时须避免。

例　典型卡波沫基质

处方：

卡波普 940	10 g	乙醇	50 g

甘油	50 g	吐温-80	2 g
羟苯乙酯	1 g	氢氧化钠	4 g
蒸馏水	加至 1 000 g		

制法：将 Carbopol 与聚山梨酯 80 及 300 ml 蒸馏水混合，氢氧化钠溶于 100 ml 水后加入上液搅匀，再将羟苯乙酯溶于乙醇和甘油的混合液中，搅匀，即得透明凝胶基质。

2. 纤维素衍生物　常用的品种有甲基纤维素（MC）和羧甲基纤维素钠（CMC-Na），两者常用的浓度为 2%～6%。本类基质涂布于皮肤时有较强黏附性，较易失水干燥而有不适感，常加入 10%～15%的甘油调节。基质中均需加入防腐剂，常用 0.2%～0.5%的羟苯乙酯。在 CMC-Na 基质中不宜加硝酸苯汞或其他重金属盐作防腐剂，也不宜与阳离子型药物配伍，否则可能与 CMC-Na 形成不溶性沉淀物，从而影响防腐效果或药效，对基质稠度也会有影响。

3. 甘油明胶　由明胶、甘油及水加热制成。明胶用量为 1%～3%，甘油为 10%～30%。

4. 海藻酸钠　为黄白色粉末，缓缓溶于水形成黏稠凝胶，常用浓度为 1%～10%。本品水溶液可热压灭菌。加少量钙盐（如枸橼酸钙）能使溶液变稠，但浓度高时可沉淀。

二、水凝胶剂的制备与举例

对能溶于水的药物常先溶于部分水或甘油中，其余处方成分按基质配制方法制成水凝胶基质，与药物溶液混匀后加水至足量搅匀即得。不溶于水的药物可先用少量水或甘油研细分散，再混合于基质中搅匀即得。

例　硝酸咪康唑软膏

处方：

硝酸咪康唑	1.8 g	Carbopol 940	2 g
甘油	5 g	聚乙二醇 4000	1.6 g
乙醇	30 ml	三乙醇胺	2.7 g
蒸馏水	加至 100 g		

制法：取 Carbopol 940，加适量蒸馏水研磨均匀，滴加三乙醇胺调节 pH 使成凝胶状，再加入甘油，研匀。另取药物、PEG4000 水浴加热溶于无水乙醇中。将药液缓缓加入上述基质中研匀，加蒸馏水至足量并继续研磨至均匀，即得。

第四节　硬　膏　剂

一、硬膏剂的制备

目前，硬膏剂中以黑膏药及橡胶硬膏应用较广，其生产工艺过程分述如下。

（一）黑膏药

黑膏药是中药膏药中最常用的一类，其基质是以植物油与红丹经高温炼制而成的铅硬膏。黑膏药一般为黑褐色坚韧固体，用前需烘热，软化后贴于皮肤上。

1. 基质原料的选择

（1）植物油：应选用质地纯净、沸点低、熬炼时泡沫较少、制成品软化点及黏着力适当的植物油。麻油较好，制品外观光润，质量较理想；其他如棉子油、豆油、菜油、花生油、混合油等亦可应用。

(2) 红丹:主要成分为 Pb_3O_4,含量应在 95%以上。本品为橘红色非晶状粉末,使用前应炒去水分,粉碎、过筛使成细粉,否则容易聚成颗粒,不易与油充分反应。

2. 制备方法

(1) 药材的提取:大部分不具挥发物质的动、植物药材(粗料)切碎后用油加热提取有效成分,除去药渣后备用。处方中芳香挥发性药物、矿物类、树脂类以及其他较贵重的药物(细料)如麝香、冰片、乳香等应研成细粉,在摊涂前掺加于制成的膏药中。

(2) 炼油:炼油是使油脂在高温条件下氧化、聚合,增加黏度以适合制膏要求,即将除去药渣的油继续加热熬炼,温度控制在 270~300℃。炼油程度应"老嫩"适宜,以取油少许,滴于水中能聚结成珠而不散为宜。过"嫩"则制成的膏药质软,黏着力强,贴后不易剥离;过"老"则制成的膏药松脆,黏着力小,容易脱落。

(3) 下丹:是指在炼成的油中加入红丹反应生成脂肪酸铅盐的过程,此外铅盐还可促进油脂进一步氧化、聚合、增稠而致成膏。下丹时将炼油送入下丹锅中,在搅拌中加热,在不低于270℃时徐徐加入红丹,继续搅拌使红丹与油充分化合,并成为黑褐色的稠厚液体,反应程度适宜即得。

(4) 去"火毒":油丹化合制成的膏药若直接应用,常对局部产生刺激性,轻则出现红斑、瘙痒,重则发泡溃疡,这种刺激因素俗称"火毒"。所谓"火毒"很可能是油在高温下氧化及分解生成的具刺激性的低分子分解产物。因此,通常将炼成的膏药以细流倾入冷水中并剧烈搅拌,待冷却凝结后取出反复揉搓,挤除内部水分制成团块,供摊涂;亦可将膏药置冷水中浸渍较长时间,这类操作过程称去"火毒"。

(5) 摊涂:将去"火毒"的膏药用文火加热熔化,离火稍冷,加入细料药物并混合均匀,按规定涂于裱背材料上。膏面可衬纸或折合,放入纸盒或袋中,于干燥处避热贮存。

(二) 橡胶硬膏

橡胶硬膏是用橡胶、松香、油脂性物质及填充剂等混合而制成的基质,或与药物混合后均匀涂布在裱背材料上制成的一种外用剂型。

橡胶硬膏由三部分组成:① 裱背材料,一般采用漂白细布;② 膏面覆盖物,有硬质纱布、玻璃纸或塑料薄膜等,用以避免相互黏着及防止挥发性药物的挥散;③ 膏料层,由橡胶基质、治疗药物及其他辅助成分组成。

目前,国内制备橡皮膏的生产工艺主要有溶剂法及热压法。

1. 溶剂法

(1) 药料的提取:按处方规定的药料和溶媒,根据医疗要求,选用适当的提取方法,将提取液处理和浓缩成适宜稠度的流浸膏状或稠膏状物。

(2) 基质的制备:取生橡胶压成薄片状或条状,投入汽油中,浸渍溶胀后,搅拌溶解,分次加入凡士林、羊毛脂、液体石蜡等,搅拌均匀备用。

(3) 调制:取配好的基质浆料,按处方规定的比例加入药料提取物,充分搅匀,过筛,筛滤出的膏料备用。

(4) 涂料:将调制好的基质浆料,放于装好布裱背的涂膏机上进行涂膏。

(5) 回收溶媒:涂料后的膏布传送进入溶媒回收装置回收溶媒,并自动卷成膏布卷。

(6) 切割、加衬与包装:将膏布卷按规定的规格切割成片状,并加衬后包装即可。

2. 热压法

(1) 药料的提取:同溶剂法操作。

(2) 膏料的制备：取生橡胶压成网状，加入处方中挥发油浸泡，使溶胀成胶团，加入凡士林、羊毛脂等，反复炼压后备用。

(3) 涂料：将炼压好的膏料于80℃时在涂膏机上进行涂膏。

(4) 切割、加衬与包装：将膏布卷按规定的规格切割成片状，并加衬后包装即可。

二、质量要求

1. 外观　膏面应光洁、厚薄均匀、色泽一致、无脱膏现象。布面应平整、洁净、无漏膏现象。盖衬两端应大于胶布。

2. 黏着强度试验　取大小适宜的样品，于37℃加热30 min，一端黏着在37℃加热30 min的酚醛型料板上，黏着面积应为2 cm×2.5 cm，并立即用重1 kg的铁滚自然滚压2次；胶布的另一端及酚醛型料板均固定于黏着强度计上，开动仪器，至样品拉离酚醛型料板时，由黏着强度计读出其黏着强度，取10次试验结果的平均值。

3. 含膏量试验　取供试品2片，除去盖衬，精密称定重量，置有盖玻璃容器中，加溶剂(氯仿、乙醚等)适量，浸渍，并不时振摇，待布与膏药分离后，取出布，用溶剂洗涤至布上不残留膏料，挥去溶剂，置150℃烘箱中干燥30 min，移入干燥器中冷却30 min，精密称定，减失重量即为含膏重。

4. 耐热性试验　除另有规定外，取供试品2片，除去盖衬，置120℃烘箱中加热30 min，放冷后，膏背面应无泛黄及漏油现象；用手指触试膏面，应仍有黏性。

5. 耐寒性试验　取样品，置0℃冰箱中放置72 h，取出并做黏着强度试验，应符合规定。

第五节　软膏剂基质及其质量评价

在软膏剂及乳膏剂的制备中，基质的合适与否很关键，其药物的稳定性和疗效的发挥都与基质有重要关系。

一、软膏剂基质

软膏剂基质主要分为油脂性基质、水溶性基质和乳剂型基质三大类。按《中国药典》2005年版的叙述，油脂性或水溶性基质用于制备软膏剂，乳液型(乳剂型)基质用于制备乳膏剂。

(一) 油脂性基质

此类基质包括烃类、类脂及动、植物油脂等疏水性物质。其共同的特点是滑润、无刺激性，能与较多的药物配伍，涂布在皮肤上能形成封闭性油膜，具有保湿的作用，可以长时间停留在皮肤上不会变干，减少水分的蒸发，促进皮肤水合作用，使皮肤柔润，防止干裂或软化痂皮。但油腻性及疏水性强，不易与水性液体混合而难于用水洗除，故不适用于有渗出液的皮损部位。

油脂性基质以烃类基质凡士林最为常用，类脂中以羊毛脂应用较多，其余的一般作为软膏软硬、稠厚的调节用。

1. 烃类　烃类系由石油蒸馏后得到的各种烃的混合物，其中大部分属于饱和烃，USP称为碳氢化合物基质。

(1) 凡士林(vaselin)：为液体、半固体与固体烃类组成的混合物。有黄、白两种，后者系由前者漂白而得。本品无臭，化学性质稳定，不易酸败，无刺激性，能与多数药物配伍，尤适用于遇水不稳定的抗生素(如杆菌肽、盐酸四环素、氯霉素)等药物。本品有适宜的黏稠性与涂布性,可单独用作软膏基质,是一种比较理想的闭塞性基质。凡士林有增进皮肤角质层水合、滑润皮肤、防止干裂等作用,但妨碍水性分泌物的排出,故不适于急性且有多量渗出液的患处。凡士林吸水性差,仅能吸收其重量5%的水分,其中加入适量羊毛脂或胆固醇等可增加其吸水性能,例如在凡士林中加入15%羊毛脂可吸收水分达50%。

(2) 固体石蜡(hard paraffin):固体石蜡呈白色半透明固体块状,无臭无味。主要用于调节软膏的稠度。

(3) 液状石蜡(liquid paraffin):为各种液体烃的混合物,无色透明,无臭无味,能与多数脂肪油或挥发油混合,主要用于降低软膏的稠度,在油脂性或W/O型软膏中也用以与药物粉末共研以利于药物与基质混匀。液状石蜡有轻质与重质两种,前者比重较轻,常用于乳膏基质中,两者黏度亦略有不同。

2. 油脂类　油脂类系从动物或植物中获得的高级脂肪酸甘油酯及其混合物。主要包括豚酯(猪油)、植物油。贮存过程中易受温度、光线、氧气等的影响而分解、氧化和酸败,需加抗氧剂及防腐剂。因其稳定性差,豚脂等动物油脂已很少应用。

3. 类脂　类脂系高级脂肪酸与高级脂肪醇形成的酯及其混合物,USP称吸收性基质。

(1) 羊毛脂(wool fat):又称无水羊毛脂,为淡棕黄色黏稠半固体,熔点36～42℃。主要成分是胆固醇类的棕榈酸酯及游离的胆固醇类。吸水性强,可吸收约2倍的水并形成W/O型乳剂。由于本品黏性强,很少单独用作基质,常与凡士林合用,并可改善凡士林的吸水性与渗透性。

(2) 蜂蜡(beeswax)与鲸蜡(spermaceti wax):蜂蜡与鲸蜡均不易酸败,常用于增加基质的稠度,有较强的滑润性,吸水性较弱,吸水后可形成W/O型乳剂。

4. 硅酮(silicones)　硅酮系有机硅氧化物的聚合物,外观似油性半固体,俗称硅油。无色、无臭液体,不溶于水,能与羊毛脂、硬脂醇、鲸蜡醇、单硬脂酸甘油酯、吐温、司盘等混合。本品化学性质稳定,对皮肤无刺激性,润滑,易涂布,不妨碍皮肤的正常功能,不玷污衣服,为较理想的疏水性基质。常与其他油脂性基质合用制成防护性软膏。但由于对眼睛有刺激性,不宜做眼膏基质。

(二) 乳剂型基质

乳剂型基质与乳剂相似,由油相、水相及乳化剂三种组分组成,也可分为W/O和O/W型两类,USP将W/O型称为吸收性基质,而O/W型称为可水洗性基质。这些基质没有油脂性基质的密封作用,通常作为润肤剂。O/W型空白乳膏俗称“雪花膏”,W/O型空白乳膏俗称“冷霜”。

乳剂型基质由于乳化剂的表面活性作用而可促进药物与表皮的接触。一般O/W型乳膏基质中药物的释放和穿透皮肤较其他基质为快;但当O/W型乳膏基质用于分泌物较多的皮肤病(如湿润性湿疹)时,其所吸收的分泌物可重新进入皮肤而使炎症恶化,故须注意适应证的选择。通常,乳剂型基质适用于亚急性、慢性、无渗出液的皮损和皮肤瘙痒症,忌用于糜烂、溃疡、水疱及脓疱症。

乳膏基质在贮存过程中容易霉变,故需加入适量的防腐剂,如尼泊金类、三氯叔丁醇等。在应用防腐剂时除应注意防腐剂与药物的配伍禁忌(如尼泊金与吐温、司盘类)外,还应注意防腐剂在油、水两相中的分配值。如尼泊金类往往分配入油相中而使水相中浓度不足,故需增加其用量。

乳膏剂因水分易蒸发失散而使乳膏变硬，故需加入适宜的保湿剂。常用的保湿剂有甘油、丙二醇、山梨醇等，用量一般为 5%～20%，它们能减少乳膏水分的蒸发而防止皮肤上的油膜发硬和乳膏的转化。

遇水不稳定的药物（如金霉素、四环素等）不宜用乳剂型基质制备乳膏剂。

乳剂型基质常用的乳化剂及稳定剂有以下几类。

1. 肥皂类

（1）一价皂：一般以钠、钾、铵的氢氧化物或三乙醇胺等有机碱与脂肪酸（如硬脂酸或油酸）形成的新生肥皂，为 O/W 型乳化剂。硬脂酸是处方中最常用的脂肪酸，其用量一般为基质总量的 10%～25%，其中一部分与碱反应生成肥皂，未皂化的硬脂酸则被乳化形成分散相，并可增加基质的稠度。用硬脂酸制成的 O/W 型乳膏基质用于皮肤不显油腻感，在水分蒸发后因留有一层硬脂酸薄膜而有保护作用。由于单用硬脂酸为油相制成的乳剂基质黏性差，润滑作用较小，故常加入适当的油脂性基质（如凡士林、液状石蜡等）加以调节。

此类基质的缺点是易被酸、碱、钙、镁离子或其他电解质破坏，因此不宜与酸性或强碱性药物配伍，制备用水应为蒸馏水或去离子水。一价皂为阴离子型乳化剂，忌与阳离子型表面活性剂及阳离子型药物（硫酸新霉素、硫酸庆大霉素、盐酸丁卡因、醋酸洗必泰等）配伍。

例 典型基质处方：

硬脂酸	170 g	三乙醇胺	20 ml
羊毛脂	20 ml	液状石蜡	100 ml
甘油	50 ml	尼泊金乙酯	0.5 g
蒸馏水	加至 1 000 g		

制法：取硬脂酸、羊毛脂、液状石蜡置水浴上加热至 80℃左右使熔化混匀；另取尼泊金乙酯溶于甘油与水中，加入三乙醇胺混匀，加热至同温。将后液缓缓加入至前液中，边加边搅，直至冷凝。

本品是以新生三乙醇胺皂为乳化剂制成的 O/W 型乳膏基质。

（2）多价皂：多价的金属（钙、镁、锌、铝）氧化物与脂肪酸作用生成的皂，系 W/O 型乳化剂，如硬脂酸钙、硬脂酸镁等。

例 典型基质处方：

硬脂酸	12.5 g	单硬脂酸甘油酯	17 g
蜂蜡	5 g	液状石蜡	410 ml
白凡士林	67 g	双硬脂酸铝	10 g
氢氧化钙	1 g	尼泊金乙酯	0.5 g
蒸馏水	加至 1 000 g		

制法：取硬脂酸、单硬脂酸甘油酯、蜂蜡置水浴上加热熔化，再加入液状石蜡、白凡士林、双硬脂酸铝，加热至 85℃；另将氢氧化钙、尼泊金乙酯溶于蒸馏水中，加热至同温后缓缓加入至油相中，边加边搅，直至冷凝。

本品为 W/O 型乳膏基质。处方中双硬脂酸铝为铝肥皂，氢氧化钙与硬脂酸作用形成钙肥皂，两者均为 W/O 型乳化剂。

2. 高级脂肪醇与脂肪醇硫酸酯类

（1）高级脂肪醇：常用的有十六醇或鲸蜡醇（hexadecanol）及十八醇（stearyl alcohol）或硬脂醇，可与油脂性基质加热熔化混匀，不溶于水，但有一定的吸水能力，加适量于油脂性基质中可增加其吸水性，吸水后形成 W/O 型乳膏基质。十六醇与十八醇用于 O/W 型乳膏基质中可增加乳膏的稳定性和稠度。

(2) 月桂醇硫酸钠(sodium lauryl sulfate, SLS)：亦称十二烷基硫酸钠(sodium dodecyl sulfate, SDS)，为白色或淡黄色结晶性粉末，为阴离子型乳化剂，用于配制 O/W 型乳膏剂，常用浓度为 0.5%～2%。常与 W/O 型乳化剂合用使 HLB 值降低以达到油相所需范围。处方中常用的辅助乳化剂有十六醇、十八醇、单硬脂酸甘油酯、司盘等。本品与某些阳离子表面活性剂及阳离子药物作用形成沉淀。

例 典型基质处方：

月桂醇硫酸钠	15 g	硬脂醇	220 g
白凡士林	250 g	丙二醇	120 g
尼泊金甲酯	0.25 g	尼泊金乙酯	0.15 g
蒸馏水	加至 1 000 g		

本处方中月桂醇硫酸钠用作主要乳化剂，硬脂醇既是油相，可增加基质的稠度，又起辅助乳化剂及稳定作用。本品中用丙二醇作保湿剂，同时可防止尼泊金类防腐剂向油相转移。因为尼泊金类在丙二醇中的溶解度要比在水中大 100 倍以上。

3. 多元醇酯类

常用的有单硬脂酸甘油酯、司盘类与吐温类乳化剂等。

(1) 单硬脂酸甘油酯(glyceryl monostearate)：为白色蜡状固体，熔点不低于 55℃，不溶于水。乳化能力弱，是 W/O 型辅助乳化剂，常与少量一价皂或月桂醇硫酸钠等 O/W 型乳化剂合用，可得满意的 O/W 型乳剂基质。本品一般用作乳膏基质的稳定剂或增稠剂。

(2) 司盘(Span)与吐温(Tween)类：均为非离子表面活性剂，吐温为 O/W 型乳化剂，司盘为 W/O 型乳化剂。

4. 脂肪醇聚氧乙烯醚类与烷基酚聚氧乙烯醚类

(1) 平平加 O(peregal O)：为脂肪醇聚氧乙烯醚类，属非离子 O/W 型乳化剂，有良好的乳化、分散性能。

(2) 西土马哥(cetomacrogol)：为脂肪醇聚氧乙烯醚类非离子 O/W 型乳化剂。

(3) 乳化剂 OP：为烷基酚聚氧乙烯醚类，属非离子 O/W 乳化剂。

(三) 水溶性基质

此类基质由天然或合成的水溶性高分子所组成。常用的水溶性基质主要是聚乙二醇类高分子聚合物。

聚乙二醇类(PEG)是用环氧乙烷或乙二醇加成聚合得到的水溶性聚醚。分子式为 $HOCH_2(CH_2OHCH_2)_nCH_2OH$，通常在名称后附有相对分子质量数值以表明品种。PEG 类基质具强烈的亲水性，易溶于水，能与渗出液混合并易洗除，故可用于湿润皮肤的表面。

药剂中常用的 PEG 平均相对分子质量在 300～6 000。PEG700 以下为液体，PEG 1500、1540 及 1000 为半固体，PEG 2000、3000、4000、6000 为固体。用不同相对分子质量的聚乙二醇(如聚乙二醇 4000 和聚乙二醇 400)以适当比例配合可制成稠度适宜的软膏基质。

例 常用液体 PEG 与固体 PEG 配合制备成半固体的软膏基质：

PEG 3350(固体)	400 g
PEG 400(液体)	600 g

PEG 3350 为固体，PEG 400 为液体，两种充分混合可以得到半固体软膏，如需要提高软

膏硬度，可将两者的用量调至相等。

二、软膏基质的质量评价

（一）基质与软膏的物理性状检查

软膏剂的物理性状在相当程度上取决于所用基质，因此对所用基质和原料的物理性状也应进行检查，合格后才能应用。

1. 熔点　油脂性基质或原料可用熔点检查控制质量，一般软膏以接近凡士林的熔点较适宜，测定方法可采用药典方法或显微熔点测定仪测定。

2. 酸碱度　凡士林、液状石蜡、羊毛脂等都是软膏的常用原料，它们在精制过程中需用酸、碱处理，故药典规定应检查酸碱度，以免产生刺激。取样品加适当溶剂（如水或乙醇）振摇，所得溶液用 pH 计测定。

3. 物理外观　软膏和基质的物理外观要求色泽均匀一致，质地细腻，无粗糙感。其细腻均匀与否可检查软膏粒度，取适量的供试品，涂成薄层，照药典附录粒度测定法规定检查，不得检出大于 180 μm 的粒子。

4. 黏度和稠度　对非牛顿流体（如凡士林）等通常可用插度计测定其稠度，对牛顿流体如液状石蜡、甲基硅油等，可通过测定其黏度以检查及控制质量。

（二）稳定性评价

常用方法是将软膏装入密封容器中，置于烘箱（40℃±1℃）、室温（25℃±3℃）或冰箱（5℃±2℃）中贮存 1 个月，模拟不同地区气温，检查其稠度、失水、酸碱度、色泽、均匀性、霉败等现象以及药物含量等。

（三）刺激性考察

可在动物及人体上进行试验。如将软膏 0.5 g 涂在剃去毛的家兔背部皮肤上或人手臂或大腿内侧等柔软的皮肤面上，24 小时后观察敷用部位皮肤的刺激反应。

（四）药物释放、穿透及吸收的测定方法

目前软膏中药物释放和透皮吸收的实验测定方法常用的有体外法和体内法。

1. 体外试验法

（1）凝胶扩散法：本法可用作一般外用软膏的药物释放试验。用含显色指示剂的琼脂凝胶为扩散介质，装入长约 10 cm 的试管内，在上端 10 mm 空隙处填入软膏，使之与凝胶表面密切接触，每种软膏各装两管，间隔一定时间测定呈色区高度，以呈色区高度（即扩散距离）的平方为纵坐标，时间为横坐标作图，拟合得一条直线，直线的斜率即为扩散系数 k。k 值愈大释药愈快，借此可以比较各软膏基质的释药能力。

（2）离体皮肤法：将人或动物的皮肤固定于扩散池与接收池之间，测定不同时间由扩散池穿透皮肤到接收池溶液中的药量，求出药物对皮肤的渗透率。一般采用垂直型的 Franz 扩散池，其上部为扩散池，直接与空气接触，下部为接收池，两池之间为皮肤。另有一种水平封闭型 Valia-Chien 扩散池，皮肤夹在左右两玻璃池之间，一侧为扩散池，另一侧为接收池。

选择适宜的皮肤作为扩散介质，对模拟研究实际用药的渗透速率十分重要。目前在透皮实验中使用较多的是无毛小鼠，可避免脱毛时的皮肤损伤以及有毛皮肤脱毛后毛孔对药物通透的影响。新鲜的尸体皮肤可更客观地反映药物的透皮情况。去除皮下脂肪层后低温（－20℃）贮藏，其渗透性能基本与新鲜皮肤相同。

2. 体内试验法

体内试验法可作为评价透皮吸收制剂的方法，常用的有下列几种：

(1) 体液与组织器官中药物含量的分析：将软膏涂于人体或动物皮肤表面，经一定时间测定血、尿、粪等中的药物量，作为评定软膏中药物透皮吸收的指征。

(2) 生理反应法：根据药理作用测定软膏中药物产生全身或局部作用的时间和程度。如以血管收缩或扩张、血压升高、产生惊厥或死亡等反应作为实验测定的指标。

(3) 放射性示踪法：利用放射性同位素标记和测定技术评价药物的释放、穿透及吸收。

(吕慧侠)

思考题

1. 简述常用软膏基质的性质、用途及质量评价方法。
2. 分析基质中各种材料对软膏的成型和应用所发挥的作用。
3. 试区别不同类型基质的特点和不同的适用情况。

第十三章　栓剂、滴丸剂与膜剂

学习要求：

1. 掌握栓剂、滴丸剂与膜剂的概念与剂型特点。
2. 掌握栓剂的种类、基质类型、处方设计与制备方法。
3. 掌握滴丸剂的基质类型与制备方法。
4. 熟悉置换价的概念、栓剂的质量评价。
5. 了解膜剂的材料与制备工艺。

第一节　栓　　剂

一、概述

腔道为人体与外界接触的主要部位之一，其各自具有独特的生理功能与解剖学特点，除可用于治疗腔道局部疾病以外，有时还可用于某些特殊药物(大分子蛋白及多肽类药物)的给药部位，具有减少这些药物的胃肠和肝脏代谢、避免首过效应、增加其生物利用度等优点。腔道给药制剂种类繁多，如口含片、阴道片、避孕药膜、滴鼻剂、滴耳剂等。本节主要讨论直肠和阴道用的栓剂。

栓剂(suppositories)系指药物与适宜基质制成的，专供纳入肛门、阴道等腔道的一种固体剂型，其形状与重量因施用于不同的腔道而异。

栓剂为古老剂型之一，《史记・仓公列传》有类似栓剂的早期记载。后汉张仲景的《伤寒论》中载有蜜煎导方(蜜七合一味，内铜器中，微火煎之，稍凝似饴状，搅之勿令焦著，欲可丸，并手捻作挺，令头锐，大如指，长二寸许，当热时急作，冷则硬。以内谷道中，以手急抱，欲大便时乃去之)，此即为最早的用于通便的肛门栓。晋葛洪的《肘后备急方》中有用半夏和水为丸纳入鼻中的鼻用栓剂和用巴豆鹅脂制成的耳用栓剂等。其他如《千金方》、《证治准绳》等亦载有类似栓剂的制备与应用。国外则在公元16世纪始有记载，当时均仅以发挥局部疗效为目的，如抗菌、消炎、润滑等作用；后来研究发现栓剂中药物还可通过腔道黏膜吸收，进入血液循环系统和淋巴系统而起全身治疗作用。1852年欧洲发现可可豆脂作为栓剂基质的优点后，开始研究以直肠为给药途径的栓剂，并得到普遍使用。

发展至今，栓剂在剂型研究、制剂生产中已占有重要位置。在临床上，特别是在妇科、肛肠、泌尿科等领域，栓剂已被广泛使用，并且随着新基质、新技术以及新机械等的发展，栓剂在制剂总量中所占的比例将不断增加。

二、栓剂的分类与特点

目前栓剂的品种较多，按使用腔道部位的不同可分为：肛门栓、阴道栓、尿道栓、鼻用栓、耳道栓、口腔栓等。按栓剂构造的不同可分为：普通型栓剂和新型栓剂。新型栓剂有双层栓、中空栓、泡腾栓、海绵栓、渗透泵栓、不溶性栓、凝胶栓、软胶囊栓等。

栓剂一般用于直肠、阴道、尿道，用药部位不同，其大小和形状各不相同(如图 13－1)。一个好的栓剂，其形状和大小应既能塞入腔道，又能在用药部位不产生膨胀感，且还能维持适当的时间。

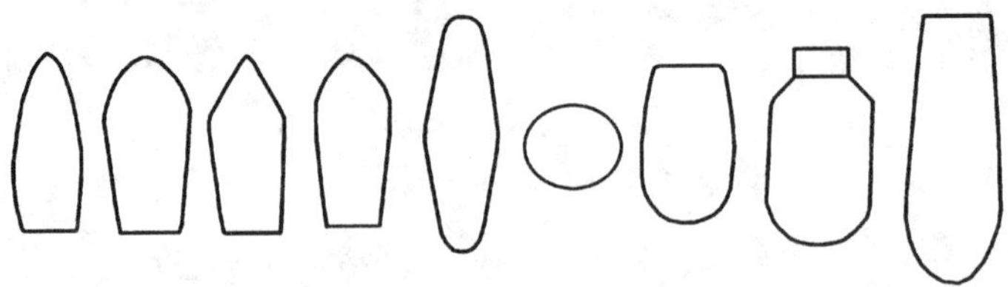

图 13－1　栓剂形状

目前常用的栓剂为肛门栓、阴道栓两种。肛门栓可直接用手指塞入，其形状有圆锥形、圆柱形、鱼雷形等。每枚重量约 2 g，长 3～4 cm，其中以鱼雷形较常用。阴道栓的形状有球形、卵形、鸭嘴形等，每枚重量 2～5 g，长 1.5～2.5 cm，其中鸭嘴形较常用。有些阴道栓是由特殊模具压制而成的片剂，必须依靠专用器械塞入到较深的部位。

栓剂作为腔道给药的特殊剂型，具有以下独特的药剂学特点：

1. 特殊人群用药　栓剂不需口服给药，适用于婴幼儿或呕吐、昏迷等其他口服不易的患者。

2. 局部治疗作用　对局部组织器官发挥更加针对性的治疗作用，如对肛门直肠、阴道、尿道及其周围组织、盆腔组织和其他与给药部位组织关联紧密的病理部位用药，从而可以减少口服或注射用药产生的全身不良反应。

3. 全身治疗作用　某些药物通过腔道给药，可通过其腔道的黏膜吸收，进入血液循环系统和淋巴系统而起全身治疗作用，从而可避免胃肠 pH 及消化酶对药物的破坏以及肝脏的代谢，避免药物对胃肠的刺激及其药物的首过作用。

4. 吸收迅速　因近肛门端血管丰富，某些药物通过肛门直肠给药比通过口服吸收作用更加快捷、迅速。

栓剂给药的主要缺点是使用不便，生产成本比片剂、胶囊剂高，生产效率低。

三、栓剂的基质

(一) 栓剂基质的分类

栓剂基质根据其亲水亲油特性，可分为油脂性基质和水溶性(或亲水性)基质。

1. 油脂性基质(greasy base)

(1) 可可豆脂(cocoa butter)：本品是天然产物，常温下为白色或淡黄色固体，味平淡(溶剂提取品)或具可可样香味(压榨品)，10～20℃时可粉碎成粉末。本品微溶于乙酸，可溶于热乙醇，易溶于乙醚、氯仿和石油醚。无刺激性，可塑性好，能与多种药物配伍。25℃条件下相对密度为 0.864，40℃时折光率为 1.454～1.458，碘值为 35～40，皂化值为 188～195，熔点为30～35℃，加热至 25℃时开始软化，体温时能迅速熔化。化学组成主要为硬脂酸、棕榈酸、油酸等脂肪酸甘油酯。

可可豆脂具有多晶型性质，主要有 α、β、γ 三种晶型，其中 α、γ 两种晶型不稳定，熔点分别为 22℃、18℃，β 型最稳定，熔点 34℃。三者可因温度不同而转变，最后转化为 β 型。若将可可豆脂加热至 36℃熔化后迅速冷却凝固，其熔点降到 24℃，这会造成栓剂难于成型和包装。其原因是可可豆脂的多晶型组成发生变化而引起熔点变化。因此使用可可豆脂制备栓剂时，通常应低温(<40℃)缓慢加热，熔化约至 2/3 的时候，停止加热，让余热使其完全熔化，从而减少晶型转变的可能性。

可可豆脂熔点低并且与凝固点差值小，同时具有润滑和透皮促进作用，可作为栓剂及软膏剂的基质使用，但价格较贵。乌桕脂、香果脂等天然油脂和各种半合成、全合成的脂肪酸酯等品种，可在一定程度上替代可可豆脂。

(2) 半合成或全合成脂肪酸酯(hard fat)：本品系由 C_{12}～C_{18} 的脂肪酸部分氢化后与甘油酯化而成的一类基质，为甘油一、二、三酯混合物。这类基质有合适的熔点，不饱和脂肪酸链少，不易酸败，已逐步取代天然油脂性基质。目前国内应用较多的有以下几个品种：

混合脂肪酸甘油酯(fatty glyceride)：由月桂酸、硬脂酸与甘油酯化而成的脂肪酸甘油酯混合物，为白色或类白色蜡状固体，有油脂臭味；根据熔点不同有四种规格：34 型(33～35℃)、36 型(35～37℃)、38 型(37～39℃)、40 型(39～41℃)，其中以 36 型最常用。

椰油酯(coconut ester)：为椰油、硬脂酸与甘油酯化而成的乳白色固体，具油脂臭，抗热力强，无刺激性。不溶于水，可与乙醇、乙醚和氯仿混溶。熔点为 34.3～35.7℃，凝固点为 30.2～32.6℃，酸值不大于 1，皂化值为 225.9～226.9，碘值为 4.26～5.92。吸水能力强，可大于 20%。

棕榈酸酯(palmitate)：由棕榈仁油经碱化、酸化处理后，加硬脂酸与甘油酯化而成乳白色针状结晶性固体，不溶于水，难溶于醇，可溶于热醇、醚和氯仿。相对密度为 0.8663，折光率为 1.4381，熔点为 62～68℃。棕榈酸酯与强氧化剂、酸及碱会发生氧化、分解反应及皂化反应。抗热能力强，性质稳定，无毒，对黏膜刺激小。

硬脂酸丙二醇酯(glycol stearate)：由硬脂酸与丙二醇酯化而成，是硬脂酸丙二醇单酯与双酯的混合物。为乳白色或黄色蜡状固体，呈球状或片状，略有脂肪臭；熔点为 36～38℃，凝固点为 35.5℃；水不溶，遇热水膨胀，微溶于乙醇、丙酮、乙醚、不挥发油和矿物油中，可溶于氯仿、丙酮以及乙醇和乙醚的混合液中。酸值低于 4，碘值低于 3，皂化值为 155～165，硬脂酸丙二醇酯为非离子表面活性剂，对黏膜无明显刺激性。

(3) 氢化植物油(hydrogenated vegetable oil)：本品为白色微细的粉末状固体。不溶于水，可溶于热轻质矿物油、热异丙醇、氯仿、乙烷和石油醚。酸值在 2 以下，碘值在 5 以下，皂化值为 188～198，熔点为 60～61℃。

2. 水溶性或亲水性基质(hydrophilic base)

(1) 甘油明胶(gelatin glecerin)：本品系由甘油、明胶、水组成，制备时三者按一定配比水浴加热融合，蒸去部分水冷却凝固而制得。其优点是制成品有弹性，不易折断，体温下不融化，但可软化并缓慢溶于分泌液中。其溶出速度随水、甘油、明胶三者比例变化而变化，甘油与水含量越高越易溶解。水分含量过高成品软化。

本品多用作阴道栓剂基质。由于含有明胶，因此应注意配伍禁忌。凡是能与蛋白质发生反应的药物，如重金属盐、鞣酸等均不能选用甘油明胶作为基质。

(2) 聚乙二醇类(polyethylene glycols，PEG)：本品随平均相对分子质量的增加，其物理状态由液体逐渐到半固体、固体，熔点也随之增高。常温下，相对分子质量 200～600 为无色透明液体；1000～2000 为半固体；4 000～6 000 为固体。通常可将两种或两种以上不同相对分子质量的聚乙二醇加热熔融混合，制备栓剂基质。

本品吸湿性较强，对黏膜有一定的刺激性。用前先用水润湿，可避免对腔道黏膜的刺激。

聚乙二醇类作为栓剂基质，不能与银盐、鞣酸、奎宁、水杨酸、乙酰水杨酸、氮碘奎、苯佐卡因、磺胺类配伍。

(3) 泊洛沙姆(poloxamer)：本品系聚氧乙烯、聚氧丙烯的嵌段共聚物，本品随聚合度的增大，从液体到蜡状固体，水中易溶。较常用的有泊洛沙姆-188，熔点 52℃，可作水溶性栓剂基质。

其他如聚氧乙烯硬脂酸酯类 Myrj 51、Myrj 52、Tween-61 等亦可作为水溶性基质。

(二) 栓剂基质的质量要求

栓剂基质对药物的成型和释放均具有重要影响。优良的基质应符合下列要求：

1. 基质室温时应有适宜的硬度，塞入腔道不变形、不破碎。体温下易软化、熔化或溶解，并能分散于体液中。

2. 基质本身应惰性，其理化性质应稳定，且无药理或生理作用不与药物发生作用且不影响主药含量测定。

3. 对黏膜无刺激性、无毒、无过敏性，药物从基质中的释放速率应符合要求。

4. 基质熔点与凝固点差值小。

5. 具有一定的润湿、乳化能力，并能混入较多的水。

6. 油脂性基质酸值应低于 0.2，皂化值为 200～245，碘值低于 7。

7. 适用于冷压法或热熔法制备。

目前现有基质不可能完全满足以上要求，一般根据用药目的和药物性质选择合适的基质组成。

四、栓剂的处方设计与制备

(一) 处方设计原则

设计栓剂处方要考虑以下几点：① 用药目的，即栓剂是起局部治疗还是全身作用；② 用药部位，即栓剂是阴道给药还是直肠给药；③ 药物的理化特性，即药物在基质中溶解情况直接影响到药物的释放和吸收；④ 适宜基质及附加剂，可控制药物的释放及吸收。

1. 根据临床治疗目的选择基质　栓剂在临床上使用通常可起到局部治疗和全身治疗作用。在局部治疗过程中，药物不必进入体循环，因此宜选用融化或溶解速率慢的基质，以缓慢释放药物，如水溶性基质甘油明胶等；在全身治疗过程中，要求药物迅速释放，进入体循环，因此宜选用熔化或溶解速率快的基质，使药物迅速进入体循环，如油脂性基质可可豆脂等。

全身作用的栓剂一般为直肠栓剂，阴道栓一般只用于局部治疗。直肠栓剂给药后可能存在两种吸收途径：其一，经直肠上静脉进入肝脏，代谢后进入体循环；其二，通过直肠中下静脉和肛管静脉吸收入血液，绕过肝脏直接入血。因此可将有肝脏首过效应的药物制成发挥全身作用的肛门栓剂。使用时应塞入距肛门口约 2 cm 处为宜(如图 13－2)。

局部作用的栓剂仅在腔道部位发挥疗效，应尽量减少吸收。同时为增加药物的作用时间，提高疗效，应选择熔化、溶解或释药速度慢的栓剂基质。一般局部作用应维持约 4 h 以上，但液化时间也不宜过长，否则患者将感到不适，药物不能全部释放，甚至被排出体外。

2. 根据药物的理化特性选择基质　栓剂临床应用时，药物首先要从基质中释放出来才能被人体吸收发挥作用，而药物在基质中的溶解情况直接影响到药物的释放和吸收。一般来说，药物在基质中的溶解度大，不利于药物的释放，从而影响药物的吸收。因此，要保证栓剂中药

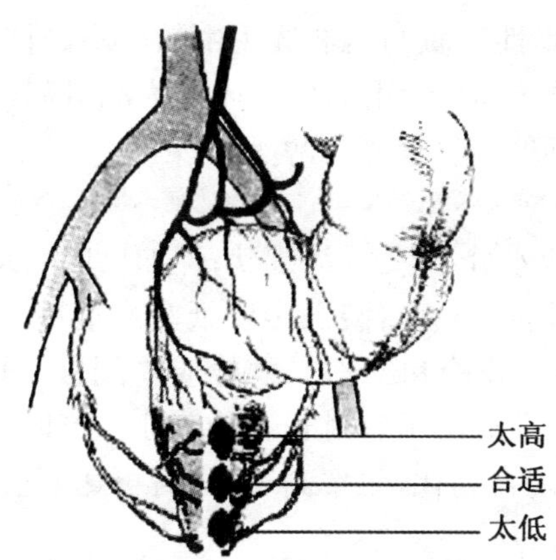

图 13-2 肛门栓剂的合适位置

物的释放、吸收及发挥药效，应选择与药物溶解行为相反的基质，故一般水溶性药物选择油脂性基质，脂溶性药物应选择水溶性基质。

3. 选择合适的附加剂　栓剂中除基质和药物外还可加入其他附加剂，如吸收促进剂、防腐剂、抗氧剂、着色剂、乳化剂等。

（二）置换价

置换价（displacement value，DV）系指栓剂中药物的重量与等体积栓剂基质的重量之比，即药物与基质的密度之比。

设纯基质栓的平均重量为 G，含药栓的平均重量为 M，含药栓中药物的平均含量为 W，则置换价为

$$DV=\frac{W}{G-(M-W)} \tag{13-1}$$

通常情况下栓剂模型的容积是固定的，通过置换价可以确定栓剂基质的量。如要制备某药剂量为 x 的栓剂，则通过置换价可求得制备该药栓每枚所需基质的用量 y 为

$$y=G-\frac{x}{DV} \tag{13-2}$$

（三）制备工艺

栓剂的常用制备方法有冷压法与热熔法。可按基质特点和制备数量选择适宜的制备方法。油脂性基质可使用任何一种方法，水溶性或亲水性基质多采用热熔法。另外还可手工揉搓制备栓剂。

1. 手工揉搓成型　手工揉搓成型是以往药剂师手艺的一部分，但由于现今可以得到各种不同形状和大小的栓剂模具，因此现在已基本不采用手工制栓的方法。

2. 热熔法（fusion method）　此法应用最广泛。系先将计算量的栓剂粉末在水浴上加热熔化（勿使温度过高），然后按药物性质以不同方法将药物加入并混合均匀；倾入冷却并涂有润滑剂的模具中，至稍有溢出模口为度；冷却至完全凝固，削去溢出部分，开启模具，取出栓剂，即得。

3. 冷压法（cold compression method）　或称挤压法。此法先将药物与基质粉末置于冷却的容器内，混合均匀，然后装入制栓机的模具内，通过挤压可得一定形状的栓剂。此法适用于所含主药对热不稳定或栓剂中含有较多成分不溶于基质的情况。与热熔法相比，采用本法可以避免不溶性成分在制备过程中的沉降。但该法需要特殊的制备机械，且所得到的栓剂形状有限。

常用润滑剂有两类：① 油脂性基质的栓剂选用由软肥皂、甘油与 95%乙醇混合制成的润滑剂；② 水溶性或亲水性基质的栓剂，则用油性液体作为润滑剂，如液体石蜡等。有些基质本身不沾模，可不用润滑剂，如可可豆脂、聚乙二醇类。

（四）栓剂的包装与贮存

栓剂在高湿环境中容易吸收水分，而变成海绵状；但如果环境太干燥，又容易失水而变脆。

栓剂制成品应以蜡纸或锡箔纸包裹后装入小硬纸盒或塑料盒内，互相隔开，以免粘连。低于 30℃干燥阴凉处保存。甘油明胶栓和聚乙二醇栓应密闭保存以免吸湿或密封于玻璃容器中。为免基质酸败变质，栓剂贮存时间不宜过长。栓剂小生产时多用手工包装，工业大生产多采用机械包装。机械包装可实现自动化，效率高，每小时可达万枚。

五、栓剂的质量评价

《中国药典》2005 年版规定，供栓剂用的固体药物，除另有规定外，应预先用适宜方法制成细粉，并全部通过六号筛。药物与基质应混合均匀，栓剂外形应完整光滑；塞入腔道后应无刺激性，应能融化、软化或溶化，并与分泌液混合，逐渐释放出药物，产生局部或全身作用；并应有适宜的硬度，以免在包装或贮藏时变形。此外还有溶出度试验、体内吸收实验等检查项目，详见《中国药典》2005 年版。

六、举例

例 1　复方阿司匹林肛门栓

本品用作小儿退烧制剂，克服了小儿吞咽药片的困难。

处方：

阿司匹林	3.0 g	羊毛脂	1.0 g
水合氯醛	1.2 g	可可豆脂	5.63 g
共制成	15 枚		

制法：先将模具涂润滑剂（软皂、甘油与 95%乙醇混合制成），加入可可豆脂，熔化后，移阴凉处，加入阿司匹林、水合氯醛固化后刮去多余部分，脱模即得。

例 2　氧氟沙星阴道栓

处方：

氧氟沙星	10 g	蒸馏水	160 ml
甘油	100 g	明胶	200 g
共制成	100 枚		

制法：先将氧氟沙星混悬在蒸馏水中，加入醋酸使氧氟沙星溶解，加入甘油、明胶水浴上搅拌溶解，混匀，灌入涂有液体石蜡的栓模中，放冷后，刮去多余部分，取出即得。

第二节　滴　丸　剂

一、概述

滴丸剂（pills）系指固体或液体药物与适当物质（基质）加热熔化混合后，滴入不相混溶的冷凝液中，收缩冷凝而制成的小丸状制剂。主要供口服或其他外用。近年来，合成、半合成基质及固体分散技术的应用使滴丸剂迅速发展，复方丹参滴丸已投入国际市场。滴丸剂具有以下特点：

(1) 用固体分散技术制备的滴丸，起效迅速，生物利用度高。如灰黄霉素滴丸。

(2) 基质容纳液态药物量大，故可使液态药物固体化，如芸香油滴丸。

(3) 制备工艺易于控制，剂量准确，易氧化及具有挥发性的药物溶于基质后，可增加药物稳定性。

(4) 可制成口服、外用、缓控释或局部治疗多种类型滴丸剂。

二、常用基质与冷凝液

基质常采用低熔点或低软化点的材料，常用的基质有水溶性基质，如 PEG 6000、PEG 4000)、聚氧乙烯单硬脂酸酯(S-40)、甘油明胶和泊洛沙姆等；水不溶性基质，如硬脂酸、单硬脂酸甘油酯、十八醇、十六醇和氢化蓖麻油等；混合基质，如 PEG 6000 与硬脂酸混合使用。

冷凝液有水溶性冷凝液，如水或不同浓度乙醇，适用于非水溶性基质的滴丸；油性冷凝液，如液状石蜡、二甲基硅油和植物油，适用于水溶性基质的滴丸。

三、滴丸剂的制备方法

滴丸剂采用滴丸机制备。滴丸机的滴出方式有单品种滴丸机、多品种滴丸机、定量泵滴丸机及向上滴的滴丸机等四种。

滴制法是指将药物均匀分散在熔融的基质中，再滴入不相混溶的冷凝液里，冷凝收缩成丸的方法。一般工艺流程为：

药物＋基质⟶混悬或熔融⟶滴制⟶冷却⟶洗丸⟶干燥⟶选丸⟶质检⟶分装

制备关键：① 保证滴丸圆整成形、丸重差异合格；② 选择适宜基质；③ 确定合适的滴管内外口径；④ 滴制过程中保持恒温，滴制液液压恒定，及时冷凝等。

质量要求：① 重量差异；② 溶散时限检查，溶散时限的要求是：普通滴丸应在 30 min 内全部溶散，包衣滴丸应在 1 h 内全部溶散。

四、举例

例 联苯双酯滴丸(bifendate pills)

处方：

联苯双酯	1.5 g	3.75 g
PEG 6000	13.35 g	33.375 g
聚山梨酯 80	0.15 g	0.375 g
	共制成 1 000 粒	共制成 1 000 粒

制法：以上物料在油浴中加热至 150℃熔化成溶液。滴制温度约 85 ℃，滴速约 30 丸/min，冷凝液为二甲基硅油。(规格：1.5 mg 和 3.75 mg)

注：联苯双酯极微溶于水，对热稳定，与 PEG 6000 以 1∶9 比例混合，在 150℃可以形成固态溶液，在 85℃保温、滴制、骤冷，可形成简单低共熔混合物，使 95%联苯双酯为粒径在 5 μm 以下微晶分散，可提高生物利用度，其剂量仅为微粉的 1/2。

第三节　膜　　剂

一、概述

膜剂(films)系指药物与适宜的成膜材料经加工制成的膜状制剂。膜剂可供口服、口含、舌下给药,也可用于眼结膜囊内或阴道内;外用可作皮肤和黏膜创伤、烧伤或炎症表面的覆盖。按结构可分为三类:单层膜、多层膜(复合)和夹心膜等。

膜剂的优点:工艺简单,没有粉末飞扬;含量准确,剂量较小;可控速释药。膜剂的缺点:载药量小,只适合于小剂量的药物;膜剂的重量差异不易控制;收率不高。

膜剂的质量要求:① 膜剂成膜材料及其辅料应无毒、无刺激,性质稳定,与药物不起作用。② 膜剂外观应完整光洁,厚度一致,色泽均匀,无明显气泡。多剂量的膜剂,分格压痕应均匀清晰,能按压撕开。③ 除另有规定外,膜剂宜密封保存,防止受潮、发霉,应符合微生物限度检查。④ 膜剂的重量差异应符合要求。

二、成膜材料与制备工艺

(一) 成膜材料

1. 合成或半合成高分子材料　合成或半合成高分子材料主要有聚乙烯醇和乙烯—醋酸乙烯共聚物,尚有聚乙烯醇缩醛、甲基丙烯酸酯—甲基丙烯酸共聚物、羟丙基纤维素、羟丙基甲基纤维素、聚维酮等。

(1) 聚乙烯醇(PVA):白色或黄白色粉末状颗粒。国产型号:PVA 04-88、PVA 05-88、PVA 17-88,醇解度均为88%,能溶于水。PVA 05-88 聚合度小,水溶性大,柔韧性差;PVA 17-88聚合度大,水溶性小,柔韧性好。常用作膜剂材料和经皮吸收制剂材料。

(2) 乙烯—醋酸乙烯共聚物(EVA):乙烯和醋酸乙烯在过氧化物或偶氮异丁腈引发下共聚而成的水不溶性高分子聚合物。不溶于水,可溶于氯仿。常用作经皮吸收制剂膜材(眼膜、贴剂),也用于子宫用制剂及埋植剂。

2. 天然的高分子化合物　明胶、虫胶、阿拉伯胶、琼脂、淀粉、糊精等天然高分子成膜材料多数可降解或溶解,但成膜性能较差,故常与其他成膜材料合用。

(二) 膜剂的处方组成与制备方法

1. 膜剂的处方组成

处方:(质量分数)

主药	0～70%
成膜材料(PVA等)	30%～100%
增塑剂(甘油、山梨醇等)	0～20%
表面活性剂(聚山梨酯80)	1%～2%
填充剂($CaCO_3$、SiO_2、淀粉)	0～20%
着色剂(色素、TiO_2等)	0～2%
脱膜剂(液体石蜡)	适量

2. 膜剂的制备方法

膜剂的制备方法有匀浆制膜法、热塑制膜法和复合制膜法等。

(1) 匀浆制膜法：将 PVA 溶于水，过滤，加入主药，充分搅拌溶解。不溶于水的主药可以预先制成微晶或粉碎成细粉，用搅拌或研磨等方法均匀分散于浆液中，脱气泡。小量制备时倾于平板玻璃上涂成宽厚一致的涂层，大量生产可用涂膜机。常用 PVA 为载体的膜剂。

(2) 热塑制膜法：将药物细粉和 EVA 颗粒相混合，用橡皮滚筒混碾，热压成膜；或将聚乳酸、聚乙醇酸等在热熔状态下加入药物细粉，使溶入或均匀混合，在冷却过程中成膜。

(3) 复合制膜法：以不溶性的热塑性成膜材料(如 EVA)为外膜，分别制成具有凹穴的底外膜带和上外膜带，另用水溶性 PVA 或海藻酸钠用匀浆制膜法制成含药的内膜带，剪切后置于底外膜带的凹穴中。用易挥发性溶剂制成含药匀浆，以间隙定量注入法注入底外膜带的凹穴中。经吹风干燥后，盖上上外膜带，热封即成。适于机械设备制作缓释膜，如眼用毛果芸香碱膜剂。

三、膜剂的质量检查

1. 重量差异　除另有规定外，取供试品 20 片，精密称定总重量，求得平均重量，再分别精密称定各片的重量。每片重量与平均重量相比较，符合表 13－1 规定：

表 13－1　膜剂重量差异

平均重量	重量差异限度
0.02 g 及 0.02 g 以下	±15 %
0.02 g 以上至 0.20 g	±10 %
0.20 g 以上	±7.5 %

凡进行含量均匀度检查的膜剂，一般不再进行重量差异检查。

2. 微生物限度　除另有规定外，按照微生物限度检查法检查，应符合规定。

四、举例

例 1　左氧氟沙星膜剂

处方：

盐酸左氧氟沙星	35 g	壳聚糖	37.5 g
甘油	25 g	醋酸	适量
注射用水	加至 1 000 g		

制法：取注射用水约 350 ml，加主药搅拌使混悬，滴加醋酸并搅拌使其溶解，过滤，加甘油，混匀。另取壳聚糖撒于约注射用水 300 ml 中，滴加醋酸适量，使其自然胶溶，溶解摇匀，滤过，与上述药物溶液混合，加注射用水使成 1 000 g。^{60}Co 照射灭菌 5 min，混匀，无菌分装，即得。

例 2　替硝唑類膜剂

处方：

替硝唑	1 g	海藻酸钠	1.5 g
HPMC	1 g	Carbopol 934P	1 g
甘油	3 g	蔗糖	适量
蒸馏水	加至 100 ml		

制法：取处方量的海藻酸钠、HPMC 和 Carbopol 934P 分别加适量蒸馏水使其成胶液后混匀。将替硝唑溶于蒸馏水中后加入其中，再加入甘油和蔗糖，混匀，放置待气泡除尽后由制膜包装机制成替硝唑颊膜剂，每片 1 cm^2，含替硝唑 2.5 mg。

（吕慧侠　李娟）

思 考 题

1. 简述栓剂的分类、特点与质量要求。
2. 如何对不同类型的栓剂进行处方设计？
3. 何谓滴丸剂？其特点有哪些？滴丸剂的基质和冷凝液是如何选择的？
4. 膜剂可分为几类？试设计复方替硝唑口腔膜剂的处方，简述其制备过程及操作注意点。

第十四章　散剂、颗粒剂、微丸与胶囊剂

学习要求：

1. 掌握固体制剂口服吸收机理和过程，掌握药物从固体制剂中释放的理论及增加药物溶出度的方法。

2. 掌握散剂、颗粒剂、微丸和胶囊剂的概念与特点。

3. 掌握胶囊剂的处方组成，熟悉其制备工艺与质量检查方法。

4. 熟悉散剂、颗粒剂、微丸的处方组成与制备要点；了解其质量检查方法。

5. 了解口服结肠靶向给药系统的进展。

6. 了解常用粉碎器械的工作原理、适用性及其性能。

第一节　概　　述

一、固体制剂的口服吸收过程

固体制剂口服后，在胃肠液中一般需经过以下过程(图 14－1)：

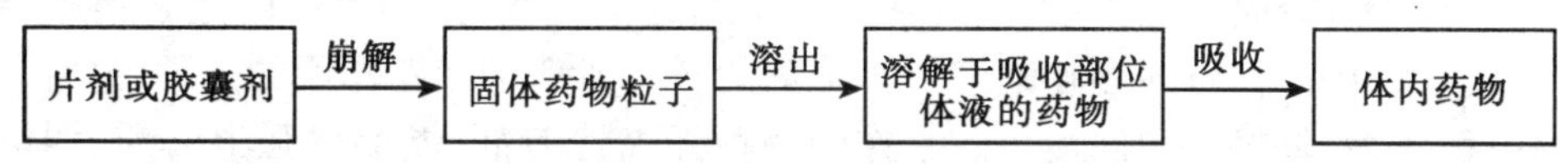

图 14－1　固体制剂吸收过程

这一过程一般可划分为两个阶段：① 以剂型因素为主的药物从制剂中释放、溶出的过程，② 以生理因素为主的药物通过生物膜吸收的过程。通常吸收量正比于溶出量。由于剂型的差异，处方不同及制备工艺的差别，常使药物制剂具有不同的生物学特性，从而影响药物在体内的吸收和药效，出现同一药物制成不同剂型的制剂后，其吸收部位、起效时间、持续时间、作用强度等药动学参数有较大差异。

经胃肠道给药的固体剂型，药物主要通过被动扩散经胃肠道上皮细胞膜吸收。所以固体制剂在到达生物膜被吸收之前，首先应崩解或分散成细小颗粒，然后药物从颗粒中溶出、溶入胃肠液中呈分子型，再通过生物膜进入血液循环，才能发挥药效。被动扩散吸收的药物，从制剂中溶出的速率是吸收限速因素。因此，可通过改进处方与工艺，提高药物的溶出速率，制备速效制剂以提高药物的生物利用度，或制备缓、控释固体剂型，减少给药次数和药物的不良反应。一般口服固体制剂吸收的快慢顺序为：散剂＞颗粒剂＞胶囊剂＞片剂(素片＞薄膜衣片＞肠溶衣片)＞丸剂。

二、固体制剂的溶出

固体制剂的溶出过程可用 Noyes-Whitney 公式表示：

$$\frac{dc}{dt}=kS(C_s-C) \tag{14-1}$$

式中，dc/dt 为溶出速率(dissolution rate)；S 为固体药物的表面积；C_s 为药物的溶解度；C 为 t 时溶液浓度。

在一定条件下，药物溶出速率常数：

$$k=\frac{D}{Vh}$$

式中，D 为溶质在介质内扩散系数；V 为溶出介质体积；h 为扩散层厚度。

当溶出药物迅速吸收，$C_s \gg C$ 时，Noyes-Whitney 方程可简化为

$$\frac{dc}{dt}=kSC_s。$$

影响溶出速率的主要因素为药物粒径及比表面积、溶解度、溶出介质浓度梯度 $(C_s-C)/h$。故常将药物微分化以增加药物的比表面积来增加溶出速率，从而提高吸收速率。减少固体药物粒径的方法主要有微粉化、制成固体分散体和微粒结晶法。

三、溶解及溶解度测定

(一) 溶解过程的相互作用

溶解系指一种或一种以上物质以分子或离子状态分散在另一种物质中形成均匀分散体系的过程，溶液中任意部分都具有完全一致的性质。在溶解的物质(即溶质)分子与分散介质(即溶剂)分子产生相互作用时，如果不同种分子间的相互作用力大于同种分子间作用力，则溶质分子从溶质上脱离，继而发生扩散，最终在溶剂中达到平衡状态，即溶质的溶解速率与其结晶速率相等。也可以说，物质的溶解是溶质和溶剂的分子或离子相互作用的过程，这种相互作用力主要是范德华力、氢键力和偶极力。水作为一种强极性溶剂，能溶解强电解质、弱电解质和大量的极性化合物，所以，电解质在水中有较大的溶解度。

乙醇、丙二醇、甘油等极性溶剂能诱导非极性分子产生一定极性而溶解，称为半极性溶剂。由于半极性溶剂具有诱导作用，常可与一些极性溶剂或非极性溶剂混合使用，作为中间溶剂使本不相溶的极性溶剂和非极性溶剂混溶，也可以用于提高一些非极性溶质在极性溶剂中的溶解度。

(二) 溶解度的测定

大多数化合物的溶解度数据可以从溶解度手册、默克索引等文献查阅。精密称取供试品一定量加入溶剂适量(一般 100 ml)，在(25±2)℃每隔 5 min 振摇 30 s，0.5 h 内观察溶解情况，一般看不到溶质颗粒或液滴时，即认为已完全溶解。对于难溶于水药物的溶解度测定，还可采用增加溶解表面积，提高溶解速率的方法。具体是选择一种适宜的第二溶剂，该溶剂应不与水互溶，而溶质在其中有较大的溶解度，将过量溶质在两种溶剂的混合系统中溶解至饱和。第二溶剂中溶解的溶质分子因接触面积显著增加而迅速转入水中，然后分离出水层测定即得。

第二节　增加药物溶出度的方法

一、溶出度及影响溶出度的因素

溶出度系指药物从片剂或胶囊剂等固体制剂在规定溶剂中溶出的速率和程度。

溶出(解)过程包括两个连续阶段,第一阶段溶质分子从固体表面释放进入溶液中,第二阶段在扩散或对流的作用下将溶解的分子从固液界面转运到溶液中。口服固体剂型在液体中要经过溶出过程,可用前述式(13-1)表示。影响溶出速率的因素包括以下几点:

1. 药物的粒径　同一重量的固体药物,其粒径小,表面积大,溶出速率快;对同样大小表面积的固体药物,孔隙率愈高,其溶出速率愈大。

2. 药物的溶解度　药物在溶出介质中的溶解度愈大,溶出速率愈大。凡影响药物溶解度的因素,均能影响药物的溶出速度率,如晶型、温度、溶出介质的性质等。

3. 溶出介质的体积　溶出介质体积小,溶液中药物浓度高,溶出速率慢;溶出介质体积大,则浓度小,若满足漏槽溶出条件,溶出速率不受溶解度影响。

4. 扩散系数 D　溶质在溶出介质中的扩散系数愈大,溶出速率愈快。在温度一定的条件下,扩散系数大小受溶出介质的黏度和浓度梯度的影响。

5. 扩散层的厚度 h　扩散层的厚度愈大,溶出速率愈慢。扩散层厚度与搅拌程率有关(取决于搅拌速率、搅拌器的形状、大小和位置等)。

以上影响药物溶出度因素仅指纯药物。但对固体制剂如片剂、胶囊剂等剂型的溶出度还受处方因素的影响。

二、增加药物溶出度的方法

根据 Noyes-Whitney 方程,药物从固体剂型中的溶出速率与药物粒子的表面积有关,故通过制成分散度大的药物微粉,可提高固体剂型在体内的吸收速率。因此,常采用药物微粉化、固体分散体、共研磨等方法,增加难溶性药物的溶出度或溶出速率。

(一) 药物微粉化

1. 机械粉碎法　极性药物的晶形均具有相当的脆性,较易粉碎至微小晶体。而难溶性药物大多属于非极性晶体物质,则难粉碎至微小晶体,易产生变形而阻止其进一步的粉碎。同时这类物质有较强的内聚力来平衡外加机械力,故必须使用流能磨等特殊设备进行粉碎,使粉末粒径小至几个微米以下。

气流粉碎器或流能磨是利用高压流体(空气或惰性气体),使药物在颗粒之间或颗粒与室壁之间碰撞而产生强烈的粉碎作用。粉碎的药物可同时进行分级,可得 5 μm 以下均匀的微粉。

球磨机或胶体磨是利用药物在磨中的研磨与撞击作用将药物粉碎,且配合恰当的液体(如水)进行加液研磨以降低裂隙中分子间的引力而使之继续粉碎至微粒,胶体磨能将药物粉碎至直径小于 1 μm 的微粉。

药物经过粉碎,比表面积增加,引起表面自由能的增加,因自由能都有自动减小的倾向,故已粉碎的粉末可重新聚结,若用混合粉碎方法,将难溶性药物与亲水性填充剂(如微晶纤维素、可压性淀粉)或水溶性乳糖研磨粉碎,以减小粉碎过程中药物小粒子重新聚结的内聚力,阻止聚结,粉碎可得到更细的粉末,也可明显增加药物的溶出速率。

2. 微晶结晶法　将药物的过饱和溶液,在急速搅拌下骤然降温,快速结晶而得微晶。也可将药物的溶液在一定的条件下,如温度、搅拌速率等,通过溶剂的转换作用或化学反应,使之析出结晶而制得微细结晶的方法。此法的微晶直径绝大部分在 10 μm 以下。

(二) 制备固体分散体

利用水溶性载体制备的速溶固体分散物,不仅可以保持药物的高度分散状态,而且对药物具有良好的润湿性,主要增加药物的溶解度和溶出速率,增加药物口服后的生物利用度。

固体分散体用于增加药物溶解度、溶出速率和生物利用度的主要机理是减小药物粒径、增大溶出面积和改变药物稳定晶型。上述载体具有很强的亲水性和水溶性，当与水接触时，迅速发生润湿和溶解，由于药物以极小的粒子分散，发生润湿和溶解的载体形成增溶药物的微环境，防止药物粒子凝聚，增强药物自身的润湿性。

（三）制备环糊精及其衍生物的包合物

环糊精(CD)是目前应用最多的包合物主体分子，是由淀粉经酶解环合得到的由 6 个以上葡萄糖分子在 α-1,4-糖苷键连接的环状低聚糖化合物，是一种水溶性、非还原性、不易水解的白色结晶性粉末。根据其聚合度，有 α-、β-、γ-环糊精三种，分别由 6、7、8 个葡萄糖分子构成环状结构。环糊精的立体空间结构类似于环状中空圆筒。筒内上要是由葡萄糖分子的碳氢链组成的疏水区，具有非极性或半极性的性质。在筒状结构外部，主要在上下开口处富有—OH 结构，入口有较强亲水性。这种结构使环糊精可以包容大小适合的疏水性物质或包容这些分子的某些疏水性基团，形成单分子包合物。同时保证在包合疏水分子后仍然在水中有较大的溶解度。

环糊精包合物的增溶研究主要是难溶性药物，如吲哚美辛、酮洛芬、巴比妥、地西泮、前列腺素等药物均有制备包合物的报道。将 γ-CD 与地西泮制备成 2 ∶ 3 包合物，其溶解度由 55.2 μg/ml增加到 199 μg/ml。洋地黄毒苷的 γ-CD 包合物片剂的溶出速率比未包合药物的片剂提高了 100 倍，改善了吸收，提高了生物利用度。在增溶应用方面，环糊精包合物主要用于增加药物固体制剂的溶出度，而在液体制剂和注射剂中应用不多。

近年来，国内外已研制出一系列环糊精衍生物。如将甲基、乙基、羟丙基、羟乙基等基团引入 β-CD 分子中与羟基进行烷基化反应，破坏了 β-CD 分子内氢键的形成，改变了 β-CD 的理化性质(如水溶性显著增加)。亲水性 β-CD 衍生物如甲基-β-CD、羟丙基-β-CD、糖基-β-CD 等均易溶于水，能与多种药物起包合作用，使难溶性药物的溶解度增加，毒性与刺激性下降，拓宽了环糊精在药剂学中的应用范围。

（四）利用表面活性剂提高药物的溶出度

表面活性剂能在固体表面发生定向吸附，可改变药物的疏水性，其对固体药物的润湿作用可提高药物的溶出度。非离子表面活性剂有较好的润湿效果，且碳氢链越长、聚氧乙烯链越短，对固体药物的吸附越有利；阳离子表面活性剂的润湿性能较弱。固体制剂中加入适量表面活性剂，如吐温-80、十二烷基硫酸钠和 Poloxamer-188 等，可提高药物的溶出速率。

表面活性剂在固体药物表面的吸附可以通过混合粉碎、喷雾干燥、溶解混合等多种方法完成。可将表面活性剂直接与制剂处方成分充分混合或将其加入黏合剂中制粒；或直接用表面活性剂溶液作为制粒黏合剂或润湿剂等；或使药物在表面活性剂溶液中充分吸附后再干燥；或将药物溶解在适宜有机溶剂中，加入一定浓度的表面活性剂水溶液，使药物在重结晶过程中吸附表面活性剂；或直接将溶解有药物和表面活性剂的有机溶液喷雾干燥制粒等。

此外，表面活性剂尚可改变机体膜的性质，使某些药物更易吸收。表面活性剂的存在，可增加片剂的润湿性，加速水分的透入及颗粒的空隙和毛细管作用，均加速片剂的崩解。

第三节 散　　剂

一、散剂的定义、分类与特点

散剂(powders)系指药物与适宜的辅料经粉碎、均匀混合制成的干燥粉末制剂。分为口服散剂和局部用散剂。口服散剂一般溶于或分散于水或其他液体中服用，也可直接用水送服。局部用散剂可供皮肤、口腔、咽喉、腔道等处应用。专供治疗、预防和润滑皮肤为目的的散剂亦可称为撒布散或撒粉。散剂具有以下特点：① 易分散、具有较大的比表面积，奏效迅速；② 外用覆盖面大，具有保护、收敛作用；③ 制作单位剂量易控制，便于小儿服用；④ 贮存、运输、携带方便。但由于药物粉碎后比表面积增大，其嗅味、刺激性及化学活性等也相应增加，且某些挥发性成分易散失，故一些腐蚀性较强及遇光、湿、热容易变质的药物一般不宜制成散剂。一些剂量较大的散剂，有时不如丸剂、片剂或胶囊等剂型容易服用。

二、散剂的制备

散剂制备的一般工艺流程是：

选择物料⟶前处理⟶粉碎⟶过筛⟶混合⟶分剂量⟶质检⟶包装⟶成品

（一）物料的前处理

物料是指药物与辅料。前处理是指将物料处理到符合制备制剂要求的程度。如干燥成净药材供粉碎，西药原料一般均需经干燥，控制一定含水量，以满足粉碎要求。

（二）粉碎与过筛

粉碎系借助机械力将大块固体物料破碎成适宜程度的碎块或细粉的操作过程。粉碎的主要目的在于减少粒径，增加比表面积为制剂提供所要求粒度的物料，其药剂学意义在于：① 提高难溶性药物的溶出度和生物利用度；② 提高药物在制剂中的分散性；③ 有利于药物各成分混合的均匀性。但必须注意粉碎过程可能带来的不良影响，如晶型转变、热分解、黏附、凝聚性增大、密度减少和体积增大等。

1. 粉碎方法　粉碎方法可根据物料粉碎时的状态、组成、环境条件、分散方法等方面的不同，分为干法与湿法粉碎、单独与混合粉碎、低温粉碎、气流粉碎等。

2. 粉碎器械　常用球磨机和气流粉碎机。

(1) 球磨机：由圆筒和内装一定数量大小不同的钢质、陶瓷或玛瑙圆球所组成。球磨机是借撞击与研磨作用进行粉碎的器械，使用时将药物装入圆柱筒密盖后，用电动机转动，使筒中圆球在一定速度下滚动，并呈抛物线下落而产生撞击与研磨药物作用，粉碎效果良好。粉碎效率与圆球的大小，被粉碎药物的最大直径、圆筒内径、药物的弹性系数和圆球的重量等有关。圆球应有足够的重量，欲粉碎的药物直径以不大于圆球直径的 1/4～1/9 为宜。圆球的数量以占圆筒容积的 30%～35%为宜，物料应占圆筒体积的 15%～20%。

球磨机的结构简单，密闭操作，粉尘少，常用于毒剧或贵重药物以及吸湿性或刺激性药物的粉碎。对于结晶性药物、硬而脆的药物、易粉碎或易氧化的药物，可在惰性气体条件下密闭粉碎，亦可进行无菌粉碎。

(2) 气流粉碎机：系利用高压气流使药物颗粒之间以及颗粒与器壁之间碰撞而产生强烈的粉碎作用的粉碎机。

在气流粉碎过程中，由于被压缩的流体在粉碎室中膨胀时产生冷却效应与研磨产生的热相互抵消，故被粉碎物料的温度不升高，适于抗生素、酶、低熔点及其他对热敏感的药物的粉碎；适于无菌粉碎。可粉碎粒度为 3～20 μm 的超微粉，且在粉碎的同时就进行了分级，所以可得到 5 μm 以下的微粉。操作时应注意加料速度一致，以免堵塞喷嘴。

3. 粉末粗细(筛分)　粒度常以粒径表示，显然粉碎度愈大，粉碎愈小，粉碎度与细度是同一含义。散剂的粉碎并不是愈细愈好，应适度，需根据药物理化性质、稳定性、用药目的和给药途径分别对待，以达到有效、安全、省时、节能的目的。粉末粗细分级的方法很多，在散剂的制备中多采用过筛法。一般散剂应为细粉，其中能通过六号筛的细粉含量不少于 95%；难溶性药物、收敛剂、吸收剂、儿科或外用散应为最细粉，其中能通过七号筛的细粉含量不少于 95%；眼膏剂中混悬的药物则要求粒度小于极细粉，应能全部通过九号筛。另外对于有不良嗅味和刺激性的药物如奎宁、呋喃唑酮等，不宜粉碎太细；在胃中不稳定的药物如红霉素，若增加细度，则在胃中分解加速，反而降低药效。

（二）混合

混合是散剂制备的重要工艺过程之一，其目的在于使药物各组分在散剂中分散均匀、色泽一致，以保证剂量准确，用药安全有效。

1. 混合方法　目前常用的混合方法有：搅拌混合、研磨混合及过筛混合。通常用前两种方法混合后，再过筛混合，以确保混合的均匀性。

2. 混合器械　研磨混合适用于小量药物的混合，常用的器械为研钵。大生产时多用混合筒混合，常用 V 形混合筒和三锥混合机。此外，还有槽形混合机、双螺旋锥形混合机、气流混合机等混合设备。

3. 影响混合质量的因素及注意事项　散剂混合的效果与质量和下列因素及操作有关：

（1）组分的比例量：两种物理状态和粉末粗细相似的等量药物混合时，一般容易混合均匀；若组分比例量相差较大时，则不宜混合均匀，应采用等量递加混合法，即将量小的药物研细后，加入等容积其他药物细粉研匀，如此倍量增加至全部混匀，再过筛混合即可。但应注意器械对小剂量物料的吸附性。

（2）组分的堆密度：一般将堆密度小的药物先放入容器内，再加堆密度大的药物，混匀。这样可避免堆密度小的药物浮于上部或飞扬，而密度大的药物则沉于底部，不易混匀，如轻质碳酸镁、轻质氧化镁等与其他药物混合时，应先将前者放入容器中。

（3）组分的吸附性与带电性：某些药物粉末对混合器械具有吸附性，影响混合过程，一般应将量大且不易吸附的药粉或辅料垫底，量少且易吸附者后加入。通常加入少量表面活性剂克服粉末带电性，也可加入润滑剂如硬脂酸镁作为抗静电剂。

（4）含液体或吸湿组分：处方中若含有少量液体组分（如挥发油、酊剂、流浸膏等）时，可利用处方中其他成分吸收；如含量较多时，可另加适量吸收剂吸收至不显潮湿为度。常用的吸收剂有磷酸钙、白陶土、环糊精、淀粉等。处方中含有结晶水的药物，如硫酸钠或硫酸镁结晶等研磨后可放出水，故可用等摩尔量的无水物代替。如系吸湿性强的药物（如胃蛋白酶、氯化铵等），应在干燥环境下迅速操作，并密封包装防潮。有的药物本身虽不吸潮，但相互混合后易于吸潮，可分别包装，使用时混合。

（5）可形成低共熔混合物的组分：两种或更多药物混合后，熔点往往降低，如熔点降至室温附近，则易出现润湿或液化现象，称作低共熔现象。此现象产生不利于组分的混合，一般低共熔现象的发生与药物品种及所用比例量有关，混合物润湿或液化的程度，主要取决于混合物的组成及温度条件，可能表现出不同的变化，如液化、润湿或仍保持干燥。

对于可形成低共熔物的散剂，应根据共熔后对药理作用的影响及处方中所含其他固体成分的数量而采取相应措施：① 共熔后，药理作用较单独应用增强者，则宜采用共熔法。如氯霉素与尿素、灰黄霉素与 PEG 6000 等，形成共熔混合物均比单独成分吸收快、药效高。② 共熔后，如药理作用几乎无变化，且处方中固体成分较多时，可将共熔成分先共熔，再以其他组分吸收混合，使分散均匀。③ 处方中如含有挥发油或其他足以溶解共熔组分的液体时，可先将共熔组分溶解，然后再借喷雾法或一般混合法与其他固体成分混匀。④共熔后，药理作用减弱者或难以制备时，应分别用其他成分(或辅料)稀释或包衣，避免出现低共熔。

(三) 分剂量

混合均匀的散剂，按需要的剂量分成等重份数的过程叫分剂量。常用的方法有：目测法、重量法和容量法。机械化生产常多用容量法分剂量。药物的流动性、吸湿性、堆密度等理化特性，均影响分剂量的准确性。

(四) 散剂的包装与贮存

分剂量的散剂包装有五角包、四角包、塑料袋或纸袋。不分剂量的外用散剂或非单剂量的散剂，大规格的可用塑料袋、纸盒、玻璃管或瓶包装。玻璃管或瓶装时可加盖软木塞用蜡封固，或加盖塑料内盖。用塑料袋包装时，应热封严密。有时在大包装中装入干燥剂(如硅胶)等。复方散剂用瓶装时，瓶内药物应填满，压紧。

散剂应密闭贮存，含挥发或易吸湿性药物的散剂，应密封贮存。除防湿、防挥发外，温度、微生物及光照等对散剂的质量均有一定影响，应予以重视。

(五) 散剂的质量评价

按照《中国药典》2005 年版第二部附录规定散剂有如下检查项目：

1. 粒度　除另有规定外，取供试品约 10 g，精密称定，局部用散剂置七号筛，筛上加盖，并在筛下配有密合的接受器，照粒度测定法检查，精密称定通过筛网的粉末重量，不应低于 95%。

2. 外观均匀度　取供试样品适量，置光滑纸上，平铺约 5 cm^2，将其表面压平，在亮处观察，应呈现均匀的色泽，无花纹与色斑。

3. 干燥失重　除另有规定外，取供试样品，按照干燥失重测定法测定，减失重量不得超过 2.0 %。

4. 装量差异　取散剂 10 包(瓶)，除去包装后分别称重。单剂量及一日剂量包装的散剂，均应检查其装量差异限度，应符合下列规定(表 14－1)：

表 14－1　散剂的装量差异

标示装量	装量差异限度	标示装量	装量差异限度
0.1 g 或 0.1 g 以下	±15 %	1.5 g 以上至 6.0 g	±7 %
0.1 g 以上至 0.5 g	±10 %	6.0 g 以上	±5 %
0.5 g 以上至 1.5 g	±8 %		

此外，还应作微生物限度或无菌(创面用散剂)检查，并应符合规定。

三、举例

(一) 倍散的制备

倍散是在剂量小的毒剧药中添加一定量的稀释剂制成的散剂。稀释倍数由剂量而定：剂量在 0.01～0.1 g 者，可配制 10 倍散；0.001～0.01 g 配成 100 倍散；剂量在 0.001 g 以下，应配成 1 000 倍散。常用的有五倍散、十倍散，亦有百倍散、千倍散。

倍散常用的稀释剂是乳糖、淀粉、蔗糖、糊精、葡萄糖以及其他无机物如沉降碳酸钙、沉降磷酸钙、碳酸镁或白陶土等。配制倍散时，应采用等量递加混合法稀释，为了保证倍散的均匀性，有时可加着色剂如胭脂红、亚甲蓝等，将一定倍数的倍散染成一定的颜色，借助颜色的深浅以判断主药的混合均匀度。

（二）含低共熔组分散剂的制备

例 痱子粉

处方：

滑石粉	67.7%	麝香草酚	0.6%
水杨酸	1.4%	薄荷	0.6%
氧化锌	6.0%	薄荷油	0.6%
硼酸	8.5%	樟脑	0.6%
升华硫	4.0%	淀粉	10%

制法：先将麝香草酚、薄荷、樟脑研磨形成低共熔物，与薄荷油混匀，另将升华硫、水杨酸、硼酸、氧化锌、滑石粉共置球磨机内混合粉碎成细粉，过100～120目筛。将此细粉置混合筒内时（附有喷雾设备的混合机），喷入含有薄荷油的上述低共熔物，混匀，过筛即得。

注：本品中麝香草酚、薄荷、樟脑在混合时发生低共熔，利用此现象便于和其他药物混合，且可增加药物的透皮特性，滑石粉、氧化锌等用前应灭菌。

第四节　颗　粒　剂

一、概述

颗粒剂（granules）系指药物与适宜的辅料制成具有一定粒度的干燥颗粒状制剂，其中粒径范围在105～500 μm的颗粒剂又称细（颗）粒剂，并已载入《日本药局方》。颗粒剂既可吞服，又可混悬或溶解在水中服用。根据其在水中的溶解情况，分为可溶性颗粒、混悬颗粒、泡腾颗粒、肠溶颗粒、缓释颗粒和控释颗粒。

混悬颗粒系指难溶性固体药物与适宜的辅料制成具有一定粒度的干燥颗粒剂，临用前用水或其他适宜的液体振摇即可分散成混悬液供口服。

泡腾颗粒系指含有碳酸氢钠和有机酸，遇水可放出大量气体而呈泡沫状的颗粒剂。

肠溶颗粒系指采用肠溶材料包裹颗粒或其他适宜方法制成的颗粒剂。肠溶颗粒耐胃酸而在肠液中释放药物，可防止药物在胃内分解失效，避免对胃的刺激或控制药物在肠道内定位释放。

缓释颗粒系指在水或规定的释放介质中缓慢的非恒速释放药物的颗粒剂。

控释颗粒系指在水或规定的释放介质中缓慢的恒速释放药物的颗粒剂。

颗粒剂的特点：① 飞散性、附着性、聚集性、分离性、吸湿性等均较小，有利于分剂量和含量准确。② 服用方便，适当加入芳香剂、矫味剂、着色剂等可制成色、香、味俱全的药物制剂。③ 必要时可以包衣或制成缓释制剂。但颗粒剂由于粒子大小不一，在用容量法分剂量时不易准确，且混合性能较差。几种密度不同、数量不同的颗粒相混合时容易发生分尾现象。芳香剂可溶于有机溶剂中，均匀喷入干颗粒中并密闭一定时间，以免挥发损失。

二、颗粒剂的制备

1. 制软材　系将药物与辅料（常用淀粉、乳糖、蔗糖等）、崩解剂（常用淀粉、纤维素衍生物)等混合后,加入黏合剂进行混合制软材(握紧能成团,轻压易裂开)。

2. 制粒　颗粒剂制粒常采用挤出制粒法,亦可采用一步造粒机械,如离心造粒、喷雾干燥制粒或流化制粒。由于制粒后不能再添加崩解剂,故选用的黏合剂不应过度。

3. 干燥　颗粒剂的干燥,常用加热(烘箱)、真空及沸腾干燥等方法。

4. 整粒与分级　湿粒干燥过程中,由于颗粒间相互黏着凝集,致使部分颗粒可能形成块状或条状,必须通过解碎或整粒以制成一定粒度的均匀颗粒。一般应按粒度规格的上限过筛,把不能通过筛孔的部分进行适当解碎,并根据粒度规格的下限过筛,除去粉末部分。

5. 包衣　为使颗粒剂达到矫味、矫嗅、稳定、缓释或肠溶的目的,可对其进行包衣,一般常用薄膜包衣。

三、缓控释颗粒剂(或微囊)

将制备的缓释、控释颗粒装入一定规格胶囊后,当其在胃中崩解后,药物从缓释、控释骨架中缓慢释放,具有缓释胶囊剂的特点。缓释、控释颗粒制备的三种工艺如下:

1. 制备具有不同释药速度的颗粒　将三种不同释药速度的颗粒混合,装入空心胶囊。分别以 HPMC、醋酸乙烯和丙烯酸树脂Ⅱ号为黏合剂制备颗粒,结果释药速度的顺序为:HPMC 的颗粒＞醋酸乙烯的颗粒＞丙烯酸树脂Ⅱ号的颗粒。

2. 微囊　如阿司匹林结晶,采用乙基纤维素为载体进行微囊化,制备微囊,喷雾干燥后再将其装入胶囊壳。

3. 将药物制备成小丸　先将药物与淀粉、糊精或微晶纤维素滚成小丸,用乙基纤维素水分散体包衣,还可用熔融的十六醇与十八醇的混合物处理,再将其装入胶囊壳。

四、颗粒剂的质量检查

除主药含量测定外,《中国药典》2005 年版第二部附录还规定有粒度、干燥失重、溶化性及装量差异等检查。

1. 外观　颗粒应干燥、均匀、色泽一致。无吸潮、软化、结块、潮解等现象。

2. 粒度　除另有规定外,照粒度测定法检查,一般颗粒剂不能通过一号筛(2 000 μm)与能通过五号筛(180 μm)的总和不得超过供试量的 15%。

细颗粒的粒度:不能通过五号筛(180 μm)与能通过九号筛(75 μm)的总和不得超过供试量的 10.0%。

3. 干燥失重　除另有规定外,照干燥失重测定法测定,于 105℃干燥至恒重,含糖颗粒宜在 80℃减压干燥,减失重量不得超过 2.0%。

4. 溶化性　取供试品 10 g,加热水 200 ml,搅拌 5 min,可溶性颗粒剂应全部溶化或可允许有轻微混浊,但不得有异物。混悬性颗粒剂应能混悬均匀。泡腾颗粒:取单剂量包装的泡腾颗粒 6 袋,分别置盛有 200 ml 水的烧杯中,水温 15～25℃,应迅速产生二氧化碳气体而成泡沫状,5 min 内 5 袋颗粒均应分散或溶解在水中。

5. 装量差异　单剂量包装颗粒剂重量差异限度,应符合药典的规定。取供试品 10 袋(瓶),除去包装,分别精密称定,进行测定(表 14 - 2)。凡规定检查含量均匀度的颗粒剂,一般不再进行装量差异的检查。

表 14-2 单剂量包装颗粒剂的装量差异

平均装量或标示量	装量差异限度	平均装量或标示量	装量差异限度
1.0 g 或 1.0 g 以下	±10 %	1.5 g 以上至 6.0 g	±7 %
1.0 g 以上至 1.5 g	±8 %	6.0 g 以上	±5 %

五、举例

例 阿莫西林泡腾颗粒剂(amoxicillin effervescent granules)

处方:

阿莫西林三水合物	875 g	糖精钠	10.4 g
克拉维酸钾	125 g	柠檬矫味剂	73 g
碳酸氢钾	930 g	肉桂矫味剂	28 g
柠檬酸(无水)	270 g	阿斯帕坦	40 g
甘氨酸碳酸钠	2238 g	共制 1 000 份	

制法:将阿莫西林三水合物过 80 目筛,与克拉维酸钾置混合器中混合(相对湿度 30%~40%)。另将碳酸氢钾、甘氨酸碳酸钠、阿斯帕坦、糖精钠、柠檬酸、柠檬矫味剂及肉桂矫味剂置混合器中,低速混合 20 min,将混合物以滚筒式压制机压制成块,最后将大块粉碎成颗粒即得。

第五节 微 丸

一、概述

微丸指由药物粉末和辅料构成的直径小于 2.5 mm 的圆球状实体。制成的微丸再包缓释衣,亦可用脂蜡类物质如脂肪酸、脂肪醇及酯类、蜡类等包衣。然后再将这些包衣微丸压成片剂或装入胶囊等。

微丸具有以下特点:① 药物在胃肠道表面分布面积增大,可减少刺激性,提高生物利用度。② 属多剂量剂型,故可制成缓控释微丸,零级或一级或快速释药制剂,无时滞现象。③ 不受胃排空因素影响,药物体内吸收均匀,个体差异小。④ 单胶囊内装入控释小丸要小于 600 mg。

微丸分为速释微丸、速释微丸与缓控释微丸相结合两大类。

1. 包亲水薄膜衣的微丸 微丸的包衣膜是由亲水性聚合物构成。药物可加在丸芯中,亦可包含在薄膜衣内,或二者兼有。口服后,遇消化液,构成薄膜衣的亲水聚合物吸水溶胀,形成凝胶屏障控制了药物的释放。

2. 包不溶性薄膜衣的微丸 包衣材料为蜡质、脂肪酸及其酯,小丸中药物释放多为溶蚀一崩解过程,只适于水溶性药物。

3. 微孔膜包衣微丸 此种微丸的包衣材料同微孔膜包衣片。口服后致孔剂遇消化液溶解或脱落,在小丸衣膜上形成许多微孔,通过这些微孔调节衣膜厚度控制药物的释放。

二、微丸成型技术与设备

微丸的制备方法主要有滚动成丸法、挤压—滚圆成丸法、离心—流化造丸法(流化床制粒)、喷雾冻凝法和喷雾干燥法等。

(一) 滚动成丸法或称泛丸法

采用包衣锅进行。主要方法有:① 空白丸芯滚丸法,采用无棱角的空白丸芯,如 30～40 目的蔗糖细粒或糖粉与淀粉用合适黏合剂滚制而成的细粒为种子,置包衣锅内,喷入适量黏合剂溶液,使丸芯表面湿润并撒入药物粉末或药物与辅料的混合粉末,也可将药物溶解或混悬在溶液中喷包在芯核上成丸。② 滚动泛丸法,将药物和辅料粉末置包衣锅内,喷洒水或稀醇等,使滚动成球。③ 湿颗粒滚动成丸,将药物和辅料细粉与合适黏合剂混合,制成小粒,置包衣锅中滚转,依次喷入黏合剂,撒入药粉或药粉与辅料的混合粉,吹干,如上反复操作。

影响小丸圆整度的因素主要有:① 主药粉末的性质。② 赋形剂及黏合剂的种类和用量。③ 环境的温度与湿度。④ 物料一次投入量的多少。⑤ 种子的形状。⑥ 包衣锅的形状、转速等。

(二) 挤压—滚圆成丸法

制备过程分四步完成:① 湿料制备(造粒),将药物与辅料如微晶纤维素、乳糖等混合均匀,加入水或 PVP、HPC、HPMC 等的溶液作为黏合剂,将粉料制成具有一定可塑性的湿润均匀的物料,或将湿料经造粒机制成湿颗粒。② 挤压,将第一步制成的塑性湿料或湿粒置挤压机内,经螺旋推进或辗滚等挤压方式将湿料通过具一定直径的孔或筛,压挤成圆柱形条状挤出物。③ 滚圆成丸,将上述挤出物堆卸在滚圆机的自转摩擦板上,挤出物则被分散成长短相当于其直径的更小的圆柱体,由于摩擦力的作用,这些塑性圆柱形物料在板上不停地滚动,逐渐滚成圆球形。④ 微丸干燥,置烘箱内干燥或采用流化床干燥。

(三) 离心—流化造丸法

在一密闭的系统内完成混合、起母、成丸、干燥和包衣全过程,造出圆而均匀的球粒。离心造粒机由离心机、鼓风系统、喷枪系统、供粉机、压缩空气系统、电控台及抽风系统等组成。

制丸时可将部分药物与辅料的混合细粉投入离心机流化床内并鼓风,粉料在离心力及摩擦力的作用下,形成涡旋回转运动的粒子流,使粒子得以翻滚和搅拌均匀,通过喷枪喷射入适量的雾化浆液,粉料凝结成粒可获得圆整度很高的小丸。小丸经干燥后,喷入雾化的包衣液,即得膜控小丸。

(四) 其他成丸方法

喷雾冻凝法,此法是将药物与熔化的脂肪类或蜡类混合从顶部喷进一冷却塔中,由于熔融液滴受冷硬化而形成小丸。喷雾干燥法,此法是将药物溶液或混悬液喷雾干燥,由于液相的蒸发而形成小丸。

三、微丸处方及包衣材料

丸心处方包含填充剂,如蔗糖(糖粉)、糊精、淀粉及微晶纤维素等。黏合剂,如 PVP、HPMC 的醇水液等。含包衣材料,如羟丙基甲基纤维素(HPMC)、羟丙基纤维素(HPC)、乙基纤维素(EC)、Eudragit RL 或 RS 和醋酸纤维素等。增塑剂,如蓖麻油、邻苯二甲酸二乙酯、柠檬酸三乙酯、丙二醇和 PEG 等。致孔剂,如 HPMC、HPC、PEG、SLS 和 MC 等水溶性辅料。

四、举例

例 1 吲哚洛尔控释微丸

处方与制法：

① 将吲哚洛尔与微晶纤维素(Avicel PH101)粉末(10∶90)混合均匀，用 2%PVP 溶液造粒，然后在挤出机(转速为 23 r/min，筛孔为 0.8～1.2 mm)挤出，挤出物置转速为 950 r/min 的滚圆机内滚 5 min，成球湿丸于 50℃干燥 4 h，即得微丸的丸芯。② 将上述丸芯置包衣锅中，以下列包衣处方包衣。

包衣液处方：

① 乙基纤维素 3.5 g，邻苯二甲酸二乙酯 0.35 g，溶剂系统为异丙醇∶二氯甲烷(1∶1) 100 ml。② Eudragit RS100 5 g，邻苯二甲酸二乙酯 0.5 g，溶剂系统 100 ml。③ HPMCP-55 g，三醋酸甘油酯 0.5 g，溶剂系统 100 ml。④ Eudragit S100 5 g，邻苯二甲酸二乙酯 0.5 g，溶剂系统 100 ml。此处方①和②形成的包衣膜为胃肠不溶型的聚合物溶液，处方③和④为 pH 敏感型的聚合物溶液。

体外释放试验用转篮法，释放介质为 pH 1.2、pH 4.5 和 pH 7.2 缓冲液，转速为 100 r/min，每次用相当于吲哚洛尔 15 mg 的微丸进行试验。体外试验结果表明，未包衣的小丸因微晶纤维素形成不溶性骨架，丸芯本身持续释放时间较短，各种 pH 下皆具控释作用的包衣小丸，HPMCP 的控释作用优于 Eudragit S 100。

例 2 硝苯地平微丸

处方：

硝苯地平	10 mg
聚维酮	QS
无水乙醇	QS

制法：将硝苯地平(NF)与聚维酮(PVP)溶于无水乙醇中，用共沉淀法(溶剂法)制备 NF-PVP固体分散体，干燥，粉碎过 80 目筛，备用。取空白丸芯(用糖粉与淀粉混匀制成 30～40 目的颗粒)，置包衣造粒机中，以 PVP 乙醇液为黏合剂，将 80 目的 NF-PVP 固体分散体以一定速度加入，使其均匀黏附于空白丸心芯表面上，制成微丸，干燥，筛选 20～40 目微丸，即得。

第六节 胶 囊 剂

一、概述

胶囊剂(capsules)系指将药物盛装于硬质空胶囊或具有弹性的软质胶囊中制成的固体制剂。一般供口服应用，但也可用于其他部位(如直肠、阴道、植入等)使用。胶囊剂可分为硬胶囊剂、软胶囊剂、肠溶和缓控释胶囊剂。胶囊剂具有以下特点：

1. 可掩盖药物的不良嗅味，减小药物的刺激性。

2. 与片剂、丸剂等相比，吸收好、生物利用度高。

3. 可提高对光和热等不稳定的药物的稳定性，如某些维生素、抗生素等可装入不透光的胶囊中，以保护药物免受湿气和空气中氧、光线的作用。

4. 可弥补其他剂型的不足，如油类液态药物不易制成片剂或丸剂时，可制成胶囊剂；难溶于水、胃肠道内不易吸收的药物，可使其溶于适当的油中，再制成胶囊剂，以利吸收。

5. 可制成缓、控释胶囊剂，达到延长药效的目的。另外还可根据需要将药物制成直肠或阴道等给药的胶囊剂。

6. 胶囊包衣可达到定位释药的要求，选择 Eudragit L 和 S 混合物作为包衣材料包衣，可在结肠释放药物，定位治疗肠道疾病。

但下列情况不宜制成胶囊剂：① 药物的水溶液或乙醇溶液（因能使胶囊壁溶解）；② 易溶性药物如氯化钠、溴化物、碘化物等以及小剂量的刺激性药物（因在胃中溶解后局部浓度过高而刺激胃黏膜）；③ 易风化药物可使胶囊壁变软；④ 吸湿性药物可使胶囊壁干燥而变脆，但若加以改善，如加入少量惰性油与吸湿性药物混匀，则可延缓或预防胶囊壁变脆而制成胶囊剂。

二、硬胶囊剂

硬胶囊剂（hard capsules）系将一定量的药物加辅料制成均匀的粉末或颗粒，充填于空胶囊中，或将药物粉末直接填充于空胶囊中制成。可将药物的油状液体、混悬液、糊状物填充于空胶囊中制成硬胶囊。还可制成一些特殊类型的内服、植入和外用的硬胶囊剂，如将一种或多种速释小丸或缓/控释小丸或微片等，单独填充或混合后填充的缓/控释胶囊、速溶胶囊、泡腾胶囊和植入胶囊等。

（一）胶囊壳的组成

胶囊壳的主要成分是明胶，一般应添加少量增塑剂、防腐剂、着色剂、遮光剂以及便于加工成型与改进胶囊壳的辅助剂等。如加入阿拉伯胶或蔗糖以增加胶壳的机械强度，加入疏水性物质以增加耐水性，加入肠溶性物质以达到肠溶要求，也可在胶壳表面进行包衣。

1. 明胶　明胶为动物的皮、骨、结缔组织中不溶性纤维蛋白胶原，经部分水解提取而得的一种复杂的蛋白质。明胶的理化性质随胶原的来源、提取工艺等条件的不同而不同。胶原的来源不同，明胶的物理性质有很大差异，如以骨骼为原料制得的骨明胶，质地坚硬，性脆且透明度较差；以猪皮为原料制得的猪皮明胶，则富有可塑性，透明度亦好，常将两者混用。

2. 增塑剂　由于明胶易吸湿脱水，为了增加胶囊壳的坚韧性与可塑性，可适当加入少量附加剂，常用甘油、山梨醇、羧甲基纤维素钠（CMC-Na）、羟丙基纤维素（HPC），用量＜5%。为了减弱蘸膜后明胶的流动性，可加入琼脂以增加胶液的胶冻力。

3. 着色剂　为使产品美观，便于识别，胶液中也可加入各种食用染料着色。常用胭脂红、苋菜红、柠檬黄、亮蓝、日落黄等。对光敏感的药物，可加入 2%～3%的二氧化钛作蔽光剂制成不透光的胶囊壳。

4. 表面活性剂　十二烷基硫酸钠可作为模柱的润滑剂，使胶液表面张力降低，并可增加空胶囊的光泽。

5. 防腐剂　为了防止空胶囊在贮存中发生霉变，可加入适量尼泊金类作防腐剂。

（二）胶囊剂的生产工艺

1. 胶囊壳的制备及质量要求　胶囊壳的制备可分为溶胶、蘸胶、干燥、切割、拨壳及整理等六个工序。操作环境的温度应为 10～25℃，相对湿度为 30%～45%。

胶囊壳的质量应检查外观、弹性（手压胶囊口不碎）、溶解时间（37℃，15 min）、水分（12%～15%）及胶囊壳的厚度、均匀度等项目。胶囊壳应贮存在密闭容器中，环境温度不宜超过 37℃(15～25℃最适宜),相对湿度不超过 50%(30%～40%最适宜),阴凉干燥处避光保存,备用。

2. 胶囊的填充及设备　硬胶囊剂生产的工艺流程为:各组成的粉碎、过筛、混合、胶囊的填充、胶囊的除尘清洗、检查、包装,见图 14-2。

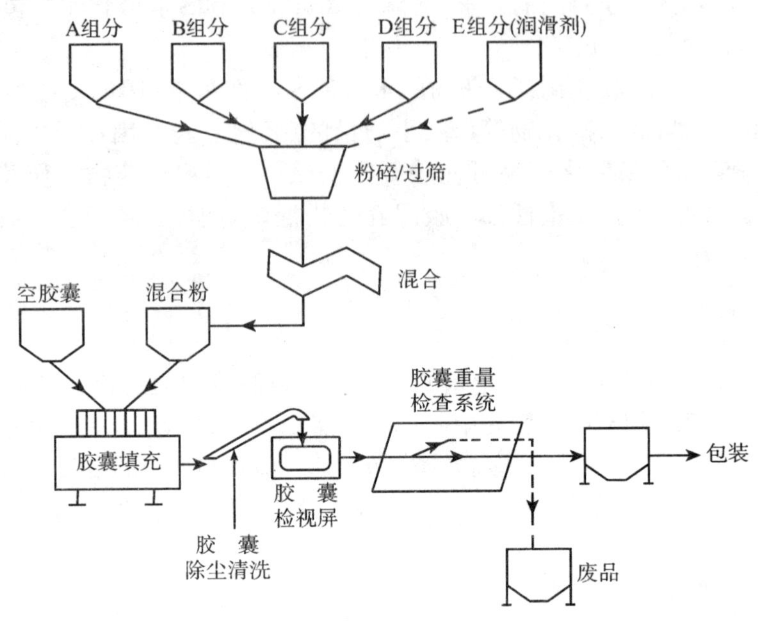

图 14-2　硬胶囊剂生产工艺流程示意图

(1) 胶囊的填充:硬胶囊剂一般可填充粉末状药物,也可填充颗粒、小丸、微片、液体或半固体性质的药物。

硬胶囊填充后,可将加热金属棒压于囊帽,使与囊身融合称为点封;也可将同浓度明胶涂于接口周围形成带圈黏合,称为带封;也可将囊身内药物压低,滴加热胶液布满囊口后冷却固封囊帽,称为口封;也可将稀醇润湿囊帽壁后套于盛油的囊身,迅速旋转黏合,称为黏封(Licaps封,系采用水和乙醇之类能降低明胶熔点的液体均匀分布于囊帽与囊帽的交叉处,用吸干的办法除去过量液体,加热使囊帽与囊身黏合);或用锁口胶囊卡封。

(2) 胶囊壳的选用:胶囊壳的规格由大到小分为 000,00,0,1,2,3,4,5 号共 8 种,一般常用的是 0～5 号,随着号数由小到大,容积由大到小。由于药物的填充多用容积控制,而药物的密度、晶态、颗粒大小等不同,所占的容积也不同,故应按药物剂量所占容积来选用适宜大小的胶囊壳,一般试装后决定。

(3) 胶囊剂的处方设计:胶囊剂的处方应考虑设计粉末的性质、药物的稳定性与生物利用度、填充方法及贮存条件等因素的影响。

粉末的流动性:尤其对高速填充机,粉末的流动性易影响装量的准确性,应严格控制粉末的粒度。流动性差的针晶或易引湿粉末,可加适量润滑剂、助流剂(微粉硅胶,常用量 0.1%,其他如硅油、乙二醇酯、硬脂酸、滑石粉等),减少分层作用。

粉末的分散与润湿:疏水性药物,如灰黄霉素、苯妥英钠等遇体液时易结块,可加入亲水性辅料,如微晶纤维素、甲基纤维素、羟乙基纤维素,也可加入适量表面活性剂,以增加药物的分散或润湿,提高药物的溶出度和生物利用度。

液体、半固体药物：用于填充液体、半固体药物的胶囊应采用锁口胶囊，以防帽身分离以及液体的泄露，造成浪费；液体药物也可选用适当辅料制成糊状物，用泵压法填充。如维生素 A 50 000 IU 加花生油 100 mg 与蜂蜡 20 mg 装 4 号胶囊。

药物的填充：可以单纯用药物直接填充空胶囊，但药物剂量较小时，应添加适量的填充剂制成混合物料后再装入空胶囊。常用填充剂如淀粉、微晶纤维素、蔗糖、乳糖、氧化镁等；润滑剂如硬脂酸镁、硬脂酸、滑石粉、二氧化硅等。

硬胶囊的充填设备：目前用硬胶囊剂生产已普遍采用自动填充机装填药物。填充机的样式、型号很多，如图 14－3 所示：a. 由螺旋进料器压进药物；b. 用柱塞上下往复将药物压进；c. 药物自由进入；d. 在填充器内先由捣棒将药物压成一定量后再填充于胶囊中。

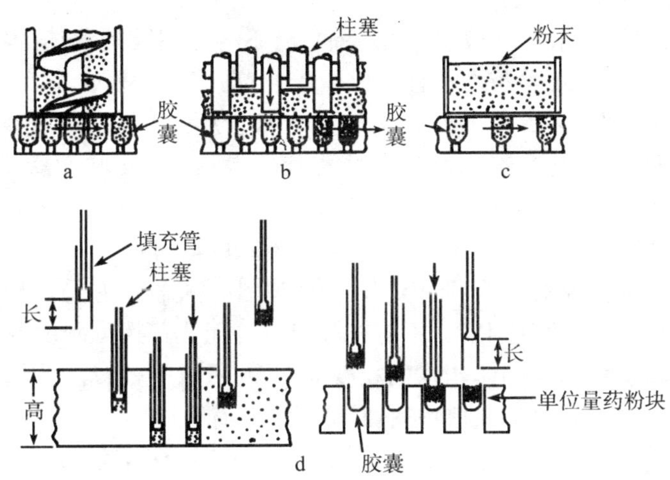

图 14－3　硬胶囊药物填充机的类型

机型的选用应结合药物本身的特性加以选择，如 a、b 型，有机械措施施加螺丝钻、柱塞上下往复运动，可以避免分层，适用于复方组分或流动性较好的药粉。c 型适用于自由流动性的药物(如乙酰水杨酸与玉米淀粉的混合物)。为改善其流动性，可加入 2％以下的润滑剂(如乙二醇酯、硅油、二氧化硅、硬脂酸、滑石粉及淀粉等)。d 型适用于聚集性较强的药物，通常为针状结晶，或易潮解的药物，可加入黏合剂(如矿物油、食用油或微晶纤维素等)在填充管内先将药物压成单位量，然后填充于空胶囊中。

胶囊填充后，囊外往往附有药粉，应清洁与磨光。

三、软胶囊

软胶囊(soft capsules)系指一定量的药液密封于球形、椭圆形或其他各种特殊形状软质囊材中制成的制剂，可用滴制法或压制法制备，亦称胶丸剂。软胶囊产品大小不同，形状各异，有圆形、卵形、椭圆形、管状及其他各种特殊形状。软胶囊剂具有以下特点：

(1) 药物溶解或分散在水溶液或油状液体后再装胶囊，药物分散度大，生物利用度高。

(2) 装量均匀准确，适合小剂量药效强、过量副作用大的药物，如甾体激素等。

(3) 提高药物的稳定性，能防止药物氧化或被光解。

(4) 适宜于低熔点的固体药物。

（一）软胶囊壳的组成和性质

软胶囊壳主要由明胶、阿拉伯胶、增塑剂、防腐剂、遮光剂、色素和肠溶材料等成分组成。软胶囊剂的主要特点是可塑性强、弹性大。其弹性与明胶、增塑剂和水的重量比例有关。如干明胶：增塑剂：水＝1：(0.4～0.6)：1为宜。若增塑剂用量过低或过高，则囊壁会过硬或过软，因此明胶与增塑剂的比例十分重要。常用的增塑剂有甘油、山梨醇或两者的混合物。防腐剂常用对羟基苯甲酸甲酯(0.16%)、对羟基苯甲酸丙酯(0.04%)混合物。明胶制成的胶丸，尤其是滴制法的成品都是无色透明的，有时为遮光、防止药物氧化，可加入适量色素如二氧化钛，常将甘油、丙二醇与甲基纤维素、羧甲基纤维素钠等水溶液与二氧化钛制成混悬液，再与明胶混合制备胶壳。胶壳中亦可加入香精油(2%)或加入蔗糖(5%)作矫味剂。

（二）软胶囊剂的处方

1. 药物与附加剂的要求　软胶囊可填装油类、不溶解明胶的液体药物，或填装药物混悬液，也可装固体药物。以下几类药物不宜制成软胶囊剂：① O/W 或 W/O 型乳剂与囊壁接触后可因失水而使乳剂破裂，水渗入明胶壁中。② 含水量超过5%的药液或低相对分子质量的水溶性以及能使囊材软化或溶解的物质。醛类使明胶变性、交联而影响胶囊的崩解性能。③ 填充液体药物时，应避免使用 pH 小于 2.5 大于 7.5 的液体，因为酸性液体能与囊壁作用，使明胶水解而泄漏；碱性液体能使明胶变性而影响囊壁的溶解性。

2. 所包药物为混悬液时对软胶囊的影响　软胶囊中填充物最好是药物溶液，因产品具有较好的物理稳定性和较高的生物利用度。不能充分溶解的固体药物可制成混悬液，但混悬液必须具有与液体相同的流动性，所含固体药物的粒度应在80目以下，通常口服或局部应用的软胶囊剂中，最常用的混悬介质是植物油或植物油加非离子表面活性剂或 PEG 400 等。混悬液中一般还含有助悬剂，油状基质常用的助悬剂是10%～30%油蜡混合物，其组成为：氢化大豆油1份，黄蜡1份，熔点为33～38℃的短链植物油4份；对于非油状基质，则常用1%～15%的 PEG 400 或 PEG 6000。有时可加入抗氧剂、表面活性剂来提高软胶囊剂的稳定性与生物利用度。

3. 软胶囊大小的选择　软胶囊选用时容积一般要求应尽可能小，但填充的药物应能达到治疗量。混悬液制备软胶囊时，所需软胶囊的大小，可用“基质吸附率”来计算（即1 g固体药物制成填充胶囊用的混悬液时所需液体基质的克数）。影响固体药物基质吸附率的因素有：固体药物粒子的大小和形态、粒子的物理状态（纤维状、无定形状或结晶状）、密度、含水量以及亲油性或亲水性等。

（三）软胶囊的制备方法

1. 滴制法　将明胶溶液与油状药物通过滴丸机（图14－4）的喷头使夹层内的两种液体按不同速度喷出，外层明胶液将定量的内层油状液包裹后，滴入另一种不相混溶的冷却液中（常用液状石蜡），明胶液在冷却液中因表面张力作用而形成球形，并逐渐凝固成软胶囊剂。滴丸机的结构由贮槽、定量控制器、喷头、冷却箱、收集器等组成。

滴制法的生产工艺过程如下：

(1) 胶液的制备：取明胶量1.2倍的水及胶水总量25%～30%的甘油，加热至70～80℃，混匀，加入明胶搅拌，熔融，保温1～2 h，静置，保温过滤，备用。

(2) 药液的提取或炼制：如鱼肝油由鲨鱼肝经提炼制得。

(3) 制胶丸：将药液与明胶液经滴丸剂特制的喷头滴入冷却液（常用液状石蜡、植物油、硅油等）中，由收集器收集而成。

(4) 整丸与干燥：将制得的胶丸先用纱布拭去附着的液状石蜡，在室温（20～30℃）冷却干

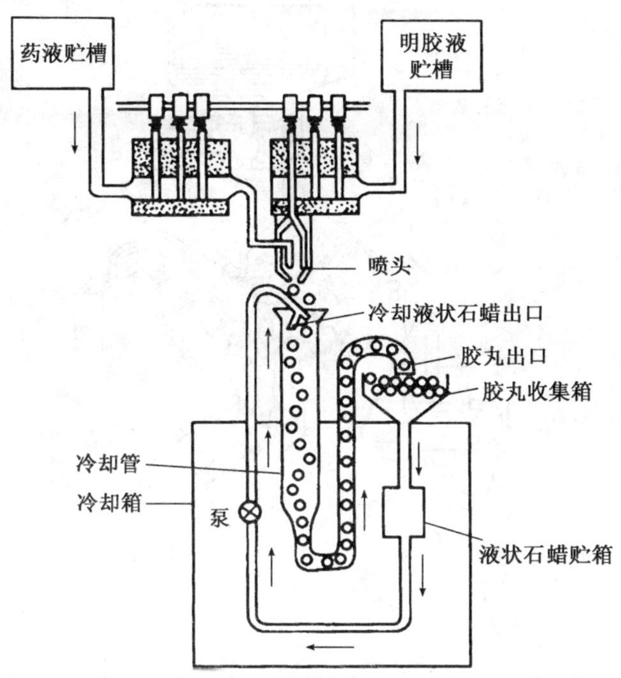

图 14-4　胶丸滴制法生产过程示意图

燥，再经石油醚洗涤两次，95%乙醇洗涤后于 30～35℃烘干，控制水分为 12%～15%。

(5) 检查与包装：检查剔除废品即可包装。

影响滴制法制备软胶囊的因素有：① 明胶的处方组分比，以明胶∶甘油∶水＝1∶(0.3～0.4)∶(0.7～1.4)为宜。② 胶液的黏度一般要求为 3～5 E，即用 Engler 黏度计在 25℃时测黏度，使 200 ml 胶液流过的时间与 200 ml 水流过的时间之比为 3～5。③ 药液、胶液及冷却液三者应有适宜的密度，以保证胶囊在冷却液中既能有一定的沉降速度，又有足够的时间使之冷却成型。④ 温度：胶液和药液应保持 60℃，喷头处应为 75～80℃，冷却液为 13～17℃，胶丸干燥温度应为 20～30℃，且配合鼓风条件。

用本法生产的软胶囊又称无缝胶丸，产量大、成品率高、装量差异小、成本较低。

2. 压制法　将明胶与甘油、水等溶解后制成胶板(或胶带)，再将药物置于二块胶板之间，用钢模压制而成。在连续生产时，可采用自动旋转扎囊机，其工作原理如图 14-5 所示。

由机器自动制出的两条胶带以连续不断的形式，向相反的方向移动，在达到旋转模之前逐渐接近，一部分经加压而结合，此时药液则从填充泵经导管由楔形注入管压入两胶带之间。由于旋转模的不停转动，遂将胶带与药液压入模的凹槽中，使胶带全部轧压结合，将药液包于其中而成软胶囊剂，剩余的胶带即自动切割分离，药液的数量由填充泵准确控制。

本法是连续自动化生产，产量高，成品率也较高，成品的装量差异则很小，一般在±(1%～3%)。胶带在接触模孔的一面需涂润滑油，用石油醚洗涤胶丸，在 21～24℃、相对湿度 40%条件下干燥。

四、肠溶胶囊剂

肠溶胶囊剂(enteric capsules)系指硬胶囊或软胶囊经药用高分子材料处理或用其他适宜方法加工而成的一种剂型。其囊壳不溶于胃液，但能在肠液中崩解、溶化、释放出胶囊中活性

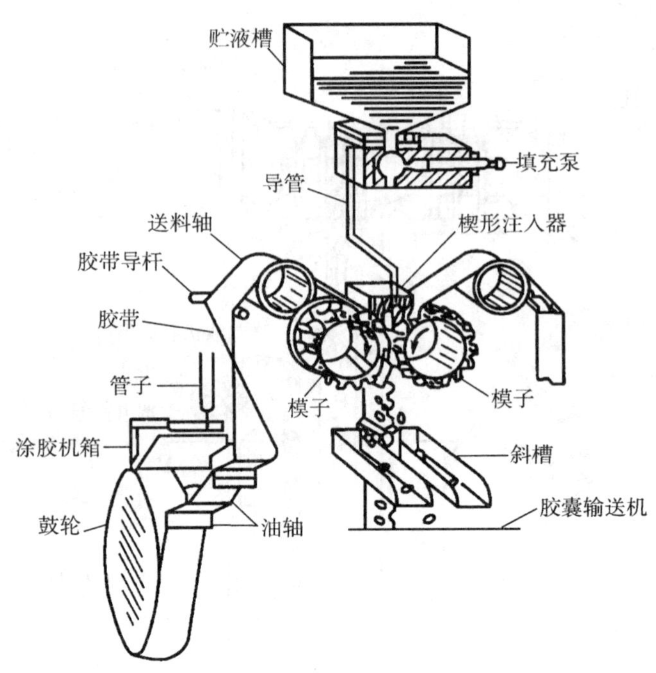

图 14-5 自动旋转扎囊机旋转模压示意图

成分。一些具有不良嗅味、刺激性，或遇酸不稳定，或需在肠内溶解吸收发挥药效，而又选用胶囊剂的药物，可制成肠溶胶囊剂。

肠溶空胶囊也有透明、半透明和不透明三种，早期制备肠溶空胶囊的方法是采用甲醛浸渍法，由于甲醛明胶分子中仍含有羧基，故能在肠液的碱性介质中溶解并释放药物。但此种肠溶空胶囊肠溶性与甲醛的浓度、甲醛与明胶的接触时间等有关，且贮存后往往会进一步发生聚合作用而改变溶解性能，甚至在肠液中也不崩解或溶化，所以现已不用。另一类方法是在明胶壳表面包被肠溶材料，如用 PVP 作为底衣层，以增加与胶囊的黏附性，然后用 CAP、蜂蜡等溶液进行外层包衣；也可用丙烯酸Ⅱ号、Ⅲ号树脂乙醇液包衣或羟丙基甲基纤维素邻苯二甲酸酯(HPMCP)、醋酸羟丙基甲基纤维素琥珀酰酯(HPMCPAS)等的丙酮(异丙醇)混合溶媒包衣，其肠溶性较稳定，亦可直接采用肠溶材料制备囊壳。

Pavuluri 等制备了用于治疗十二指肠溃疡的奥美拉唑肠溶软胶囊制剂，即在软胶囊的明胶胶壳处方中直接加入羟丙基甲基纤维素邻苯二甲酸酯(HPMCP)、烷基甲基丙烯酸和甲基丙烯酸的共聚物或聚醋酸乙烯酞酸酯等肠溶材料，以混匀后的胶液包裹药液制成软胶囊。软胶囊在 pH 5.5 的消化液介质中不溶，在 pH 6.0 的介质中能够迅速溶解。

Rao 等制备了包肠溶衣的 S-腺苷甲硫氨酸(SAM)软胶囊，胶壳中主要物质为明胶、甘油[明胶∶甘油＝1∶(1～0.4)]、PEG 400、山梨醇或 PEG 200 等。以旋转模压法制备软胶囊，在相对湿度 15 %、温度 20～25℃干燥 48 h 后，用肠溶材料进行喷雾包衣，常用的肠溶包衣材料有：丙烯酸共聚物(Eudragit 100－55)、HPMCP、醋酸羟丙基甲基纤维素琥珀酰酯(HPMCPAS)、羧甲基乙基纤维素(CMEC)、甲基丙烯酸共聚物等，以上材料为 pH 依赖型，在小肠前端 pH 5.5 开始溶解，在口服软胶囊 2 h 后，肠溶衣仍然是完好的。文献使用 HPMCP 和甲基丙烯酸共聚物作为肠溶包衣材料，其肠溶软胶囊性质更稳定持久，无软化和退色现象，生物利用度比片剂显著提高。

五、口服结肠靶向给药系统

结肠定位给药系统(oral colon specific drug delivery system,OCSDDS)又称结肠迟释制剂,是20世纪90年代后期发展起来的新型给药系统。结肠部位由于pH条件温和,代谢酶少,在此部位释药可减少胃肠道消化酶对药物的破坏作用,提高在结肠部位吸收药物的生物利用度,改善对结肠局部病变(如溃疡性结肠炎、结肠癌)的治疗,尤其适用于在胃肠道上段易降解的蛋白和肽类药物的口服给药。该给药系统的目的是避免口服药物在上消化道被破坏和释放,将药物直接输送到结肠,再以速释(脉冲)或缓释、控释给药,发挥局部或全身的疗效。

结肠靶向给药的主要优点:① 可针对治疗结肠部位的疾病,增加结肠部位的药物浓度,从而可提高疗效或降低用药剂量;② 可以输送蛋白类药物安全通过胃和小肠,避免胃和小肠内蛋白酶对药物的降解;③ 有助于对某些在结肠有缓慢吸收的缓控释制剂的开发和利用;④ 有利于减轻患者痛苦,提高其顺应性。

结肠定位制剂分类:时滞型释药系统、pH敏感型释药系统、酶解型释药系统和压力依赖型释药系统等。

(一) 时滞型释药系统

药物口服后经胃、小肠到达结肠所需时间约6 h,制剂在小肠转运时间一般不受剂型或食物摄取的影响,为(3±1)h。利用控制释放技术使制剂在到达结肠前的大约6 h中不释放药物,而达到结肠定位释放目的的释药系统称为时控型结肠定位释药系统。此类制剂的设计类似于脉冲型释药制剂,如使用疏水性聚合物包衣的下time clock系统等。Niwa等将胶囊壳用EC包衣,在胶壳底部打数个直径约400 μm的微孔,内填物下层为溶胀层低取代羟丙基纤维素(L-HPC),上层为药库层。该胶囊口服用后,随着体液的渗入,胶囊内渗透压增大,最后导致胶囊破裂,药物即被释放。通过调节EC囊壳的厚度,控制时滞约为6 h,可实现结肠定位释药。

在时滞型的结肠迟释制剂中,微粒给药系统受胃排空变异的影响更小,具有更好的结肠定位释药性质。傅崇东等用低黏度HPMC为内层溶胀材料,乙基纤维素水分散体Aquacoat为外层控释包衣材料,柠檬酸三乙酯为增塑剂,使用流化床包衣制备时滞型微丸。试验显示,药物通过外膜破裂释放,溶胀层厚度增加,释药时滞则缩短,外层厚度增加及增塑剂用量增加,可显著延长释药时滞。微丸释药随介质pH增加而加快,在模拟胃肠道pH情况下延迟5 h释药,10 h内释药完全,显示了较好的结肠定位作用。徐彦等以Eudragit RL30D作为时间控释包衣内层,Eudragit S水分散体作为pH控释外层,三乙酸甘油酯为增塑剂,采用流化床包衣制备pH与时间同时控制的小丸,用释放度测定法研究小丸在不同pH介质中的释放度。实验结果显示,小丸在模拟胃酸情况下不释药,在变换pH 7.5条件下9 h内释药完全。本方法使用的挤出滚圆制粒及流化包衣技术适于工业化生产。

(二) pH敏感型释药系统

人体胃肠道pH由低到高递增,结肠pH相对较高,pH敏感型释药系统主要通过采用pH敏感材料包衣的方法来实现结肠定位给药,释药速度受高分子材料的溶解度、衣膜厚度及制剂在胃肠内各段停留时间的影响。常用材料如:Eudragit S100、Eudragit R或S、半合成琥珀酸－壳聚糖和邻苯二甲酸－壳聚糖等。由于结肠的pH与小肠相差不大,可能因结肠病变或细菌作用使pH低于小肠,故常将pH敏感与时滞释药机制相结合,以提高结肠定位的效果。张纪兴等以甲硝唑为模型药物，用丙烯酸树脂采用液中干燥法制备微囊。杜佳丽等以 Eudragit S100 等材料制备了 pH 控制的结肠定位给药微囊，实验表明，微囊的体外释放特性具有结肠定位释药的特征。李颖等以比沙可啶为模型药物，选用 Eudragit S100 为包衣材料，对采用高效崩解剂交联聚维酮工艺压制的处方素片进行包衣，延长了比沙可啶速释片的崩解时间，使其在 pH 较高的小肠远端和结肠部位（$pH>7$）溶蚀，片中药物在 1 min 内崩解释放，浓集于结肠部位而发挥其缓泻的通便疗效，避免了单纯口服而导致的继发性腹泻。

（三）酶触发型释药系统

利用结肠微生物及其产生的酶设计的菌群触发型结肠定位释药系统，是目前特异性最强的结肠定位给药系统。该释药系统是利用结肠中特异性的偶氮还原酶和糖苷酶使载体降解，达到定位释药的目的。酶解型结肠迟释制剂以多糖为载体，制备"多糖—药物"型前体药物或进行包衣；或通过偶氮键结合形成前体药物或利用含偶氮键的材料包衣及制备水凝胶骨架制剂等。

偶氮聚合物到结肠后能被偶氮降解酶降解，保证药物释放；氨基多糖结构使得聚合物有更好的生物黏附性，提高制剂的靶向性。但是，偶氮类小分子化合物是一种强致癌物质，偶氮类聚合物是否有致癌性值得研究；其次，偶氮类聚合物在结肠内降解较慢，一般在 6 h 以上，所以药物能否全部释放值得研究。

有研究采用甲基丙烯酸羟乙酯（HEMA）、甲基丙烯酸甲酯（MMA）和甲基丙烯酸（MAA）为单体，以二乙烯基偶氮苯（DVAB）为偶联剂，偶氮二异丁腈（AIBN）为引发剂，合成了聚甲基丙烯酸羟乙酯－甲基丙烯酸三元偶氮共聚物，建立体外厌氧菌条件下模拟结肠内环境溶液模型，试验显示，载体材料溶胀指标随材料中 HEMA 和 MAA 含量增加而增加，该材料在模拟结肠内环境溶液中，发生降解程度与材料中三组分相对比例直接相关。

多糖类物质的性质与它是否含有糖醛酸组分及其数量有密切关系。不含糖醛酸的多糖类，没有羧基等带电基团，极少带电荷，不能与离子或带电基团产生化学反应，性质很稳定，甚至加醋酸铅亦不能使之沉淀析出。但含有较多糖醛酸组分的多糖类，因含羧基而有酸性，能离解出 H^+ 而本身带负电，能与阳离子结合，性质较活泼。例如，果胶酸可形成钙盐沉淀，或形成软胶状物质而析离出来。带负电的多糖类物质还能够与蛋白质的正电基相结合，形成复合胶体，减弱蛋白质变形凝结的作用。

用于结肠靶向给药的多糖有壳聚糖、果胶、瓜尔豆胶、葡聚糖、直链淀粉、硫酸软骨素。优点：在消化道上部（胃肠）通常不被吸收，而能被结肠细菌专一性降解，为天然化合物，价廉易得且安全，多已被作为药用辅料收载入各国药典。

（四）压力依赖型释药系统

人体胃肠道蠕动产生压力，胃和小肠中由于存在大量的消化液，缓冲了物体受到的压力。在结肠中，水分被大量吸收，肠蠕动对物体产生直接压力，容易使物体破裂。Muraoka 等开发了压力依赖型结肠靶向释药系统，制备了一种胶囊，内装 PEG 与主药的混合物，胶囊壳为内包一定厚度乙基纤维素的明胶胶囊。当制剂进入体内后，PEG 在体内溶化，胶囊壳破裂形成 EC 膜，整个制剂就像一个气球在胃肠道中转运。到达结肠后，由于压力增大使膜破裂，药物开始从制剂中释放。通过控制 EC 的膜厚度达到结肠靶向，但由于食物和胶囊大小对释药有一定影响，故选择 EC 膜的厚度是该项新技术的关键。

六、胶囊剂的质量检查

1. 外观　胶囊剂应整洁，不得有黏结、变形或破裂现象，并应无异臭。

2. 装量差异　除主药含量测定外，2005年药典还规定有装量差异检查。除另有规定外，取供试品20粒，分别精密称定重量后，倾出内容物（不得损失囊壳），硬胶囊用小刷或其他适宜的用具拭净。软胶囊剂用乙醚等溶剂洗净，置通风处使溶剂挥散，再分别精密称定囊壳重量，求出每粒内容物的装量与平均装量，每粒装量与平均装量相比较，超出装量限度的胶囊不得多于2粒，并不得有1粒超出限度的1倍（平均装量为0.30 g以下，装量差异限度为±10%；0.3 g或0.3 g以上，应为±7.5%）。

3. 崩解时限　与片剂崩解时限检查方法相同，如胶囊漂浮于液面可加挡板一块。除另有规定外，硬胶囊剂应在30 min内全部崩解，软胶囊剂应在1 h内全部崩解，如有1粒不能完全崩解，应另取6粒按上述方法复试，均应符合规定。软胶囊剂可用人工胃液作为检查介质。肠溶胶囊先在盐酸溶液（9→1 000）中检查2 h，囊壳均不得有裂缝或崩解现象，继将吊篮取出，用少量水洗涤后，每管各加入挡板一块，再如法在人工肠液中进行检查，1 h内应全崩解，如有1粒不能完全崩解，应再取6粒复试，均应符合规定。

凡规定检查溶出度或释放度的胶囊可不再进行崩解时限检查。

七、举例

例1　阿昔洛韦胶囊（aciclovir capsules）

处方：

阿昔洛韦	200 g	十二烷基硫酸钠	QS
淀粉	60 g	4%PVP	QS
乳糖	40 g	硬脂酸镁	QS
共制胶囊	1 000粒		

制法：将阿昔洛韦与淀粉、乳糖、十二烷基硫酸钠置混合器内搅拌15 min，混合均匀，边搅拌边缓慢加入黏合剂，高速搅拌5 min，湿颗粒过16目筛，置烘箱55～60℃干燥后整粒，加入润滑剂混匀，装胶囊。

注：阿昔洛韦为抗病毒药物，难溶于水，处方中加入十二烷基硫酸钠可增加药物的溶出速率。

例2　硝苯地平软胶囊（nifedipine capsules）

处方：

硝苯地平	5 g
聚乙二醇400	220 g
共制软胶囊	1 000粒

制法：将硝苯地平与1/8处方量的PEG 400混合，用胶体磨粉碎，然后加入剩余的PEG 400混溶，即得一透明淡黄色药液（亦可用球磨机研磨3 h）。另配明胶溶液（明胶100份、甘油55份、水120份）备用，在室温（23±2）℃、相对湿度40%的条件下，药液与明胶液用自动旋转轧囊机制成胶丸，每丸重225 mg，在（28±2）℃、相对湿度40%条件下将胶囊干燥20 h，即得。

注：① 硝苯地平为治疗预防心绞痛和高血压的药物。其见光易分解，故生产与贮存时均应避光，亦可在胶液中加入适量二氧化钛。② 硝苯地平为难溶性药物，不溶于植物油，采用

PEG 400 为溶剂通过球磨制成溶液，可增加药物的吸收；但 PEG 400 易吸湿可使囊壁硬化，故制得的软胶囊在干燥后，其囊壁中仍保留约 5%的水分。

例 3 盐酸洛美利嗪胶囊

处方：

盐酸洛美利嗪	5.0 g	乳糖	30 g
微晶纤维素	60 g	预胶化淀粉	45 g
羧甲淀粉钠	5 g		
2.5 %羟丙基甲基纤维素(HPMC)溶液	QS		
硬脂酸镁	QS		
共制	1 000 粒		

制法：取盐酸洛美利嗪粉碎，过 80 目筛，置 50～55℃干燥 4 h，将乳糖、微晶纤维素、预胶化淀粉和羧甲淀粉钠粉碎过 80 目筛，置 50～55℃干燥 4 h，按等量递增法与处方量盐酸洛美利嗪混合均匀。将 2.5%HPMC 溶液以细流状逐步加入上述粉体中不断搅拌，制软材，过 16 目筛制湿颗粒，于 50℃烘 4 h，过 16 目筛整粒，加入处方量硬脂酸镁，充分混匀。按《中国药典》2005 年版规定的胶囊剂装量差异项下要求灌装于 2 号胶囊，胶囊内容物为 150 mg。

（李　娟）

思 考 题

1. 常用的粉碎器械有哪几种？试分别叙述其工作原理和适用范围。散剂混合的原则和注意事项有哪些？
2. 肠溶胶囊剂有何特点？简述奥美拉唑制备肠溶胶囊剂的依据和理由，试设计其软胶囊和硬胶囊的处方。
3. 软胶囊剂处方设计对药物和附加剂有何要求？简述固体药物制备软胶囊的处方设计关键步骤。
4. 何谓微丸剂？微丸剂可分为哪几类？试设计硝苯地平速释微丸处方，简述其制备过程和技术关键。

第十五章 片剂与片剂包衣

本章要求：

1. 掌握片剂的概念、特点和分类；掌握片剂常用辅料的种类、性质及在片剂中的作用。

2. 掌握粉碎、筛分和混合的概念；熟悉粉碎的意义、方法和常用设备；了解筛分和混合的设备。

3. 掌握干燥的概念和方法；熟悉干燥的基本原理及影响因素；了解干燥的常用设备。

4. 掌握湿颗粒法制备压片的一般过程；掌握几种湿法制粒和干法制粒的方法；熟悉片剂薄膜衣及肠溶衣的制备过程。

5. 熟悉影响片剂成型的因素及压片过程中可能发生的问题和解决方法。

6. 掌握片剂包衣的目的和种类；掌握片剂包衣方法及包糖衣和包薄膜衣的材料与工序；了解包衣的常用设备。

7. 掌握片剂的质量要求及测定方法；掌握片剂的处方组成，熟悉片剂的处方设计方法。

第一节 概　　述

片剂(tablets)系指药物与辅料均匀混合，通过制剂技术压制而成的圆片或异形片状的固体制剂。可供内服和外用，片剂是目前临床应用最广泛的剂型之一。

随着科学技术的进步，对片剂的成形理论也有了深入研究，随之出现了多种新型辅料的开发与利用。片剂的生产技术、机械设备和质量控制等各方面都有很大的发展，如流化喷雾制粒、粉末直接压片、高速自动控制压片机、自动程序喷雾快速包衣设备、薄膜包衣及采用铝塑热封包装和生产程序联动化等设备，对改善片剂的生产条件、提高片剂的质量和生物利用度等均起到重要作用。

一、片剂的特点

片剂的优点：① 剂量准确，应用方便；② 质量稳定，体积小，携带、运输和贮存方便；③ 能适应医疗预防用药的多种要求，可通过各种制剂技术(如包衣、缓释、控释、多层片等)制成各种类型的片剂以满足医疗的需要；④ 生产机械化、自动化程度高，产量大，成本较低；⑤ 片面可以压上主药名称和含量的标记，也可用不同颜色着色便于识别或增加美观。

片剂的不足之处：① 幼儿及昏迷患者不易吞服；② 压片时加入的辅料，有时影响药物的溶出和生物利用度；③ 如含有挥发性成分，久贮含量有所下降。

二、片剂的分类与质量要求

(一) 片剂的分类

根据给药途径分为口服用片剂、口腔用片剂、皮下给药片剂、外用片剂等。

1. 口服给药片剂

(1) 压制片(compressed tablets)：系指药物与辅料混合经压制而成的片剂。应用最广，一般不包衣的片剂多属此类，其片重一般为 0.1～0.5 g。

(2) 包衣片(coated tablets)：系指在压制片(片芯)外包上衣膜的片剂。

糖衣片(sugar coated tablets)是以蔗糖为主要包衣材料进行包衣而制得的片剂，如交沙霉素片。

薄膜衣片(film coated tablets)是以丙烯酸树脂、羟丙基甲基纤维素等高分子成膜材料进行包衣而制得的片剂，如感冒清片、罗红霉素片。

肠溶衣片(enteric coated tablets)是以在胃液中不溶，但在肠液中可以溶解的物质为主要包衣材料进行包衣而制得的片剂，如双氯芬酸钠肠溶片剂。

(3) 泡腾片(effervescent tablets)：系指含有泡腾崩解剂的片剂。泡腾片遇水可产生二氧化碳气体使片剂迅速崩解。多用于维生素类、解热镇痛类药物，可供口服或外用。如布洛芬泡腾片。

(4) 分散片(dispersible tablets)：系指遇水可迅速崩解或均匀分散成混悬液的片剂。分散片可口服或加水分散后吞服。具有适于儿童、老年患者使用，吸收快，体内生物利用度高等特点，适于剂量较大且口服不宜吞服的药物。

(5) 多层片(multilayer tablets)：系指由两层或多层组成的片剂，各层可含不同的药物或各层的药物相同而辅料不同。这类片剂有两种，一种是将组分不同的颗粒分上、下两层或多层压成一个药片；另一种是先将一种药物压成片芯，再将另一种药物压包在片芯之外，形成片中有片的结构，如尼索地平缓释片。

制成多层片的目的：① 避免复方制剂中不同成分之间的配伍变化；② 制成缓控释片剂，例如氨茶碱双层片，其两层分别由两种颗粒速释部分(白色)和缓释部分(棕色)组成。

(6) 缓释片(sustained release tablets)：系通过适宜的方法延缓药物在体内的释放、吸收、代谢以及排泄的过程，从而达到延长药物作用的一类片剂。具有血药浓度平稳、服药次数少、治疗作用时间长等特点。如萘普生缓释片、硝苯地平缓释片等。

(7) 控释片(controlled release tablets)：系指药物从制剂中能恒速地释放到体内而发挥治疗作用的一类片剂。药物释放符合零级速度过程，具有平稳的血药浓度，副作用小和药物作用时间长，可减少服药次数等特点。如格列吡嗪渗透泵片、氯化钾渗透泵片等。

(8) 微型片(microtablets)：系指片型较小(一般＜2 mm)的片剂。可取代小丸填充胶囊，与小丸有相似的释药曲线。如复方维生素微型片、盐酸曲马多(微片)缓释胶囊等。

2. 口腔用片剂

(1) 舌下片(sublingual tablets)：系指置于舌下使用的片剂。因药物由舌下黏膜直接吸收，故可避免药物的肝脏首过效应；也可防止胃肠液 pH 及酶对药物的不良影响。舌下片不应含有刺激唾液分泌的成分，以免药物溶于大量唾液中而被咽下。如硝酸甘油舌下片、心得安舌下片、丙氯拉嗪舌下片等。

(2) 咀嚼片(chewable tablets)：系指在口中嚼碎后咽下的片剂。这类片剂较适合于儿童或吞咽困难的患者。有些药物如维生素、解热镇痛药物以及治疗胃部疾病的药物常制成咀嚼片，可加速药物溶出，提高药效。咀嚼片的生产一般用湿法制粒，处方中不需加入崩解剂，可加入矫味剂(糖粉、乳糖、香精等)。

(3) 口含片(buccal tablets)：又称含片，系指含在口腔或颊膜内缓缓溶解而不吞下的片剂。含片多用于口腔及咽喉疾患，药效发挥迅速，可产生持久的治疗作用，如草珊瑚、西瓜霜含片等，这类片剂硬度一般较大，不应在口腔中快速崩解。

(4) 颊额片(buccal tablets):贴在口腔黏膜,药物直接由黏膜吸收,发挥全身作用的片剂。适用于肝脏首过作用较强的药物。

3. 皮下给药片剂

(1) 植入片(implant tablets):系指用特殊注射器或手术埋植于皮下产生持久药效(长达数月至数年)的无菌片剂。多为剂量小,作用强烈的激素类药物。制备时,一般由纯净的药物结晶,在无菌条件下压制而成或对制成的片剂进行灭菌。

(2) 皮下注射用片(hypodermic tablets):系指经无菌操作制作的片剂。用时溶解于灭菌注射用水中,供皮下或肌内注射的无菌片剂,现已很少使用。

4. 外用片剂

(1) 阴道片(vaginal tablets):系指供放在阴道内产生局部作用的片剂。多呈卵圆形或梨形,起消炎、杀菌、杀精子及收敛等作用。为加快避孕用药片的崩解常制成泡腾片应用。

(2) 溶液片(solution tablets):系指临用前加适量水溶解使成一定浓度溶液的片剂。所用药物和辅料都应是可溶性的,一般供漱口消毒、洗涤伤口等用。如复方硼砂漱口片。

(二) 片剂的质量要求

根据药典附录制剂通则的规定,片剂的质量要求主要有以下几个方面:① 含量准确,重量差异小;② 色泽均匀,完整美观;③ 硬度适宜;④ 在规定贮藏期内不得变质;⑤ 一般口服片剂的崩解度或溶出度应符合要求;⑥ 符合卫生学检查的要求。小剂量药物片剂应符合含量均匀度检查要求,植入片应无菌,口含片、舌下片、咀嚼片应有良好的味觉等。

第二节 片剂的常用辅料

一般片剂由药物和辅料两部分组成。辅料(excipients)为制剂中除主药外一切物质的总称,亦称赋形剂(adjuvants)。如压片所用的物料应具有良好的流动性和可压性,有一定的黏结性,遇体液能迅速崩解、溶解、吸收而产生应有的疗效。但药物很少能完全具备这些性能,故需加入辅料达到上述要求。

片剂常用的辅料一般包括填充剂(或稀释剂、吸收剂)、润湿剂或黏合剂、崩解剂及润滑剂等。

(一) 填充剂

填充剂系指用以增加制剂的重量与体积,有利于成型和分剂量的辅料,称填充剂(fillers),又称稀释剂(diluents)。片剂中若含有较多的挥发油或其他液体成分时,需加入适当的辅料将其吸收后再加入其他成分制成片剂,此种辅料称为吸收剂(absorbents)。常用的填充剂有以下若干种:

1. 乳糖(lactose)　多为 α-乳糖,含一个分子结晶水,另有 β-乳糖,水中溶解度较 α-乳糖为大。本品为白色、无嗅结晶性粉末,带甜味,易溶于水,难溶于醇。性质稳定,可与大多数药物配伍而不起化学反应。无吸湿性,制成的片剂光洁美观,有良好的溶出度,对药物含量测定影响很小,是一种理想的片剂填充剂。但价格较贵,常用淀粉、糊精和糖粉(7∶1∶1)的混合物代替。

喷雾干燥乳糖　粒子接近于球形,含水量约为 5%,吸湿性较小,具有良好的流动性,可供粉末直接压片,其用量约为 25%,压制的片剂光洁美观。但其可压性较差,应加入微晶纤维素配合解决。

无水乳糖　分子中无结合水，流动性好，用于直接粉末压片。压制的片剂，如需要粉碎返工重压，并不影响其可压性。本品多用于对水敏感的药物的填充剂，亦可用于压制咀嚼片，以增加粉末的流动性和片剂的稳定性。

速流乳糖　主要为α-乳糖的微粒晶体和无定形物的混合物，其有较好的流动性和可压性，压片性能优于乳糖，压片的硬度较喷雾干燥乳糖大2～3倍，可用于直接粉末压片。

2. 淀粉(starch)　主要为玉米淀粉和马铃薯淀粉，色泽好、吸湿性弱、产量大、价格低，故被广泛应用。本品系由支链淀粉和直链淀粉组成，为白色或类白色边缘不整的聚集体粒状细微粉末，不溶于水和乙醇，在空气中很稳定，与大多数药物不起作用，吸湿而不潮解，遇水膨胀，遇酸或碱在潮湿或加热情况下可逐渐水解而失去膨胀作用。淀粉单独作稀释剂时，可压性差，因此常与适量糖粉或糊精等合用以增加其黏合性和片剂的硬度。

3. 预胶化淀粉(pregelatinized starch)　又称可压性淀粉。本品为白色干燥粉末，无臭无味，性质稳定，不溶于有机溶剂，10%～20%可溶于冷水，如国外商品 Starch RX 1500，具有良好的流动性、可压性和自身润滑性，制成的片剂具有较好的硬度，崩解性能好，可改善溶出速率，改善成粒性能，适于流化制粒，可用于高效造粒机。适于粉末直接压片，为片剂良好的填充剂。

4. 糊精(dextrin)　本品为白色或微黄色粉末，微溶于水，能溶于沸水中成黏胶状溶液，不溶于醇和醚。在片剂生产过程中，对维生素类及其他小剂量药物常用糊精或糊精与淀粉、糖粉等的混合物作稀释剂，应用时应严格控制糊精和润湿剂的用量，否则易使颗粒过硬而造成片面出现麻点、水印等现象，并影响片剂的崩解。用糊精或淀粉作稀释剂时，往往会影响某些药物含量测定结果的准确性和重现性。

5. 糖粉(sucrose powder)　本品为结晶性蔗糖经低温干燥后磨成的粉末，色白，味甜，露置空气中易受潮结块。糖粉为可溶性片剂的优良稀释剂，并有矫味与黏合作用，在口含片和咀嚼片中多用之。用糖粉作填充剂，制粒时容易掌握，可减少片剂的麻点、松散等现象，且片剂外观和硬度较好，常用于中草药或其他疏松或纤维性等药物的制片。但由于糖粉有一定吸湿性，在一般片剂中的用量不宜过多，否则片剂在贮存过程中易逐渐变硬，影响片剂中药物的溶出速率。

6. 甘露醇(mannitol)　本品为白色或无色结晶性粉末，无吸湿性，干燥快，化学性质稳定，易溶于水，可溶于甘油，微溶于乙醇。适用于咀嚼片的填充剂，所制片剂表面光滑美观；甜度相当于蔗糖的70%左右，因溶解时吸热，故口腔中溶化有清凉感，但流动性较差且价格较贵，常与蔗糖配合应用。

7. 微晶纤维素(microcrystalline cellulose)　系由纤维素部分经酸水解而制得的聚合度较小的结晶性纤维素，平均聚合度在200左右。国外商品名"Avicel"，有PH型和RC型，PH系列有PH101、102；PH-300系列有PH301、302。PH型作为改善粉体性能的多功能辅料，主要用于固体制剂；RC型作为胶体分散体系，主要用于干糖浆、混悬剂及液体缓控释制剂。

本品为白色或类白色、多孔性微晶状、易流动性的颗粒或粉末；具有高度变形性，可吸收2～3倍量的水分而膨胀。具有良好的流动性和可压性，可用于粉末直接压片。除作为填充剂外还兼有润滑和崩解作用，能改善用其他方法所制颗粒的性能。其与难溶性药物混合使用可改善溶出度。

8. 硫酸钙(calcium sulfate)本品为白色或微黄色、无臭、无味细粉，通常含有两分子结晶水($CaSO_4 \cdot 2H_2O$),微溶于水而溶于酸,呈中性,化学性质稳定,有较好的抗潮性,与多种药物配伍不起变化,制成的片剂外观光洁,硬度和崩解度均好,对药物无吸附作用,防潮性能好,常用作片剂的稀释剂和挥发油的吸收剂;但应避免用于四环素类药物制剂。

9. 磷酸氢钙(dicalcium phosphate) 本品为白色细微粉末或晶体,呈中性,不溶于水,无引湿性。具有良好的流动性和稳定性,价廉。但可压性较差,仅用于制湿颗粒,为中药浸出物、油类及膏剂的良好吸收剂。本品可用于大部分有机碱盐、水溶性维生素类、巴比妥酸盐等药物,但应注意钙离子对某些药物的影响。

10. 碳酸钙(calcium carbonate) 本品系用沉降法制备,故称沉降碳酸钙。可用作片剂的吸收剂,但碳酸钙本身为制酸药物,作吸收剂时用量要适度。

(二) 润湿剂与黏合剂

1. 润湿剂(moistening agents)

润湿剂系指可使物料润湿以产生足够强度的黏性以利于制成颗粒的液体。润湿剂本身无黏性,但可润湿制剂物料并诱发其本身的黏性,使其能聚结成软材并制成颗粒。常用的润湿剂主要有:

(1) 纯净水(distilled water):水虽无黏性,但当物料中含有遇水能产生黏性的成分时,即可诱发其黏性而制成适宜的颗粒。用水作润湿剂时,因干燥温度较高,故对不耐热、遇水易变质或易溶于水的药物不宜应用。另外,由于水易被物料迅速吸收,难以分散均匀,造成结块、溶解等现象,因此很少单独作用。

(2) 乙醇(alcohol):凡药物本身具有黏性,但遇水能引起变质或润湿后黏性过强以致制粒困难,或制成的颗粒干后变硬,片剂不易崩解或片面产生麻点等现象时,可选用适宜浓度的乙醇作润湿剂,如维生素 C 片、干酵母片等。乙醇的浓度一般为 30%～70%或更浓。

2. 黏合剂(adhesives)

黏合剂系指能使无黏性或黏性较小的物料聚集黏结成颗粒或压缩成型的具黏性的固体粉末或黏稠液体。片剂生产中常用的黏合剂有:

(1) 聚维酮(PVP):本品为白色或乳白色粉末,极易吸湿结块,易溶于水和乙醇等有机溶剂。PVP 因相对分子质量或黏度不同而有多种规格,常用 K29/32、K25、K30 等作为黏合剂,10%(*W*/*W*)水溶液具有一定的黏度。对于湿热敏感的药物,可用 PVP 的乙醇溶液制粒。对疏水性药物,用 PVP 水溶液作黏合剂,不但易于均匀湿润,并能使疏水性药物颗粒表面变为亲水性,有利于药物的崩解和溶出。PVP K90D 或 K90M 粉末还可用作直接压片的干燥黏合剂。一般 3%～15% PVP 的乙醇溶液常用于对水敏感的药物制粒,5%PVP 无水乙醇溶液可用于泡腾片中酸、碱混合粉末的制粒。本品亦为咀嚼片的优良黏合剂。

(2) 羟丙基甲基纤维素(HPMC):纤维素的部分甲基和部分聚羟丙基醚,由美国 Dow 公司生产的商品为名:Methocel(美多秀)的产品,有多种规格(E、F、K)系列。低黏度级别(5～50 cPa·s)的可用作黏合剂、增黏剂及助悬剂;高黏度级别(4 000～100 000 cPa·s)的产品是缓释骨架的材料。HPMC 为白色粉末,能溶于冷水成黏性溶液,热水中凝胶化,不溶于乙醇、乙醚及氯仿,可溶于 10%～80%乙醇。适于多种不同片剂工艺,作为黏合剂的常用浓度为 2%～5%。

(3) 淀粉浆(starch paste):多用玉米淀粉采用煮浆法或冲浆法制备成一定浓度的淀粉糊。淀粉浆适用于对湿热较稳定的药物压片时的黏合剂,一般常用浓度为 5%～20%,以 10%最为常用。淀粉浆一般不会影响片剂的崩解和药物的溶出,且价廉易得。

(4) 糖粉与糖浆(sucrose powder and syrup):糖粉是一种干燥黏合剂,糖浆则为溶液性黏合剂，常用浓度为10%～70%(W/W)，黏合力都很强，适用于纤维性及质地疏松、弹性较强的植物性药物，对质地疏松和易失结晶水的化学药物亦可应用。强酸或强碱性药物能引起蔗糖的转化而产生引湿性，不利于压片，此类药物不宜采用。

(5) 其他纤维素衍生物：微晶纤维素可作为干燥黏合剂，用于片剂直接粉末压片。除上述HPMC外，常用的如甲基纤维素、羧甲基纤维素钠等均可用作片剂的黏合剂。MC、CMC-Na可溶于水，成为黏稠性较强的胶浆。乙基纤维素溶于乙醇中，可用于对水敏感药物的黏合剂，但对片剂的崩解和药物释放有阻碍作用，主要用作缓释制剂的黏合剂。常用的浓度为2%～10%。

（三）崩解剂

崩解剂(disintegrants)系指能促使片剂在胃肠道中迅速崩解成小粒子的辅料。由于药物被较大压力压成片剂后，孔隙率很小，结合力很强，即使在水中易溶解的药物在压成片剂后其在水中溶解或崩解也需要一定的时间。因此，片剂中难溶性药物的溶出速率便成为体内药物吸收速率的限制因素，而片剂的崩解速率直接影响药物的溶出。为使片剂能迅速发挥药效，一般均需加入崩解剂。

(1) 交联羧甲基纤维素钠(CCNa)：本品为水溶性纤维素的醚，商品名：Ac-Di-Sol(美国FMC公司及日本旭化成联合开发)。本品为白色、细粒状粉末，具有较大的引湿性，但由于有交联键的存在，故不溶于水。其粉末流动性、可压性好；吸水膨胀性特强，有助于片剂中药物溶出和崩解，常用量为5%，大量使用时易形成凝胶而影响崩解和溶出。

(2) 交联聚维酮(PVPP)：本品为白色粉末，流动性好。由于其高相对分子质量和化学交联的网状结构分子，分子链极度卷曲，相互形成极强氢键结合。所以不溶于水，有机溶剂、强酸、强碱中也不溶。有极强的引湿性，其堆密度较小(0.26 g/ml)，故粉末有较大的比表面积，在水中迅速溶胀，体积增加150%～200%，为高效崩解剂。经喷雾干燥的无定形球形颗粒，适合湿法制粒或直接压片工艺；可压性好，能改善硬度、降低脆碎度；随压片压力增加，片剂硬度增加，但崩解时间不受影响。制粒和片剂溶出过程中不产生凝胶，常用量3%～6%。

(3) 羧甲基淀粉钠(CMS-Na)：本品系淀粉羧甲基化衍生物。为白色无定形粉末，置空气中能吸潮。其特点是吸水性极强，吸水后可膨胀至原体积的300倍，是极好的崩解剂。本品还具有良好的流动性和可压性，可改善片剂的成型性，增加片剂的硬度。既可用于直接压片，又适用于湿制粒法压片，其用量一般为片剂重量的1%～6%。

(4) 低取代羟丙基纤维素(L-HPC)：本品为白色或类白色结晶性粉末，在水中不溶但可吸水溶胀，由于其比表面积和孔隙率很大，故有较大的吸湿速率和吸水量，其膨胀度为500%～720%。用量一般为2%～5%。

(5) 淀粉(starch)：干燥淀粉是毛细管形成剂，是亲水性物质，可增加孔隙率而改善片剂的透水性。淀粉对不溶性或微溶性药物片剂的崩解作用较可溶性药物显著。淀粉用前应在100～105℃先行干燥，使含水量在8%以下，其用量一般为干颗粒的5%～20%。

(6) 泡腾崩解剂(effervescent type of disintegrant)：系一种遇水能产生二氧化碳气体达到崩解作用的酸、碱系统。最常用的酸是枸橼酸、酒石酸，碱是碳酸氢钠或碳酸钠。泡腾剂遇水后的崩解作用很强，但在生产和贮存过程中，要严格控制制剂水分，一般在压片时临时加入或将两种成分分别加于两部分颗粒中，临压片时混匀。

(7) 表面活性剂(surfactant)：表面活性剂能增加片剂的润湿性，使水分借毛细管作用迅速渗透到片心起崩解作用。一般疏水性或不溶性药物加入适量表面活性剂有辅助崩解作用，但表面活性剂选择不当或用量不当时,亦可能影响片剂的崩解。常用的表面活性剂有聚山梨酯 80、十二烷基硫酸钠等。

(四) 润滑剂

压片时为了能顺利加料和出片,并减少黏冲及降低颗粒与颗粒、药片与模孔壁之间的摩擦力,使片面光滑美观,在压片前一般均需在颗粒中加入适宜的润滑剂(lubricants)。按其作用不同,润滑剂可分为以下三类:① 主要用于增加颗粒流动性,改善颗粒的填充状态者,称为助流剂(glidants);② 主要用于减轻原料对冲模的黏附性者,称为抗黏着(附)剂(anti-adherent);③ 主要用于降低颗粒间以及颗粒与冲头和模孔壁间的摩擦力,可改善力的传递和分布者,称为润滑剂。

1. 疏水性及水不溶性润滑剂

(1) 硬脂酸镁(magnesium stearate):本品为白色粉末,细腻蓬松,有良好的附着性,与颗粒混合后分布均匀而不易分离,有良好的润滑作用,且使片面光滑美观,为广泛应用的润滑剂。硬脂酸钙和硬脂酸镁的颗粒比硬脂酸小而比容大,用量略少。碱金属硬脂酸盐呈碱性,故对某些维生素及多数有机碱盐等不宜使用。一般用量为 0.3%~1%。

(2) 滑石粉(talc):本品为白色粉末,有较好的滑动性,用后可减少压片物料黏附于冲头表面的倾向,且能增加颗粒的润滑性和流动性。本品不溶于水,但有亲水性,对片剂的崩解作用影响不大。与大多数药物合用不发生反应,且价廉易得。本品颗粒细而比重大,附着力较差,在压片过程中可因振动而与颗粒分离并沉在颗粒底部,往往出现上冲黏冲现象。最好与硬脂酸镁联合应用。

2. 水溶性润滑剂

(1) 聚乙二醇(PEG):常用聚乙二醇 4000 及 6000。本品为水溶性,溶解后可得到澄明溶液,所制得片剂的崩解、溶出不受影响。

(2) 十二烷基硫酸镁(钠)(magnesium ilauryl sulfate):本品为水溶性表面活性剂,具有良好的润滑作用,能增强片剂的机械强度,并能促进片剂的崩解和药物的溶出。

3. 助流剂

助流剂的作用是促进物料的流动性。助流剂可黏附在颗粒或粉末的表面将粗糙表面的凹陷处填满,并将颗粒隔开,降低了颗粒间的摩擦力,故可改善其流动性。

(1) 微粉硅胶(colloidal silicon dioxide):本品为轻质白色粉末,无臭无味,不溶于水及酸,而溶于氢氟酸及热碱溶液中。化学性质稳定,与绝大多数药物不发生反应。本品有良好的流动性,对药物有较大的吸附力,其亲水性能强,用量在 1%以上时可加速片剂的崩解,有利于药物的吸收。用量一般仅为 0.15%~3%。常用作片剂的助流剂,特别是粉末直接压片时的助流剂。

(2) 滑石粉:具有良好的润滑性和流动性,与硬脂酸镁合用兼具助流抗黏作用。

第三节　片剂成型理论

一、片剂的成型

片剂的成型是由于药物颗粒(或粉末)及辅料在压力作用下产生足够的内聚力和辅料的黏结作用而紧密结合的结果。为改善药物的流动性和克服压片时成分的分离,常需将药物制成颗粒后压片。因此，颗粒的压制固结是片剂成型的主要过程。

（一）粉末结合成颗粒的机理

粉末相互间结合成颗粒与黏附和内聚有关，黏附系指不同种粉末或粉末对固体表面的结合，而内聚系指同种粉末的结合。在湿法制粒时，粉末间存在的水分可引起粉末的黏附，所形成的液桥便以表面张力和毛细管吸力作用而使粉末相结合。

湿粒干燥后，虽然尚剩余有少量的水分，但由于粉末之间接触点因干燥受热而熔融，或者由于黏合剂的固化，或由于被溶药物或辅料的重结晶等作用在粉末间形成固体桥，而加强了粉末间的结合。

对于无水的药物粉末，粒子间的作用力则主要是分子间力（范德华力）和静电力，即使粒子间表面距离在 10 μm 时，分子间力仍有明显作用。颗粒中粉末之间静电力较弱，对颗粒的形成作用不大。

（二）颗粒压制成型

压片是在一定压力下把颗粒（或粉末）状物料压实的过程。疏松的颗粒在未加压时，不同大小的颗粒彼此间的接触，只有颗粒的内聚力而无颗粒间的结合力，且在颗粒间存在有很多间隙，间隙内充满着空气。压片时，由于压力的作用，药物颗粒发生移动或滑动而排列的更紧密，同时颗粒受压变形或破碎，压力越大破碎越多，致使粒子间的距离缩短，接触面积增大而使粒子间的范德华力等发挥作用，同时因粒子破碎而产生了大量的新表面，有较大的表面自由能，使粒子结合力增强。在压力继续作用下，颗粒黏结，比表面积减少，颗粒产生塑性变形，变形的颗粒则借助于分子间力、静电力等而结合成较坚实的片剂。

此外，物料受压时，由于颗粒之间和颗粒与冲模壁之间的摩擦力以及物料发生塑性或弹性变形等作用可产生热量，所以局部温度可能较高，致使颗粒间接触支撑点部分可因高温而产生熔融，由于两种以上组分形成了低共熔混合物，当压力解除后又再结晶，并在颗粒间形成固体桥，将相邻粒子联系起来而有利于颗粒的固结成型。试验证明，同系物中熔点低者片剂的硬度较大。

（三）片剂的弹性复原

固体颗粒被压缩时发生塑性变形和一定的弹性变形，因此在压成的片剂内聚集有一定的弹性内应力，方向与压缩力相反。当外力解除后，弹性内应力趋向松弛和恢复颗粒的原来形状，使片剂体积增大 2%～10%，当片剂由模孔中推出后，通常不能再放入模孔，片剂的该膨胀现象称为弹性复原。由于压缩时片剂各部分受力不同，各方向的内应力也不同，当上冲上升时，片剂在模孔内先呈轴向膨胀，推出模孔后呈径向膨胀，若黏合剂用量不当或黏性不足，片剂表面可能出现裂痕。因此片剂的弹性复原及压力分布不均匀是裂片的主要原因。

二、影响片剂成型的因素

（一）原、辅料性质的影响

1. 可压性　可压性系指片剂物料压制片剂的成型性能。药物兼有弹性和塑性两种性能。塑性较强的药物易产生塑性变形，可产生较强的结合力，一般可压性好，所压片剂的硬度较大。弹性较强的药物，由于弹性复原，致使片剂硬度降低，所以弹性大的药物可压性一般较差。

2. 熔点　压片过程中压力越大，压片速度越快，产生的热量越多，使局部温度升高而部分熔化低熔点物质，当压力解除后，熔融部分再结晶而形成“固体桥”增加了片剂的硬度，故熔点低的药物压出的片剂硬度一般较大。

3. 结晶形态与结晶水　一般立方结晶可压性强，易于直接压片；针状或鳞片状结晶在压片过程中易成层状排列，难压制成型，所压成的片剂易于裂片；树枝状结晶在压片时可产生变形而相互嵌接，所以易于压成硬度较大的片剂，但其流动性较差，片重差异较大。一般呈球形或接近球形者流动性好。某些药物失去结晶水对压片不利。

4. 粒度　粒度及粒度的分布对粉末的流动性有很大影响，一般粒度太小，附着性大，流动性差；而粒度较大时，其流动性较好。

5. 亲水性　原、辅料的亲水性或疏水性及其溶解度，与片剂的崩解和溶出关系密切。如果在疏水或难溶性药物中加入适量亲水或可溶于水的辅料或适宜的表面活性剂，则可改善片剂的崩解和溶出。

（二）压力的影响

压力是影响片剂成型和质量的重要因素。压片压力大，使粒子间距离变小，同时产生较大的塑性变形，粒间接触面积增大，故压制的片剂硬度较大，但片剂由模孔中被推出后，由于物料的弹性可能发生弹性复原，使片剂的硬度降低。因此采取延长加压时间或降低解除压力的速度等措施可使弹性复原程度降低，增加片剂的硬度。

（三）崩解剂的影响

崩解剂的品种、用量和加入方法等均对片剂崩解作用有影响，对片剂的可压性也有较大的影响，崩解剂的加入方法对片剂溶出的影响顺序为：内外加＞内加＞外加；对崩解的影响顺序为：外加＞内外加＞内加。

（四）黏合剂的影响

黏合剂的品种、浓度对片剂可压性影响较大。多数黏合剂浓度越高，黏性越大，压制的片剂硬度越大，片剂的崩解度和药物的溶出度随之降低。特别是难溶性药物的溶出度易受黏合剂的影响。

（五）润滑剂的影响

疏水性润滑剂（如硬脂酸镁）等用量过多，可因削弱粒子间的结合力，使片剂硬度降低，且崩解变慢（崩解后粒子表面有疏水性，不易润湿），从而降低有效表面积，故溶出也变慢，即使易溶性药物的溶出，也会受影响。采用亲水性润滑剂（如滑石粉、微粉硅胶等）或水溶性润滑剂（如聚乙二醇），则对片剂的渗出无不良影响。

（六）水分的影响

结晶水或颗粒中含有适量的水分是片剂成型的重要因素。颗粒中适量的水分可增加药物的可塑性，减少弹性并可移去静电。颗粒中的水分一般控制在3%左右。

三、压片过程中可能出现的问题及解决方法

片剂压制过程中由于受处方、生产工艺、操作条件及机械设备等多方面的综合因素影响，可能出现下列问题，应根据情况具体分析、找出原因，合理解决。

1. 裂片　系指片剂受到振动或贮存时从腰间裂开的现象称裂片；从片子顶部或底部剥落一层的现象称顶裂。产生裂片的原因主要有：黏合剂选择不当或用量不足；细粉过多、颗粒干燥时间过长；压力过大和冲头与模圈不符等。解决办法：选择黏性大的黏合剂（如PVP、HPMC的醇水溶液），加大黏合剂的浓度或用量；细粉与颗粒比例适当；加压适当；调换冲头与模圈等。

2. 松片　系指片剂的硬度不够，受振动易松散破碎的现象。主要原因有原料可压性较差；压力不当；黏合剂用量少或黏性小。解决办法：选黏性大的黏合剂、浓度或用量加大；另外可适当增加压力等。

3. 黏冲　系指冲头或冲模上黏有薄膜或细粉，导致片面粗糙不平或有凹痕，尤其刻有文字或横线的冲头更易发生黏冲现象。其原因是：物料含水量过多；润滑剂使用不当；压片环境湿度较高和冲头表面粗糙等。解决办法：加入干燥填充剂（如磷酸氢钙、硫酸钙等）；控制颗粒含水量在3%左右或更低；选择适当润滑剂混合使用；控制压片环境的相对湿度；更换冲头等。

4. 崩解迟缓　系指片剂不能在药典规定的时限内完全崩解或溶解。其产生原因有：崩解剂使用不当，用量及加入方法不当；疏水性润滑剂用量过多；黏合剂黏性太强或用量过多；压力过大时。解决办法有：采用高效崩解剂，或两种崩解剂采用内外加入；采用亲水或水溶性润滑剂；降低黏合剂浓度及用量；适当减小压力等。

崩解机理：① 片剂中含有较多的可溶性成分，遇水后，这些可溶性成分迅速溶解，形成很多溶蚀性空洞，致使片剂难以继续维持片状形式而蚀解溃碎；② 与其中的可溶性成分在颗粒间形成"固体桥"有关；③ 含有遇水可产生气体的物质；④ 吸水膨胀；⑤ 湿润热。

5. 溶出超限　产生原因主要是药物难溶于水。其次为崩解剂选择不当；疏水性润滑剂用量过多；黏合剂用量过多。解决办法：① 采用药物微粉化的方法，制备研磨混合物；② 制成固体分散体；③ 吸附于载体后压片；④ 与水溶性环糊精衍生物制成包合物；⑤ 加入适量表面活性剂润湿。

6. 片重差异过大　系指片重差异超过药典规定限度，其主要原因为颗粒大小不匀；粉末或颗粒的流动性不佳。解决办法：调整处方，加入流动性好的填充剂；颗粒与细粉比例适当等。

7. 变色或色斑　系指片剂表面的颜色发生改变或出现色泽不一的斑点，导致外观不符合要求。其主要原因有：颗粒过硬、混料不匀；可溶性成分"迁移"；接触金属离子；污染压片机的油污等。解决办法：减少颗粒硬度，适当增加细粉比例；选用不溶性的色素以及清理机械等。

8. 麻点或水印　系指片剂表面产生许多小凹点或水印样斑点，其原因可能是：润滑剂和黏合剂用量不当；颗粒引湿受潮，颗粒过硬或偏多；颗粒干燥不均匀；冲头印字等。需针对原因进行处理解决。

第四节　片剂的制备

压片过程的三大要素是流动性、压缩成形性和润滑性。① 流动性好：使流动、充填等粉体操作顺利进行，可减小片重差异；② 压缩成形性好：不出现裂片、松片等不良现象；③ 润滑性好：片剂不黏冲，可得到完整、光洁的片剂。片剂的制备方法按制备工艺分类为两大类或五小类，其中应用较广泛的是湿法制粒压片：

制粒压片　湿法制粒压片法；干法制粒压片法。

直接压片　直接粉末压片法；结晶压片法；半干式颗粒（空白颗粒）压片法。

一、片剂的制备方法与分类

（一）湿法制粒压片法

湿法制粒压片法是将湿颗粒干燥后压片的工艺，其工艺流程如图15-1所示。

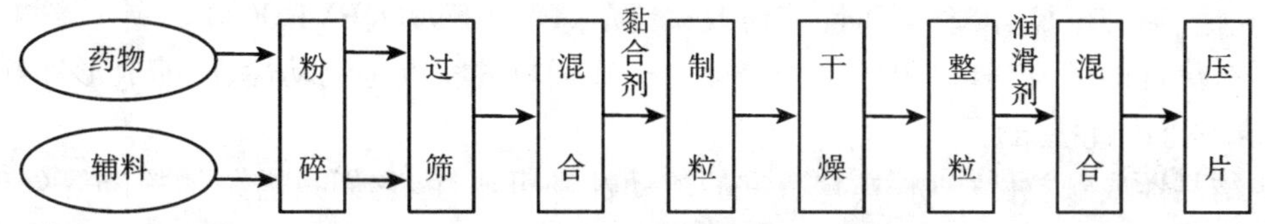

图 15-1　湿法制粒压片法工艺流程图

湿法制粒(wet granulation)是将药物和辅料的粉末混合均匀后加入液体黏合剂制备颗粒的方法。该方法靠黏合剂的作用使粉末粒子间产生结合力。由于湿法制粒的颗粒具有外形美观、流动性好、耐磨性较强、压缩成形性好等优点，在片剂制备中是应用最为广泛的方法，但对于热敏性、湿敏性、极易溶性等物料可采用其他方法制粒。

（二）干法制粒压片法

干法制粒压片法是将干法制粒的颗粒进行压片的方法，其工艺流程如图 15-2 所示。

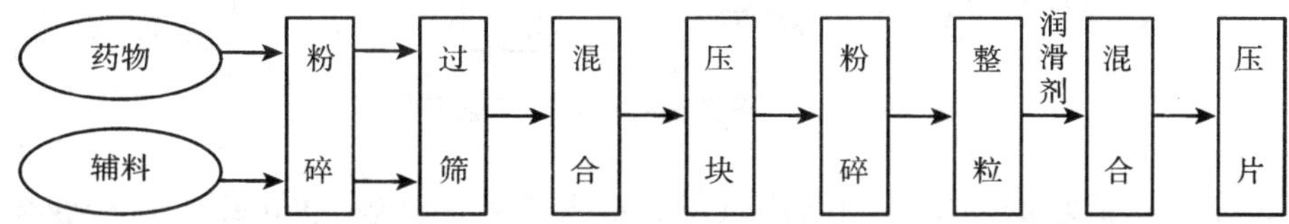

图 15-2　干法制粒压片法工艺流程图

干法制粒是将药物和辅料的粉末混合均匀、压缩成大片状或板状后，粉碎成所需大小颗粒的方法。该法靠压缩力使粒子间产生结合力，其制备方法有压片法和滚压法。干法制粒压片法常用于热敏性物料、遇水易分解的药物，方法简单、省工省时。

压片法系利用重型压片机将物料粉末压制成直径为 20～25 mm 的胚片，然后破碎成一定大小颗粒的方法。本法设备操作简单，但生产效率较低，冲模等因压力较大致使机械的损耗率也较大。

滚压法系利用转速相同的两个滚动圆筒之间的缝隙，将药物粉末滚压成板状物，然后破碎成一定大小颗粒的方法。

（三）直接压片法

1. 粉末直接压片法

粉末直接压片法是不经过制粒过程直接把药物和辅料的混合物进行压片的方法。其工艺流程如图 15-3 所示。

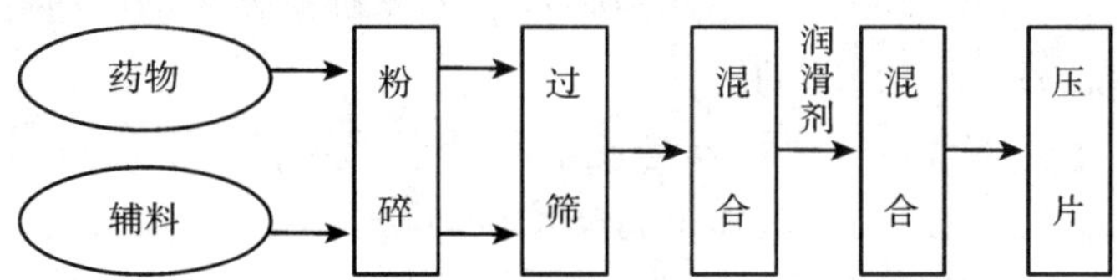

图 15-3　直接粉末压片法工艺流程图

粉末直接压片法避开了制粒过程，因而具有省时节能、工艺简便、工序少、适用于湿热不稳定的药物等突出优点，但也存在粉末的流动性差、片重差异大，粉末压片容易造成裂片等弱点，致使该工艺的应用受到了一定限制。目前广泛应用于粉末直接压片的辅料主要有：微晶纤维素、无水乳糖、喷雾干燥乳糖、可压性淀粉及聚维酮(PVP-K90D、PVP-K90M)等。粉末直接压片还需要有优良的助流剂,常用微粉硅胶等。这些辅料的特点是流动性、压缩成形性好。

2. 结晶药物直接压片

某些结晶性或颗粒性药物,具有适宜的流动性和可压性,它们只需稍加粉碎等处理,筛出适宜大小的晶体或颗粒,再加入崩解剂和润滑剂混合均匀,不经制粒直接压片。如阿司匹林、氯化钾、溴化钾、硫酸亚铁等,均可直接压片。

(四) 半干式颗粒压片法

半干式颗粒压片法是将药物粉末和预先制好的辅料颗粒(空白颗粒)混合进行压片的方法。其工艺流程如图 15-4 所示。

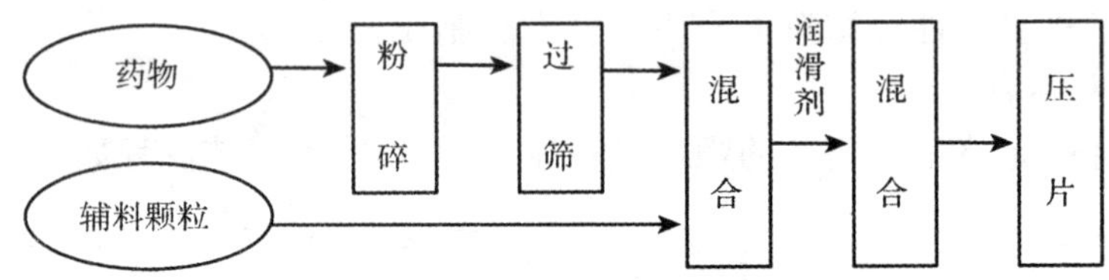

图 15-4　半干式颗粒压片法工艺流程图

该法适合于对湿热敏感不宜制粒,而且压缩成形性差的药物,也可用于含药较少物料,这些药可借助辅料的优良压缩特性顺利制备片剂。

二、粉碎、筛粉与混合

(一) 粉碎

粉碎系将大块固体物料破碎成较小颗粒或粉末的操作过程。粉碎的药剂学意义在于:① 细粉有利于固体药物的溶解和吸收,提高难溶性药物的溶出度和生物利用度;② 细粉有利于固体药物各成分混合的均匀,因混合度与各成分的粒径有关;③ 有利于提高固体药物在液体、半固体、气体的分散性,提高制剂质量与药效;④ 有助于从天然药物中提取有效成分等。

1. 粉碎方法

(1) 闭塞粉碎与自由粉碎:闭塞粉碎是在粉碎过程中,已达到粉碎要求的粉末不能及时排出而继续和粗粒一起重复粉碎的操作。自由粉碎是在粉碎过程中已达到粉碎粒度要求的粉末能及时排出而不影响粗粒的继续粉碎的操作。粉碎效率高,常用于连续操作。

(2) 开路粉碎与循环粉碎:开路粉碎是连续把粉碎物料供给粉碎机的同时不断地从粉碎机中把已粉碎的细物料取出的操作。循环粉碎是经粉碎机粉碎的物料通过筛子或分级设备使粗颗粒重新返回到粉碎机反复粉碎的操作。

(3) 干法粉碎与湿法粉碎:干法粉碎是使物料处于干燥状态下进行粉碎的操作。湿法粉碎是在药物中加入适量的水或其他液体进行研磨的方法。

(4) 低温粉碎:是用物料在低温时脆性增加、韧性与延伸性降低的性质以提高粉碎效果的方法。

(5) 混合粉碎:两种以上的物料一起粉碎的操作。

2. 粉碎设备

(1) 球磨机:原理为圆筒内装一定数量钢、瓷圆球。圆筒转动时,圆球被带动上升呈抛物线下落产生撞击和研磨作用,使物料粉碎。常用于贵重物料的粉碎、无菌粉碎、干法粉碎、间歇粉碎，必要时充惰性气体。

（2）冲击式粉碎机：又称“万能粉碎机”，其原理是对物料的作用力以冲击力为主。适于脆性、韧性物料及中碎、细碎、超细碎等物料的粉碎。

（3）气流式粉碎机：粉碎动力来源于高速气流。常用于物料的微粉碎，又称“微粉碎机”。其特点有：① 可进行粒度要求 3～20 μm 超微粉碎；② 高压空气从喷嘴喷出产生焦耳一汤姆孙冷却效应，适用热敏性物料和低熔点物料粉碎；③ 易于对机器及压缩空气进行无菌处理，适用于无菌粉末的粉碎。

（二）筛分

筛分系将粒子群按粒子的大小、比重、带电性及磁性等粉体学性质进行分离的操作。筛分法就是借助筛网将物料进行分离的方法。筛分设备有冲眼筛（模压筛）和编织筛（不锈钢筛或尼龙筛）等，又可分为旋动筛和振动筛。

《中国药典》2005 年版规定固体粉末分为六级：

最粗粉：指能全部通过一号筛，但混有能通过三号筛不超过 20％的粉末。

粗粉：指能全部通过二号筛，但混有能通过四号筛不超过 40％的粉末。

中粉：指能全部通过四号筛，但混有能通过五号筛不超过 60％的粉末。

细粉：指能全部通过五号筛，并含能通过六号筛不少于 95％的粉末。

最细粉：指能全部通过六号筛，并含能通过七号筛不少于 95％的粉末。

极细粉：指能全部通过八号筛，并含能通过九号筛不少于 95％的粉末。

（三）混合

混合系指两种以上组分的物料均匀混合的操作。混合机理主要有对流混合、剪切混合和扩散混合等。混合设备主要有容器旋转型混合机和容器固定型混合机等。

三、湿法制粒技术

除某些结晶性或可供直接压片的药物外，一般粉末状药物均需事先制成颗粒后才能压片，制粒的原因是：① 粉末流动性差，不易均匀地填充于模孔中，出现松片或片重差异超限。② 细粉内含有很多空气，在压片时部分空气不能及时从冲模间隙逸出，解压后复又膨胀，产生松片、顶裂等现象。③ 由于片剂各成分的密度不同，粉末易因机器振动而分层，致使主药含量不匀。如果原料色泽不同，还会因此出现花斑。④ 粉末压片易造成细粉飞扬而损失，带黏性的粉末易黏附于冲头表面产生黏冲现象。

湿法制粒方法与设备主要有：

1. 挤压制粒法　系指先将药物粉末与处方中的辅料混合均匀后加入黏合剂制软材，然后将软材用强制挤压的方式通过具有一定大小的筛孔而制粒的方法。这类制粒设备有螺旋挤压式、旋转挤压式、摇摆挤压式等。

在挤压制粒过程中，制软材（捏合）是关键步骤。软材的干湿程度应适宜，生产中多凭经验掌握，以用手紧握能成团而不黏手，用手指轻压能裂开为度。润湿剂或黏合剂的用量视物料的性质而定，如粉末细、质地疏松，干燥及黏性较差的粉末，应酌量多加，反之用量应减少些。一般黏合剂用量多、混合时的强度大、时间长所制得颗粒的硬度大。

2. 转动制粒法　在药物粉末中加入一定量的黏合剂，在转动、摇动、搅拌等作用下使粉末结聚成具有一定强度的球形粒子的方法。容器转动造粒机，即圆筒旋转造粒机、倾斜转动锅等。

此种转动制粒机多用于药丸的生产，可制备 2～3 mm 以上大小的药丸，但由于粒度分布较宽，在使用中受到一定限制。操作多为凭经验控制。

3. 流化床制粒法　使药物粉末在自下而上的气流作用下保持悬浮的流化状态，黏合剂液体由上部或下部向流化室内喷入使粉末聚结成颗粒的方法。可在一台设备内完成沸腾混合、喷雾制粒、气流干燥的过程（亦可包衣），又称一步制粒。流化床制粒机如图 15－5 所示。

流化床制粒装置主要由容器、气体分布装置（如筛板）、喷嘴、气固分离装置（如袋滤器）、空气进口和出口、物料排出口组成。流化床制粒的特点是：制得颗粒密度小，粒度均匀，流动性、压缩成形性好，但粒子强度小。

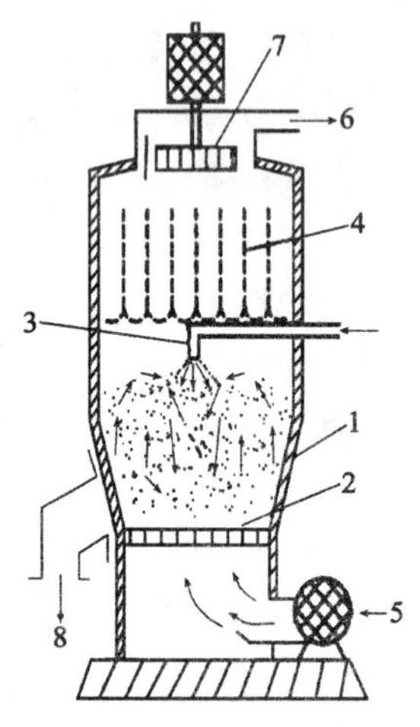

图 15－5　流化床制粒装置

1. 容器　2. 筛板　3. 喷嘴　4. 袋滤器　5. 空气进口　6. 空气排出　7. 排风机　8. 产品出口

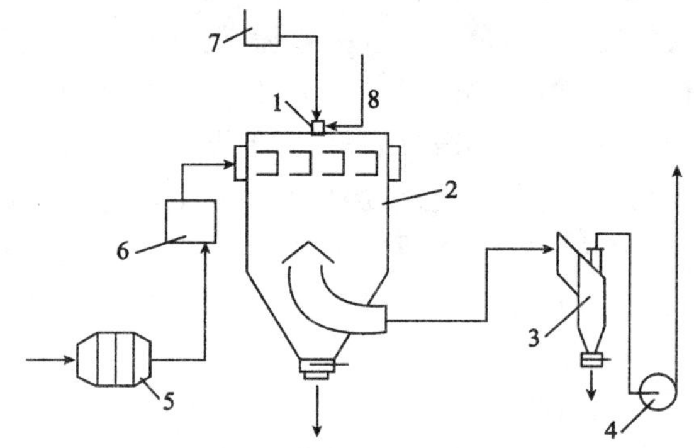

图 15－6　喷雾制粒装置

1. 雾化器　2. 干燥室　3. 旋风分离器　4. 风机　5. 加热器　6. 电加热器　7. 料液贮器　8. 压缩空气

4. 喷雾制粒法　系将用于制粒的原、辅料与黏合剂混合，不断搅拌制成含固体量为 50%～60%的均匀混悬液，再用泵将此混悬液通过高压喷嘴或甩盘输入到特殊的雾化器中雾化形成细微的液滴，使在热气流中干燥得近似球形的细小颗粒的方法。以制粒为目的的称为喷雾制粒（以干燥为目的的称为喷雾干燥），喷雾制粒流程图见图 15－6。

料液由贮槽进入雾化器喷成液滴分散于热气流中，空气经蒸汽加热器或电加热器加热后沿切线方向进入干燥室与液滴接触，液滴中的水分迅速蒸发，液滴经干燥后形成固体粉末落于器底，干品可连续或间歇出料，废气由干燥室下方的出口流入旋风分离器，进一步分离固体粉末，然后经风机和袋滤器后放空。

喷雾制粒的特点：由液体直接得到固体粉末颗粒，雾滴比表面积大，干燥速度快，干燥物料的温度相对较低，适于热敏感性物料的处理；粒子具有良好溶解性、分散性和流动性；但体积大，质地疏松。

5. 高速搅拌制粒方法　系指先将药物粉末和辅料加入于高速搅拌制粒机的容器内，搅拌混匀后加入黏合剂高速搅拌制粒的方法。常用高速搅拌制粒装置如图 15－7 所示，其结构主要由容器、搅拌桨、切割刀等所组成。药粉、辅料和黏合剂加入容器后，在高速旋转搅拌器的作用下迅速完成混合和制粒操作。

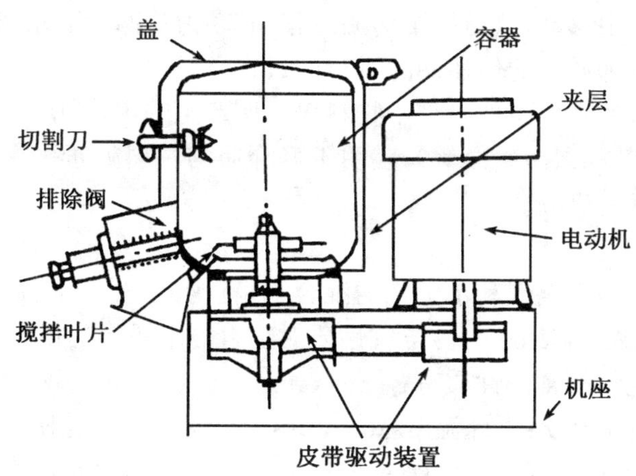

图 15－7　高速搅拌制粒装置

搅拌制粒的原理：在搅拌桨的作用下使物料混合、翻动、分散甩向器壁后向上运动，形成较大颗粒；在切割刀的作用下将大块颗粒绞碎、切割，并和搅拌桨的搅拌作用相呼应，使颗粒得到强大的挤压、滚动而形成致密且均匀的颗粒。

高速搅拌制粒的特点为密封制粒、混合充分、制粒均匀、颗粒较圆、流动性好，可提高片剂质量及压片的效率。此外，球形整粒机可将由普通湿法制粒、喷雾制粒等方法所制成的柱形颗粒经过旋转运动，使之成为近似球形颗粒，以增加颗粒的流动性，若与优良的助流剂配合使用，将为高速压片创造有利条件。

四、湿颗粒的干燥

（一）干燥的概念和基本方法

干燥系利用热能使去除湿物料中水分或其他溶剂的操作。干燥方法可按操作方式、操作压力和热量传递方式进行如下分类：

操作方式——连续式干燥；间隙式干燥。

操作压力——真空干燥；常压干燥。

热量传导方式——传导干燥；对流干燥；辐射干燥；介电加热干燥。

传导干燥：将热能通过与物料接触的壁面以传导方式传给物料，使物料中的水分汽化并由周围空气流带走的干燥的操作。

对流干燥：将热能以对流方式由热气体传给与其接触的湿物料，物料中水分受热汽化并由气流带走的干燥的操作。

辐射干燥：将热能以电磁波的形式发射，发射至湿物料表面被吸收而转变为热能，将物料中水分加热汽化的干燥的操作。

介电加热干燥：将湿物料置于高频电场内，由于高频电场的交变作用使物料中的水分加热、水分汽化的干燥的操作。

（二）干燥的基本原理和影响因素

1. 干燥的原理

在干燥过程中，水分从物料内部向表面移动，再由表面扩散到空气中，当热空气与湿物料接触时，热空气将热能传给物料，这个传递过程动力是两者之差；湿物料得到热量后，其中的水分不断汽化并向热空气中移动，这是一个传质过程，其动力为两者的水蒸气分压之差。因此物料的干燥是热量的传递和质量的传递同时进行的过程。

干燥过程得以进行的必要条件是被干物料表面所产生的水蒸气分压大于干燥介质中的水蒸气分压，即 $p_w - p > 0$；如果 $p_w - p = 0$，表明干燥介质与物料处于平衡状态，干燥即行停止；如果 $p_w - p < 0$，物料反而吸潮。

2. 湿空气的性质

我们周围的空气是绝干空气和水蒸气的混合物，称为湿空气。能用于干燥的湿空气必须是不饱和空气，从而能继续容纳水分。空气性质对物料的干燥影响很大，而且随着干燥过程的进行不断发生变化。空气的常用性质有：

(1) 干球温度与湿球温度：干球温度(dry bulb temperature)是用普通温度计在空气中直接测得的温度，常用 t 表示。湿球温度(wet bulb temperature)是在温度计的感温球上包以湿纱布放置在空气中，传热和传质达到平衡时所测得的温度，常用 t_w 表示。湿球温度与空气状态有关，若空气达到饱和时，湿球温度与干球温度相等；空气未饱和时湿球温度低于干球温度；空气湿度越小，干球温度与湿球温度的差值越大。

(2) 相对湿度(RH)：指在一定温度及总压下，湿空气中水蒸气分压 p 与饱和空气中水蒸气分压 p_s 之比的百分数，常用 RH 表示。即

$$\mathrm{RH} = \frac{p}{p_s} \times 100\% \tag{15-1}$$

3. 物料中水分的性质

(1) 平衡水分与自由水分：根据物料中所含水分能否干燥来划分平衡水分与自由水分。平衡水分(equilibrium water)系指在一定空气条件下，物料表面产生的水蒸气压等于该空气中水蒸气分压，此时物料中所含水分为平衡水分，是不能干燥的水分。自由水分(free water)系指物料中所含的水分中多于平衡水分的部分称为自由水分，或称游离水分，是能干燥除去的水分。平衡水分与物料的种类、空气状态有关，应根据干燥要求选择适宜的空气条件。

(2) 结合水分与非结合水分：根据干燥的难易程度来划分结合水分与非结合水分。结合水分(bound water)系指以物理化学方式结合的水分。这种水分与物料的结合力较强，干燥速度缓慢，如动植物细胞壁内的水分、物料内毛细管中的水分、可溶性固体溶液中的水分等。非结合水分(nonbound water)系指以机械方式结合的水分，与物料的结合力很弱，干燥速度较快。

(3) 水分含量的测定方法：把物料干燥后测定水分含量时常用干燥失重测定法。干燥常采用的方法有：① 保干器干燥法，常用干燥剂为无水氯化钙，硅胶或五氧化二磷；② 常压加热干燥法；③ 减压干燥法等。减压干燥时除另有规定外，压力应在 2.67 kPa 以下，恒重减压干燥器中常用的干燥剂为五氧化二磷。根据物料性质选择适当的干燥方法与干燥剂。精确测定微量含水量时，必须采用费休氏法或甲苯法。费休氏法是根据碘和二氧化硫在吡啶和甲醇溶液中能与水起反应的原理测定水分的。

4. 干燥速率与影响因素

干燥速率是在单位时间内、单位干燥面积上被干物料所能汽化的水分量。

(1) 恒速干燥阶段：物料中水分含量较多，物料表面的水分汽化并扩散到空气中时，物料内部的水分及时补充到表面，此时干燥速率主要受物料外部条件的影响，取决于水分在物料表面的汽化速率。其强化途径有：① 提高空气温度或降低空气湿度，提高传热和传质的推动力；

② 改善物料与空气的接触，提高空气流速，减少传热和传质的阻力。

(2) 降速干燥阶段：物料内部水分向表面的移动已不能及时补充表面水分的汽化，干燥速率降低，其速率主要由物料内部水分向表面的扩散速率决定，内部水分的扩散速率取决于物料本身结构、性状、大小等。其强化途径有：① 提高物料温度；② 改善物料的分散程度，以促进内部水分向表面扩散。

（三）干燥的设备

1. 厢式干燥器　厢式干燥器多采用废气循环法和中间加热法。厢式干燥器为间歇式干燥器，其设备简单，适应性强，适用于小批量生产物料的干燥中。缺点是劳动强度大、热量消耗大等。有时可溶性成分在颗粒之间发生“迁移”(影响含量均匀性)。主要用于干燥物料和颗粒。

2. 流化床干燥器　热空气以一定速度自下而上穿过松散的物料层，使物料形成悬浮流化状态的同时进行干燥的操作。物料的流化状类：类似液体沸腾，因此生产上也叫沸腾干燥器。流化床干燥器有立式和卧式，在工业生产中常用卧式多室流化床干燥器，如图15-8所示。

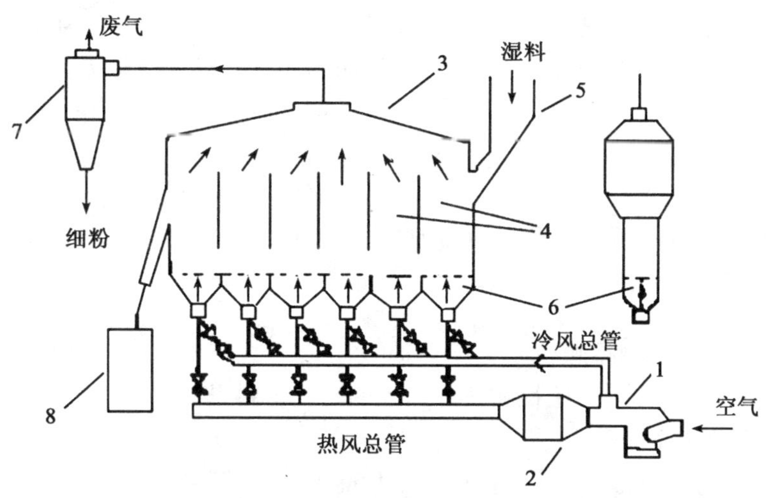

图 15-8　卧式多室流化干燥器示意图

1. 风机　2. 预热器　3. 干燥室　4. 挡板　5. 料斗
6. 多孔板　7. 旋风分离器　8. 干料桶

将湿物料由加料器送入干燥器内多孔气体分布板(筛板)之上，空气经预热器加热后吹入干燥器底部的气体分布板，当气体穿过物料层时物料呈悬浮状做上下翻动的过程中得到干燥，干燥后的产品由卸料口排出，废气由干燥器的顶部排出，经袋滤器或旋风分离器回收其中夹带的粉尘后排空。

流化床干燥器结构简单，操作方便，适于热敏物料，粒度适宜，不适于含水量高、易黏结成团的物料。

3. 喷雾干燥器　喷雾干燥蒸发面积大、干燥时间非常短，在干燥过程中雾滴的温度大致等于空气的湿球温度，一般温度为 50℃左右，适合于热敏物料及无菌操作的干燥。干燥制品多为松脆的空心颗粒，溶解性好。喷雾干燥器送入的料液及热空气经过除菌高效滤过器滤过可获得无菌干燥品，适于抗菌素粉针、中药颗粒、奶粉等的干燥。

4. 红外干燥器　利用红外辐射元件所发射的红外线对物料直接照射加热而干燥。红外线干燥时，由于物料表面和内部的分子同时吸收红外线，故受热均匀、干燥快、质量好。

5. 微波干燥器　把物料置高频交变电场内，使湿物料内部均匀加热而迅速干燥。使用的频率为 915 MHz 或 245 MHz。微波干燥的特点是加热迅速、均匀，干燥速度快、热效率高；对含水物料的干燥特别有利。缺点是成本高，对有些物料的稳定性有影响。

五、整粒与混合

1. 过筛整粒　颗粒在干燥过程中，一部分湿粒彼此粘连结块，需过筛整粒，使成为适合压片的均匀颗粒。如干颗粒较疏松，宜用较粗的筛网，以免破坏颗粒和增加细粉；如干颗粒较粗硬，则可用较细的筛网。整粒常用筛网一般为 12～20 目，与制粒筛相同或小 2 目。

2. 挥发油或挥发性物质　挥发油可加在润滑剂与颗粒混合后筛出的部分细粒中，或加入直接从干颗粒中筛出的部分细粉中，再与全部干颗粒混匀。若挥发性药物为固体（如薄荷脑）或量较少时，可用适量乙醇溶解，或与其他成分混合研磨共熔后喷入干颗粒中，混匀后，密闭数小时，使挥发性药物渗入颗粒。

3. 加润滑剂与崩解剂　润滑剂常在整粒后用细筛筛入干颗粒中混匀。崩解剂应先干燥过筛，再加入干颗粒中（外加法）充分混匀，也可将崩解剂及润滑剂与干颗粒一起加入混合器中进行总混合。然后抽样检查，测定主药含量，计算片重。

六、压片

1. 片重计算　片重计算主要有下面两种方法。

（1）根据颗粒中主药含量，可按下式计算片重：

$$\text{每片颗粒重}=\frac{\text{每片主药含量(标示量)}}{\text{测得颗粒中主药含量(\%)}}\times\text{主药含量允许误差范围\%}+\text{压长前每片加入的平均辅料量} \tag{15-2}$$

（2）按颗粒重量计算片重：

$$\text{片重}=\frac{\text{干颗粒重}+\text{压片前加入的辅料重量}}{\text{应压片数}} \tag{15-3}$$

2. 压片机和压片过程　常用的压片机有撞击式单冲压片机和旋转式多冲压片机。

（1）单冲压片机：由一副冲模组成，冲头作上下运动将颗粒状的物料压制成片状，该机器称为单冲压片机，以后发展成花篮式压片机。TDP 单冲压片机的主要构造如图15－9所示。

片重调节器可调节下冲在模孔中下降的深度，借以变动模孔的容积而调节片重；出片调节器调节下冲上升的高度，使下冲头端恰与冲模的上缘相平，以使靴形饲粉器推片；连接在上冲杆上的压力调节器可以调节上冲下降的深度，如上冲下降深度大，则上、下冲头在冲模中的距离小，颗粒受压大，压出的片剂薄而硬。反之，则受压小，片剂厚而松。

单冲压片机的压片过程为：① 上冲升起，饲粉器移动到模孔之上；② 下冲下降到适宜的深度（使容纳颗粒重恰等于片重），振动将饲粉器内的颗粒填充于模孔中；③ 饲粉器由模孔上部移开，使模孔中的颗粒与模孔的上缘相平；④ 上冲下降并将颗粒压成片剂；⑤ 上冲升起，下冲亦随之上升到与模孔缘相平时，加料斗又移到模孔之上，将药片推开落于接受器中，同时下冲又下降，使模孔内又填满颗粒，如此反复进行。

单冲压片机的产量一般约 100 片/min，适用于新产品试制。由于压片时是由单侧加压（上冲加压）所以压力分布不够均匀，易出现裂片，且片重差异较大。

(2) ZP-33 型旋转式压片机:生产中应用较广的旋转式压片机如图 15-10 所示。

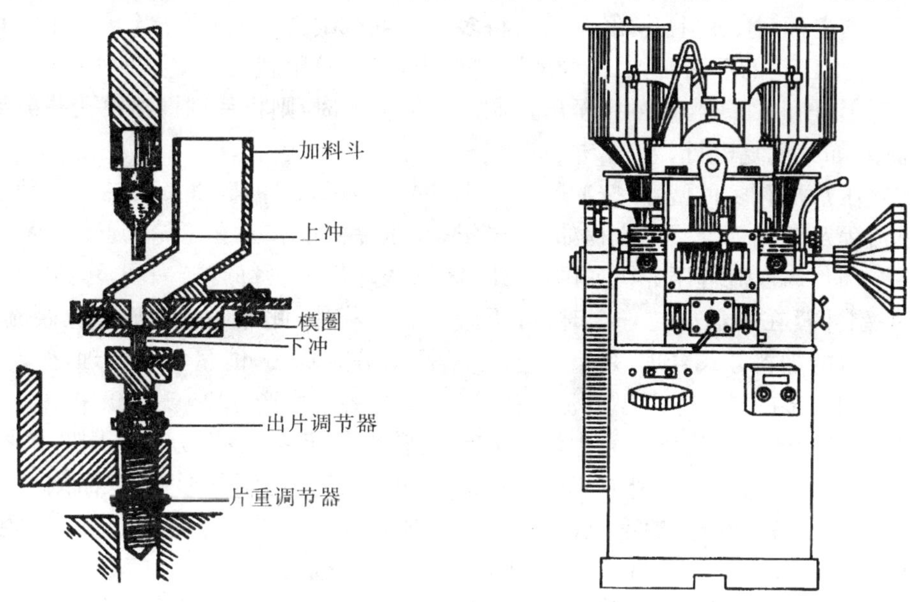

图 15-9　单冲压片机主要构造示意图　　　图 15-10　旋转式压片机示意图

主要由动力部分、传动部分和工作部分组成。动力部分包括电动机、转速装置、传动皮带轮、离合器、蜗轮蜗杆等。电动机的旋转通过变速装置、传动皮带轮传递给蜗杆,在蜗杆传动轴的一端装有一个手轮,供试车用。另一端装有一套离合器装置。工作部分包括:转台、压轮、片重调节器、压力调节器、上下冲模、加料斗、冲填装置等。旋转式压片机的压片过程如图 15-11 所示。

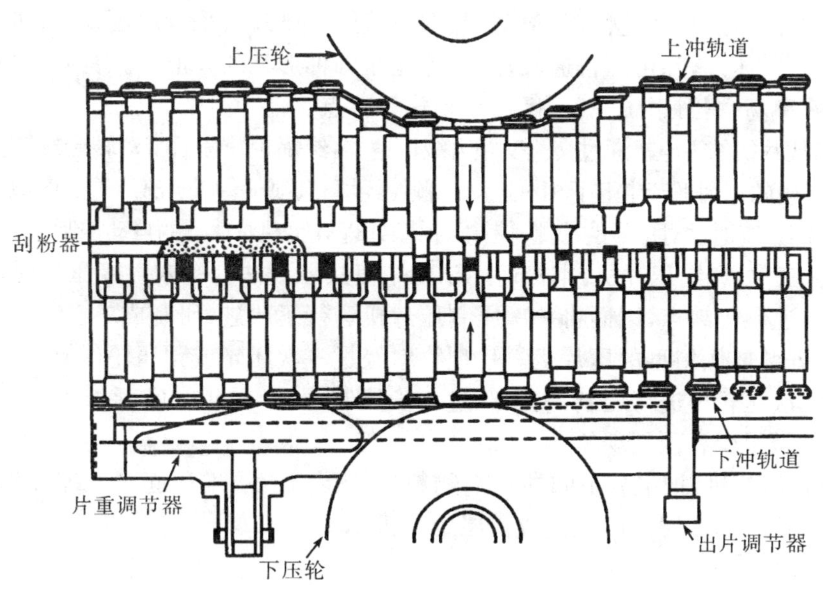

图 15-11　旋转式压片机压片过程示意图

旋转压片机的压片过程如下：① 充填：下冲在加料斗下面时，颗粒填入模孔中，当下冲行至片重调节器上面时略有上升，经刮粉器将多余的颗粒刮去；② 压片：当下冲行至下压轮的上面，上冲行至上压轮的下面时，二冲间的距离最小，将颗粒压制成片；③ 推片：压片后，上、下冲分别沿轨道上升和下降，当下冲行至出片调节器的上方时，则将片剂推出模孔并被刮粉器推开导入容器中，如此反复进行。

旋转式压片机有多种型号，按冲数分为 19 冲、27 冲、33 冲，55 冲、75 冲等多种型号。按流程分有单流程及双流程等。单流程如国产 ZP-19 压片机仅有一套压轮，旋转一周每个模孔仅压制出一个药片。双流程压片机如国产 ZP-33 型压片机中盘每旋转一圈，可进行二次压制工序，即每一副冲模在中盘旋转一周时，可压制出 2 个药片，此外还有三流程及四流程压片机。旋转式压片机的加料方式合理，片重差异较小，压力分布均匀，能量利用合理，生产效率较高，目前国内使用较多的是 ZP-33 型双流程压片机，每分钟可生产 900～1 600 片。

ZP-33B 型旋转式压片机压力大、噪声低、运转平稳可靠、装拆方便。同时机器为半封闭式，有防尘和隔音的效果。另外它不仅能压制普通片，还能压制异形片、双面刻字片等。机器还装有超压、断冲等自动保护系统，因此技术性能在原有的基础上提高了一步。生产能力为 4 万～11.8 万片/h，最大压力 50 kN，最大压片直径 13 mm。

压片机的冲头通常都是圆形的，但有各种凹形弧度。此外还有方形、椭圆形、三角形、环形和条形等异型。冲头的直径有多种规格，供不同片重压片时选用。冲头凹面上也可刻有片剂名称、重量以及等分、四分线条等，便于识别和分剂量。

(3) 高速压片机：国产的高速压片机主要有天祥一健台公司的 GZPK100 系列、山东的 HZP 型、国药龙立公司的 GZPL 系列、北航所的 PG 系列等。国外生产高速压片机的主要有 Kilian 公司、Manesty 公司、Stokes 公司等。

高速压片机的特点是转速快，产量高，片剂质量好。压片时采用双压，由微机控制，能将颗粒状物料连续进行压片，除可压普通圆片外，还能压各种形状的异形片。具有全封闭、压力大、噪声低、生产效率高、润滑系统完善、操作自动化等特点。

工作原理：压片机的主电机通过交流变频无级调速器，经蜗轮减速后带动转台旋转。转台的转动使上下冲头在导轨的作用下产生上下相对运动。颗粒经填充、预压、主压、出片等工序被压成片剂。整个压片过程，控制系统通过对信号的检测、传输、计算、处理等实现对片重的自动控制，废片自动剔除。

(4) 二次(三次)压制压片机：本机适用于粉末直接压片法。粉末直接压片时，一次压制存在成型性差、转速慢等缺点，因而将一次压制压片机进行了改进，研制成二次、三次压制压片机以及把压缩轮安装成倾斜型的压片机。片剂物料经过一次压轮或预压轮(初压轮)适当的压力压制后，移到二次压轮再进行压制，由于经过二步压制，整个受压时间延长，成型性增加，形成的片剂密度均匀，很少有顶裂现象。

(5) 多层片压片机：把组分不同的片剂物料按二层或三层堆积起来压缩成形的片剂叫多层片，这种压片机称作多层片压片机或积层压片机。

第五节　片剂的包衣

一、包衣的目的及质量要求

片剂包衣(tablet coating)系指在片剂表面包裹上适宜材料的衣层的操作。

1. 包衣可达到以下目的：① 掩盖片剂的不良嗅味；② 防潮、避光、隔绝空气以增加药物的稳定性；③ 在胃液中因酸性或胃酶破坏的药物、对胃有刺激以及可引起呕吐的药物可以包肠溶性薄膜衣；④ 控制药物在胃肠道一定部位释放或缓缓释放；⑤ 可将两种有配伍变化的药物成分分别置于片芯和衣层，以免发生变化；⑥ 改善片剂的外观和便于识别等。

2. 包衣的种类　根据包衣材料不同，片剂的包衣通常分为糖衣、薄膜衣两大类，其中薄膜衣又可分为胃溶衣、肠溶衣和控释衣。待包衣的片剂一般称为片芯或素片，片芯在外形上必须具有适宜的弧度，否则边缘部位难以覆盖衣层；片芯的硬度不仅要能承受包衣过程的滚动、碰撞和摩擦，还要对包衣过程中所用溶剂的吸收量应低；片芯的脆性要求最小，这比硬度更为重要，以免因碰撞而破裂。

3. 包衣的质量要求　片剂包衣后，衣层应均匀、牢固，与药片不起作用。崩解时限应符合有关规定，经较长时间贮存仍能保持光洁、美观、色泽一致并无裂片现象，且不影响药物的崩解、溶出和吸收。

二、包衣方法及设备

常用的包衣方法有：滚转包衣法、流化床包衣法、埋管式包衣法及压制包衣法等。

（一）滚转包衣法

滚转色衣法包括普通滚转包衣法、高效包衣法。

1. 普通滚转包衣法　普通包衣机如图 15－12 所示，其设备主要包括：莲蓬形或荸荠形的包衣锅、动力部分、加热鼓风及吸粉装置等三部分。包衣锅的轴与水平面一般呈 30°～45°，以便片剂在包衣锅中既能随锅的转动方向滚动，又能沿轴的方向运动，有利于将包衣材料均匀地分布于片面，有利于干燥。药片在包衣锅转动时，是借助于离心力和摩擦力的作用使药片随锅壁向上移动到一定高度，一直到药片的重力克服离心力和摩擦力的作用后，又呈弧线运动，分步滚转而下，以致在锅口附近形成漩涡。合理安装的包衣锅，应保证药片在翻转运动的过程中不形成死角滞流，一旦某处积聚过多的包衣材料时，能很快地传递分布均匀。

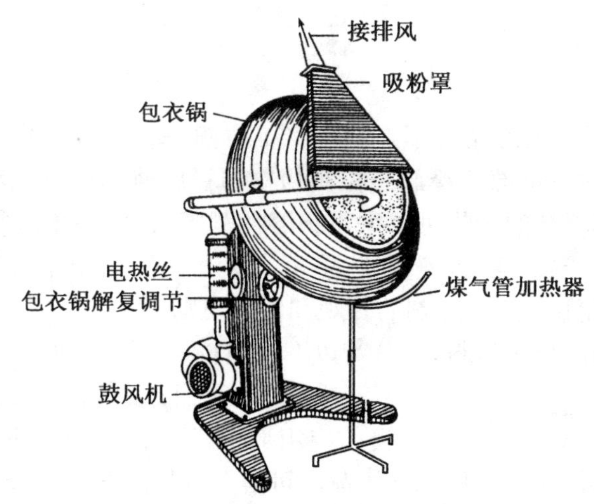

图 15－12　普通包衣机

包衣锅附有加热装置，用以加速包衣液中溶剂的挥散。加热常用电热丝或通入干热空气，因粉尘落在电热丝上易引起燃烧，影响电热丝寿命，故最好将干热空气通入到旋转包衣锅的片剂中加热，除去水分的效率较高，为了防止粉尘飞扬和加速溶剂的挥散，包衣锅内还装入送风和排风装置。

2. 高效包衣机　高效包衣机的结构、原理与传统的敞口式包衣机完全不同。高效包衣机干燥时热风穿过片芯间隙，并与表面的水分或有机溶剂进行热交换。这样热源得到充分利用，片芯表面的湿液充分挥发，因而干燥效率很高。

（二）流化包衣法

流化色衣法其原理与流化喷雾制粒相似，即将片芯置于流化床中，通入气流，借急速上升的空气流使片剂悬浮于包衣室的空间上下翻动处于流化（沸腾）状态时，另将包衣材料的溶液或混悬液输入流化床并雾化，使片芯的表面黏附一层包衣材料，继续通入热空气使干燥，如法包若干层，至达到规定要求。

（三）埋管式包衣法

埋管式色衣法系在普通包衣锅的底部装有通入包衣溶液、压缩空气和热空气的埋管。包衣时，该管插入包衣锅中翻动着的片床内，包衣材料的浆液由泵打出经气流式喷头连续地雾化、直接喷洒在片剂上，干热空气也伴随雾化过程同时从埋管吹出，穿透整个片床进行干燥，湿空气从排出口引出，经集尘滤过器滤过后排出。此法既可包薄膜衣也可包糖衣，可用有机溶剂溶解衣料，也可用水性混悬浆液的衣料。由于雾化过程是连续进行，故包衣时间缩短，且可避免包衣时粉尘飞扬，适用于大生产。目前已制造应用了全自动的包衣锅，由程序控制自动进行包衣。

（四）压制（干压）包衣法

常用的压制包衣机是将两台旋转式压片机用单传动轴配成一套。包衣时，先用压片机压成片芯后，由一专门设计的传递机构将片芯传递到另一台压片机的模孔中，在传递过程中需用吸气泵将片外的细粉除去，在片芯到达第二台压片机之前，模孔中已填入部分包衣物料作为底层，然后片芯置于其上，再加入包衣物料填满模孔并第二次压制成包衣片。本方法的优点为：可以避免水分、高温对药物的不良影响，生产流程短，自动化程度高，但对压片机械的精度要求较高。

三、薄膜包衣材料

薄膜包衣的目的：① 掩盖片剂不良嗅味；② 防潮、避光、隔绝空气以增加药物稳定性；③ 控制药物在胃肠道的一定部位释放或控制药物的释放速率；在胃液中因酸性或胃酶破坏、对胃有刺激以及可引起呕吐的药物可以采用肠溶性薄膜衣；应用于缓释、控释制剂，采用水不溶性膜材包衣使药物缓释或零级恒速释放；④ 可将两种有配伍变化的药物成分分别置于片芯和衣层，以避免发生变化；⑤ 改善片剂的外观和便于识别。

薄膜衣材料一般为高分子材料，可分为以下几类：

（一）纤维素类及其衍生物

1. 羟丙基甲基纤维素（HPMC）　目前应用最广、效果较好的一种包衣材料，其特点是成膜性能好，膜透明坚韧，但无抗湿性能。本品既可溶于有机溶剂或混合溶剂，也能溶于水，衣膜在热、光、空气及一定的湿度下稳定。国外知名的商品为美国 DOW 公司的 Methocel（美多秀）和日本的 Pharmacoat，后者有三种规格，即 Pharmacoat 606、603 和 615，主要区别是黏度不同，其中 Pharmacoat 606 因溶液黏度适中故应用较广。如果片芯中含有适量微晶纤维素，可以增强膜与片面之间的黏着力，形成的膜更加光滑牢固。目前常用的薄膜衣材料商品名为欧巴代(Opadry),含有 HPMC 的包衣制品,主要作为胃溶薄膜衣。

2. 羟丙基纤维素(HPC) 本品为白色或微黄色的粉末,能溶于水、乙醇中成黏性溶液,可用于包胃溶薄膜衣。

3. 甲基纤维素(MC) 本品为纤维素的甲基醚,有良好的水溶性,在冷水中溶胀并溶解成黏性溶液。其低黏度水溶液包薄膜衣时最好与 HPMC 等混合使用。

4. 乙基纤维素(EC) 本品不溶于水、酸或碱溶液,溶于乙醇、丙酮等有机溶剂,成膜性好,常用作缓控释包衣材料,也可加于亲水性包衣材料中使用,可调节固体制剂的释药时间。

5. 羟丙基甲基纤维素邻苯二甲酸酯(HPMCP) 本品不溶于水和酸溶液,但溶于丙酮/乙醇等混合液,在 pH 5.5~5.8 以上的缓冲液中能溶解。HPMCP 是性能优良的新型肠溶薄膜衣材料,在十二指肠上端开始溶解

6. 醋酸羟丙基甲基纤维素琥珀酸酯(HPMCAS) 本品不溶于水,易溶于丙酮/乙醇混合液,有吸湿性,在 pH 5.5~7.1 缓冲液中溶解。为近年开发应用的片剂肠溶包衣材料、缓释包衣材料和薄膜衣包衣材料。

7. 醋酸纤维素邻苯二甲酸酯(CAP) 为白色纤维状粉末,不溶于水和乙醇,但能溶于丙酮或乙醇与丙酮的混合液中。包衣时一般用8%~12%的乙醇/丙酮混合液,成膜性能好,包衣后的片剂不溶于酸性溶液中,而能溶解于 pH 5.8~6.0 的缓冲液中,CAP 可作为肠溶包衣材料。由于其溶媒是易燃易爆的丙酮,现已较少使用。NF19 版已收载了 CAP 肠溶包衣水分散体。

8. 醋酸纤维素(CA) 醋酸纤维素是部分乙酰化的纤维素,乙酰基含量为 29.0%~44.8%。根据取代度不同,CA 主要分为三种类型:CA_1、CA_2、CA_3。CA_3含乙酰基最多,熔点最高,溶解度下降,也限制了水渗透性。用作制剂包衣材料的主要是 CA_2,平均相对分子质量为 50 000,白色疏松颗粒,无毒,不溶于水、乙醇,酸碱均不溶,主要溶于丙酮、氯仿、二氯甲烷,具有良好成膜性,常用作控释制剂(渗透泵制剂)包衣材料,目前 CA_2水分散体(CA 胶乳)可供包渗透泵衣应用,含固体成分 10%~30%,含 1.4%十二烷基硫酸钠,平均粒径 0.31 μm。应用时还需加增塑剂,三醋酸甘油酯和枸橼酸三乙酯是理想的增塑剂。

CA_3具有生物相容性,对皮肤无致敏性,与血液接触无生物活性且很安全,在生理 pH 范围内均稳定,可用作肾透析膜。

(二) 丙烯酸树脂类

主要有国产丙烯酸树脂(acrylics acid resin)系列和罗姆公司(Rohm Pharma)的 Eudragit,由甲基丙烯酸甲酯、丙烯酸乙酯和甲基丙烯酸氯化三甲胺基乙酯相互共聚而成。见表 15-1。

表 15-1 丙烯酸树脂的分类、品名、性质及应用

国产品名	国外品名	pH	性 质	应 用
肠溶型Ⅰ号丙烯酸树脂乳胶液	Eudragit L30D	>5.5 溶解	乳白色,水分散型黏稠液体	肠溶包衣材料
肠溶型Ⅱ号丙烯酸树脂	Eudragit L100	>6.0 溶解	粉状或条状,溶于乙醇、丙酮	肠溶包衣材料
肠溶型Ⅲ号丙烯酸树脂	Eudragit S100	>7.0 溶解	粉状或条状,溶于乙醇、丙酮	肠溶包衣材料

续表

国产品名	国外品名	pH	性　质	应　用
胃溶型Ⅳ号丙烯酸树脂	Eudragit E100	>1.2～5 溶解	粉状或片状，溶于乙醇、丙酮	胃溶薄膜衣材料
胃崩型丙烯酸树脂乳胶液	Eudragit E30D	不溶	水分散型黏稠液体	颗粒、微丸、片剂薄膜包衣材料（掩盖药物苦味、防潮作用）
高渗透型丙烯酸树脂	Eudragit RL100	不溶	溶于异丙醇/乙醇，丙酮	缓控释包衣材料
低渗透型丙烯酸树脂	Eudragit RS100	不溶	溶于异丙醇/乙醇，丙酮	缓控释包衣材料

（三）乙烯类高分子

1. 聚维酮(PVP)　即聚乙烯吡咯烷酮，国外商品名 Plasdone，有 K 25、K 29/32、K 30、K 60、K 90、K 90D等多种型号。为白色粉末或颗粒，极易吸湿结块，易溶于水和乙醇等。在包衣溶液中加入聚维酮，可增加材料对片剂的黏着力。

2. 聚乙烯缩乙醛二乙胺醋酸酯（AEA）　本品不溶于水，可溶于乙醇、丙酮和 pH 1.2～1.4 盐酸溶液。作为胃溶性薄膜衣材料，具有良好的防潮性能，包衣时一般用 5%～7%的乙醇溶液。加入少量滑石粉可防黏连，与 HPMC 等合用效果更好。

四、包衣过程

（一）糖衣

1. 隔离层　指在片芯外包的一层起隔离作用的衣层。其目的是使片芯与糖衣层隔开，以防止在包衣时糖浆中的水分吸至片芯引起片剂膨胀而使片衣裂开或使糖衣变色。一般包3～5层。常用的隔离层有 10%～15%明胶浆或 30%～35%阿拉伯胶浆、10%CAP(或丙烯酸树脂Ⅱ、Ⅲ号)等。

2. 粉衣层　对不需包隔离层的片剂可直接包粉衣层。包粉衣层的目的是为了迅速增加衣层的厚度以遮盖片剂原有的棱角。一般需包 15～18 层。最常用粉衣层材料为滑石粉，滑石粉中加有 10%～20%的碳酸钙、碳酸镁或淀粉等作为油类吸收剂和糖衣层的崩解剂。

3. 糖衣层　具体操作基本同包粉衣层，包衣物料只用糖浆。由于糖浆可增加衣层的牢固性和甜味，一般要包 10～15 层。

糖浆浓度为 65%～75%(W/W)，主要用作粉层的黏结与包糖衣层。如需要包有色糖衣时，可加入食用色素，其用量一般为 0.3%左右。

4. 有色糖衣　包衣物料为带颜色的糖浆。其目的是使片衣有一定的颜色，增加美观，便于识别或起到遮光作用，常加入食用色素和二氧化钛，一般在包最后数次糖衣时使用色浆，色浆应由浅到深，层层干燥。一般需包 15～18 层。

5. 打光　主要使糖衣片表面光亮美观，兼有防潮作用。将川蜡细粉加入包完有色衣的片剂中，由于片剂间和片剂与锅壁间的摩擦作用，使糖衣表面产生光泽。如在川蜡中加入 2%硅油则可使片面更加光亮。取出包衣片干燥，24 h 后即可包装。

（二）薄膜衣和肠溶衣

薄膜包衣与糖衣相比具有生产周期短、效率高、片重增加不大(一般增加 2%～5%)、包衣过程可实行自动化、对崩解的影响小等特点。根据高分子衣料的性质，可制成胃溶、肠溶及缓释、控释制剂。已广泛应用于片剂、丸剂、颗粒剂、胶囊剂等剂型中，以提高制剂质量，拓宽医疗用途。

薄膜包衣方法有：① 滚转包衣法，包衣时，包衣液可成细流加入滚动的片剂中，但最好是用喷雾的方法将包衣材料均匀地喷洒在滚动着的片芯表面，当包衣锅受热后，有机溶剂挥发，包衣材料便在片芯表面形成薄膜层，如此反复操作，直至形成不透湿，不透气的薄膜衣。② 空气悬浮包衣，将片芯置于包衣室中，热空气流直接通入包衣室后，把片芯向上吹起呈悬浮状态，然后用雾化系统将包衣液喷洒在片芯上，片芯在一段时间内要保持悬浮状态，当片剂到达气流的顶峰时，就已经接近干燥了，此时包衣室底部的片剂不断进入主气流又被悬浮包衣，已包过衣的片剂则从顶部沿着包衣室的壁降落下来，再次进行包衣，这种包衣操作是连续的。

肠溶衣系指在胃中保持完整而在肠道内崩解或溶解的薄膜衣。包肠溶衣适用于以下药物：① 对胃黏膜具有较强刺激性的药物；② 遇胃液能起化学反应、变质失效的药物；③ 有些药物如驱虫药、肠道消毒药等希望在肠内起作用，在进入肠道前不被胃液破坏或稀释；④ 有些药物在肠道吸收或为治疗结肠部位疾病，可包结肠定位肠溶衣。

（三）包衣过程中可能出现的问题及解决办法

包衣质量直接影响包衣片的外观及内在质量。如果由于包衣片芯的质量（如形状、硬度、水分等）较差，或所用包衣物料或配方组成不合适，或包衣工艺操作不当等原因，致使包衣片在生产过程或贮存过程中也可能发生质量问题（见表 15－2），应当分析原因，采取措施加以解决。

表 15－2　片剂包衣过程中可能发生的问题和解决办法

类别	出现的问题	原　因	解决办法
糖衣片	(1) 糖浆不粘锅	锅壁上蜡未除尽	洗净锅壁，或再涂一层热糖浆，撒一层滑石粉
	(2) 色泽不匀	片面粗糙，有色糖浆用量过少且未搅匀；温度太高，干燥过快，糖浆在片面上析出过快；衣层未干就加蜡打光	针对原因予以解决，如可用浅色糖浆，增加所包层数，“勤加少上”，控制温度，情况严重时，可洗去衣层，重新包衣等
	(3) 片面不平	撒粉太多，温度过高衣层未干就包第二层	改进操作方法，做到低温干燥，少量多次等
	(4) 龟裂或爆裂	糖浆与滑石粉用量不当；片芯太松，温度太高，干燥过快，析出粗糖晶使片面留有裂缝	控制糖浆和滑石粉用量，注意干燥时的温度与速度，更换片芯等
	(5) 露边与麻面	衣料用量不当，温度过高或吹风过早	注意糖浆和粉料的用量，糖浆以均匀润湿片芯为度，粉料以能在片面均匀黏附一层为宜，片面不见水分和产生光亮时，再吹风等
	(6) 粘锅	加糖浆过多，黏性大，搅拌不匀	糖浆的含量应恒定，一次用量不宜过多，锅温不宜过低
	(7) 膨胀磨片或剥落	片芯层或糖衣层未充分干燥，崩解剂用量过多。	注意干燥，控制胶浆或糖浆的用量或调节处方等

续表

类别	出现的问题	原　因	解 决 办 法
薄膜衣片	(1) 起泡	固化条件不当，干燥速度过快	掌握成膜条件，控制干燥温度和速度等
	(2) 皱皮	选择衣料不当，干燥条件不当	更换衣料，改善成膜温度等
	(3) 剥落	选择衣料不当，两次包衣间的加料间隔过短	更换衣料，调节间隔时间，调节干燥温度和适当降低包衣液的浓度等
	(4) 花斑	增塑剂、色素等选择不当，干燥时，溶剂将可溶性成分带到衣膜表面	改变包衣处方，调节空气温度和流量，减慢干燥速度
肠溶衣片	(1) 不能安全通过胃部	衣料选择不当，衣层太薄，衣层机械强度不够	选择衣料，重新调整包衣处方
	(2) 肠溶衣片肠内不溶解（排片）	选择衣料不当，衣层太厚，贮存变质	针对原因，合理解决

(四) 水性包衣在薄膜包衣技术中的应用

固体制剂包衣可达到稳定药物(防潮、避光)、掩盖药物不良嗅味、缓控释及肠溶等目的。常用的薄膜衣材料有有机溶剂溶解的 CAP、EC、丙烯酸树脂等；以及水溶性的 HPMC、MC 等，它们分别以适宜的溶剂溶解后以溶液形式通过适宜的工艺对固体制剂进行包衣。

采用有机溶液包衣最大的问题是有机溶剂的挥发性、易燃性、易爆性、毒性等。采用水作为包衣溶剂可以避免有机溶剂的上述缺点，但能溶解水中的聚合物品种不多，适用性太窄。有机溶液或水溶液包衣的共同限制是包衣液中聚合物固含量偏低，包衣过程费时耗能。

水分散体(aqueous dispersions)系指以水为分散剂，聚合物以直径 50 nm～1.2 μm 的胶状颗粒悬浮的具有良好物理稳定性的非均相系统，其外观呈不透明的乳白色，故也称为胶乳(latex)。其优点为固体含量可高达 30%，黏度低，易操作，成膜快，包衣时间短。同时适用于所有薄膜包衣工艺及设备，也适合各种固体制剂包衣。利用水分散体包衣的技术简称水性包衣技术(aqueous coating techniques)。《美国药典》已收载 CAP、EC、丙烯酸共聚物等的水分散体。

1. 水性包衣液的处方

与一般薄膜包衣液的处方类似，需加入增塑剂、着色剂、遮光剂等，以上赋形剂均可能影响衣膜的性质，水性包衣的增塑剂应与聚合物有很强的亲和性。与乙基纤维素和丙烯酸树脂类聚合物相溶性较好的有：癸二酸二丁酯、邻苯二甲酸二乙酯、枸橼酸三乙酯等，增塑剂用量以 15%～30%为宜。在水性包衣液中，乳胶粒固体含量一般在 25%～30%，有时可用水稀释至 8%～15%使用。衣膜增厚可以通过添加一些疏水性粉末(如滑石粉、硬脂酸镁及微粉硅胶等)材料解决，这些成分可增加包衣液的流动性，以防包衣过程中片芯的黏连。可加入适量着色剂、避光剂(如钛白粉)，但不溶性的色素应使粒度控制在 5～10 μm，以防衣膜粗糙，且色素中的电解质和有机溶剂的加入易使乳胶液在包衣前凝聚。

例　快速崩解的薄膜包衣典型处方

色素混悬液：

羟丙基甲基纤维素　　10.0 g　　滑石粉/硬脂酸镁　　159.0 g

聚乙二醇 6000	30.0 g	消泡剂	1.0 ml
二氧化钛/色素	100.0 g	水	700.0 ml
树脂分散体：			
Eudragit E30D	333.0 ml	水	667.0 ml

制法：将色素混悬液与树脂分散体混合均匀即得。

2. 包衣工艺

采用有机溶剂包衣的过程中，在较低温度下，随溶剂的蒸发，原来溶液中伸展的聚合物分子链卷曲并互相绕成膜。水性包衣液中的胶粒必须在一定的温度下，亲和性很小的胶粒才能变形，相互熔合和凝聚，借助聚合物的毛细管作用和表面张力成膜。包衣温度至少要高于聚合物的最低成膜温度(MFT)，MFT 因增塑剂的加入而降低。用水分散体包衣结束后一定要有升温固化过程，如用 Aquacoat(EC 水分散体)在流化床设备对马来酸氯苯那敏微丸包衣，因水溶性的药物与乙基纤维素亲和性较差，加入约 35%的枸橼酸三乙酯为增塑剂时，60 ℃固化 1 h 后的溶出比固化前明显减慢。

影响水性包衣的因素有：喷雾压缩空气的温度、喷雾速度和压力等。一般喷雾压缩空气应保持干燥，空气含湿度不同，包衣速度应适当调整，若喷雾速度太快除使包衣液滴太大而产生不均匀性衣膜外，包衣液中的水分与片基的过量接触、润湿还可能产生裂片、霉变等质量问题；太慢的喷速则因空气过度干燥、温度升高而产生静电效应及粘连。喷雾压力过高还可能增加包衣材料的损耗、片基的裂痕或磨损。

第六节　片剂的质量评价

一、外观

片剂的外观应完整光洁，边缘整齐，色泽均匀，字迹清晰。

二、片重差异

《中国药典》2005 年版规定片剂重量差异的限度见表 15 - 3。

表 15 - 3　片剂重量差异限度

平均重量	重量差异限度
0.30 g 以下	±7.5%
0.30 g 或 0.30 g 以上	±5%

检查法：取药片 20 片，精密称定总重量，求得平均片重后，再分别精密称定各片的重量。每片重量与平均片重相比较(凡无含量测定的片剂，每片重量应与标示片重比较)，超出重量差异限度的药片不得多于 2 片，并不得有 1 片超出限度 1 倍。

糖衣片、薄膜衣片应在包衣前检查片芯的重量差异，符合规定后方可包衣，包衣后不再检查重量差异。对规定检查含量均匀度的片剂，可不进行重量差异的检查。

三、硬度与脆碎度

片剂应有适宜的硬度，以免在包装、运输等过程中破碎或磨损。此外，硬度与片剂的崩解和溶出也密切相关。因此硬度是片剂的重要质量指标之一。常用的硬度测定仪有孟山都(Monsanto)硬度计，系通过一个螺杆对一个弹簧加压，由弹簧推动压板并对片剂加压，由弹簧的长度变化来反映硬度的大小。

片剂因磨损和震动往往引起碎片、顶裂或破裂等。脆碎度检查仪主要用于检测非包衣片的脆碎情况及其压碎强度等物理指标。

四、崩解时限

凡规定检查溶出度、释放度或融变时限的片剂，可不进行崩解时限检查。除咀嚼片不需作崩解时限检查外，一般内服片剂都应在规定的条件和时间内，在规定介质中崩解成能通过直径2 mm筛孔的颗粒或粉末。

《中国药典》2005年版系二部附录中的崩解时限检查法，规定了崩解仪的结构、试验方法和标准。糖衣片、薄膜衣片按上述方法检查(薄膜衣可改在盐酸溶液中检查)，应在1 h内全部崩解。含片除另有规定外，30 min内应全部崩解。舌下片应在5分钟内全部溶化。

分散片应在3 min内崩解，按以下方法检查分散均匀性：取分散片2片，置100 ml水中振摇，在20℃±1℃水中，3 min应全部崩解并通过2号筛。泡腾片应在5 min内崩解。

肠溶片按崩解试验装置与方法，先在盐酸溶液(9→1 000)中检查2 h，每片均不得有裂缝、崩解或软化现象；继将吊篮取出，用少量水洗涤后，每管各加入挡板一块，再按上述方法在磷酸缓冲液(pH 6.8)中进行检查，1 h内应全部崩解。如有1片不能完全崩解，应另取6片复试，均应符合规定。

结肠定位肠溶片在盐酸溶液(9→1 000)及pH 6.8以下的磷酸盐缓冲液中均应不释放或不崩解，而在pH 7.8～8.0的磷酸盐缓冲液中1 h内应全部释放或崩解，片芯亦应崩解。

五、含量均匀度

含量均匀度系指小剂量口服固体制剂中的每片含量偏离标示量的程度。除另有规定外，片剂每片标示量小于10 mg或主药含量小于每片重量5%者应检查含量均匀度。复方制剂仅检查符合上述条件的组分。凡检查含量均匀度的制剂，不再检查重量差异。

六、溶出度

溶出度系指药物从片剂或胶囊剂等固体制剂在规定溶剂中溶出的速率和程度。凡检查溶出度的制剂，不再进行崩解时限的检查。难溶性药物的溶出是其吸收的限制过程，但片剂的崩解时限与体内的吸收并不都存在着平行关系，实验证明，很多药物的片剂体外溶出与吸收有相关性，因此溶出度测定法作为反映或模拟体内吸收情况的试验方法，在评定片剂质量上有着重要意义。

目前测定溶出度的方法有：转篮法、桨法及循环法等数种，《中国药典》2005年版收载的有第一法(转篮法)、第二法(桨法)和第三法(小杯法)。

七、释放度

释放度系指口服药物从缓释制剂、控释制剂、肠溶制剂及透皮贴剂等在规定溶剂中释放的速率和程度。检查释放度的制剂，不再进行崩解时限的检查。

仪器装置，除另有规定外，照溶出度测定法项下所示。第一法用于缓释制剂或控释制剂，第二法用于肠溶制剂。

八、卫生学检查

为提高药品质量，保证安全用药，国家制定了药品的卫生标准：中药或化学药物的片剂，不得检出大肠杆菌、致病菌、活螨及螨卵；杂菌每克不得超过 1 000 个；真菌每克不得超过 100 个。

第七节　片剂的处方设计及分析

一、处方和工艺设计前工作

在处方和工艺设计之前，应根据需要通过文献检索或调查研究了解和掌握药物及辅料的有关性质。包括药物的理化性质，如溶解度、药物的晶型、吸湿性、熔点和原料粉末或颗粒的其他性质（如粒子的大小及分布、形态及堆密度、流动性、可压性、混合性等）以及药物与辅料的相互作用等。此外药物的药理作用及治疗范围、不良反应及刺激性；用药途径及用法；在体内的吸收、分布、代谢和排泄规律等亦应了解。

二、拟定处方，确定生产工艺

根据主药的性质，结合医疗要求及各类片剂的特点，初步拟定片剂的种类和规格。然后结合生产设备条件选择适当的辅料和制备方法，可同时设计几个处方，采取适宜的工艺过程，小量试制并进行一系列检查，视需要分别进行外观、稳定性、生物利用度、含量及安全性等试验。将各种处方的成品质量进行分析比较，选出较好的处方和工艺，选用合适的包装材料，进行加速试验并留样观察。在小试的基础上进行放大试验，评价质量，提供生产依据，并按药品注册办法中有关规定准备资料，申请注册。

三、片剂处方举例与分析

（一）湿颗粒法压片片剂的处方设计

1. 对湿、热不稳定的药物应采取措施，注意辅料和工艺的选择。

例　复方乙酰水杨酸片（compound acetyl salicylate tablets）

处方：

乙酰水杨酸（阿司匹林）	268 g	对乙酰氨基酚（扑热息痛）	136 g
咖啡因	33.4 g	酒石酸（或枸橼酸）	2.7 g
淀粉	36.6 g	5 %滑石粉	25 g
淀粉浆（15%～17%）	QS	轻质液体石蜡	QS

共制 1 000 片

制法：将咖啡因、对乙酰氨基酚与 1/3 量的淀粉混匀，加淀粉浆（15%～17%，内含酒石酸或枸橼胶）制软材 10～15 min，过 14 目或 16 目尼龙筛制湿颗粒，于 70℃干燥，干颗粒过 12 目尼龙筛整粒，然后将此颗粒与乙酰水杨酸混合均匀，最后加剩余的淀粉（预先在 100～105℃干燥）及吸附有液体石蜡的滑石粉，共同混匀后，再过 12 目尼龙筛，颗粒经含量测定合格后，用 12 mm 冲压片，即得。

注：① 乙酰水杨酸遇水易水解成对胃黏膜有较强刺激性的水杨酸和醋酸，长期应用会导

致胃溃疡。本品中加入1%的酒石酸(为乙酰水杨酸量),可在湿法制粒过程中有效地减少乙酰水杨酸的水解。② 本品中三种主药混合制粒及干燥时易产生低共熔现象,所以采用分别制粒的方法,并且避免乙酰水杨酸与水直接接触,从而保证了制剂的稳定性。③ 乙酰水杨酸的水解受金属离子的催化,宜采用尼龙筛网制粒,不得使用硬脂酸镁,应用5%的滑石粉作为润滑剂。④ 乙酰水杨酸的可压性极差,采用较高浓度的淀粉浆(15%~17%)作为黏合剂。⑤ 乙酰水杨酸具有一定的疏水性,可加入适宜的表面活性剂,如0.1%吐温-80等。⑥ 为防止乙酰水杨酸与咖啡因等的颗粒混合不匀,可采用液压法或重压法将乙酰水杨酸制成干颗粒,再与咖啡因等颗粒混合。⑦ 处方中的液体石蜡为滑石粉的10%,可使滑石粉更易于黏附在颗粒的表面上,在压片震动时不易脱落。

2. 易氧化、光解的药物　最好包薄膜衣,包衣材料中加入遮光剂二氧化钛或用遮光材料包装,生产中也应避光。

例　硝苯地平片(nifedipine tablets)

片芯处方:

硝苯地平	10 g	淀粉	35 g
微晶纤维素	50 g	2%聚维酮	QS
0.8%硬脂酸镁	QS		

包衣液处方:

欧巴代	12 g	80%乙醇	加至200 ml

共制1 000片

制法:将硝苯地平粉碎过120目筛,另将淀粉、微晶纤维素用60目不锈钢筛混合均匀,将硝苯地平按等量递加法与辅料混合均匀,用2%聚维酮(80%乙醇液)黏合剂适量制软材,过18目尼龙筛制粒,湿颗粒置(50±5)℃烘箱干燥2 h,18目尼龙筛整粒,加入0.8%硬脂酸镁,混合均匀,然后压制片芯。将片芯置包衣锅中,40℃预热,转速为30~40 r/min,连续喷雾配制一定浓度的包衣液,使包衣片增重为3%~4%,40℃以下干燥2 h。

注:硝苯地平见光易分解,选择黄色欧巴代包衣,可避光防止药物光解。

3. 易引湿性药物在压片过程中困难较大,极易产生粘冲,尤其是潮湿季节更难压片,故应加入抗湿性的干燥稀释剂如磷酸氢钙、硫酸钙等。润滑剂的量也应加大。

例　硫酸巴龙霉素片(paromomycin sulfate tablets)

处方:

硫酸巴龙霉素片	1亿单位	磷酸氢钙	100g
淀粉	75g	糊精	75g
85%乙醇	100g	0.8%硬脂酸镁	QS

共制1 000片

制法:取处方中前四个组分混合均匀,过40目筛,用85%乙醇制成软材,过14目尼龙筛制湿颗粒,在60~65℃通风干燥,整粒,干粒加硬脂酸镁,混匀,压片,包薄膜衣。

4. 流动性较差且有较强吸湿性的药物压片时易粘冲,片重差异大,故可增大润滑剂用量,加入微晶纤维素、可压性淀粉等流动性好的填充剂。

例　盐酸二甲双胍片(metformin hydrochloride tablets)

处方:

盐酸二甲双胍	250 g	可压性淀粉	60 g

微晶纤维素	80 g	3%羟丙基甲基纤维素	QS
硬脂酸镁	QS	滑石粉	QS

共制 1 000 片

制法：取处方中盐酸二甲双胍（80 目）与可压性淀粉、微晶纤维素混合均匀，过 40 目筛，用 3% HPMC 醇水液制成软材，过 14 目尼龙筛制湿颗粒，在 60～65℃通风干燥，整粒，干颗粒加硬脂酸镁和滑石粉，混匀，压片，包薄膜衣。

5. 可压性差的药物，裂片、松片的原因是药物的弹性强，压缩成型性差，可加入适量塑性强的辅料，如微晶纤维素、可压性淀粉可改善其压缩成型性；另采用黏性较强的黏合剂（一定浓度 PVP、HPMC 的醇水溶液），还可选择助流剂（微粉硅胶）以改善力的分布，克服裂片。如对乙酰氨基酚片。

6. 对胃有刺激性或胃中不稳定的药物，可选用丙烯酸树脂Ⅱ（Eudragit S100）、Ⅲ（Eudragit L100）及 HPMCP 等包肠溶材料包衣。

例 双氯芬酸钠肠溶片（diclofenac sodium enteric-coated tablets）

片芯处方：

双氯芬酸钠	25 g	淀粉	36 g
微晶纤维素	30 g	羧甲基淀粉钠	6 g
4% PVP 醇水液	QS	0.8%硬脂酸镁	QS

包衣处方：

丙烯酸树脂Ⅱ号	10 g	邻苯二甲酸二乙酯	2 g
蓖麻油	4 g	吐温-80	2 g
滑石粉	3 g	钛白粉	QS
色素（柠檬黄）	QS	95%乙醇	加至 200 ml

共压 1 000 片

7. 难溶性药物应注意提高药物的溶出度，以提高生物利用度。常采用的方法如微粉化、制成固体分散体、环糊精包合物等。药物疏水性强，可选用亲水性辅料或加入表面活性剂；控制疏水性润滑剂（硬脂酸镁）的用量；也可将崩解剂内外加入，选择高效崩解剂（如 CMS-Na、CC-Na 及 PVPP）等。如尼莫地平、尼群地平等的片剂。

（二）口服速释片剂的处方设计

1. 泡腾片

口服泡腾片通常指片径 16 mm 以上，能遇水迅速产生二氧化碳气体并迅速崩解形成澄清透明溶液的片剂。宜于制成泡腾制剂的药物包括解热镇痛类药物、抗酸剂、维生素、抗生素、镇咳药等。

(1) 泡腾赋形剂：常用泡腾崩解剂的酸系统有酒石酸、枸橼酸、苹果酸、富马酸、水溶性氨基酸等，碱系统有碳酸钠、碳酸氢钠、碳酸钾、碳酸氢钾、碳酸钙等。制粒常用润湿剂有水、乙醇水溶液、聚维酮水溶液，用量为 0.03%～2.5%，此外，异丙醇、PEG（12000～20000）的异丙醇或乙醇液也可用作润湿剂。矫味剂主要有薄荷油、薄荷醇、香精等，一般用量为 0.5%～3%。甜味剂如糖精钠、甜蜜素、天冬酰胺、阿斯帕坦等。润滑剂常用十二烷基硫酸镁、微粉硅胶、PEG 4000 或 PEG 6000 等。

(2) 制备工艺：① 湿法制粒：将酸/碱分别制粒，在压片前混合；② 非水制粒：将处方中组分用非水液体（如异丙醇）制粒；③ 粉末直接压片：选择合适的组分，将混合物直接压片；④ 用滚压或重压法干法制粒压片。

(3) 质量要求：崩解时间 1～5 min，在水中迅速形成澄清的溶液。

(4) 生产中易出现的问题：吸潮、发泡、出现斑点，稳定性较差。故生产过程要严格控制相对湿度在 30%～40%，采用双铝塑、特制塑料瓶或防潮器皿包装。

例 扑热息痛泡腾片(paracetamol effervescent tablets)

A 组成处方：

扑热息痛	7.2 g	甘氨酸	0.9 g
糖精钠	0.7 g	碳酸氢钠	53 g
柠檬酸	42 g	麦芽糖糊精	5 g

B 组成处方：

酒石酸	1.5 g	葡萄矫味剂	1.2 g
山梨醇	22 g	苦杏仁矫味剂	0.15 g
滑石粉	0.3 g	硬脂酸镁	0.04 g

制法：将 A 组成处方中前三种组分混合后，加入碳酸氢钠、柠檬酸，置流化床制粒剂，用麦芽糖糊精水溶液制粒，干燥得 A 颗粒；另取 66 g A 颗粒加入 B 组成中各组分，混合后压制成片重 4.5 g 的泡腾片。

2. 分散片

(1) 药物的选择：一般适合口服的难溶性药物都可制成分散片。非甾体类抗炎药物(如布洛芬)等，支气管扩张药(如丙羟茶碱等)，解热镇痛药(如对乙酰氨基酚等)，维生素类，抗生素药物(如罗红霉素等)。

(2) 辅料的选择：分散片遇水后，规定应在 3 min 内崩解成细小颗粒并形成均匀的混悬液，并应通过 710 μm 孔径的筛网。因此，辅料选用至少一种崩解剂及遇水形成高黏度的溶胀性辅料，处方还含有其他赋型剂如填充剂、润湿剂或黏合剂、润滑剂、矫味剂等。

选择崩解剂是保证分散片质量的关键。常用崩解剂有 CC-Na，PVPP，CMS-Na 和 L-HPC 等。填充剂可采用乳糖、蔗糖、甘露醇等水溶性填充剂，或微晶纤维素、硫酸钙、磷酸氢钙等水不溶性填充剂。助悬或增稠剂选用微晶纤维素(MCC，RC 型)、预胶化淀粉、瓜耳胶等。润湿剂选用水、乙醇，黏合剂可采用甲基纤维素和聚维酮等乙醇水溶液。有时添加表面活性剂(如十二烷基硫酸钠、磺基丁二酸二辛酯等)，可以促进片剂的崩解和溶出。

(3) 制备工艺特点：分散片不引湿、发泡，对制备工艺条件无特殊要求。注意以下几点：① 崩解剂采用内外加法，外加的崩解剂使片剂崩解为粗颗粒，内加的使粗颗粒再次崩解，形成均匀混悬液。② 药物一般经过微粉化处理，增大比表面积，以加速药物的溶出。但小粒子会重新聚集，反而阻碍药物的溶出，常将难溶性药物与亲水性辅料一起研磨，防止粒子的聚集，并增加了粒子表面的湿润性，从而提高药物溶出。③ 为了掩盖某些药物的不良味觉，可采用薄膜包衣材料对药物粉粒包衣。

(4) 质量要求：按英国药典对分散片的崩解时限、分散均匀性、片重差异的规定。除另有规定外，在 21℃水中均应在 3 min 内崩解。分散均匀性检查规定：取分散片 2 片，加水100 ml，搅拌使之完全分散，过筛孔内径为 710 μm 的筛，分散粒子均应能全部通过。

例 布洛芬分散片(ibuprofen dispersible tablets)

空白颗粒处方：

甘露醇	79.59%	微晶纤维素	7.25%

聚乙烯吡咯烷酮	9.0%	明胶	1.16%
水	6.0%		

含药颗粒处方：

布洛芬	4 kg	微晶纤维素	0.8 kg
水	2.7 L		

制法：将空白颗粒处方中所有成分一起混匀，制成软材，过筛成颗粒，干燥，过筛整粒。另将布洛芬与微晶纤维素混合，边搅拌边加入少量水制成软材，过筛成颗粒，粒径 1 mm，干燥至恒重。

包衣液处方：

丙烯酸树脂(Eudragit NE 30 D)	1.4 kg
羟丙基甲基纤维素	0.13 kg
水	1.2 kg

制法：将羟丙基甲基纤维素溶于稀醇，加 Eudragit NE 30 D 混匀制成包衣液，对制成的含药颗粒包衣，使颗粒重量增加 10%～30%。

3. 速溶片剂

速溶片服用方便，不必用水送服，适于吞咽困难、卧床和老、幼患者；便于在工作现场不易获得饮用水的人员服药。

(1) 速溶片辅料：处方由主药、基质及其他辅料组成。药物应该不溶于水、剂量低(不超过 125 mg)。基质的要求比较特殊，常用多糖(如右旋糖酐)、聚合物(如 PEG、PVP 等)、胶类(如阿拉伯胶、树胶、凝胶、明胶等)和多肽等组成的水溶性混合物。其他有着色剂、助悬剂、防腐剂、抗氧剂和矫味剂等。

(2) 主要制备技术：有 Zydis 冻干法、直接压片法、微粒载体技术、药物预处理法和颗粒表面润湿法等。

冻干制片法：英国韦思(Weyth)公司将注射剂的冻干技术应用于口服制剂上，研制了口服冻干制剂。1981 年后，谢勒(R. P. Scherer)公司参与开发，产品的商品名为 Zydis，制备的低共熔态多孔结构制剂在口内可迅速溶化释出药物。辉瑞公司和默克公司采用谢勒公司的口服冻干制剂技术，生产了吡罗昔康和法莫替丁速溶制剂；默克公司在瑞典上市的法莫替丁速溶片商品名 Pepcidin Rapitab。制备工艺如图 15－13。

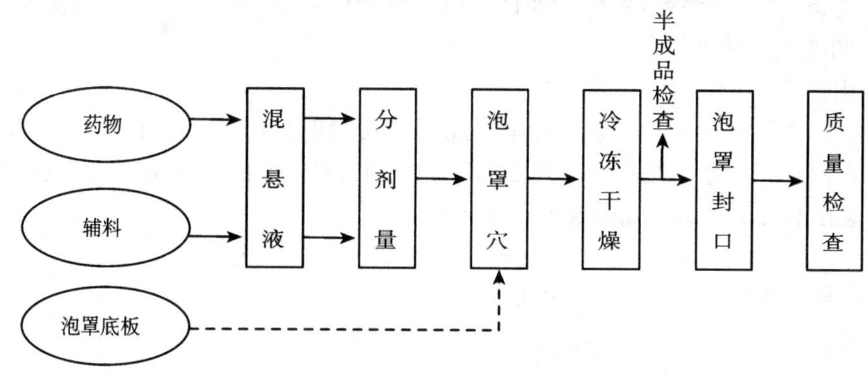

图 15－13　冻干制片法工艺流程

直接压片法：采用结晶纤维素和低取代羟丙纤维素（L-HPC）等崩解性能好的辅料，直接压制成可在人唾液或少量水中，于15 s内快速崩解释药的片剂。但上述辅料溶解不完全，时有粗糙纤维残留物。以甘露醇等水溶性辅料来代替结晶纤维素和L-HPC，口感得以改善。添加升华性辅料樟脑可增加多孔性，采用甘露醇和樟脑直接压成美克洛嗪片，毛细孔率约高达30%，片剂可在唾液中于10～20 s内快速溶解。

微粒载体技术：美国富滋技术（Fuisz Technologies）公司采用闪释给药（flash dose）技术开发速溶于口腔内的新制剂，用于布洛芬、对乙酰氨基酚、喹诺酮类抗菌药、止吐药和中枢神经系统等药物。此技术以剪切成型（shearform）的糖类、多糖类基质或其他载体重结晶，与药物添加物等混合形成可压性微粒后直接压片。采用微粒载体可克服小剂量药物混合不匀、大剂量药物流动性和可压性差的缺点，且可以较低的压力直接压片。

湿颗粒法：湿颗粒法常用于可压性或流动性差而不能用直接压片工艺制备的药物，选用乳糖和糖醇类水溶性辅料，用颗粒表面润湿法制粒，压片，真空干燥，可得片内具多孔结构的速释片，其速崩，但不一定速溶。

药物预处理法：将药物先用水分散性黏合剂混合包裹后，与纤维素类溶胀剂、易溶性多醇类和水溶性填充剂混匀直接压片。采用崩解性能好的交联羧甲基纤维素钠（CMC-Na）和易溶性甘露醇为辅料，片剂一接触唾液即溶，尤其适于婴幼儿服药。

（三）特殊用途片剂处方设计

1. 咀嚼片

咀嚼片适用于某些抗生素、解热镇痛药及制酸药氢氧化铝等，处方中不加崩解剂，可加入矫味剂（糖粉、乳糖、香精等）。

例 抗酸咀嚼片（chewable antiacid tablets）

处方：

氢氧化铝（干凝胶粉）	300 g	5%PEG 6000	QS
氢氧化镁	85 g	硬脂酸镁	0.4 g
甘露醇	220 g	糖粉	110 g
留兰香油	0.01 g		

共制1 000片

制法：取氢氧化铝、氢氧化镁、甘露醇和糖粉充分混匀后，加PEG 6000醇液适量制软材，过14目筛，于55～60℃，整粒，用硬脂酸镁与留兰香油混合，然后加到干粒中，混合10 min，用直径10 mm的冲模压片。

2. 口腔用片剂

口腔用片剂系指置于舌下或颊腔使用的片剂。其特点是可避免肝脏对药物的首过作用；且不受胃肠液pH和酶的作用。如硝酸甘油舌下片、心得安舌下片、丙氯拉嗪舌下片。

例 硝酸甘油舌下片（nitroglycerin tablets）

处方：

浓三硝酸甘油酯醇溶液	0.6 g
硬脂酸镁	1.0 g
空白颗粒	120.0 g

共制1 000片

空白颗粒成分：

乳糖	88.8 g
糖粉	38.0 g

17%淀粉浆QS

制法：取浓三硝酸甘油酯 90%乙醇溶液，按 120%投料，拌于空白颗粒细粉中(30 目以下)，过 14 目筛两次，在 40℃以下干燥 50～60 min，再与空白颗粒、硬脂酸镁混合，压片，即得。

注：硝酸甘油为无色或淡黄色油状液体，难溶于水，易溶于乙醇等有机溶媒，撞击或过热易爆炸。本品为舌下片，不宜加入不溶性崩解剂。本品作心绞痛急救药，溶解宜迅速，片剂压力要适中。

3. 生物黏附片(bioadhesion tablets)

生物黏附片是指两种物质其中至少一种具有生物属性，在外力影响下，通过表面张力作用使此两种物质界面较持久地紧密接触而黏在一起的状态。此种呈片状制剂称为生物黏附片。生物黏附片可应用于口腔、鼻腔、眼眶、阴道及胃肠道的特定区段，通过该处上皮细胞黏膜输送药物。

(1) 组成：生物黏附片是由具有生物黏附性的聚合物与药物混合组成片芯，然后由此聚合物围成外周，再加覆盖层而成。

(2) 剂型特点：① 加强药物与黏膜接触的紧密性及持续性，有利于药物的吸收；② 利用黏膜黏附片容易控制药物吸收的速率及吸收量；③ 生物黏附片可起局部作用和用于全身治疗；⑤ 口腔、鼻腔等局部给药可使药物直接进入大循环而避免首过效应。常用舌下片，药物在唾液中溶解后吸收；而口腔黏附片中药物则是直接由黏膜吸收，从而为改善药物的释放和吸收提供多种可能性。

(3) 生物黏附片的黏附材料：较适宜的生物黏附性聚合物——阴离子聚合物有：聚羧乙烯(Carbopol 934)、羧甲基纤维素钠(CMC-Na)、羟丙基纤维素(HPC)、透明质酸、聚天门冬氨酸、聚谷氨酸、聚苯乙烯磺酸等。其中最常用的有 Carbopol、HPC、CMC－Na 等。

例 1 氨茶碱颊含片

处方：

氨茶碱	300 g	羟丙基甲基纤维素(E－50)	80 g
羟丙基甲基纤维素(E-4M)	50 g	羟丙基纤维素	20 g
微粉硅胶	3g	硬脂酸	7g

共制 3 000 片

制法：将两种规格的羟丙基甲基纤维素与羟丙基纤维素混合，以递增法混合加入氨茶碱、微粉硅胶和硬脂酸，直接粉末压片或制粒后压片，每片含主药 100 mg。

注：① 选用 HPMC 和 HPC 混合物为颊含片的基质材料，前者用量为基质的 80%～90%，后者为 5%～20%，含水量均小于 1%。② 制片时先将两种 HPMC 与 HPC 混匀，再以递增法混合加入氨茶碱，最后加润滑剂和助流剂混匀，颊含片具有缓释作用。

例 2 盐酸丁卡因口腔黏附片

处方：

盐酸丁卡因	5 g	聚羧乙烯 934	10 g
羟丙基甲基纤维素(E-15)	20 g	硬脂酸镁	QS

共制 1 000 片

制法：① 内层含药片芯的制备，将盐酸丁卡因研磨成细粉状，按处方比例与黏附材料充分混合，过 7 号筛网后，直接粉末压片（片剂硬度为 6 kg/cm^2，直径 6 mm，厚度 1.5 mm，每片含盐酸丁卡因 5 mg）。② 外层保护层的压制：将 HPC 与 CP 以不同比例混合（HPC∶CP＝2∶1 和1∶2）为宜，加少量硬脂酸镁，经压制包在含药片芯的外层，作为保护层。

适于制备口腔黏膜黏附片，起局部治疗作用的药物还有前列腺素与硝苯地平等，以及醋酸去炎松（双层口腔黏膜黏附片）等。

4. 粉末直接压片处方设计

流动性、可压性好的结晶，经过选粒适当干燥，可直接压片，必要时加入助流剂、干黏合剂和润滑剂。

例 维生素 C 片（vitamin C tablets）

处方：

维生素 C（结晶）	255 g	硬脂酸	9 g
微晶纤维素	159 g	微粉硅胶	2 g

共制 1 000 片

制法：将四种成分混合均匀，用直径 10 mm 的冲模压片。

注：维生素 C 遇光分解变色，吸潮时在金属离子（如铜、铁）存在的条件下，受热更易变色。因此，结晶大小适宜时，宜直接选粒干法压片。因本品不稳定，实际投料 255 mg/片，微晶纤维素为干黏合剂兼有助流作用，微粉硅胶为助流剂，硬脂酸为润滑剂。

（李 娟）

思 考 题

1. 试述片剂的种类及其特点。片剂的辅料分为哪四类？各举 2～3 例说明其使用特点。

2. 包衣的目的是什么？胃溶型、肠溶型和水不溶型薄膜衣的主要材料有哪些？常用的增塑剂有哪些？简述其在药物制剂包衣中的应用。

3. 试设计双氯芬酸钠肠溶片（规格 25 mg，每日口服 3 次，每次服一片）的处方，简述其制备过程，并进行处方分析。

4. 影响片剂成型的主要因素有哪些？片剂制备过程中常出现哪些问题？试分析产生的主要原因并简述解决方法。

5. 试分析复方乙酰水杨酸片的处方，简述其制备过程及操作注意事项。

6. 简述布洛芬泡腾片和分散片的处方设计关键点及注意的问题。试比较泡腾片和分散片与普通片剂的区别。目前国内上市的分散片有哪些？试举例说明。

7. 何谓口腔黏附片和舌下片？口腔黏附片和舌下片体内吸收各有何特点？下列药物：硝酸甘油、氨茶碱、心得安、胰岛素、异丙肾上腺素、雌二醇和醋酸去炎松等中最适宜设计的剂型有哪些？试分别叙述之。

8. 何谓溶出度和释放度？目前 2005 年版《中国药典》测定溶出度的方法有哪几种？根据 Noyes-Whitney 方程简述难溶性药物为什么要进行溶出度研究。如何建立某药物制剂的体内外相关关系？

第十六章　气雾剂、粉雾剂与喷雾剂

学习要求：

1. 掌握气雾剂的概念、分类、应用特点、组成与质量要求。
2. 熟悉气雾剂的制备方法与药物的吸收。
3. 熟悉粉雾剂的概念和特点。
4. 了解喷雾剂的概念。

第一节　概　　述

气雾剂、粉雾剂和喷雾剂系指药物以特殊装置给药，经呼吸道深部、腔道、黏膜或皮肤等体表发挥全身或局部作用的一类制剂。该类制剂的用药途径分为吸入、非吸入和外用。

吸入气雾剂、吸入粉雾剂和吸入喷雾剂可以单剂量或多剂量给药。该类制剂应对皮肤、呼吸道与腔道黏膜和纤毛无刺激性、无毒性。其中气雾剂是借助抛射剂产生的压力将药物从容器中喷出；粉雾剂和喷雾剂均不含抛射剂，粉雾剂由患者主动吸入或借适宜装置喷出，而喷雾剂是借助手动机械泵等将药物喷出。

另外有一些类似的产品不在本章讨论的范围。如市售的雾化吸入器(Nebuliser)，是通过超声波等使药液雾化，可供吸入，有家用与医院用等不同的规格，但本身不是一种制剂。

近年来气雾剂、粉雾剂和喷雾剂的发展较快。其中比较引人注目的是多肽与蛋白质类药物的气雾剂、粉雾剂或喷雾剂等，通过肺部、口腔或鼻腔给药。降钙素等的鼻腔给药系统已经上市，胰岛素的几种肺部、口腔或鼻腔给药系统均进入了临床研究阶段。此外，非氟氯烷烃类抛射剂的开发也是国际上气雾剂研究的热点，经过长期毒性试验等研究，现已批准的非氟氯烷烃类抛射剂主要是氢氟烃类，目前已有十多种含氢氟烃类抛射剂的新型吸入剂品种上市。作为传统药物的中药近年也开发了不少气雾剂、粉雾剂或喷雾剂的品种，形成了我国的特色。新的给药装置的研究与开发也是此类给药系统的一个重要发展方面；此类给药系统甚至可用透皮给药。

总之，气雾剂虽然不是一种新剂型，但随着医药科学的发展其应用范围正在扩大；而粉雾剂和喷雾剂作为较新的给药方式，无论在给药装置、给药途径或新品种方面都有迅速的发展。

第二节　气　雾　剂

气雾剂(aerosol)系指含药溶液、乳液或混悬液与适宜的抛射剂共同装封于具有特制阀门系统的耐压容器中，使用时借助抛射剂的压力将内容物呈雾状物喷出，用于肺部吸入或直接喷至腔道黏膜、皮肤及空间消毒的制剂。气雾剂可在呼吸道、皮肤或其他腔道发挥局部治疗作用，也可经肺、鼻腔黏膜、皮肤吸收发挥全身治疗作用。气雾剂除供临床治疗使用外，日常生活中有供空间消毒、除臭或杀虫等应用，本节讨论药用气雾剂。

一、气雾剂的特点

气雾剂的特点主要有：① 气雾剂可直达作用(或吸收)部位，速效定位作用明显优于其他剂型；② 药物装于密封容器中，不易直接与空气或水分接触，不易被微生物污染，从而提高了药物的稳定性；③ 使用方便，可避免胃肠道的副作用、防止药物在胃肠道内被破坏、避免药物的首过效应；④ 可以用定量阀门准确控制剂量；⑤ 使用时对创面的机械刺激小。但是气雾剂包装需要耐压容器、阀门系统以及特殊的生产设备，成本高；抛射剂有高度挥发性因而具有制冷效应，多次使用于受伤皮肤上可引起不适与刺激；抛射剂毒性虽小，但吸入治疗用的气雾剂对心脏病患者仍不适宜。

二、气雾剂的分类

气雾剂按是否采用定量阀门系统可分为定量气雾剂和非定量气雾剂。其中采用定量阀门系统的吸入剂称为定量吸入剂(MDI)，其他的定量气雾剂包括用于口腔和鼻腔的气雾剂。非定量气雾剂主要是用于局部的，如用于皮肤、阴道和直肠的气雾剂。

按分散系统气雾剂可分为溶液型、乳状型和混悬型气雾剂。溶液型气雾剂是指液体或固体药物溶解在抛射剂中形成溶液，在喷射时抛射剂挥发，药物以液体或固体微粒形式释放到作用部位。乳状型气雾剂是指液体药物或药物溶液与抛射剂(不溶于水的液体)形成 W/O 或 O/W 型，O/W 型在喷射时随着内相抛射剂的汽化而以泡沫形式喷出，W/O 型在喷射时随着外相抛射剂的汽化而形成液流。混悬型气雾剂是指药物的固体微粒分散在抛射剂中形成混悬液，喷射时随着抛射剂挥发药物的固体微粒以烟雾状喷出。

按相的组成气雾剂可分为二相气雾剂和三相气雾剂。二相气雾剂即溶液型气雾剂，由药物与抛射剂形成的均匀液相与抛射剂部分挥发形成的气相所组成。三相气雾剂包括乳状型和混悬型气雾剂，前者分为 W/O 和 O/W 型，故三相气雾剂有三种类型。其中抛射剂的溶液和部分挥发形成的气体就占有二相，药物的水性溶液构成乳状型气雾剂的内相(W/O 型)或外相(O/W 型)，而固体微粒则构成混悬型气雾剂的分散相。

第三节　呼吸系统对药物的吸收

一、药物在肺部的吸收

吸入气雾剂主要通过肺部吸收，由于肺脏特殊的生理结构，药物到达肺泡囊后可被迅速吸收，发挥局部或全身治疗作用。肺由气管、支气管、细支气管、肺泡管和肺泡囊组成。肺泡囊的数目达 3 亿～4 亿，总表面积可达 70～100 m^2，因此肺部具有巨大吸收面积；肺泡囊壁由单层上皮细胞所构成，细胞壁的厚度仅 0.5～1 μm，有极好的通透性；这些细胞紧靠着致密的毛细血管网，毛细血管总表面积约为 90 m^2，且血流量大。因此药物到达肺泡囊即可被迅速吸收。

二、影响药物吸收的因素

(一) 呼吸道的气流

正常人每分钟呼吸 15～16 次，每次吸气量为 500～600 cm^3，其中约 200 cm^3 存于咽、气管及支气管之间，当呼气时被呼出，未进行气体交换，这些部位称为“死腔”。“死腔”内的气流常呈湍流状态，吸入气雾剂和肺中的贮气可在“死腔”混合，促使较大的药粒沉积。空气进入支气管以下部位时，则多呈层流状态，气流速度减慢，易使气体中的药物细粒沉积。这些有关呼吸的气体动力学是影响药物在肺部吸收的重要因素。此外药物进入呼吸系统的分布还与呼吸量及呼吸频率有关，通常粒子的沉积率与呼吸量成正比而与呼吸频率成反比。

（二）呼吸道内的微粒沉积

微粒的沉积受重力沉降、惯性嵌入和布朗运动三种作用的影响。气雾剂吸入后不同大小粒子的重力沉降速度可用 Stokes 定律说明。具有布朗运动的微粒大小，其直径约为 0.5 μm，主要沉降于肺泡囊内。较大微粒常因重力而沉降于鼻腔、咽喉、气管及其分支处。当鼻腔、咽喉、气管及支气管的气道突然改向时，则粒子易惯性嵌入。

（三）微粒的大小

吸入气雾剂被吸入后，由于粒子大小不同，可在不同部位沉积、溶解、扩散而出现局部或全身作用，所以粒子大小是影响药物能否深入肺泡囊的主要因素。较粗的微粒大部分落在上呼吸道黏膜上，因而吸收慢；若微粒太细，则进入肺泡囊后大部分由呼气排出，在肺部的沉降率很低。通常吸入气雾剂的微粒大小在 0.5～5 μm 范围内最适宜。《中国药典》2005 年版第二部规定吸入气雾剂的雾粒或药物微粒细度应控制在 10 μm 以下，大多数应为 5 μm 左右。

（四）药物的性质

吸入的药物最好能溶解于呼吸道的分泌液中，否则成为异物，对呼吸道引起刺激性。药物从肺部吸收是被动扩散，吸收速率与药物的脂溶性及相对分子质量有关，药物的油水分配系数越大，药物越易被吸收。小分子化合物易通过肺泡囊表面细胞壁的小孔被吸收；相对分子质量大的多肽、蛋白质、糖、酶等，肺泡囊则较难吸收。若药物吸湿性大，微粒通过湿度很高的呼吸道时，微粒会聚集增大，妨碍药物进入深部。

三、药物在肺部吸收的研究模型

目前研究药物在肺部吸收的模型主要有离体肺模型（isolated lung model）、气管内灌注模型（intratracheal instillation model）、气雾剂粒子沉积模型（aerosol deposition model）等。

第四节　气雾剂的组成

气雾剂是由抛射剂、药物与附加剂、耐压容器和阀门系统组成的。抛射剂与药物一同装于耐压容器中。

一、抛射剂

抛射剂（propellants）是气雾剂的喷射动力来源，可兼作药物的溶剂或稀释剂。抛射剂多为液化气体，在常压下沸点低于室温，蒸气压高。当阀门开放时，压力突然降低，抛射剂急剧气化，借抛射剂的压力将容器内的药液以雾状喷出。理想的抛射剂在常温下的蒸气压应大于大气压；应无毒、无致敏反应和刺激性；应无色、无臭、无味；应性质稳定，不易燃易爆，不与药物、容器发生相互作用；应价廉易得。

（一）抛射剂的分类

抛射剂可分为液化气体和压缩气体两类，液化气体包括氟氯烷烃类、碳氢化合物类、氢氟氯烷烃类与氢氟烃类。

1. 氟氯烷烃类　氟氯烷烃类是药用气雾剂中使用最广的一类抛射剂。氟氯烷烃类(氟里昂,Freon)各国药典均有收载,其特点是具有比大气压高的蒸气压、沸点低、毒性小,性质稳定、不易燃,但有破坏大气中臭氧层的缺点。可供气雾剂用的氟氯烷烃类抛射剂的常见品种有三氯一氟甲烷(CCl_3F,F_{11})、二氯二氟甲烷(CCl_2F_2,F_{12})、二氯四氟乙烷($CClF_2CClF_2$,F_{114})。氟氯烷烃类在水中稳定,有碱性或金属存在时不稳定。例如 F_{11} 与乙醇可起化学反应而变臭,而 F_{12}、F_{114} 可与乙醇混合。

氟里昂抛射剂的数目标记是三位:个位(右边)表示 F 原子的数目;十位表示 H 原子数目加 1;百位(左边)表示 C 原子数目减 1。例如 114 即代表 4 个 F 原子、没有 H 原子、2 个 C 原子;两位数的(即百位数为零)均表示甲烷衍生物,即 11 代表 1 个 F 原子,没有 H 原子,一个 C 原子(11 是由 011 省略 0 而来)。

为保护臭氧层,我国政府于 1989 年 9 月加入了《保护臭氧层维也纳公约》,并于 1991 年 6 月加入《关于消耗臭氧层物质(ODS)的蒙特利尔议定书》(以下简称《议定书》)。药用气雾剂中作为分散剂和抛射剂使用的氯氟化碳类物质(以下简称 CFCs),是《保护臭氧层维也纳公约》中规定的 2010 年前淘汰的 ODS。2007 年 7 月 1 日起生产外用气雾剂停止使用 CFCs 作为药用辅料,2010 年 1 月 1 日起生产吸入式气雾剂停止使用 CFCs 作为药用辅料。

2. 碳氢化合物　作为抛射剂用的主要碳氢化合物是丙烷、正丁烷和异丁烷。这类抛射剂价廉易得,基本是无毒性和惰性的,密度一般在 0.5～0.6 g/ml 之间,不同品种之间蒸气压也有较大差别。碳氢化合物由于不含卤素,故没有水解的问题,可用于处方中含水的气雾剂。这类抛射剂最大的优点是没有环境保护问题,最大的缺点是易燃易爆。这类抛射剂常需与其他碳氢化合物或氟氯烷烃化合物混合使用,以获得适当的蒸气压和密度,并降低其易燃的特性。碳氢化合物与适当的氟氯烷烃化合物混合后,可以达到不燃的程度。

碳氢化合物类抛射剂主要用于局部用气雾剂。如国外一个常用泡沫型气雾剂的抛射剂,就是由 19.75%的丙烷、3.0%的正丁烷和 77.25%的异丁烷所组成,21℃下其蒸气压为46 psig(psig=6.8948 kPa),被称为 A-46。

3. 氢氟氯烷烃类与氢氟烃类　由于 CFCs 的环境保护问题,一些新类型的抛射剂被不断地研制出来,其中比较好的包括氢氟氯烷烃类(hydrochlorofluorocarbons,HCFCs)与氢氟烃类(hydrofluorocarbons,HFCs)。氢氟烃类不含氯原子,而氢氟氯烷烃类是由一个或多个氢取代了氯原子,因此这类化合物对大气层中的臭氧层的破坏作用比 CFCs 小,但其中有的品种仍计划在 21 世纪 20 年代淘汰。

在开发的氢氟烃类产品中,以四氟乙烷(HFC－134a)和七氟丙烷(HFC－227)应用较多,主要用于吸入型气雾剂,如国外已有 10 多种含氢氟烃类的气雾剂产品上市销售,其中包括多家公司生产的含 HFC－134a 或 HFC－227 的沙丁胺醇气雾剂等,正在开发中的含氢氟烃类的新气雾剂产品还有很多。

4. 压缩气体　如二氧化碳或氮气等均为惰性气体,无毒,价廉,在低温下可液化,但在室温下除二氧化碳外均完全汽化。液化的二氧化碳蒸气压很高,在 31.3℃以下为液态,临界压力是 7 599.4 Pa,要求容器的耐压性能高。压缩气体作为抛射剂常用于喷雾剂。

(二) 抛射剂的用量及其蒸气压

抛射剂的用量及其蒸气压,决定气雾剂的喷射能力(喷射力及持续时间)的强弱,可直接影响雾粒的大小、干湿及泡沫状态,应根据气雾剂的用药目的和要求合理选择。吸入气雾剂要求雾滴细,故需要喷射能力强的抛射剂。皮肤用气雾剂喷射能力可稍弱。

在溶液型两相气雾剂中，抛射剂的量为30%（W/W），喷雾时可得直径为1～50 μm的雾粒。若是用于表面覆盖的气雾剂，抛射剂的用量可少得多，为6%～10%（W/W），使用时产生的雾粒直径为50～200 μm，因此致冷效应较低。三相气雾剂内抛射剂的量一般较多，用于腔道给药时，抛射剂用量为30%～45%（W/W），用于吸入时，抛射剂的用量可达99%（W/W）。

一般采用混合抛射剂，通过调整用量、比例来调整蒸气压及喷射能力。根据Raoult定律，在一定温度下，溶质的加入导致溶剂蒸气压下降，蒸气压下降与溶液中的溶质摩尔分数成正比；根据Dalton气体分压定律，系统的总蒸气压等于系统中不同组分分压之和，由此可计算混合抛射剂的蒸气压。设抛射剂A和抛射剂B混合，理想状态下总蒸气压（$p_{总}$）等于A的分压（p_A）和B的分压（p_B）之和：

$$p_{总}=p_A+p_B=N_A p_A^0+N_B p_B^0$$

式中，N_A、N_B分别是抛射剂A和B在混合物中的摩尔分数；p_A^0、p_B^0分别是该温度下纯A和纯B具有的蒸气压。

二、药物与附加剂

根据临床需要将液态、半固态及固态粉末型药物开发成气雾剂，往往需要添加能与抛射剂混溶的潜溶剂、增加稳定性的抗氧剂以及乳化所需的表面活性剂等附加剂。

三、耐压容器

气雾剂的容器必须不与药物和抛射剂起作用，且耐压、轻便、价廉等。耐压容器有金属容器和玻璃容器，以玻璃容器较常用。玻璃容器化学性质稳定，但耐压和耐撞击性差。因此在玻璃容器外搪有塑料防护层，可弥补该缺点。金属容器，包括铝、不锈钢等容器，耐压性强，但对药液不稳定，可内涂聚乙烯或环氧树脂等保护层，且必须保证涂层无毒并不能变软、溶解和脱落，不如玻璃容器应用广泛。

四、阀门系统

阀门系统的基本功能是在密封条件下控制药物喷射的剂量。气雾剂的阀门系统除一般阀门外，还有供吸入用的定量阀门，供腔道或皮肤等外用的泡沫阀门系统。阀门系统坚固、耐用和结构稳定与否，直接影响到制剂的质量。阀门材料必须对内容物为惰性，加工应精密。

阀门系统一般由推动钮、阀门杆、橡胶封圈、弹簧、定量室和浸入管组成，并通过铝制封帽将阀门系统固定在耐压容器上。图16-1所示是定量吸入气雾剂阀门系统结构与工作原理。

1. 推动钮　一般用塑料制成，是用以打开或关闭阀门系统的装置，其上有喷嘴与阀门杆上部相连。

2. 阀门杆　阀门的轴芯部分，通常用尼龙或不锈钢制成。阀门杆上端内部含一个膨胀室，与上面的喷嘴相通，是进入此室的内容物骤然汽化的场所；在膨胀室下部的旁侧有一内孔，是内容物进入膨胀室的通道；阀门杆下端有一细槽（引液槽）供药液进入定量室。

3. 橡胶封圈　通常用丁腈橡胶制成，有出液与进液封圈两个，分别套在阀门杆上，并定位于定量室的上下两端，分别控制内容物由定量室进入内孔和从容器进入定量室。

4. 弹簧　通常用不锈钢制成，套在阀门杆的下部，为推动钮提供上升的动力。

5. 定量室　通常用塑料或金属制成，阀门杆穿插其中。定量室的容量决定了每揿给药剂量。

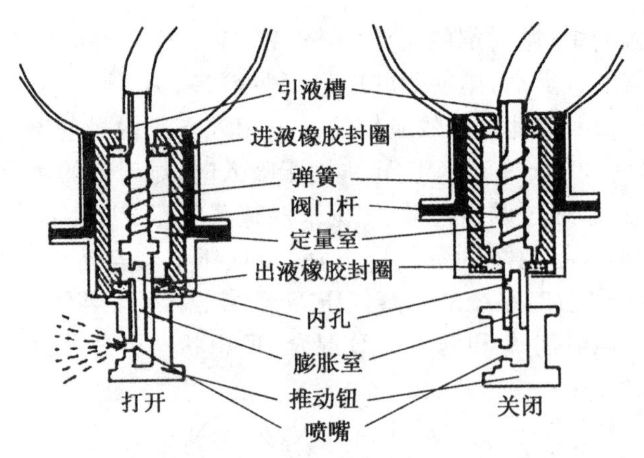

图 16－1　定量阀门系统示意图

6. 浸入管　通常用聚乙烯或聚丙烯制成，连接在阀门杆下部，其作用是将内容物输送至阀门系统中。如不用浸入管而仅靠引液槽输送药液，则使用气雾剂时需将容器倒置。

阀门系统的工作原理：在关闭时，内孔已处于定量室之上并通过出液封圈与之分隔，而引液槽的上部已处在定量室中，使定量室与容器相通，药液经引液槽进入并灌满定量室；当揿下推动钮时，阀门杆向下移动，引液槽的上部不再处在定量室而是处于容器中，并通过进液封圈与定量室分隔；与此同时，阀门杆的内孔进入定量室，内容物迅速从定量室进入膨胀室，膨胀室中药液随抛射剂的骤然汽化，经上部相连的喷嘴而喷射出去。如此反复，就可进行多次药物的喷射。

第五节　气雾剂的制备

一、气雾剂的处方

气雾剂的处方应根据临床用药的方式，结合药物的理化性质和工艺要求来设计。按照具体用药的要求，可将容器内药物（或药物与抛射剂）、抛射剂与附加剂（如潜溶剂、抗氧剂、乳化剂、表面活性剂以及润滑剂等）设计成不同的分散体系。

（一）溶液型气雾剂

如果药物本身能够溶解于抛射剂中，就可方便地制成溶液型气雾剂。但由于常用的抛射剂（如氟氯烷烃类）是非极性的，故常用药物多难以与之混溶，因此一般可加入一些辅助的溶剂，这类溶剂即可与抛射剂混溶，又可以增加药物溶解度，这类溶剂被称为潜溶剂。

潜溶剂的选择是一个关键，目的是要让药物溶于抛射剂与潜溶剂的混合溶液中，并得到澄明的匀相溶液。虽然乙醇、聚乙二醇、丙二醇、甘油、乙酸乙酯、丙酮等可用于气雾剂的潜溶剂，但必须要注意其毒性和刺激性的问题，尤其是用于口腔、吸入或鼻腔的气雾剂。一般而言，乙醇和甘油可用于口腔、吸入或鼻腔用气雾剂。

不同的用药目的，对气雾剂的要求不同，从而使处方上有所不同。溶液型气雾剂可用于局部麻醉、消炎、喷保护膜，以及用于口腔、吸入或鼻腔给药。局部用气雾剂中抛射剂用量为50%～90%，而药物与潜溶剂占10%～50%；口腔与鼻腔用气雾剂中抛射剂用量可达99.5%。一般吸入气雾剂中抛射剂用量大于局部用气雾剂，这是因为前者需要较高的分散度，而且药物的剂量较小。抛射剂用量越大，喷出的液滴越细，而液滴表面张力越大，润湿性越小。吸入气雾剂的液滴可以小到 5～10 μm，甚至更小；而局部用气雾剂的液滴可达 50～100 μm。

在开发溶液型气雾剂时要注意以下问题：① 抛射剂与潜溶剂的混合对药物溶解度与稳定性的影响；② 喷出液滴的大小与表面张力；③ 各种附加剂如抗氧剂、防腐剂、潜溶剂等对用药部位的刺激性；④ 吸入剂中的各种附加剂是否能在肺部代谢或滞留。

例 盐酸异丙肾上腺素气雾剂

处方：

盐酸异丙肾上腺素	2.5 g	丙二醇	2.5 g
F_{12}	70 g	维生素 C	1.0 g
乙醇	294 g	共制成	1 000 g

制法：将盐酸异丙肾上腺素和维生素 C 溶于丙二醇与乙醇的混合溶剂，制成澄清溶液，定量分装于容器中，压入 F_{12}，密封即得。

处方中盐酸异丙肾上腺素在抛射剂 F_{12} 中溶解性差，加入丙二醇与乙醇作潜溶剂，维生素 C 为抗氧剂。丙二醇、乙醇等挥发性小的溶剂可使雾滴增大。

（二）混悬型气雾剂

当药物成分不溶于抛射剂，或不溶于抛射剂与潜溶剂的混合溶液，或所选用的潜溶剂不符合临床用药的要求时，可考虑将药物的细粒分散在抛射剂中，制成混悬型气雾剂。这类气雾剂常需要加入一些表面活性剂或分散剂，以增加制剂的物理稳定性。

混悬型气雾剂已经成功地用于镇喘药、甾体类激素、抗生素及类似药物的气雾剂。但此类气雾剂的制备有一定的难度，主要问题包括：颗粒粒度变大、聚集、结块、堵塞阀门系统，等等。因此在进行混悬型气雾剂的处方设计时，应注意以下问题：

(1) 水分含量：对混悬型气雾剂来说是最重要的一个问题。应严格控制整个制剂的含水量。容器要干燥处理，所有组成成分也要进行干燥处理。其中抛射剂可通过吸湿剂来进行干燥，而其他成分可用常规的设备（如烘箱）进行干燥。

(2) 微粒粒度：一般要控制在微米的数量级。对于吸入给药的气雾剂，粒度可控制在 1～5 μm，不能超过 10 μm。可通过球磨机等方法获得小粒度的微粒。而局部用气雾剂的粒度可控制在 40～50 μm 以下。

(3) 药物的溶解度：为了防止药物的细小颗粒在抛射剂中渐渐长大，一般应选用在抛射剂中溶解度最小的药物衍生物（如不同的盐基）；但同时也要注意到所选药物的衍生物在肺部组织中有一定的溶解度，不影响疗效的发挥，而且没有刺激性。例如，肾上腺素的重酒石酸盐与其盐酸盐相比，在抛射剂中溶解度更小，而在肺部组织中有一定的溶解度，故肾上腺素的重酒石酸盐被选用于制备吸入型气雾剂。多晶型药物一般不能选用。

(4) 表面活性剂与分散剂：对于口腔、吸入或鼻腔用的气雾剂，可选用一些表面活性剂，以降低药物的表面张力，有利于其在抛射剂中的均匀分散。常用的表面活性剂包括聚山梨酯类，特别是聚山梨酯 80，以及卵磷脂衍生物、油醇和乙醇。所选用的表面活性剂应是无毒的、生物可降解的、对用药部位的黏膜（如呼吸道、食管和鼻腔黏膜等）无刺激性的。局部用气雾剂可选用矿物油或肉豆蔻异丙酯作为分散剂。

例 沙丁胺醇气雾剂

处方：

沙丁胺醇 26.4 g

F_{11}和 F_{12}　　QS

油酸　　QS

制成 1 000 瓶

制法：将沙丁胺醇微粉与油酸混合均匀，加入处方量的 F_{11}，充分混合得到均匀的混悬液，分装于耐压容器中，安装阀门后压入处方量的 F_{12}，即得。

处方中的油酸为稳定剂，可防止药物粒子的聚集或结晶的增长，还有润滑和封闭阀门系统的作用。处方中使用的是混合抛射剂，先加沸点高的 F_{11}，有利于药物粒子的混悬；装阀门后再压入沸点低的 F_{12}，可减少抛射剂损失。

（三）乳剂型气雾剂

乳状型气雾剂除含药物和抛射剂外，一般还含有表面活性剂（乳化剂）、水性和非水性的介质。药物可根据其性质不同溶于水性或油性介质中。抛射剂不能与水混溶，可以与处方中的油性介质混溶，成为乳剂的内相（此时为 O/W 型）或外相（此时为 W/O 型）。当抛射剂作为乳状液的内相时，喷出物为泡沫状；当抛射剂作为乳状液的外相时，喷出物为雾状。前一种乳状型气雾剂更常用，其中抛射剂的用量一般为 7%～10%。由于氟氯烷烃类抛射剂与水和密度相差较大，一般采用混合抛射剂。根据配方不同可以喷出稳定的泡沫或快速破裂的泡沫，后者喷射于皮肤等表面后可较快地变成液膜。与喷雾剂相比泡沫型气雾剂的优点是喷射的面积容易控制。

在设计乳状型气雾剂时，表面活性剂的选用是比较关键的。可以选用单一的或混合的表面活性剂。在泡沫型的配方中，近年用非离子表面活性剂更多。用于此类气雾剂的典型非离子表面活性剂包括：聚山梨酯类、脂肪酸山梨坦类、脂肪酸酯类和烷基苯氧基乙醇等。乳化剂的选用应达到以下性能：振摇时即可充分乳化，并形成很细的乳滴；喷射时能与药液同时喷出，喷出泡沫的外观呈白色、均匀、细腻、柔软，并具有需要的稳定性。除表面活性剂外，常常还需要加入防腐剂、香料、柔软剂、润滑剂等。注意所选用的添加剂对用药部位的黏膜均应无刺激性。

虽然大多数乳状型气雾剂是应用于局部的，但也有不少可口服的泡沫型气雾剂。儿童和老年患者很乐意接受这种内服的泡沫型气雾剂，因为不用吞服某些固体剂型，它可用于服用止咳药、补钙剂、抗酸药、维生素和许多类似的产品。此类气雾剂一般是将药物溶解于或混悬于植物油中，选用一种食用乳化剂（如单硬脂酸甘油酯），而抛射剂可用碳氢化合物或压缩气体，可以获得稳定的泡沫。最近已经出现了可精确喷射乳状型气雾剂的定量阀门系统。

例　大蒜油气雾剂

处方：

大蒜油	10 ml	油酸山梨坦	35 g
聚山梨酯 80	30 g	甘油	250 ml
十二烷基硫酸钠	20 g	F_{12}	962.5 ml
蒸馏水	加至 1400 ml		

制法：将油水两相混合制成乳剂，分装成 175 瓶，每瓶压入 5.5 g F_{12}，密封即得。

处方中聚山梨酯 80、油酸山梨坦（司盘 80）及十二烷基硫酸钠为乳化剂。喷射后产生大量泡沫，药物有抗真菌作用，适用于真菌性阴道炎。

二、气雾剂的制备工艺

气雾剂应在避菌环境下配制，各种用具、容器等须用适宜的方法清洁、灭菌，在整个操作过程中应注意防止微生物的污染。其制备工艺流程为：容器与阀门系统的处理和装配、药物的配制和分装及填充抛射剂。经质量检查合格后得气雾剂成品。

（一）容器与阀门系统的处理与装配

目前国内气雾剂大多用玻璃瓶外壁搪塑料的容器，容积约 30 ml。

1. 容器的处理　洗净烘干玻璃瓶、预热至 120～130℃，趁热浸入搪塑液中，使瓶颈以下黏附一层浆液，倒置，在 150～170℃烘干约 15 min，备用。

2. 阀门的各种零件的处理　橡胶制品、塑料及尼龙零件可在 95%乙醇中浸泡，烘干，备用。不锈钢弹簧在 1%～3%碱溶液中煮沸 10～30 min，用水洗至无油腻为止，蒸馏水冲洗，甩去水，浸在 95%乙醇中，烘干，备用。

3. 阀门的装配　定量杯与橡胶垫圈套台，阀门杆装上弹簧与橡胶垫圈及封帽等按阀门结构组合装配。

（二）药物的配制和分装

按处方配成所需的分散体系。溶液型气雾剂应制成澄清溶液；混悬型气雾剂应将药物微粉化，并严格防止药物微粉吸附水蒸气；乳剂型气雾剂应制成稳定的乳剂。按分散体系配制后，经质量检查，定量分装在已准备好的容器内，安装阀门，轧紧封帽。

（三）抛射剂的填充

抛射剂的充填方法分为压灌法和冷灌法两种：

1. 压灌法　先将配好的药液（一般为药物的乙醇溶液或水溶液）在室温下灌入容器内，再将阀门装上，轧紧封帽，先抽去容器内空气，然后通过压装机压入一定量抛射剂。

压入法的设备简单，不需要低温操作，抛射剂损耗较少，目前我国多用此法生产。但生产速度较慢，且使用过程中压力的变化幅度较大。

2. 冷灌法　药液借助冷灌装置中热交换器冷却至－20℃左右，抛射剂冷却至沸点以下至少 5℃。先将冷却的药液灌入容器中，随后加入已冷却的抛射剂（也可两者同时灌入），立即将阀门装上并轧紧，须迅速操作，以减少抛射剂损失。冷灌法速度快，对阀门无影响，成品压力较稳定，但需制冷设备和低温操作，抛射剂损失较多。含水品种不宜使用该法。

三、常用气雾剂灌装设备

大生产采用自动化灌装设备，实验室采用手动灌装设备：由液体灌装机、抛射剂灌装机、封口机组成。

四、气雾剂的质量要求

《中国药典》2005 年版第二部附录要求主要进行泄漏和爆破检查，确保安全使用。定量气雾剂应标明：每瓶的装量、主药含量、总揿次、每揿主药含量。

1. 泄漏率　气雾剂照下述方法检查，年泄漏率应符合规定。检查法：取供试品 12 瓶，用乙醇将表面清洗干净，室温垂直放置 24 h，分别精密称重（W_1），再在室温放置 72 h（精确至 30 min），分别精密称重（W_2），置－4～20℃冷却后，迅速在铝盖上钻一小孔，放置至室温，待抛射剂完全汽化挥尽后，将瓶与阀分离，用乙醇洗净，干燥，分别精密称重（W_3），按下式计算每瓶年泄漏率。平均年泄漏率应小于3.5%,并不得有1瓶大于5%。

$$年泄漏率=365\times\frac{24\times(W_1-W_2)}{[72\times(W_1-W_3)]}\times100\%$$

2. 每瓶总揿次　定量气雾剂照下述方法检查,每瓶总揿次应符合规定。检查法:取供试品4瓶,分别除去帽盖,精密称重(W_1),充分振摇,在通风橱内,向已加入适量吸收液的容器内喷射最初10喷,用溶剂洗净套口,充分干燥后,精密称重(W_2);振摇后向上述容器内连续喷射10次,用溶剂洗净套口,充分干燥后,精密称重(W_3);在铝盖上钻一小孔,待抛射剂完全汽化挥尽后,弃去药液,用溶剂洗净供试品容器,充分干燥后,精密称重(W_4),按下式计算每瓶总揿次,均应不少于每瓶标示总揿次。

$$总揿次=10\times(\frac{(W_1-W_4)}{(W_2-W_3)}$$

3. 每揿主药含量　定量气雾剂照下述方法检查,每揿主药含量应符合规定。检查法:取供试品1瓶,充分振摇,除去帽盖,试喷5次,用溶剂洗净套口,充分干燥后,倒置于已加入一定量吸收液的适宜烧杯中,将套口浸入吸收液面下(至少25 mm),喷射10次或20次(注意每次喷射间隔5 s并缓缓振摇),取出供试品,用吸收液洗净套口内外,合并吸收液,转移至适宜量瓶中并稀释至刻度后,按各品种含量测定项下的方法测定,所得结果除以10或20,即为平均每揿主药含量。每揿主药含量应为每揿主药含量标示量的80%~120%。

4. 雾滴(粒)分布　除另有规定外,吸入气雾剂应检查雾滴(粒)大小分布。照《中国药典》2005年版第二部附录吸入气雾剂雾滴(粒)分布测定法检查,雾滴(粒)药物量应不少于每揿主药含量标示量的15%。

5. 喷射速率　非定量气雾剂照下述方法检查,喷射速率应符合规定。检查法:取供试品4瓶,除去帽盖,分别喷射数秒后,擦净,精密称定,将其浸入恒温水浴(25℃±1℃)中0.5 h,取出,擦干,除另有规定外,连续喷射5 s,擦净,分别精密称重,然后放入恒温水浴(25℃±1℃)中,按上法重复操作3次,计算每瓶的平均喷射速率(g/s),均应符合各品种项下的规定。

6. 喷出总量　非定量气雾剂照下述方法检查,喷出总量应符合规定。检查法:取供试品4瓶,除去帽盖,精密称定,在通风橱内,分别连续喷射于1 000 ml或2 000 ml锥形瓶中,直至喷尽为止,擦净,分别精密称定,每瓶喷出量均不得少于标示装量的85%。

7. 无菌　用于烧伤、严重损伤或溃疡的气雾剂照《中国药典》2005年版第二部附录无菌检查法检查,应符合规定。

8. 微生物限度　照《中国药典》2005年版第二部附录微生物限度检查法检查,应符合规定。

第六节　粉　雾　剂

一、粉雾剂的定义、特点与应用

粉雾剂按用途可分为吸入粉雾剂(aerosol of micropowders for inspiration)、非吸入粉雾剂和外用粉雾剂。吸入粉雾剂系指微粉化药物或与载体以胶囊、泡囊或多剂量贮库形式,采用特制的干粉吸入装置(DPI),由患者主动吸入雾化药物至肺部的制剂。非吸入粉雾剂系指药物或与载体以胶囊或泡囊形式,采用特制的干粉给药装置,将雾化药物喷至腔道黏膜的制剂。

外用粉雾剂系指药物或与适宜的附加剂罐装于特制的干粉给药器具中，使用时借助外力将药物喷至皮肤或黏膜的制剂。

吸入型粉雾剂主要用于治疗哮喘和慢性气管炎；非吸入型粉雾剂常见用于咽炎和喉炎的治疗等。

吸入型粉雾剂与定量吸入剂(即 MDI)相比，其优点在于：① 无需抛射剂，其动力系统为患者的吸气气流，可避免因抛射剂带来的不利影响。② 无喷量限制，定量阀门系统气雾剂每次喷量有一定限制，一般最大剂量为 1 mg，这样的剂量有时无法满足治疗要求，而吸入型粉雾剂可使剂量稍大的药物亦能进行雾化给药。③ 患者使用有抛射剂的 MDI 时，吸气与手揿阀门的动作应同步，否则不易将药物吸入；而吸入型粉雾剂则不同，患者的吸气气流是粉末进入体内的唯一动力，故不存在协同困难的问题，此特点使吸入型粉雾剂越来越受到欢迎和普及。

理想的吸入型粉雾剂应为：装置内应预装足够多的单剂量，便于使用；装量准确；在较小的压差下也能被患者吸入；剂量准确，无过剂量的危险；药物微粉不聚集，易雾化，对湿不敏感；计量装置可提示使用情况；体积不宜过大，易于携带；价格合理。

二、吸入型粉雾剂的处方

吸入型粉雾剂处方中主要包括微粉药物及其载体辅料。吸入粉雾剂中所有附加剂均应为生理可接受物质，且对呼吸道黏膜和纤毛无刺激性、无毒性。非吸入粉雾剂及外用粉雾剂中所有附加剂均应对皮肤或黏膜无刺激性。

1. 药物　药物粒子大小是制备干粉吸入型气雾剂的关键。一般认为理想的药物粒径为 0.5～8 μm，大于此范围的粒子不能进入细支气管内，而更小的粒子则易随呼吸呼出。药物的粉碎常采用流能磨进行，采用喷雾干燥技术，可得到更小的粒径。

2. 辅料　药物经微粉化后，具有较高的表面自由能，粉粒聚集成团。因此在处方设计中，常加入粒度较大的载体物质，以改善粉末的流动性，使自动填充时剂量准确。当药物剂量很小时，载体还起稀释剂的作用。载体要求为无毒、惰性、能为人体所接受的可溶性物质，如乳糖、木糖醇、葡聚糖、甘露醇等。为增加粉末的流动性，还可加入少量润滑剂，如苯甲酸钠。在吸入气流的作用下，药物粒子从聚集状态分散成单个微粒或从载体表面分离。重新分散的药物粒子在肺部的沉积，依赖于粒子的气体动力学性质和药物与载体之间的黏附性。药物与载体之间的黏附性受以下几个因素的影响：药物与载体的表面性质、药物与载体的比例、各组分的粒子大小、有无其他组分存在、相对湿度、静电性质及贮存条件等。

例　沙丁胺醇吸入型粉雾剂

处方：

沙丁胺醇　　19.2 mg

乳糖　　240 mg

共制 96 粒胶囊

制法：每粒胶囊内含微粉化沙丁胺醇 200 μg(粒径为 0.5～1 μm)、乳糖 2.5 mg。使用 Rotahaler吸入装置。

三、干粉吸入装置

药物粒子经吸入装置可从密集状态变为松散状态或从载体表面上重新分散，产生可供吸入的粒子，这与上面所述的粉末性质及装置产生的分散力有关，因此，处方与装置设计直接影响药物的重新分散。粒子重新分散的力量来源于患者的吸入力量，湍流气流利于药物的分散，其分散度依赖于装置的几何结构。

吸入装置是吸入型粉雾剂开发的重点。理想的吸入装置应满足以下要求：价格合理；重量与体积不太大；装置内已预先装入一定剂量的药物，患者用药时不必再装药，使用方便；既可用于小剂量药物，也可用于大剂量药物；即使没有附加剂，小剂量纯药也能准确给药；即使患者的吸气流量较低（哮喘患者等常见），药粉也易于吸入；具有一定的防潮性能，保证药粉在使用之前不至于因吸潮而聚结或变质等；对多剂量给药装置应有提示，告之患者已用了多少剂量，而不存在过量用药的危险，等等。

第一代 DPI 装置均为胶囊型，具有简单可靠、便于携带、可清洗和直观的特点。但也存在一些缺点：单剂量给药，如在哮喘急症时常不易装药，药物的防湿作用取决于储存的胶囊质量；当每剂活性药物小于 5 mg 时，为保证胶囊充填的准确性，必须有附加剂；需经常清理。例如第一个吸入装置 Spinhaler（Fisons 公司）在使用时，胶囊随金属刀片旋转被切开，粉末从胶囊切口释放进入吸入气流。1977 年研制成功的吸入器 Rotahaler 最初用于沙丁胺醇，后又用于倍氯米松二丙酸酯的给药，该装置通过转动，胶囊分为两部分，药物粉末从中释放进入给药室，随吸入气流进入肺部。吸入器 Berotec Haler 用于非诺特罗的给药，吸入时，刺孔的胶囊呈静态，其气道较窄，吸气阻力较高，易于产生湍流，药物在呼吸道深部的沉积比例明显高于 Spinhaler 和 Rotahaler。

Allen 公司推出的 Diskhaler，药物装在 8 个泡囊中，吸入时，刺破一泡囊的铝箔，一个剂量的药物即从中释出。该装置可用于沙丁胺醇和倍氯米松二丙酸酯的给药，患者无需重新安装装置便可连续使用 8 个剂量，防湿性能优于第一代 DPI，但仍需经常更换药板。

目前市场上最好的产品为贮库型装置（如 Turbuhaler），能将多剂量药物储存在装置中，使用时，旋转装置，一个剂量的药物粉末即由贮库到达转盘并进入吸入腔，在湍流气流的作用下，药物从聚集状态分散，吸入后能很好地沉积于肺部。

四、吸入型粉雾剂的制备工艺及其影响因素

吸入型粉雾剂应在避菌环境下配制，各种用具、容器等须用适宜方法清洁、消毒，在整个操作过程中应注意防止微生物的污染。

粉雾剂的基本工艺流程如下：原料药物⟶微粉化⟶与载体等附加剂混合⟶装入胶囊、泡囊或装置中⟶抽样质检⟶包装⟶成品。

药物的微粉化是整个制备过程比较关键的一步。流能磨是一种常用的干燥粉碎法，最小可以获得 2～3 μm 的微粉；喷雾干燥可以获得粒径更小的药粉。另外，应控制一个最佳的混合时间，以达到较好的混合均匀性。环境的湿度和物料的表面电性等都对混合过程有较大影响。润滑剂如硬脂酸镁的加入有时会使混合后粉末的均匀性下降。

五、粉雾剂的质量要求

《中国药典》2005 年版规定，胶囊型、泡囊型粉雾剂应标明：每粒胶囊或泡囊中药物含量；胶囊应置于吸入装置中吸入，而非吞服；有效期；贮藏条件。多剂量贮库型吸入粉雾剂应标明：每瓶的装量；主药含量；总吸次；每吸主药含量。应检查以下项目：

1. 含量均匀度　胶囊型或泡囊型粉雾剂，照《中国药典》2005 年版第二部附录含量均匀

度检查法检查，应符合规定。

2. 装量差异　胶囊型及泡囊型粉雾剂装量差异，应符合规定。平均装量 0.30 g 以下，装量差异限度±10%；平均装量 0.30 g 及 0.30 g 以上，装量差异限度±7.5%。检查法：取供试品 20 粒，分别精密称定重量后，倾出内容物(不得损失囊壳)，用小刷或其他适宜用具拭净残留内容物，分别精密称定囊壳重量，求出每粒内容物的装量与平均装量。每粒的装量与平均装量相比较，超出装量差异限度的不得多于 2 粒，并不得有 1 粒超出限度 1 倍。凡规定检查含量均匀度的粉雾剂，可不进行装量差异的检查。

3. 排空率　胶囊型及泡囊型粉雾剂照下述方法检查，排空率应符合规定。

检查法：取本品 10 粒，分别精密称定，逐粒置于吸入装置内，用每分钟 60 L±5 L 的气流抽吸 4 次，每次 1.5 s，称定重量，用小刷或适宜用具拭净残留内容物，再分别称定囊壳重量，求出每粒的排空率，排空率应不低于 90%。

4. 每瓶总吸次　多剂量贮库型吸入粉雾剂照下述方法检查，每瓶总吸次应符合规定。检查法：取供试品 1 瓶，旋转装置底部，释出一个剂量药物，以每分钟 60 L±5 L 的气流速度抽吸，重复上述操作，测定标示吸次最后 1 吸的药物含量，检查 4 瓶的最后一吸的药物量，每瓶总吸次均不得低于标示总吸次。

5. 每吸主药含量　多剂量贮库型吸入粉雾剂照下述方法检查，每吸主药含量应符合规定。检查法：取供试品 6 瓶，分别除去帽盖，弃去最初 5 吸，采用吸入粉雾剂释药均匀度测定装置(图 16－2)，装置内置20 ml适宜的接受液。吸入器采用合适的橡胶接口与装置相接，以保证连接处的密封。吸入器每旋转一次(相当于 1 吸)，用每分钟 60 L±5 L的抽气速度抽吸 5 s，重复操作 10 次或 20 次，用空白接受液将整个装置内壁的药物洗脱下来，合并，定量至一定体积后，测定，所得结果除以 10 或 20，即为每吸主药含量。每吸主药含量应为每吸主药含量标示量的 65%～135%，即符合规定。如有 1 瓶或 2 瓶超出此范围，但不超出标示量的 50%～150%，可复试，另取 12 瓶测定，若 18 瓶中超出 65%～135%但不超出 50%～150%的，不超过 2 瓶，也符合规定。

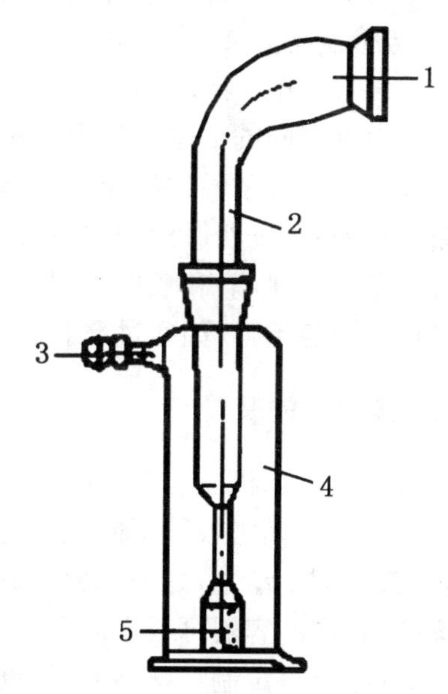

图 16－2　吸入粉雾剂释药均匀度测定装置

1. 橡胶接口　2. 模拟喉管　3. 出口
4. 160 ml 玻璃容器
5. 孔隙为 100～160 μm 烧结玻璃

6. 雾滴(粒)分布　除另有规定外，吸入粉雾剂应检查雾滴(粒)大小分布。照《中国药典》2005 年版第二部附录吸入粉雾剂雾滴(粒)分布测定法检查，雾滴(粒)药物量应不少于每吸主药含量标示量的 10%。吸入粉雾剂中药物粒度大小应控制在 10 μm 以下，其中大多数应在 5 μm以下。

7. 微生物限度　照《中国药典》2005 年版第二部附录微生物限度检查法检查，应符合规定。

第七节　喷　雾　剂

一、喷雾剂的定义与特点

喷雾剂(spray)系指含药溶液、乳液或混悬液填充于特制的装置中,使用时借助手动泵的压力、高压气体、超声振动或其他方法将内容物呈雾状物释出,用于肺部吸入或直接喷至腔道黏膜、皮肤及空间消毒的制剂。

按用药途径可分为吸入喷雾剂、非吸入喷雾剂及外用喷雾剂。按给药定量与否,喷雾剂还可分为定量喷雾剂和非定量喷雾剂。

喷雾剂一般以局部应用为主,喷射的雾滴比较粗,但可以满足临床的需要;由于不是加压包装,喷雾剂制备方便,成本低。

喷雾剂可适用于溶液、乳液、混悬液或凝胶等的喷射给药,可用于鼻腔、口腔、喉部、眼部、耳部和体表等不同的部位。其中以鼻腔和体表的喷雾给药比较多见,如一些抗组胺药、抗交感神经药和抗生素等常通过鼻腔喷雾给药来治疗鼻腔的充血、过敏、炎症或感染等;一些局麻药、抗菌药、止痒药或皮肤保护剂的喷雾剂等可用于烫伤或晒伤;含抗菌剂、除臭剂和芳香剂的喷雾剂可用于口臭、喉痛和喉炎等;其他一些喷雾剂可用于运动员的伤痛或真菌感染等。喷雾剂也可以用作全身治疗,如通过鼻黏膜丰富的毛细血管使药物吸收进入体内。

二、喷雾剂的装置

喷雾剂常利用机械装置或电子装置制成的手动泵进行喷雾给药。现在国内、外有不少专业公司可生产和销售各种不同规格与用途的喷雾给药装置。这些喷雾给药装置通常由两部分构成,一部分为手动泵,另一部分为容器。手动泵和容器一般都是标准配件,通过螺纹口互相密封配合,相同的容器可根据需要与不同的手动泵相连,具有互换性,可组合出各种不同规格的产品,甚至可以定制特殊装置,因此选择余地比较大,应用上比较方便,顺应性好。

手动泵的种类非常多,从给药途径上分为口腔、喉部、鼻腔和体表给药装置;从喷雾的形式上有喷雾与射流给药装置;从给药剂量上分为单剂量和多剂量给药装置;从内容物的物态上可分为溶液、乳液和凝胶给药装置等。手动泵有不同的规格,可以选择需要的标准喷雾剂量(ml),或需要的喷嘴的长度(mm)等。有的手动泵可以旋转360°,既便于包装,又可使患者按自己适合的角度进行喷雾给药;有的手动泵可以记数,即显示已经使用的次数,患者可知余下的备用药的次数;有的手动泵在正置与倒置时均可正常喷雾给药,不受患者体位的影响;有的手动泵装有细菌过滤膜,而且只在喷雾的瞬间开启,内容物不含防腐剂,也可防止污染等等。

常用的容器有塑料瓶和玻璃瓶两种,前者一般为不透明的白色塑料制成,质轻但强度较高,便于携带;后者一般为透明的棕色玻璃制成,强度差些。对于不稳定的药物溶液,还可封装于一种特制的安瓿中,在使用前打开安瓿,装上一种安瓿泵,即可进行喷雾给药。安瓿泵上有特殊材料制成的连接盖,可保证泵与安瓿之间的密封配合。

喷雾剂装置中各组成部件均应采用无毒、无刺激性和性质稳定的材料制成。

三、喷雾剂的处方设计

溶液型喷雾剂应配成澄清的药液;乳状型喷雾剂的乳滴应在介质中分散均匀;混悬型喷雾

剂应使药物粒子在介质中分散均匀，而且保持稳定；凝胶型喷雾剂要注意介质的黏度等的控制，既要使药液在用药部位的黏膜或皮肤上有一定的滞留时间，又要保证药液的喷射比较均匀以及药物从介质中有适当的释放速率。

配制喷雾剂时，可按药物的性质和剂型的需要添加适宜的溶剂、抗氧剂、表面活性剂或其他附加剂，但所有的附加剂对使用部位均应无刺激性、无毒性。

四、喷雾剂的制备工艺

喷雾剂的制备比较简单，配制方法与溶液剂基本相同，然后灌装于适当的容器中，最后装上手动泵即可。

喷雾剂应在避菌环境下配制，各种用具、容器等须用适宜方法清洁、消毒，在整个操作过程中应注意防止微生物的污染。烧伤、创伤或溃疡用喷雾剂应在无菌环境下配制，各种用具、容器等须用适宜方法清洁、灭菌。

例 异丙乙基去甲肾上腺素喷雾剂

处方：

异丙乙基去甲肾上腺素	2.48 g	甘油	QS
氯化钠	QS	亚硫酸钠	QS
盐酸	QS		
注射用水	加至 4 000 ml		

共制 1 000 瓶

制法：将异丙乙基去甲肾上腺素溶于含有甘油、氯化钠、亚硫酸钠、盐酸的无菌注射用水中，制成澄清溶液，可借喷雾器喷雾。

处方中甘油为矫味剂且起增稠作用，氯化钠调节等渗，亚硫酸钠为抗氧剂，盐酸调节 pH。本品为无菌制剂，包装材料为塑料小瓶，适用于各种病因导致的支气管哮喘。每次剂量为 0.25～0.5 ml。

（蒋曙光）

思 考 题

1. 叙述气雾剂、粉雾剂和喷雾剂的概念与应用特点，阐明它们的区别与联系。
2. 叙述气雾剂的典型构造及制备方法。
3. 吸入粉雾剂有何优点？如何进行处方设计？
4. 药物肺部吸收的生理基础是什么？影响药物肺部的吸收因素有哪些？对设计吸入给药系统有何提示？

第十七章　浸出制剂

学习要求:

1. 掌握浸出制剂的概念、类型、特点与浸出原理。
2. 熟悉影响浸出的因素、常用的浸出方法与常用的浸出制剂。
3. 了解浸出制剂的质量控制与工艺设计。

第一节　概　　述

一、定义与发展

浸出制剂系指用适当的浸出溶剂和方法,从药材(动植物)中浸出有效成分所制成的供内服或外用的药物制剂。药材的浸出物也可作为原料供制其他制剂时应用。因此,浸出的含意除针对植物或动物药材外,也包括了对天然药材萃取其某些成分而加以纯化的基本过程。

浸出制剂是劳动人民长期医药实践的经验积累。我国的汤剂、酒剂是早期应用的一种浸出药剂,据载始于春秋战国时代,当时的制备方法是将药材加水(或酒)煎煮,除去药渣,用其浸液。这是文献记载用浸出方法制备药剂的开始。汤剂、酒剂的应用,不仅促进了药物的吸收,加速了药效,也可消除原药材服用所引起的某些副作用。其后又有内服煎膏剂(膏滋)等剂型的应用。浸出药剂的应用和发展,已经成为我国保健事业和医药工业中的重要环节。近年来,在浸出制剂实验研究和生产中,应用现代科学方法和技术研制出了许多制剂新品种(如中药复方制剂和中西药组方制剂)和新剂型(如分散片等)。此外,以药材浸出物为原料,进一步制成了富有祖国医药特色和现代药学内容的中药注射剂、片剂、膜剂、滴丸、气雾剂等剂型,它们源于浸出制剂,又高于或不限于浸出制剂,使中药制剂逐步向现代化迈进。

浸出制剂在国外应用的亦较早,先后发展的有酊剂、流浸膏、浸膏等剂型。20 世纪 50 年代发现萝芙木和利血平治疗高血压有效,加之化学药物的毒副反应日趋增多等原因,植物药及其制剂又重新受到重视,各种浸出制剂在药物中的地位愈来愈重要,各国收载入药典的植物药制剂品种也逐渐增多。

二、药材成分与疗效

药材来源于植物、动物和矿物,其中大部分是植物性药材。药材中含有的成分十分复杂,按照药理作用和组成性质可分为:有效成分、辅助成分、无效成分和组织物质。

有效成分系指中草药中起主要药效的物质,例如生物碱、苷(强心苷、蒽醌衍生物)、挥发油等。在一种药材中有效成分可能是一个,也可能是多个。例如洋地黄除主要成分洋地黄毒苷外,尚含有地高辛、西地兰等。通常“有效成分”是指化学上的单体化合物,能用分子式和结构式表示并具有一定的物理常数。如果得到的是混合物,虽然在药理和临床上能够代表或部分代表原药材的疗效,则应称为“有效部位”,例如土槿皮中抗真菌的有效部位为土槿皮酸(酸甲、酸乙、酸丙)及酚类。

辅助成分系指本身没有特殊疗效但能增强或缓和有效成分作用的物质,或指有利于有效成分的浸出或增加制剂稳定性的物质,如皂苷、有机酸、蛋白质等。洋地黄中的皂苷可帮助洋地黄毒苷溶解并促进其吸收。无效成分系指本身无效甚至有害的物质,如脂肪、糖类、淀粉、蛋白质、酶、树脂、黏脂、黏液质、果胶等。组织物质是一些构成药材细胞或不溶性的物质(如纤维素、栓皮等)。

在浸出工艺中,有效成分及辅助成分是浸出的主要对象,而无效成分及组织物质则应尽量除去。但"有效"和"无效"成分的概念是相对的,应根据实际药效确定。

三、浸出药剂的类型

常用浸出制剂可分为四类:

1. 水浸出制剂　指在一定的加热条件下用水浸出的制剂,如汤剂、合剂等。

2. 含醇浸出制剂　指在一定条件下用适当浓度的乙醇或酒浸出的制剂,如酊剂等。

3. 含糖浸出制剂　指在水浸出制剂的基础上,经浓缩等处理,加入适量糖(蜂蜜)或其他赋形剂制成的制剂,如内服膏剂、颗粒剂。

4. 精制浸出制剂　系指采用适当溶剂浸出后,浸出液经过适当精制处理而制成的制剂。如口服液、滴剂、注射剂、片剂、气雾剂等。

四、浸出药剂的特点

浸出制剂一般具有以下特点:

1. 浸出制剂综合利用药材中的各种浸出成分,有利于发挥某些药材成分的多效性。由于浸出成分之间往往有相辅相成的效用,故浸出制剂与同一药材中提取的单体化合物相比,有时能呈现单体化合物所不能起到的治疗效果。例如阿片酊中含有多种生物碱,除具有镇痛作用外,还有止泻功效,而从阿片粉中提出的吗啡虽有强力的镇痛作用,但并无明显的止泻功效,在治疗腹泻兼有痉挛性绞痛时,则以阿片酊的效用为佳。

2. 浸出制剂的作用通常比较缓和持久,毒性也较低。浸出制剂中共存的辅助成分常能促进有效成分的吸收,延缓有效成分在体内的运转,增加制剂的稳定性或在体内转化成有效物质,例如鞣质可缓和生物碱的作用并使药效延长。此外,各浸出成分的相辅相成或相互制约,不仅可以增强疗效,还可以降低毒性。如四逆汤中的干姜、甘草可增强附子对蛙心的收缩作用。

3. 浸出制剂与原药材相比,去除了组织物质和部分无效成分,提高了有效成分浓度,减少了用量,便于服用,去除无效成分还可增加某些有效成分的稳定性。

但浸出制剂在不同程度上均含有一定量的无效成分,浸出液中共存的高分子多成分体系常具有胶体特性。随着浸出工艺与贮存条件的变化,胶体的老化、某些成分的水解或氧化等能引起浸出制剂产生沉淀。水性浸出液中因含有适宜微生物繁殖的营养物质,易发酵变质。在设计浸出工艺、选择剂型类别时,应注意恰当处理以保证成品质量。

浸出药剂确有其特点,中药复方应用更是中医药基本理论和长期实践经验的结晶。对于成分尚未明确的药材来说,浸出药剂则是一类比较适宜的剂型,既有利于发挥药材防治疾病的作用,也有助于应用现代科学方法,进一步整理和提高。

第二节 浸出溶剂

用于药材浸出的液体称为浸出溶剂。浸出溶剂浸取药材后得到的液体称为浸出液。浸出后的残留物称为药渣。药材中可溶性成分异常复杂，浸出的目的在于选择适宜的溶剂和方法，充分浸出有效成分及辅助成分，尽量减少或分离无效成分。药材中各类化学成分的溶解性见表 17-1。

表 17-1 各类化学成分的溶解性

成分类别		溶解性			备注
		水	乙醇	乙醚、氯仿	
水溶性成分	水溶性有机酸	+	+	+或±	多羟基酸在醚、氯仿中几乎不溶
	苷、鞣质、生物碱盐	+	+	-	部分强心苷在氯仿中略溶
	单糖、低聚糖、氨基酸	+	±	-	
	黏液质、树胶	+	-	-	酸溶性蛋白能溶于 50%～70%的乙醇
	蛋白质、酶	+(热时凝固)	-	-	
脂溶性成分	挥发油	极微	+	+	
	生物碱盐基、非水溶性	-	+	+	麻黄碱、咖啡因、小檗碱等溶于水
	苷元、树脂、油树脂	-	+	+	胡萝卜素不溶于乙醇
	脂溶性色素				
	油脂、蜡	-	-(热时溶)	+	蓖麻油、巴豆油可溶于冷乙醇
	橡胶	-	-	+	
其他	淀粉、纤维素	-	-	-	淀粉在热水中糊化而溶解
	无机成分	±或-	±或-	-	

注：① 一般酚类、醇类、醛类、醌类、甾类、萜类及多数烃类的溶解性与苷元一致。

② “+”为可溶；“-”为不溶，“±”为难溶或部分可溶。

一、常用浸出溶剂

1. 水　最常用的浸出溶剂。药材中的生物碱盐、苷、水溶性有机酸、氨基酸、黏液质及部分糖、蛋白质、鞣质、树胶、色素、酶等都能被水浸出。挥发油微溶于水，也能被水部分浸出。树脂、脂肪油及其他脂溶性成分不溶于水，但浸出液中共存的高分子多成分体系常有助溶作用，故也能被水少量浸出。

水具有经济易得、易透入植物细胞内、无药理作用及溶解范围广的特点，但也存在一些缺点，如溶解范围广，不利于选择性浸出；化学活性强，能促进有效成分的水解或氧化、分解等；无防腐性能，浸出液易霉变。

水质的纯度与浸出效果有密切关系。当水质硬度大时，能影响苷、生物碱盐、有机酸等浸出，在同样条件下，硬水浸出鞣质的量要比蒸馏水少 2%～3.5%，甚至少达 6%。水中含镁盐的量为 0.05%时，可减少鞣质的产量 11.6%。水质中重金属含量高时，不仅能影响酚类等有效成分的浸出效果和稳定性，尚能使产品重金属超出限量。

2. 乙醇　仅次于水的常用浸出溶剂。与水相比浸出选择性较强，能溶解生物碱及其盐、苷、有机酸、鞣质、树脂、挥发油等，不能溶解树胶、淀粉、蛋白质、黏液质等，故可选用不同浓度的乙醇作溶剂，以便有选择性地浸取有效成分。乙醇对药材细胞穿透力较强，其毒性比其他有机溶剂小，含20%以上的乙醇有防腐作用，含40%以上时能延缓某些药物如酯、盐、苷类等有效成分的水解而增加制剂的稳定性。但乙醇有生理作用，成本高且易燃烧和挥发。

3. 氯仿、乙醚和石油醚　是一类非极性有机溶剂，能溶解脂肪油、挥发油、树脂、蜡质、生物碱和某些苷，一般多用于有效成分的提纯、精制及药材浸出前的脱脂或脱蜡。但此类溶剂挥发性强，醚类易燃、有毒，价格昂贵，设备要求较高。

乙醚是一种非极性溶剂，溶于水(1∶12)，但与乙醇及其他非极性溶媒能任意混溶。大部能溶解于水的有效成分在醚中均不溶。乙醚具有强烈的生理作用，除在特殊情况下，不应存留于制剂中。乙醚极易挥发并具有强烈的燃烧性能，应注意安全。

此外，丙酮、乙酸乙酯、正丁醇也是较常用的半极性有机溶剂。丙酮是良好的脱脂、脱水剂，但易挥发和燃烧，并有一定毒性。

浸出溶剂应根据药材性质及医疗要求选用，以不影响药效、能尽量多地浸出有效成分、不浸或少浸出无效成分、不与有效成分发生作用、安全无毒、价廉易得为宜。一种溶剂不能达到上述要求时，有时可采用混合溶剂，必要时还可加入浸出辅助剂。

二、浸出辅助剂

浸出辅助剂系指加入溶剂中能达到增加浸出效能、增加浸出成分的溶解度、增加制品的稳定性以及除去或减少某些杂质等目的的物质。

1. 酸　酸的使用主要在于促进生物碱的浸出。适当的酸度对很多生物碱也有稳定的作用，且能使部分杂质沉淀。常用的酸有硫酸、盐酸、醋酸、酒石酸、枸橼酸等。酸的量不宜过多，以能维持一定的pH即可。过多的酸能引起不需要的水解或其他不良的作用。例如，在最初部分浸出溶媒中，加入0.1%枸橼酸所制得的黄连流浸膏，在小檗碱含量和稳定性上都优于不加者。

2. 碱　碱的应用不如酸普遍。常用的碱为氨溶液(氨水)。例如：远志浸出药剂加少量的氨溶液能防止其酸性皂苷缓缓水解而产生浑浊或沉淀。浸制甘草制剂时也可加氨溶液以保证甘草酸的浸出完全。氨溶液的优点在于它是一种挥发性弱碱，对成分的破坏作用小，亦容易控制其用量。对于特殊的浸出亦常选用其他碱，如碳酸钠、氢氧化钙、碳酸钙等。氢氧化钠的碱性过强，故一般不使用。

3. 甘油　甘油为鞣质的良好溶剂，有稳定鞣质的作用，但由于黏度过大，多不单独用作浸出溶媒，常与水或水与乙醇混合使用。

4. 表面活性剂　应用适宜的表面活性剂能增加药材的浸润性，从而提高浸出溶剂的浸出效能。阳离子型表面活性剂的盐酸盐等有助于生物碱的浸出。阴离子型表面活性剂对生物碱多有沉淀作用，故不适于生物碱的浸出。非离子型表面活性剂一般对药材的有效成分不起作用，它们的毒性较小。例如应用水煮酸沉淀法提取黄芩苷，酌加吐温-80可以提高其收得率。表面活性剂虽有提高浸出效能的作用，但浸出的杂质亦较多。

第三节　浸出原理

一、浸出过程

浸出(萃取)过程系指溶剂进入细胞组织溶解其有效成分后变成浸出液的全部过程。

药材除矿物来源的及无细胞组织的(如乳香、没药等)以外,多为具有细胞组织的原药。药材的大部分有效成分存在于细胞原生质中的液泡内。新鲜药材干燥后,由于失水而发生皱缩,成分固结于细胞中,细胞的半透性在干燥后亦遭破坏。药材粉碎后,在相当程度上破坏了细胞组织,利于有效成分被浸出溶剂溶解和浸出。然而,由于药材结构、粉碎性质、粉碎程度等的不同,以及细胞内含物复杂,故浸出过程比较复杂。

按照固液萃取(solid-liquid extraction)类型来看,药材的萃取兼有洗涤提取、物理—化学萃取和扩散萃取三种类型,而以扩散萃取为主。① 洗涤萃取(washing extraction)为药材粉碎后,细胞组织破坏,溶剂将其中的可溶物溶解洗下成为浸出液。② 物理—化学萃取(physical-chemical extraction)为浸出溶剂与药材接触,药材中一种或几种物质发生物理或化学反应,反应物溶解于浸出溶剂中,药材组织内形成的浓溶液借助渗透和扩散作用,一部分进入浸出液,由于液剂不断地渗透进入药材组织内,当细胞极度膨胀终至破裂后,则剩余的反应物继续溶解与浓溶液一起进入浸出液。③ 扩散萃取(diffusional extraction)为浸出溶剂进入药材组织内,溶解可溶物,形成浓溶液,主要借助渗透与扩散作用进入浸出液,同样,细胞破裂后浓溶液亦扩散进入浸出液。药材中挥发性有效成分,亦可结合应用水蒸气蒸馏等方法提取。

植物性药材的浸出过程是以扩散原理为基础,由以下几个相互联系的阶段组成:

1. 浸润　药材粉末与浸出溶剂混合时,溶剂首先附着于粉末表面使之润湿,然后通过毛细管和细胞间隙渗入细胞内。如药材不能被浸出溶剂润湿,则无法渗入细胞浸出其有效成分。浸出溶剂能否润湿药材,表面张力起主导作用,溶剂中加入表面活性剂后,表面张力降低,药粉易被润湿,从而提高浸出效果。一般药材的组成物质大部分带有极性基团,如纤维素、淀粉、蛋白质、糖类等,易被极性溶剂润湿,含油脂或蜡质较多的药材如麦角、杏仁等则不易被极性溶剂润湿,故药材应先进行脱脂或脱蜡处理。反之,非极性溶剂不易使潮湿的药材润湿,药材应先进行干燥处理。

2. 溶解　溶剂进入细胞后,可溶性成分逐渐溶解。浸出溶剂种类不同,溶解对象不同。水为溶剂时,胶体物质由于胶溶作用亦转入溶液中,故其浸出液多含胶体物质而呈胶体状。乙醇浸出液中含胶质较少,非极性浸出溶剂的浸出液则不含胶质。药材中的有效成分往往被组织吸附,因而浸出时溶剂须对其有更大的吸附力,才能起解吸附作用而使之溶解,必要时可选用复合溶剂或加入适当的浸出辅助剂帮助解吸附。

3. 扩散　浸出溶剂溶解有效成分后形成的浓溶液具有较高的渗透压,从而形成扩散点,溶解的成分不停地向周围扩散,这是浸出的动力。一般在药材表面附有一层很厚的浓液膜,称为扩散"边界层",浓溶液中的溶质向药材表面液膜扩散,并通过此边界膜向四周的稀溶液中扩散。在静止条件下,完全由于溶质分子浓度不同而进行的扩散称为分子扩散。扩散过程中因流体运动而加速的扩散称为对流扩散。浸出过程中两种类型的扩散方式均存在。浸出成分的扩散速度可用扩散公式说明:

$$\frac{dM}{dt}=-DA\frac{dC}{dx} \quad (17-1)$$

式中，$\frac{dM}{dt}$为扩散速度；A 为扩散面积；$\frac{dC}{dx}$为物质在 x 扩散方向上的浓度梯度；D 为扩散系数，负号表示扩散向浓度降低的方向进行。

由上式可知，扩散速率与药材粉碎度、浓度差、扩散时间和扩散系数成正比。A 值及时间可依据实际情况适当掌握。浓度差如能在浸出时保持最大，浸出效果好。

扩散系数 D 值随药材而变化，与浸出溶剂的性质亦有关。可由实验按下式求得：

$$D=\frac{RT}{N}\cdot\frac{1}{6\pi r\eta} \quad (17-2)$$

式中，R 为气体常数；T 为绝对温度；N 为阿伏伽德罗常数；r 为扩散分子半径；η 为黏度，若黏度小、溶解物分子小、温度高，则扩散速率快。

4. 置换　浸出的关键在于保持最大浓度差。如没有浓度差，其他的因素如扩散系数、温度和时间都将失去作用。浸出方法和浸出设备的设计，都是以创造最大的浓度差为基础的。用浸出溶剂或稀浸出液随时置换药材粉粒周围的浓浸出液，是保证浸出过程顺利进行并达到完全的关键。

当用浸渍法浸出时，一般将中草药药材、浸出溶剂同置容器内，这时药材处于容器底部。由于浸出液的比重较大，底层的浸出很快即达平衡，除非加以搅拌或使浸出溶剂不断置换浸出液，否则浸出不能很快完成。如将药材悬于浸出溶剂的上部，由于浸出液的比重大于浸出溶剂而向底部流动，造成内部对流，如此使药材周围经常保持最大的浓度差，不需搅拌即能顺利浸出。在渗漉法中，浸出溶媒是从药材上面缓缓向下流动，自底部流出，这就自然地创造了最大的浓度差而有利于浸出。由此可知，用浸出溶剂或稀浸出液随时置换药材粉粒周围的浓浸出液，是掌握浸出过程和设计浸出器械的关键。

二、影响浸出的因素

药材成分的浸出，除应选用适当的溶剂外，尚受下列因素影响：

（一）药材粒度

由扩散公式(17－1)可知，扩散面积愈大，扩散愈快，因此药材应予粉碎。但药材若过度粉碎，会使大量细胞破碎，许多不溶性高分子物质进入浸出液中，使浸出液与药渣分离困难，不易滤清。用渗漉法时，粉粒过细会使溶剂流通阻力增大，致使浸出过程困难或浸出效率降低。药材粗细应考虑药材性质、浸出溶剂及浸出方法进行选择。如用水为溶剂，易使药材膨胀，可用粗粉；用乙醇为溶剂膨胀作用小，宜用中粉或细粉；含黏性物较多的药材用粗粉，坚硬的药材用较细粉，疏松的药材用较粗粉等。

（二）温度

按扩散公式(17－2)，温度升高，扩散系数加大，扩散速率加快，对加速浸出过程有利。升高温度虽然可以增加浸出量、凝固蛋白质及破坏酶等，但温度必须控制在药材有效成分不被破坏的范围内，且用高温制得的浸出液往往无效成分较多、稳定性差。

（三）浓度差

浓度差是指药材块粒组织内的浓溶液与外周溶液的浓度之差。由扩散公式(17－1)可知，浓度差越大浸出速度越快，适当扩大浸出过程的浓度差，有助于加速浸出过程和提高浸出效率。一般连续逆流浸取的平均浓度差比一次浸取大，浸出效率较高。应用浸渍法时，搅拌或强制浸出液循环等也有助于扩大浓度差。

（四）提取压力

药材组织坚实，浸出溶剂较难浸润，提高浸取压力有利于加速浸润过程，使药材组织内更快地充满溶剂和形成浓溶液，从而使开始发生溶质扩散过程所需的时间缩短。同时加压下的渗透可能将药材组织内某些细胞壁破坏，也有利于浸出成分的扩散。当药材组织内充满溶剂后，加大压力对扩散速率无影响。对组织松软、容易湿润的药材的浸出影响不显著。

（五）药材与溶剂相对运动速度

在流动的溶剂中进行浸出时，二者相对运动速度增高，使扩散边界层变薄或边界层更新加快，对加快浸出过程有利。但相对运动速度应适当，过快时易增加溶剂的用量。

（六）药材成分与浸出的关系

从扩散公式(17－2)可知，扩散系数与扩散物质的分子半径成反比。分子半径小的成分溶解后先扩散，主要存在于最初部分的浸出液中。大分子成分在继续收集的浸出液中逐渐增多。但应指出，有效成分扩散的先决条件在于其溶解度的大小，易溶性物质的分子即使大也能最先浸出。

（七）新技术的应用

利用新技术可显著提高浸出效率。例如利用胶体磨浸取颠茄和曼陀罗以制备酊剂，可使浸出在几分钟内完成。其他强化浸取的方法如流化浸取、电磁场下浸取、电磁振动下浸取、脉冲浸取等也可取得较好的效果。

第四节　浸 出 方 法

一、药材品质检查

（一）药材的来源与品种鉴定

我国药用植物多达 5 000 余种，存在各地药材名称不一，有些同名异物或同物异名和使用代用品等复杂情况，如果药材品种未经鉴定，则很难保证制剂的安全、稳定、有效。因此，药材用前应了解来源并经生药的品种鉴定。

（二）总浸出物或有效成分含量测定

药材的产地、药用部位、采集季节、植物年龄及炮制方法等对药材的质量也有影响，其有效成分含量变化与制剂质量密切相关。对有效成分已明确的药材，应进行化学成分的含量测定；对有效成分尚未明确的药材，有些可用生物测定法测定效价，或借助测定药材总浸出物量作为参考指标。

（三）含水量测定

药材含水量关系到有效成分的稳定性和各批投料量的准确性。药材含水量一般为 9％～16％，大量生产时应根据药材特性并结合生产实践，制定含水量的控制标准。

二、药材的预处理

原料药材供浸出制剂应用前，一般需进行挑拣、整理，除去杂质及不需要的部分，必要时可进行水洗、干燥、粉碎至适宜程度供用，某些药材需按照药典或方剂的要求进行必要的炮制，如切片、蒸、炒、炙、煅等处理，然后供用。

粉碎主要是借机械力将大块固体物料碎成适用粗细的操作过程。药材粉碎的效果可用粉碎度(未经粉碎药材的平均直径与已粉碎药材的平均直径的比值)表示,粉碎度越大,药材粉碎越小。药材粉碎可增加药材的表面积,加速药材中有效成分的浸出,同时也有利于与其他药材混合均匀。

三、浸出方法

常用的浸出方法有煎煮法、浸渍法、渗漉法、回流法、水蒸气蒸馏法及超临界流体萃取法等。

(一) 煎煮法

系将药材加水煎煮取汁的方法。该法是最早使用的一种简易浸出方法,至今仍是制备浸出制剂最常用的方法。由于浸出溶媒通常用水,故有时也称为"水煮法"或"水提法"。

一般过程为:取规定药材,切碎或粉碎成粗粉,置适宜煎器中,加水浸没药材,浸泡适宜时间后,加热至沸,保持微沸一定时间,分离煎出液,药渣依法煎出数次(一般为2～3次),至煎液味淡为止,合并各次煎出液,浓缩至规定浓度。

常用的水是经净化或软化的饮用水,若煎出液精制供注射用,应选用蒸馏水或去离子水。不同药材的用水量需经实验确定,一般为药材量的5～8倍。药材浸泡时宜用冷水,浸泡时间不少于20～60 min,若开始就用沸水浸泡,则药材所含蛋白质受热凝固.淀粉糊化,妨碍有效成分煎出。煎煮时间应根据成分性质、药材质地、投料量及煎煮工艺等适当增减。例如含挥发性成分及质地松脆而有效成分易煎出的药材,可适当减少煎煮时间;质地较坚实、成分难煎出的药材及投料量较多时可适当延长煎煮时间;采用强制循环浸出工艺时,煎煮时间可适当减少;通常第二煎的煎煮时间可比第一煎适当缩短。

煎煮法适用于有效成分能溶于水,且对湿、热均较稳定的药材。它除了用于制备汤剂外,同时也是制备部分散剂、丸剂、片剂、颗粒剂及注射剂或提取某些有效成分的基本方法之一。但用水煎煮时,浸出的成分比较复杂,除有效成分外,部分脂溶性物质及其他杂质也有较多浸出,不利于精制;此外含淀粉、黏液质、糖等成分较多的药材,加水煎煮后,其浸出液较黏稠,过滤较困难。

(二) 浸渍法

浸渍法是将药材用适当溶剂在常温或温热下浸泡一定时间,使其有效成分浸出的一种方法。浸渍法是简便而常用的一种方法。

根据浸渍的温度和次数的不同,浸渍法可分为以下三种:

1. 常温浸渍法(冷浸法)　取药材粗粉或碎块,置有盖容器中,加入溶剂适量,密盖,振摇或搅拌,在室温暗处浸渍3～5d或规定时间,使有效成分充分浸出,倾出上清液,滤过,用力压榨残渣,压出液与滤液合并,静置24 h,滤过即得。

由扩散公式(17-1)可知,适当延长浸渍时间有利于提高浸出效率。当浸出溶剂量不大,很快即达到饱和时,延长时间无益于浸出。

2. 加热浸渍法　与上法基本相同,差别主要在于浸渍温度较高(一般为40～60℃),故浸渍时间较短,且可浸出较多的有效成分,但无效成分也相应增多,在贮存过程中,常有沉淀析出,澄清度不好。一般采取冷藏静置,滤去沉淀。本法常用于酒剂的制备。

3. 多次浸渍法(重浸渍法)　药材经一次浸渍后,由于药渣中尚残留部分浸出液,造成有效成分损失。为提高浸出效果、减少成分损失,可采用多次浸渍法,此法属于多级浸出工艺。

方法是将一定量的溶剂分成几份，用其中一份浸渍药材后，将药渣再用第二份溶剂浸渍，如此重复 2～3 次，最后合并浸出液过滤即得。该工艺特点在于有效地利用固液两相的浓度梯度，浸出效果较一次浸渍法好。

（三）渗漉法

渗漉法是在药粉上添加浸出溶剂使其渗过药粉，自下部流出浸出液的一种浸出法。

当浸出溶剂渗过药粉时，由于重力作用而向下移动，上层的浸出溶剂或稀浸液不断置换浓溶液，形成浓度梯度，使扩散能较好地进行，故浸出效果优于浸渍法。渗漉法对药材的粒度及工艺技术条件要求较高，若操作条件不当，可影响渗漉效率，甚至影响渗漉过程的正常进行。此外，对新鲜及易膨胀的药材、无组织结构的药材不宜应用渗漉法。

渗漉法的典型操作方法为：① 药粉润湿：取药材粉末置有盖容器内，加适量（药材量的 60%～70%）浸出溶剂均匀润湿后密闭，放置 15 min 至 6 h。② 装器：取脱脂棉，用浸出溶剂润湿后垫于渗漉器底部，然后将已润湿的药材分次投入渗漉器中并均匀压平。浸出溶剂中含乙醇较多时可压紧些，含水较多时压松些。药粉装入量不应超过渗漉器容量的 2/3，最后用滤纸或纱布覆盖。③ 排气：打开渗漉器下部出口，缓缓加适量浸出溶剂，尽量排除药粉间隙中的空气。漉液自出口流出后，关闭出口。④ 静置浸渍：加浸出溶剂使高出药材数厘米，加盖浸渍，时间长短取决于制剂种类和药材性质，浸渍时间一般为 24～48 h。⑤ 渗漉：浸渍一定时间后，即可打开出口进行渗漉，应适当控制渗漉速度。流速太快，有效成分来不及充分渗出和扩散，使漉出液浓度低、耗用溶剂多；流速太慢则影响设备利用率和产量。药典规定一般以 1 000 g 药材计算，每分钟流出 1～3 ml 为慢漉，3～5 ml 为快漉。渗漉过程中需随时自上面补充溶剂。⑥ 漉液的收集与处理：制剂种类不同，漉液的收集和处理亦不相同。制备流浸膏时，收集药材量 85%的初漉液另器保存，续漉液经低温浓缩后与初漉液合并，调整至规定容积；制备浸膏时，全部渗漉液应低温浓缩至稠膏状，加稀释剂或继续浓缩至规定的标准；制备酊剂时，无需另器保存初漉液，待漉液量达欲制备的 3/4 时即停止。

生产时可选用连续逆流渗漉法（加喷淋渗漉式连续逆流浸出器，常用的有平转式连续逆流浸出器）及罐组逆流渗漉法（又称半逆流多级浸出法）等。

（四）回流法

使用挥发性溶剂（如乙醇、乙醚、氯仿等）加热浸出有效成分时，为减少溶剂的挥发损失及有利于安全生产，可采用加热回流法。

（五）水蒸气蒸馏法

将药材的粗粉或碎片浸泡润湿后，直火加热蒸馏或通入水蒸气蒸馏，也可在多能式中药提取罐中对药材边煎煮边蒸馏，药材中的挥发成分随水蒸气蒸馏而带出，经冷凝后分层，收集挥发油。

（六）超临界流体萃取法

超临界流体（supercritical fluid，SF）系指某种气（或液）体或气（或液）体混合物在操作压力和温度均高于临界点时，其密度接近液体，而其扩散系数和黏度均接近气体，其性质介于气体和液体之间的流体。超临界流体萃取（supercritical fluid extraction，SFE）技术就是利用超临界流体作为溶剂，从固体或液体中萃取出某些有效组分，并进行分离的技术。

SFE 法的特点在于充分利用 SF 兼有气、液两重性的特点，在临界点附近，超临界流体对组分的溶解能力随体系的压力和温度发生连续变化，从而可方便地调节组分的溶解度和溶剂的选择性。SFE 具萃取与分离的双重作用，物料无相变过程因而节能明显，工艺流程简单，萃取效率高，无有机溶剂残留，产品质量好，无环境污染。

可供作超临界流体的气体很多，如二氧化碳、乙烯、氨、氧化亚氮、二氯二氟甲烷等，通常使用二氧化碳作为超临界萃取剂。应用 CO_2-SF 作溶剂，具有临界温度与临界压力低、化学惰性等特点，适合于提取分离挥发性物质及含热敏性组分的物质。但是，SFE 技术也有其局限性，CO_2-SFE 较适合亲脂性、相对分子质量较小的物质萃取，SFE 设备属高压设备，投资较大。

第五节　常用浸出剂型

常用的浸出制剂剂型主要有汤剂(其浓缩液体剂型称中药合剂)、酊剂、流浸膏剂、浸膏剂、煎膏剂、颗粒剂、油浸剂等。汤剂的浓缩剂、流浸膏及浸膏剂等又常进一步制成丸、片、糖浆、软膏等剂型，亦可将它们进一步精制成注射剂。

一、汤剂与中药合剂(口服液)

汤剂系指用中药材水煎煮去渣取汁制成的液体制剂。亦称为“煎剂”。

汤剂的服用剂量与时间不定或宜冷饮者又称为“饮”，如香薷饮。对疗效可靠、应用广泛的方剂，采用适宜的溶剂和方法提取，经浓缩或加入防腐剂而制成的内服水浸出制剂，称为“中药合剂”。单剂量包装者又称“口服液”。

汤剂的用途比较广泛，可供内服和外用。汤剂主要是按照医师的处方临时配制应用，具有以下优点：① 适应中医辨证论治的需要。其处方组成及用量可以根据病情变化，适当加减，灵活应用。② 汤剂多为复方，药物之间能相互促进，相互制约，达到增强疗效、缓和药性的目的，有利于充分发挥药物成分的多效性和综合作用。③ 汤剂比其他中药剂型易于吸收，能迅速发挥药效，对病在肠胃者其效更速。④ 汤剂一般以水为溶剂，来源方便，制备简单易行。

但汤剂亦存在以下缺点：① 汤剂多为用前临时煎服，不利于及时抢救危重患者。② 由于水为溶剂的限制或煎制方法不当，有些药物成分不易煎出，有效物质利用率较低。③ 服用量大，味苦，口服、携带运输不便。④ 容易霉败变质。

中药合剂是在汤剂应用的基础上改进和发展的，它既是常用汤剂的浓缩制品，也常按照药材成分的性质，结合运用多种浸出方法，故能综合浸出药材中多种有效成分；浓度较高，用量小，能较大量的制备和贮存，患者服用和携带方便，省去临时煎煮的麻烦。

二、酒剂

酒剂又称药酒，系指药物用蒸馏酒浸提制成的澄清液体制剂。药酒为了矫味或着色可加适量的糖或蜂蜜。酒剂多供内服，少数作外用，也有兼供内服和外用者。

三、酊剂

酊剂系指药物用规定浓度的乙醇浸出或溶解而制成的澄清液体制剂；亦可用流浸膏稀释制成。酊剂的浓度一般随药材的性质而异，除另有规定外，含有毒剧药的酊剂一般每 100 ml 相当于药材 10 g，并应通过含量测定或效价测定标定其规格标准；其他药物的酊剂一般每 100 ml 相当于药材 20 g，也有依习惯或医疗需要按成分配制者，如碘酊等。

由于乙醇对药材中各成分的溶解能力有一定的选择性，故用不同浓度的醇浸出的药液内杂质较少，有效成分含量较高，故剂量缩小，服用方便，且不易生霉。但醇本身有一定药理作用，应用受到一定限制，酊剂用水稀释时常有沉淀产生。

四、流浸膏剂

流浸膏剂系是指药材用适宜的溶剂浸出有效成分，蒸去部分溶剂，调整浓度至规定标准而制成的液体制剂。流浸膏剂除特别规定外，每毫升与原药材 1 g 相当。

流浸膏与酊剂中均含醇，但流浸膏的有效成分含量较酊剂高，因此容积、剂量以及溶剂的副作用较小。流浸膏直接作为制剂服用的品种较少，一般多用作配制酊剂、合剂、糖浆剂或其他制剂的原料。

流浸膏系浓缩制剂，溶剂利用率高，其制备方法通常遵循充分浸出有效成分、浸出液分次收集、浓缩稀溶液的原则进行，以减少蒸发量及有效成分的破坏。因此制备时常采用渗漉法，选用半逆流多级浸出工艺、连续逆流浸出工艺等。若用沸水作溶剂可用热回流法或多级浸出工艺。

制备流浸膏时的溶剂用量为药材量的 4～8 倍。若药材中含有油脂者应先脱脂后再进行浸出。

五、浸膏剂

浸膏剂系指药材用适宜的溶剂浸出有效成分后，蒸去部分或全部溶剂，调整浓度至规定标准而制成的制剂。除另有规定外，浸膏剂每克相当于 2～5 g 原药材。含有生物碱或其他有效成分的浸膏剂，均需经过含量测定用稀释剂调整至规定的标准。

浸膏剂中不含或含极少量溶剂，故有效成分较稳定，但易吸湿或失水硬化。

浸膏按其干燥程度分为稠浸膏剂和干浸膏剂两种。稠浸膏剂为半固体，具黏性，含水量约为 15%～20%。干浸膏剂为干燥粉状制品，含水量约 5%。浸膏剂除少数直接用于临床外，一般用于配制其他制剂，如软膏、硬膏、栓剂、散剂、丸剂、片剂、颗粒剂等。

浸膏的制法与流浸膏相似，可用煎煮法或渗漉法制备，所得的煎液或漉液，用低温浓缩至稠膏状，加入适当的稀释剂或继续浓缩至规定标准。

六、煎膏剂(膏滋)

煎膏剂系指药材用水煎煮，去渣浓缩后，加糖或炼蜜制成的半流体制剂。它是我国中医药实践中习惯用于治疗慢性病一种浸出药剂。

煎膏剂的效用以滋补为主，兼有缓慢的治疗作用，故习称膏滋；由于药材煎煮时间较长，有效物质浸出量较多，其利用率一般比汤剂高；且因含有蜂蜜、蔗糖，因而味美适口，为患者所乐用。除了药典的内服膏剂外，膏滋也常由中医依据病者实际情况开写处方临时配制。

七、颗粒剂

颗粒剂系指将药材的提取物与适宜的辅料或药材细粉制成的颗粒状制剂。凡单剂量颗粒压制成块状的称块状冲剂。

颗粒剂是在汤剂和糖浆剂的基础上发展的新剂型，它既保持了汤剂的特色，又可克服汤剂服前临时煎煮，容易变质霉败的特点，并可掩盖某些中药(散剂)的苦味，如加适量糖粉制成的冲剂，又具有糖浆剂的某些特点。由于颗粒剂携带和运输方便，味甜，服用方便，患者乐意服用，对小儿尤为适宜。它是改革中药传统剂型的方法之一。

化学药物的细粉制成干燥颗粒状的内服制剂(有时含大量蔗糖)，亦称为颗粒剂(或干糖浆),其制备方法及质量要求与颗粒剂基本类同,例如无味氯霉素干糖浆等。

第六节 浸出制剂的质量控制

浸出制剂的生产必须兼顾其质和量。中草药内容非常丰富,而当前的科学发展水平尚未能达到全面掌握的程度,因此,控制浸出制剂的质量是一个复杂问题。在目前,可从药材的来源、品种与规格以及制法范理化标准这三个主要方面进行控制。

一、药材的来源、品种与规格

药材的来源、品种与规格是浸出制剂质量的基础,控制浸出制剂质量首先必须掌握这个基础。我国幅员广大,民间医疗实践经验丰富,由于地区和民族习惯的不同,也使中草药的标准复杂,其中以草药更为突出。所以制备浸出制剂时必须以药材的来源、品种与规格作为选用的标准,有助于浸出制剂的质量控制。

二、制法规范

制备方法与制品的质量密切相关。《中国药典》2005 年版对中药的制剂通则,以至个别制剂的具体制法都作了规定和改进。为质量的统一,疗效的稳定、改善和提高提供了条件。凡属药典收载的浸出制剂,都应依照药典的规定制备,以求质量和疗效稳定。此外,尚应遵照《药品生产质量管理规范》(即 GMP)规定,当然,这些规定亦有待在生产实践中不断地改善和提高。

三、理化标准

浸出制剂成分复杂,有必要利用理化标准或生物测定方法控制其质量,《中国药典》2005 年版第一部对浸出制剂的质量控制项目主要有:

(一) 含量测定

1. 药材比量法　本法系是指浸出制剂若干容量或重量相当于原药材多少重量的测定方法。这是较原始的方法,但在药材成分不明确,且无其他适宜方法时,可作为参考指标。必须注意,只有在药材质量规格肯定,制备方法固定,并且严格执行操作规程时,此法才能体现制品的质量。部分酊剂,流浸膏、浸膏、酒剂等仍以此法控制质量。

2. 化学测定法　化学测定方法用于成分已明确且能通过化学方法加以定量测定的药材。化学测定的对象是药材中某一或某些重要成分,如颠茄及其同属药材系测定总生物碱以莨菪碱计算其含量、甘草制剂测定其甘草酸含量等。

层析法及仪器分析技术的发展,为药材有效成分的含量测定创造了条件。如应用薄层析测定小檗碱,薄层扫描测定青蒿素、鹤草酚等含量,气相色谱法测定丹皮酚含量;高效液相色谱法测定芍药苷含量等等。

3. 生物测定法　本法是利用药材浸出成分对动物机体或离体组织所产生的反应确定浸出制剂含量标准的方法。此法适用于尚无适当化学测定方法的药材或复方制剂,如地龙的溶栓效价测定。生物测定法要求有标准品作为对照依据,对动物种类、品种和个体情况,试验的方法和条件都有严格要求。所以生物测定较化学测定复杂,测定结果的差异性大,常需进行多次试验才能得到结果。

（二）含醇量测定

多数浸出制剂含一定量的乙醇，而乙醇含量的变化可影响有效成分的溶解度，与浸出制剂的质量密切相关。稳定的含醇量往往可以将制剂的标准稳定在一定水平上。因此，药典对含醇液体浸出制剂往往规定含醇量检查项。

（三）鉴别及检查

为了有效地控制浸出制剂质量，《中国药典》2005 年版第一部对浸出制剂加强了必要的鉴别和检查项目，具体如下：

1. 制剂的鉴别和检查　根据药材特点、剂型的不同，分别对制得的制剂进行粉末镜检、主要成分的定性化学反应以及某些生化反应等特定反应，从而证实选用药材的正确性，以及制剂中浸出的并保留有的主要有效成分。例如，对三分三浸膏进行阿托品的鉴别，对远志流浸膏进行溶血试验，对橘贝半夏冲剂的粉末进行镜检等。

2. 澄清度检查　主要用于溶液型浸出制剂。除特别规定外该类制剂应澄清。如澄清度不变，一般说明其质量变化不大或无变化。

3. 水分检查　主要适用于固体浸出制剂。水分含量的多少不但与剂量有关，而且与药剂的稳定性有关，固体浸出制剂应当控制其含水量。

4. 不挥发性残渣、灰分和相对密度　这些检查项目，都能在一定程度上说明一定的质量标准，作为加强标准控制的手段是有一定意义的。其中相对密度一项，亦常用于半成品的质量控制，如测定浓缩物的相对密度，不但能简化操作，也有益于稳定产品质量。

四、卫生学标准

国际药物联合会规定，植物药提取物在大多数情况下，属于第三类药品（口服的），其中微生物的污染，必须限制在每克 1 000～10 000 个需氧菌。口服药品中，每克不得检出大肠杆菌以及活螨或螨卵。

第七节　浸出药剂的工艺设计

一、概述

浸出药剂除了直接用于疾病防治外，亦常作其他中药制剂的原料。浸出工艺实际上是所有天然药物萃取有效部位或有效成分的基础单元操作。因此，在生产中如何保证浸出药剂的有效性、稳定性和安全性，关系到医药质量和中西医药结合工作的发展。

二、工艺设计的一般程序

（一）调查研究的方法与内容

在工艺设计与试制前，首先应查阅有关资料。在标准规格方面可查阅《中国药典》、外国药典、部颁标准、地方标准、药政机关对产品的批示文件等。生产工艺方面，可调查和收集处方的来源、其他药厂的产品处方、工艺资料、生产经验及国内外有关资料的报道。应着重了解产品设计的有关内容，包括以下几点：

1. 药物的名称（别名、商品名），来源、历史、产地、采制、鉴别、含有的成分（有效成分、辅助成分、无效成分、组织物质）。

2. 物理、化学性状　药材成分的结构特性、溶解度，色、嗅、味，挥发性、酸碱度、特殊试剂的反应特征及分离提取与分析方法等。

3. 药理特征与医疗用药要求　药材的性味，成分的药理作用，治疗范围，作用部位及特点，在体内的吸收、分布与代谢，剂量半衰期，给药方法与时间，毒性，副作用，药材中复合成分的多效性，复方药材及辅料的协同或拮抗作用等。

4. 药材有效成分的稳定性　有效成分对湿、热、光及生产过程的稳定性，稳定 pH 范围，对包装材料贮存的要求等。

（二）拟定浸出药剂的设计和试制工艺研究程序

浸出药剂的设计和试制工艺研究程序以及需要考虑的问题如下：

1. 根据主药的各项性质，结合医疗要求及各类浸出剂型的特性，初步选定剂型。

2. 拟定剂型的规格，精选药物，酌定用量，配伍组方，一般同时设计几个处方，选用适宜的溶剂和浸出工艺，进行小量试制。

3. 对小试样品进行质量检查，并进行有效性、安全性及卫生学试验。

4. 将各种处方的小试样品的质量进行分析比较，选出质量较好的处方和工艺，选用合适的包装材料，进行稳定性试验(包括加速试验和留样观察)。

5. 在小试验基础上进行放大试验，鉴定质量，提供生产依据，申报生产。

（三）工艺设计及试制中注意事项

1. 在选择浸出药剂类型及组方选药时，应在中西医药理论指导下，根据“病”、“证”治疗的需要，通过实验研究以客观指标来确定。要积极吸取国内外的先进经验，充分运用现代的医药研究成果，立足于改进剂型、简化药味数量、提高疗效、降低成本、充分发挥药材中复合成分的多效性和复方制剂的综合效用。

2. 在选择溶剂和设计工艺时，应当了解药材应用的历史和现状，注意有效成分的特性，既要考虑原有生产设备的充分运用，也要积极采取新技术、新工艺，充分浸出和有效地运用有效成分或有效部位，改善产品质量，改革与发展新剂型。

3. 药理试验是实验室用以判断药物有效性和安全性的重要手段，应当根据需要，选择适当项目进行多指标的比较试验，并应结合中医药实践应用经验综合分析研究。

4. 质量规格的研究主要是定性和定量方法的研究。有些成分可用一般的显色反应或沉淀反应进行检出，应用薄层层析法可以检出处方中各药材的主要成分，并可用各药材的浸出液作对照。复方浸出药剂的质量检查，近年来逐渐采用一些现代先进的微量、快速、准确的分析技术，如气相色谱、高效液相色谱、双波长扫描薄层层析等。由于复方浸出药剂的组成比较复杂，适宜的检测方法及质量指标的制定尚有待研究提高。

5. 对于一个处方的肯定或否定，应持慎重态度，要坚持科学实验，重视分析研究，为继承与发扬祖国医药遗产、为医药工业现代化开创条件。

（蒋曙光）

思　考　题

1. 叙述浸出制剂的概念、类型、应用特点。
2. 根据浸出原理，分析常用浸出溶剂、浸出技术的特点与影响因素。
3. 叙述不同类型浸出制剂的异同。

第三篇　药剂学现代技术及其制剂

第十八章　制剂新技术

本章要求：

1. 掌握固体分散体的分类、常用的载体材料和制备方法。
2. 掌握包合物的特点、β-环糊精包合物的性质和制备方法及影响包合作用的因素。
3. 掌握微囊的含义、特点、应用及制备方法。
4. 熟悉常见微囊化材料、影响微囊大小的因素。
5. 掌握纳米粒的分类及常用制备方法。
6. 掌握纳米乳的性质特征及其处方构成。
7. 掌握脂质体的结构及制备工艺。
8. 熟悉各制剂新技术的应用。

第一节　固体分散技术

一、概述

固体分散体(solid dispersion)系指药物高度分散在载体中形成的固体混合物。通常是一种难溶性药物以分子、胶态、微晶或无定形态分散在水溶性、难溶性或肠溶性材料中呈固体分散体，并根据需要进一步制成胶囊剂、片剂、微丸剂等其他剂型。

根据所使用的载体类型不同，利用固体分散技术可以达到不同的用药目的：① 利用水溶性载体增加难溶性药物的溶解度和溶出速率，从而提高药物的生物利用度；② 通过难溶性载体延缓或控制药物释放；③ 采用肠溶性载体控制药物于肠道特定部位释放，达到定位给药的目的。另外利用载体的包蔽作用，还能达到延缓药物的水解和氧化、掩盖药物的不良气味、降低药物的胃肠道刺激性等作用。

二、载体

固体分散体的溶出速率和用药特点主要取决于所用载体材料的特性。常用载体材料可分为水溶性、难溶性和肠溶性三大类，几种材料可单独使用亦可联合使用，以达到要求的速释、缓释或肠溶效果。

(一) 水溶性载体材料

水溶性载体主要有高分子聚合物、表面活性剂、有机酸类、醇类、糖类化合物等。

1. 聚乙二醇类(PEG)　是最常用的水溶性载体之一。适于固体分散体的相对分子质量在 1 000～20 000 之间，常用的是 PEG 4000 和 PEG 6000。本品主要用于增加药物的溶出速率，提高药物的生物利用度。具有良好的水溶性，亦能溶于多种有机溶剂，且在溶剂蒸发过程中黏度骤然增大，可阻止药物聚集，保持药物的高度分散状态。药物从 PEG 分散体中溶出主要受 PEG 相对分子质量的影响，一般 PEG 相对分子质量越大，药物溶出速率越低。药物为油类时，宜用相对分子质量较高的 PEG 作载体，以免分散体变软。

2. 聚维酮类(PVP)　常用规格有 PVP K15、PVP K30、PVP K90，易溶于水和多种有机溶剂，由于熔点高，宜用溶剂法制备固体分散体，不宜用熔融法。用 PVP 与药物制备固体分散体时，由于氢键作用或络合作用，黏度增大而抑制药物晶核的形成及成长，使药物形成具有较高能量的无定形物。PVP 对许多药物具有较强的抑晶作用，作为载体材料具有普遍意义，但 PVP 易吸湿，制成的固体分散体对湿的稳定性差。

3. 表面活性剂类　作为载体的表面活性剂大多具有聚氧乙烯基，在水或有机溶剂中均有较高的溶解度，载药量大，在蒸发过程中可阻滞药物产生结晶，是较理想的速释载体材料，可采用熔融法或溶剂法制备固体分散体。常用泊洛沙姆 188。

4. 有机酸类　该类载体相对分子质量小，如枸橼酸、胆酸、脱氧胆酸、富马酸、琥珀酸、酒石酸等，易溶于水而不溶于有机溶剂，多形成低共熔物，不适用于对酸敏感的药物。

5. 糖类与醇类　该类载体水溶性强，毒性小，因分子中有多个羟基，可同药物以氢键结合形成固体分散体，适用于剂量小、熔点高的药物。作为载体材料的糖类有右旋糖酐、半乳糖、蔗糖，醇类有甘露醇、山梨醇、木糖醇等。

6. 尿素　本品极易溶解于水，稳定性高。由于本品具有利尿和抑菌作用，主要应用于利尿药类或增加排尿量的难溶性药物的载体。

7. 其他亲水性材料　如羟丙基纤维素(HPC)、低黏度羟丙基甲基纤维素、微晶纤维素等也经常用作固体分散体的载体，这些载体具有良好的亲水性，除具有良好的分散作用外，本身也是优良的固体制剂辅料，此类固体分散体可用溶剂分散法制备。

（二）难溶性载体材料

1. 纤维素类　常用乙基纤维素(EC)。EC 能溶于多种有机溶剂，含有羟基能与药物形成氢键，所得成品载药量大，稳定性好，不易老化。固体分散体多采用乙醇为溶剂，采用溶剂分散法制备，广泛应用于缓释固体分散体，在 EC 为载体的固体分散体中加入 HPC、PEG、PVP 等水溶性物质作致孔剂可调节释药速率。

2. 聚丙烯酸树脂类　此类载体材料为含季铵基的聚丙烯酸树脂，常用 Eudragit E、Eudragit RL、Eudragit RS 等，此类载体在胃液中溶胀，在肠液中不溶，广泛用作载体材料制备缓释固体分散体。加入一些水溶性载体可增加其穿透性，调节释药速率。

3. 脂质类　常用胆固醇、β-谷甾醇、棕榈酸甘油酯、胆固醇硬脂酸酯、巴西棕榈蜡及蓖麻油蜡等脂质材料，均可作成缓释性固体分散体。这类固体分散体常采用熔融法制备，并可加入表面活性剂、糖类、PVP 等水溶性材料，以调节释药速率。

（三）肠溶性载体

1. 纤维素衍生物　常用醋酸纤维素邻苯二甲酸酯(CAP)、羟丙基甲基纤维素邻苯二甲酸酯(HPMCP)、羧甲基乙基纤维素(CMEC)，均能溶于肠液中，适用于制备胃中不稳定的药物，使之在肠道释放。

2. 聚丙烯酸树脂类　Eudragit L(国内为Ⅱ号聚丙烯酸树脂)，在 pH 6 以上的介质中溶解；Eudragit S(即Ⅲ号聚丙烯酸树脂)在 pH 7 以上的介质中溶解。两者以一定比例联合使用，则可达到较理想的缓释效果。

三、制备方法

固体分散体制备技术较多，最常用有的熔融法、溶剂法和溶剂一熔融法等。

1. 熔融法　将载体与药物混匀，加热至熔融，或先将载体加热至熔融后再加入药物搅溶，在剧烈搅拌下将熔融物迅速冷却成固体。为防止药物立即析出结晶，宜迅速冷却固化，以达到较高的过饱和状态，使胶态晶核迅速形成而得高度分散的药物。本法简单、经济，适用于对热稳定的药物和低熔点载体如 PEG 类。对于受热易分解、升华及多晶型转换的药物，可采用减压熔融或充惰性气体的方法。

若将熔融物滴入不相混溶的冷却液中，使之迅速收缩冷凝则成滴丸。

2. 溶剂法　溶剂法分为共沉淀法和溶剂分散法。

共沉淀法系指将药物和载体同时溶于有机溶剂中或分别溶于有机溶剂后混合均匀，蒸去有机溶剂，使药物与载体同时析出，即可得到共沉淀固体分散体。也可将药物和载体溶于溶剂中，然后喷雾干燥或冷冻干燥即得。溶剂法适于对热不稳定的药物。但使用有机溶剂成本高，且有时难以除尽，当固体分散体内含有少量溶剂时，易引起药物的重结晶而降低主药的分散度。

溶剂分散法系指将药物溶于有机溶剂中，将不溶于溶剂的载体材料分散于其中，与药物混匀，蒸去有机溶剂，干燥即得。此法只需选择能溶解药物的溶剂即可。

3. 溶剂一熔融法　将药物用适当的溶剂溶解后，加入到已熔融的载体中，搅拌均匀，去除有机溶剂后，冷却固化，即得固体分散体。毒性很小的有机溶剂也可不除去，5%～10%的溶剂不影响载体的固体性质，故可适用于液体药物，如鱼肝油及维生素 A、D、E 等。也可用于热稳定性差的药物，但因受热时间短，故本法仅适用于小剂量药物。

4. 研磨法　将药物与较大比例的载体混合后，强力持久地研磨一定时间，借助机械力降低药物粒度，或使药物与载体以氢键结合，形成固体分散体。常用的载体有微晶纤维素、乳糖、PVP 类、PEG 类等，由于需用的载体比例较高，故适于小剂量药物。

四、固体分散体的类型

固体分散体有以下三种类型：

1. 简单低共熔混合物（eutectic mixture）　药物与载体两者共熔后，骤冷固化时，如两者以低共熔物的比例共存，可以完全融合而形成固体分散体，但不能或很少可能形成固体溶液，药物仅以细晶形式分散于载体中。当该分散体与溶出介质接触时，载体溶解，药物以微晶状态分散在介质中，然后进一步溶解，能极大的提高药物的溶出速率。

2. 固态溶液（solid solution）　药物在载体中或载体在药物中以分子状态分散时，称为固态溶液。按药物和载体材料的互溶情况，分完全互溶与部分互溶，按晶体结构可分为置换型与填充型。如果药物与载体分子的大小很接近，则一种分子可以代替另一种分子进入其晶格结构产生置换型固态溶液，这种条件下，药物与载体在各种组成比下都能形成固态溶液，故又称为完全互溶固态溶液；而当药物与载体分子大小差异较大时，则一种分子只能填充进入另一分子的晶格结构的空隙中形成填充型固体溶液，这种固体溶液只能在特定的药物载体组成比条件下形成，故又称为部分互溶固体溶液。

3. 共沉淀物（coprecipitate）　共沉淀物是由药物与载体材料以恰当比例而形成的非结晶

性无定形物，有时称玻璃态固熔体。常用的载体为多羟基化合物，如枸橼酸、蔗糖、PVP 等。磺胺噻唑与 PVP(1∶2)共沉淀物中，磺胺噻唑分子进入 PVP 分子的网状骨架中，药物晶体受到 PVP 的抑制而形成非结晶性无定形物。

五、固体分散体的物相鉴定

固体分散体中药物分散状态的鉴别是质量检查的首要项目，固体分散体中药物分散状态可呈现分子状态、亚稳定态及无定形态、胶体状态、微晶状态。可选择下列方法进行物相鉴定，必要时可同时采用几种方法进行鉴别。

1. 溶解度及溶出速率　药物制成固体分散体后，溶解度和溶出速率会变化。难溶性药物制成固体分散体后，其溶出速率一般比原药快。

2. 热分析法　常用差热分析法(DTA)与差示扫描量热法(DSC)两种。差热分析法是使试样和参比物在程序升温或降温的相同环境中，测量两者的温度差随温度或时间的变化关系。若固体分散体为测试物，主要测试其是否有药物晶体的吸热峰，或测量其吸热峰面积的大小并与物理混合物比较，可考察药物在载体中的分散程度。差示扫描量热法是使试样和参比物在程序升温或降温的相同环境中，用补偿器测量使两者的温差保持为零所必需的热流量对温度或时间的依赖关系。固体分散体中若有药物晶体存在，则有吸热峰存在，药物晶体存在越多，吸热峰面积越大。

如依托泊苷(etoposide)的 PVP K30 和 PEG 6000 的固体分散体的差示热分析图(图 18－1)，依托泊苷在 210℃附近有一特征放热峰，在 270℃有一特征吸热峰。PVP K30 在升温范围内无明显吸热和放热峰，PEG 6000 在 160℃有特征吸热峰。依托泊苷与两载体的物理混合物中依托泊苷 210℃的特征放热峰消失，270℃的特征吸热峰开始消失但仍清晰可见，说明通过物理混合方式依托泊苷在载体中的晶型发生部分改变，可能是由于药物与载体之间部分形成氢键。依托泊苷的 PVP K30 固体分散体(1∶6)的图谱显示依托泊苷在 270℃的特征吸热峰逐渐消失，当依托泊苷与 PVP K30 比例达到 1∶9 时该特征峰完全消失，说明依托泊苷以无定形或分子态分散于载体中。依托泊苷的 PEG 6000 固体分散体(1∶6)的图谱显示依托泊苷在 270℃的吸热峰已完全消失，说明依托泊苷能在 PEG 6000 中很好地分散，药物在载体中以无定形或分子态存在。

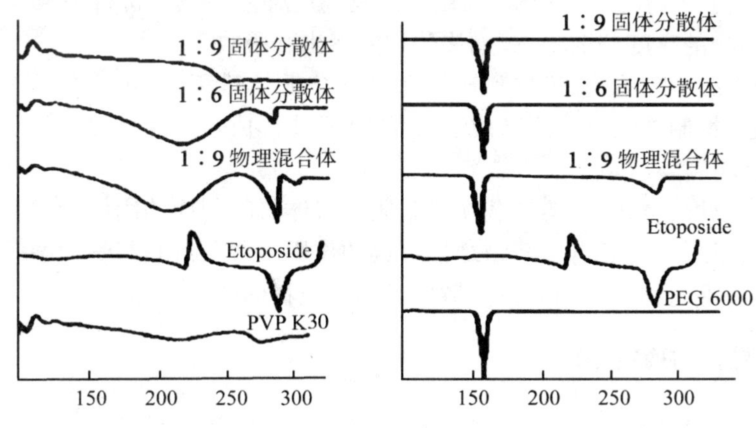

图 18－1　DSC 图谱

3. X 射线衍射法　以 Poloxamer 188 为载体制备的环孢菌素 A 固体分散体，X 射线衍射图谱中，环孢菌素 A 以非晶态存在，其特征峰消失。

4. 红外光谱法　如布洛芬－PVP 共沉淀物的红外光谱图表明，布洛芬及物理混合物均于 1 720 cm^{-1}波数有强吸收峰，而共沉淀物中吸收峰向高波数位移，强度大幅度降低。这是由于布洛芬与 PVP 在共沉淀物中以氢键结合。

5. 核磁共振谱法　形成固体分散体后，会导致核磁共振图谱上共振峰的出现、消失或者自旋分裂现象。

六、固体分散体的速效与缓效原理

（一）速效原理

1. 药物的分散状态

药物在固体分散体中所处的状态是影响药物溶出的重要因素，药物所处状态主要是指药物分散状态或药物所形成的高能态对药物溶出的影响。

（1）增加药物的分散度：根据 Noyes-Whitney 方程，药物溶出速率受药物表面积的影响较大，药物分散在固体分散体内，呈极细的胶体状态、超细微粒甚至分子状态，极大地提高比表面积，从而提高药物的溶出速率，同时比表面积的增加亦能增加药物的溶解度，提高药物的溶解和吸收。

（2）形成高能状态：含有高能状态的药物分散系统是提高药物溶出速率的另一手段。在固体分散体中药物以无定形或亚稳定状态的晶型存在，处于高能状态。药物处于这种状态时，其溶解度、溶出速率均较稳定型大，并可改变药物的活性。例如采用熔融法制备固体分散体时，由于熔融物骤冷，有些药物易形成亚稳定态。无定形由于溶解时不需克服晶格能，故比晶型的溶解度和溶出速率大许多。

2. 载体对药物溶出的促进作用

载体对药物溶出的促进作用包括以下三个方面：

（1）载体可提高药物的润湿性：在固体分散体中，可溶性载体将药物颗粒包围，使一般疏水性或亲水性弱的难溶性药物表面具有良好的可润湿性，遇到胃肠液后，载体材料很快溶解，药物被润湿，因而提高了药物的溶出速率和吸收速度。

（2）载体保证了药物的高度分散性：由于药物高度分散在载体材料中，药物分子不易形成聚集体，保证了药物的高度分散状态，加快药物的溶出和吸收。

（3）载体对药物有抑晶性：药物和载体在制备分散体过程中，由于氢键的作用或络合作用，黏度增大，从而抑制药物晶核的形成及成长，使药物形成较高能量的非结晶性无定形物。

（二）缓效原理

药物与水不溶性聚合物、肠溶性载体或脂质类载体材料制成的固体分散体，不仅具有提高药物溶解能力的作用，而且具有使药物缓慢释放的作用。释药机制与骨架型缓控释原理相同。水溶性药物或难溶性药物均可用固体分散技术制备缓释固体分散体。

七、固体分散体的稳定性

固体分散体老化或陈化是由于制备方法、药物与载体比例不合适、保存条件不适当或保存时间过长，析出结晶或使结晶粗化，从而降低药物溶出速率的现象。

影响固体分散体稳定性的因素有：

1. 药物比例　药物浓度越大，结晶趋势越强。如5%～10%吲哚美辛 PEG 6000 固体分散体在贮存时，溶出速率变化较小，而25%、40%的比例则溶出速率降低很多。

2. 贮藏条件　湿度、温度等条件能促进药物析出稳定型结晶。如吲哚美辛-PEG 6000 固体分散体贮藏在4℃、25℃、35℃、45℃，或25℃、71%RH 的环境中，结果表明，4℃贮藏的样品溶出速率基本不变，35℃贮藏的样品溶出速率下降，25℃、71% RH 条件下样品溶出速率进一步下降。

3. 载体本身的性质　如硝苯地平-PVP 固体分散体，放置一段时间，由于吸湿，溶出速率与溶出度均变小，而硝苯地平-HPMC 固体分散体则不易发生此现象。

提高固体分散体稳定性的方法，首先是针对环境进行改善，也可加入稳定剂除去碱金属离子以延缓化学反应，采用联合载体，调节载体的物化性质，或根据药物的性质选择适宜的载体。如氯噻酮是一酸性药物，选用中性尿素为载体就不如酸性载体枸橼酸或富马酸，以后者为载体的固体分散体，高温存放3个月仍能保持原释放速率。

第二节　包 合 技 术

一、概述

（一）基本概念

一种分子被包嵌于另一种分子的空穴结构内，形成包合物(inclusion compound)的技术，称为包合技术。包合物由主分子(host molecule)和客分子(guest molecule)组成。主分子具有较大的空穴结构，足以将客分子容纳在内，形成分子囊(molecule capsule)。

药物作为客分子被包合后，可以达到多种目的，如提高药物的稳定性、增加药物的溶解度、液体药物粉末化、防止挥发性成分挥发、掩盖不良气味、降低药物的刺激性和不良反应、调节药物释放速率、提高生物利用度等。

包合物的主分子即包合材料可以是单分子，如直链淀粉、环糊精等，也可以是以氢键结合的多分子聚合形成的晶格，如氢醌、尿素等。主分子均具有一定形状的空洞，特定的笼格、洞穴或沟道以容纳客分子。环糊精是药剂学上最为常用的包合物材料。

被包合的药物一般作为客分子容纳于包合物中，药物分子的形状与大小需与主分子能够提供的空间相适应，客分子过大或过小均不能形成稳定的包合物。只有当主、客分子大小适合时，两者间能产生足够强度的范德华力，才能形成稳定的包合物。以环糊精包合物为例，被包合的药物须满足下列条件之一才能形成较稳定的包合物：药物分子的原子数大于5；如具有稠环，稠环数应小于5；药物相对分子质量在100～400之间；水中溶解度应小于10 mg/ml；熔点低于250℃，故无机药物大多不适宜用环糊精包合。

（二）包合物的类型

1. 按包合物的构成分类

按包合物的构成可分为单分子包合物、多分子包合物和大分子包合物。

(1) 单分子包合物：由单一的主分子与单一客分子包合而成。常用的单一主分子材料为具有管状空洞的环糊精。

(2) 多分子包合物：若干分子由物理或化学结合方式连接，按特定方向松散地排列形成晶格空洞，客分子嵌入空洞中而成。多个环糊精分子或环糊精衍生物分子可以通过化学结合方式按一定空间结构结合，固化后，形成具有巨大孔穴的分子结构，这种材料可以将相对分子质量较大的药物包合于其中。

(3) 大分子包合物：天然或人工化合物可形成多孔的结构，能容纳一定大小的分子。如沸石、硅胶等。

2. 按包合物的几何形状分类

按包合物的几何形状可分为管状包合物、笼状包合物和层状包合物。

(1) 管状包合物：一种主分子构成管形或筒形空洞骨架，另一种分子填充其中而成。尿素、环糊精、脱氧胆酸等均能与客分子形成管状包合物。

(2) 笼状包合物：客分子进入几个主分子构成的笼状晶格中而成，其空间完全闭合且包合过程非化学过程。如对苯二酚包合物。

(3) 层状包合物：某些表面活性剂能形成胶团，药物存在于胶团内的结构属于层状包合物。如黏土形成的包合物与石墨包合物。

二、包合材料

（一）环糊精

环糊精(CYD)是淀粉经酶解后得到的 6～12 个葡萄糖分子连接而成的环状低聚糖化合物，常见的有 α、β 和 γ 三种，分别由 6、7、8 个葡萄糖分子组成。其中 β-CYD 为白色结晶性粉末，由于其水中溶解度小，随温度变化而变化，有利于获得包合物，且空穴大小较适合药物分子，常用于药物的包合。

（二）β-环糊精衍生物

由于 β-环糊精在水中溶解度较低，其形成的包合物在水中溶解度也不高，使它在药剂学上的应用受到限制，国内外已研制出一系列衍生物供研究使用，主要分为水溶性衍生物和疏水性衍生物。

1. 水溶性 β-环糊精衍生物　常见的有糖基-β-CYD、羟丙基-β-CYD、甲基-β-CYD 等，水溶性较 β-CYD 显著提高，包合后可增大难溶性药物的溶解度，促进药物的吸收，毒性与刺激性下降。如雌二醇-葡糖基-β-CYD 包合物的水溶性大，溶血性小，可制成注射剂。

2. 疏水性 β-环糊精衍生物　疏水性 β-环糊精衍生物主要用作水溶性药物的包合材料，能使水溶性药物的溶解度降低，而具有缓释作用。常用乙基-β-CYD，它微溶于水，吸湿性较 β-CYD小，具有表面活性，在酸性条件下比 β-CYD 稳定。

三、常用的包合技术

1. 饱和水溶液法　亦称为共沉淀法或重结晶法，该法先将 CYD 制成热饱和水溶液，然后加入药物，难溶性药物可用少量有机溶剂溶解再加入，搅拌混合 30 min 以上，使药物与 CYD 形成包合物，降低温度分离出包合物。有些药物在水中溶解度较大，包合物仍能部分溶解于溶液中，可加入某些有机溶剂，以促使包合物析出。将析出的包合物滤过，根据药物的性质，选用适当的溶剂洗净、干燥即得。

吲哚美辛-β-CYD 的制备：在 25 ml 乙醇中加入 1.25 g 吲哚美辛，微温使溶解，滴入 500 ml 75℃的 β-CYD 饱和水溶液中，搅拌 30 min，停止加热再继续搅拌 5 h，得白色沉淀，经 12 h 室温静置，滤过，经 P_2O_5 真空干燥得包合物，包合率在 98%以上。

2. 研磨法　在 2～5 倍量的水中加入 β-CYD，研匀，加入药物(难溶性药物先溶于适当有机溶剂中)，充分研磨至成糊状物，低温干燥后用适宜溶剂洗净，干燥即得。

3. 冷冻干燥法　此法适用于遇热不稳定的药物，用冷冻干燥法干燥，制得的包合物外形疏松，易溶于水，可制成粉针剂。

4. 喷雾干燥法　此法制得的包合物易溶于水，遇热性质稳定的药物，用喷雾干燥法制备包合物，干燥温度高，受热时间短，效率高，适用于工业化大生产。

四、包合作用的影响因素

主分子和客分子进行包合时，相互之间不发生化学反应，不存在离子键、共价键或配位键等化学键的作用，包合作用主要是一种物理过程。包合物的形成条件，主要取决于主分子和客分子的立体结构和两者的极性。包合物的稳定性，依赖于两种分子间的范德华力的强弱。如分散力、偶极子间引力、氢键、电荷迁移力等，有时单一作用力起作用，多数为几种作用力的协同作用。

包合过程是一个动态平衡过程，包合物在液态时，被包合分子与未被包合分子之间存在动态平衡，但在特定范围内的总包合率是固定的。但是，目前尚难有准确的方法来测定包合率，包合物与纳米囊包封药物有所不同，因为纳米囊包封药物后，药物被隔离在囊泡的膜内，而包合物中的药物未被隔离。测定包合物的包合率时，在分离游离药物与包合物的过程中有一部分被包合的药物可能从环糊精的分子空洞中游离出来，因此分离包合物与游离药物并测定包合率，只能得到粗略的结果。

影响包合作用的主要因素除了药物本身的物化性质外，还与以下工艺因素有关：

1. 投料比例　包合物在液态溶剂中形成时，客分子则处于主分子的空穴内；而包合物在固态中形成时，客分子除存在于主分子的空穴内，也可以存在于主分子的晶格空隙中。所以包合物中主、客分子之比一般不遵守化学剂量关系。客分子最大存在量取决于主分子所提供的空洞数，而所有空洞又并不一定被完全占领，因此实际情况下，主、客分子的比例有较大的变动范围。

以不同比例的主、客分子投料进行包合，预先测定不同包合物的含量和产率，选择合适的投料比，当环糊精过量时，包合物的包合率高，但客分子药物的含量低。

2. 包合方法　实验室条件下，饱和溶液法和研磨法较为常用；用超声法节省时间、收率较高；冷冻干燥法适宜于注射用包合物的生产；喷雾干燥法适合于工业化大生产，快速高效。研磨法包合率可能会较低，饱和水溶液法有一部分药物留在液体中，包合率会略低于其他方法。

3. 其他因素　包合温度、搅拌速率和时间以及干燥过程中的工艺参数（如喷雾干燥的出口温度）等均可能影响药物的包合率。

五、包合物的验证

药物与 CYD 是否形成包合物，可采用下述方法进行验证。

1. 相溶解度法　相溶解度法可以确证包合物的形成，也是评价包合物溶解性能常用的方法。难溶性药物包合后溶解度增大，通过测定药物在不同浓度的环糊精溶液中的溶解度，绘制溶解度曲线，即以药物浓度为纵坐标，环糊精浓度为横坐标作相溶度图，可从曲线判断包合物是否形成，并获得包合物的溶解度，计算其包合常数 K。

2. 热分析法　差示扫描量热法（DSC）和差示热分析（DTA）是鉴定药物和环糊精是否形成包合物最为常用的方法。如陈皮挥发油-β-CYD 包合物，其中陈皮挥发油与 β-CYD 的配比为1∶1、1∶2、1∶4 时，均仅有一个在 317℃的峰，表明形成了包合物。而混合物则具有两个峰，即 107℃与 317℃，故可明显区别包合物与混合物。

3. X 射线衍射法　一种鉴别晶体化合物的常用技术，各晶体物质在相同的角度处具有不同的晶面间距，从而显示不同的衍射峰。药物若被包合，则药物衍射峰消失；而物理混合物则显示药物与β-CYD的衍射谱重叠。

4. 红外光谱法　通过比较药物包合前后在红外区吸收的特征，根据吸收峰的变化情况，如果吸收峰降低、位移或消失，说明药物与环糊精产生了包合作用，并可同时协助确定包合物的结构，红外分光光度法主要用于含有羰基药物的包合物检测。

5. 核磁共振谱法　从核磁共振谱上碳原子的化学位移大小，推断包合物的形成，可根据药物化学结构有选择的采用，一般对含有芳香环的药物可采用^{1}H-NMR，而对于不含有芳香环的药物可采用^{13}C-NMR。

6. 荧光光度法　比较药物与包合物的荧光光谱，从激发谱或发射谱的形状来判断包合物是否形成。

7. 圆二色谱法　圆二色性是指非对称的有机药物分子对组成平面偏振光的右旋和左旋圆偏振光的吸收系数不相等，若将它们吸收系数之差对波长作图可得圆二色谱图。因为药物通常有明显的圆二色性，而β-CYD为对称性分子无圆二色性，故包合物虽也有圆二色性，但与主药有显著性差异，说明形成了包合物。

8. 薄层色谱法　选择合适的溶剂系统，展开药物、包合物的斑点，观察展开后的斑点位置，在同样的条件下，包合物不会有展开斑点。

9. 紫外分光光度法　主要是从紫外吸收曲线吸收峰的位置和高度来判断是否形成了包合物。生姜挥发油-β-CYD包合物研究中的紫外扫描图谱表明，纯生姜挥发油的紫外吸收峰在生姜挥发油-β-CYD中已消失。

六、包合物的质量评价

环糊精包合物往往被进一步制备成一定的制剂剂型后才能够应用于人体，因此，该制剂的质量检查须按照药典要求进行。但就包合物而言，需要检查的项目主要有包合率、包合物的验证和含量测定。

1. 包合率　目前尚无精确的方法可测定环糊精包合物的包合率，较为简单的方法是乙醚洗脱法，其基本原理是β-CYD与β-CYD包合物不溶于乙醚，游离药物溶于乙醚，用乙醚洗脱去游离药物，即可测定药物的包合率。其他还有摩尔比率法等也可测定包合物的包合率。

2. 包合物的验证　除上述介绍的方法外，尚可用色谱方法进行包合物的验证，其基本原理是基于客分子与含有客分子包合物的极性不同，表现出不同色谱保留行为。

3. 含量测定　含量测定常借助于紫外分光光度法或高效液相色谱法进行，测定前需进行方法学验证，应重点考察环糊精或包合物的存在对药物吸光系数的影响。

第三节　微囊和微球制备技术

一、微囊概述

微囊(microcapsules)系指利用天然或合成的高分子材料，将固体或液体药物包裹而成的微小囊体。如是使药物溶解或分散在高分子材料基质中，形成基质型微小球状实体，则称为微球(microspheres)。微囊或微球的直径一般在几到几百微米之间，粒径在纳米级的则称为纳米囊和纳米球。

微囊化技术的发展主要可分为几个阶段。20 世纪 80 年代以前主要应用粒径为 5 μm～2 mm的微囊；80 年代发展了粒径在 0.01 μm～10 μm 的第二代产品，这类产品通过非胃肠道给药时，被组织或器官吸收能显著延长药效、降低毒性、提高活性和生物利用度；第三代产品主要是纳米级胶体粒子的靶向制剂，具有特异吸收和作用部位的制剂。

微囊在制剂学上的应用主要有以下几方面：

1. 掩盖药物的不良气味及口味　一些具有不良嗅味或者苦味的药物，可先微囊化后再制成其他口服制剂，则在一定程度上掩盖其味。如大蒜素、鱼肝油、氯贝丁酯等。

2. 提高药物的稳定性　经微囊化的药物，因其外层包裹一层高分子膜，减少了药物与外界接触的机会，对于遇空气易氧化、易挥发或有配伍禁忌的药物起到稳定作用，如易氧化的 β-胡萝卜素。

3. 防止药物在胃内失活或降低对胃肠道刺激性　有些药物易在胃内失活或对胃肠道有刺激作用，将其制成微囊，可克服上述缺点，如尿激酶、胰岛素、吲哚美辛等。

4. 缓释或长效作用　药物经过高分子包裹后，根据囊材性质的不同，微囊膜可以对药物的释放起到不同的阻滞作用，从而达到缓释长效的目的。如复方甲地孕酮微囊注射剂为一月一次的长效避孕药。

5. 定位释放而起到靶向作用　如治疗指数低的药物或抗癌药制成微囊型靶向制剂，可将药物浓集于肝或肺等靶区，提高疗效，降低不良反应。

6. 液态药物固态化　如油类、脂溶性维生素等，这类药物固态化后便于储存于运输，并能延长药物的有效期。

7. 便于复方药物的配伍　如阿司匹林与扑尔敏配伍后可加速阿司匹林的水解，分别包囊后得以改善。

二、微囊化材料

（一）囊心物

微囊的囊心物除主药外可以加入附加剂，如稳定剂、稀释剂以及控制释放速率的阻滞剂、促进剂、改善囊膜可塑的增塑剂等。囊心物可以是固体，也可以是液体。通常将主药与附加剂混匀后进行微囊化，亦可先将主药单独微囊化，然后再加入附加剂。

（二）囊材

囊材或载体材料是用于包囊、制作微球或毫微粒所需的材料，总体要求是性质稳定；无毒、无刺激性；为惰性物质，对囊心物不起反应；有适宜的释药速率；成膜性好，有一定的强度及可塑性，能完全包封囊心物，或与药物及附加剂均匀分散。若供静脉注射，囊材还需具有生物相容性与生物降解性。常用的囊材可分为天然的、半合成或合成的高分子材料三大类，现简述如下。

1. 天然高分子囊材

天然高分子囊材是最常用的囊材与载体材料，稳定、无毒、成膜性好。

（1）明胶：明胶是氨基酸与肽交联形成的直链聚合物，通常是（相对分子质量在 15 000～25 000 之间）不同相对分子质量的混合物。因制备时水解方法的不同，明胶分酸法明胶（A型）和碱法明胶（B）型。两者的成囊性无明显差别，可生物降解，几乎无抗原性，根据药物对酸碱性的要求选用 A 型或 B 型，用于制备微囊的浓度一般为 2%～10%。

（2）阿拉伯胶：由糖苷酸及阿拉伯酸的钾、钙、镁盐所组成。一般不单独用，常与明胶配合作用，用于制备微囊的浓度为 2%～10%。

(3) 海藻酸盐：采用稀碱从褐藻中提出的多糖类化合物。能溶于不同温度的水中，不溶于乙醇、乙醚及其他有机溶剂。可与甲壳素或聚赖氨酸合用作复合材料。因海藻酸钙不溶于水，故海藻酸钠可用 $CaCl_2$ 固化成囊。

(4) 壳聚糖：由甲壳素脱乙酰化后得到的一种天然聚阳离子多糖，可溶于酸或酸性水溶液，无毒、无抗原性，在体内能被溶菌酶等酶解，具有优良的生物降解性和成膜性，在体内可溶胀成水凝胶。

2. 半合成高分子囊材

半合成高分子囊材多系纤维素衍生物，如羧甲基纤维素、醋酸纤维素邻苯二甲酸酯，其特点：毒性小、黏度大、成盐后溶解度增大。

(1) 羧甲基纤维素盐：属阴离子型的高分子电解质，如羧甲基纤维素钠(CMC-Na)常与明胶配合作复合囊材，常用浓度为 0.1%～0.5%。

(2) 醋酸纤维素邻苯二甲酸酯(CAP)：略有醋酸味，在强酸中不溶解，但在 pH 6 以上的水溶液中溶解，用作囊材时可单独作用，浓度为 3%左右。也可与明胶配合使用。

(3) 乙基纤维素：不同程度地溶于有机溶剂，适用于多种药物的微囊化，遇强酸易水解，故对强酸性药物不适宜，用作囊材时，可加入增塑剂改善其可塑性。

(4) 甲基纤维素(MC)：甲基纤维素在水中溶胀成澄清或微混浊的胶体溶液，可与明胶、CMC-Na、PVP 等配合作复合囊材，用做囊材浓度为 1%～3%。

(5) 羟丙基甲基纤维素：羟丙基甲基纤维素(HPMC)能溶于冷水成为黏性胶体溶液，长期储存稳定，pH 4.0～8.0，几乎不溶于无水乙醇、乙醚或丙酮。

3. 合成高分子囊材

合成高分子囊材有非生物降解和生物降解两类。生物不降解且不受 pH 影响的囊材有聚酰胺、硅橡胶等。生物不降解但可在一定 pH 条件下溶解的囊材有聚丙烯酸树脂，聚乙烯醇等。聚酯类是应用最广的可生物降解的合成高分子，如聚碳酯、聚氨基酸、聚乳酸(PLA)、丙交酯乙交酯共聚物(PLGA)、聚乳酸-聚乙二醇嵌段共聚物等。其中，PLA 和 PLGA 是被 FDA 批准的可降解材料，而且已有产品上市。

三、微囊的制备方法

目前制备微囊的方法有物理化学法、物理机械法与化学法三大类。

(一) 物理化学法

本法在液相中进行，凝聚固化成囊，亦称为相分离法。其基本步骤主要有囊心物的分散、囊材的加入、囊材的沉积和囊材的固化。物理化学法可分为凝聚法、溶剂—非溶剂法、改变温度法和液中干燥法等。

1. 凝聚法

凝聚片是水不溶性的固体或液体药物进行微囊化最常用的方法。根据成囊原理的差异又可分为单凝聚法(simple coacervation)和复凝聚法(complex coacervation)。

(1) 单凝聚法：是在高分子囊材溶液中加入凝聚剂以降低高分子材料的溶解度而凝聚成囊的方法。其基本原理是，将药物分散在囊材溶液中，加入凝聚剂，由于囊材水合膜的水分子与凝聚剂结合，致使囊材的溶解度降低而凝聚成微囊，最后经交联固化即可形成不凝结、不黏连、不可逆的微囊。凝聚剂可以是强亲水性电解质硫酸钠或硫酸铵的水溶液，或强亲水性的非电解质乙醇、丙醇等，微囊在未经交联固化前其凝聚是可逆的，一旦解除形成凝聚的条件如加水稀释,可发生解凝聚,使凝聚囊很快消失。以明胶为囊材制备微囊的工艺流程如图 18-2 所示。

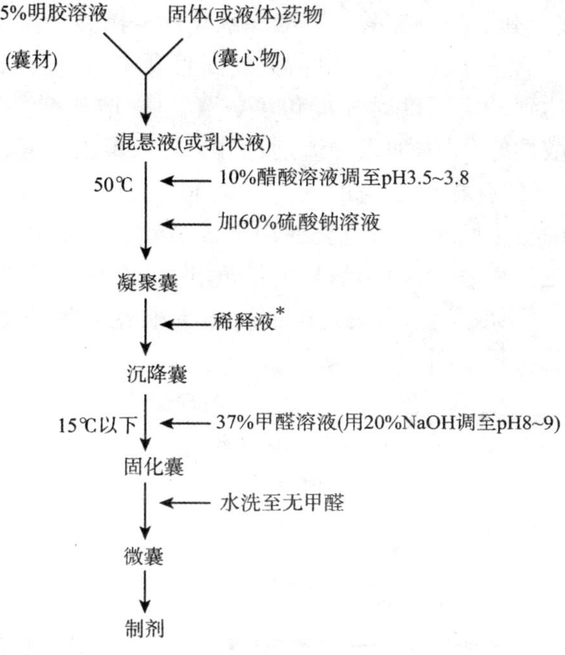

*稀释液:即硫酸钠溶液，浓度为成囊体系中硫酸钠的百分浓度再加1.5%，用量为成囊体系的3倍多，稀释液温度为15℃。所用稀释液浓度过高或过低时,可使凝聚囊溶解或黏结成团。

图 18-2　单凝聚法工艺流程图

成囊条件包括以下五个方面:① 凝聚系统的组成。寻找成囊系统产生凝聚的组成范围通常采用三元相图,如明胶、水和硫酸钠系统的单凝聚三元相图(图 18-3)。② 明胶溶液的浓度与温度。明胶的浓度增加,促进胶凝;同一浓度的明胶温度愈低愈易胶凝。③ 药物及凝聚相的性质。单凝聚法在水中成囊,因此要求药物难溶于水但也不能过分疏水。若药物过分亲水则易被水包囊,只存在于水相中而不能混悬于凝聚相中成囊。若药物过分疏水,因凝聚相中含大量的水,药物既不能混悬于水相中,又不能混悬于凝聚相中,也不能成囊。微囊化的难易取决于明胶与药物的亲和力,亲和力越强越易被微囊化。④ 凝聚的流动性。凝聚相应具有适当的流动性,这是保证囊形良好的首要条件。⑤ 交联固化。欲制得外形不可逆的微囊,还需加入固化剂固化,并且微囊间的黏连越少越好。常采用甲醛固化,通过胺醛缩合反应使明胶分子互相交联而固化。若药物不宜暴露于碱性环境,可改用戊二醛在中性条件下使明胶交联固化。

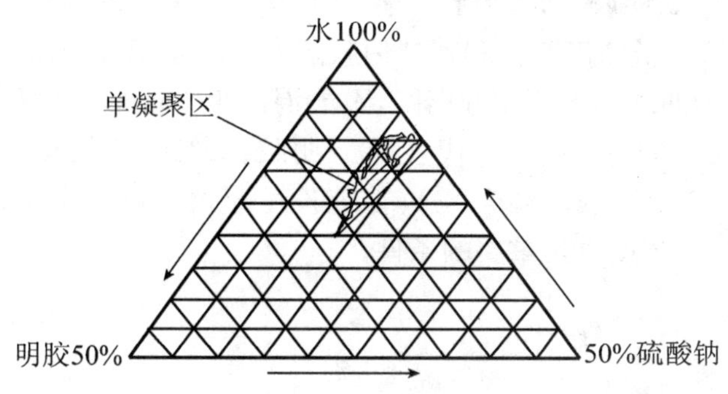

图 18-3　明胶、水和硫酸钠单凝聚三元相图

影响成囊的因素包括以下三个方面：① 凝聚剂的种类和 pH。用电解质作凝聚剂时，阴离子凝聚力顺序为：枸橼酸>酒石酸>硫酸>醋酸>氯化物>硝酸>溴化物>碘化物，阴离子对胶凝起主要作用，阳离子也有胶凝作用，且电荷数越高胶凝作用越强。② 药物吸附明胶的量。只有药物吸附明胶的量达到一定程度时才能包裹成囊。③ 增塑剂。为使制得的微囊具有良好的可塑性，不粘连、分散性好，常需加入增塑剂，如山梨醇、聚乙二醇、丙二醇或甘油等。

(2) 复凝聚法：利用两种有相反电荷的高分子材料，在一定条件下互相交联形成复合囊材，溶解度降低，自溶液中析出而将药物包裹在内形成微囊。例如，将明胶溶液 pH 自等电点以上调至等电点以下使之带正电，而阿拉伯胶仍带负电，由于电荷互相吸引交联形成正负离子的络合物，溶解度降低而凝聚成囊。该法操作简单，适于难溶药物的微囊化。以明胶—阿拉伯胶为囊材的复凝聚法工艺流程如图 18-4 所示。

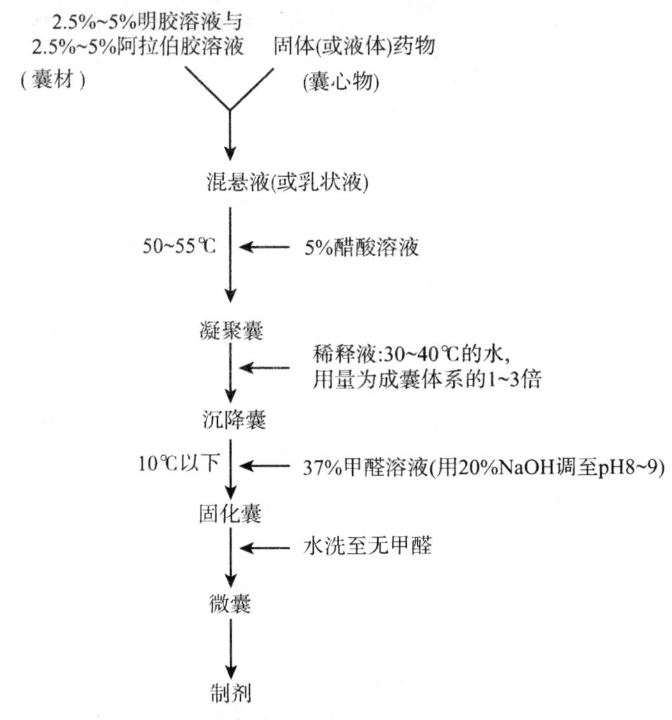

图 18-4 复凝聚法工艺流程图

复凝聚法中的介质水、明胶、阿拉伯胶三者的组成与产生凝聚现象的关系，可由图 18-5 三元相图说明。图中 K 是低浓度明胶和阿拉伯胶溶液可以互相混溶而产生凝聚的复凝聚区，即形成微囊的区域；P 为曲线以下两相分离区，不能混溶也不能形成微囊；H 为曲线以上两胶溶液能互相混溶而成均相的溶液区。A 代表 10％明胶、10％阿拉伯胶和 80％水的混合液，必须加水稀释，沿着 A→B 虚线进入凝聚区 K 才能发生凝聚。这一实验说明两溶液发生凝聚时，除 pH 为主要条件外，浓度也是重要的条件。

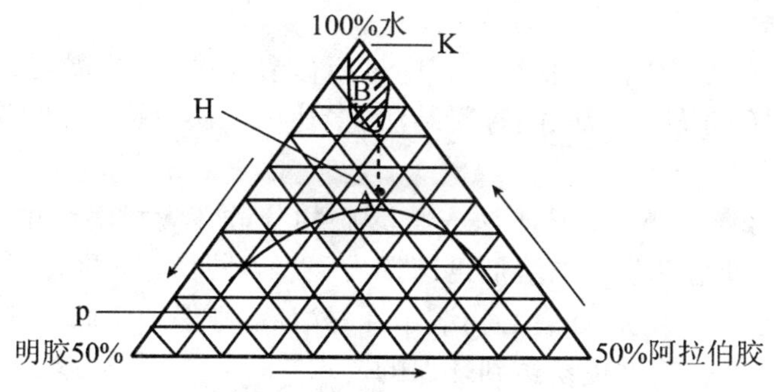

图 18－5 明胶、阿拉伯胶和水复凝聚三元相图

采用单凝聚或复凝聚法制备微囊，对难溶性药物均能得到满意的效果，药物的表面被囊材凝聚物所润湿，从而混悬或乳化于该凝聚物中才能随凝聚物分散成囊，有时需根据药物性质加入适当的润湿剂。

2. 溶剂—非溶剂法

溶剂—非溶剂法系指在囊材溶液中，加入一种对囊材不溶的溶剂(非溶剂)，引起相分离，而将药物包裹成囊的方法。本法所用囊心物可以是水溶性或亲水性的药物，但必须对体系中囊材的溶剂及非溶剂均不溶解，也不起反应。常用囊材的溶剂与非溶剂组合见表 18－1。

表 18－1 常用囊材的溶剂与非溶剂

囊　材	溶　剂	非　溶　剂
乙基纤维素	四氯化碳(或苯)	石油醚
苄基纤维素	三氯乙烯	丙醇
醋酸纤维素丁酯	丁酮	异丙醇
聚氯乙烯	四氢呋喃(或环己烷)	水(或乙二醇)
聚乙烯	二甲苯	正己烷
聚醋酸乙烯酯	氯仿	乙醇
苯乙烯马来酸共聚物	乙醇	乙酸乙酯

3. 改变温度法

本法不需要加入凝聚剂，而通过控制温度成囊。如采用乙基纤维素作囊材，先高温溶解，后降温成囊；用白蛋白作囊材时，先制成 W/O 型乳状液(可不加乳化剂)，再升高温度使其固化。在用改变温度法制备 EC 微囊时，使用聚异丁烯(PIB)作稳定剂可改善粘连，也可使用 EC-PBI-环已烷组成的三元系统，在 80℃溶解，缓慢冷却至 45℃，再迅速冷却至 25℃，则可凝聚成囊。

4. 液中干燥法

液中干燥法亦称溶剂挥发法，是从囊材乳状液中除去分散相挥发性溶剂而制备微囊的方法。按操作可分为连续干燥法、间歇干燥法和复乳法。连续干燥法的基本工艺流程如下：将囊材溶解在易挥发性溶剂中⟶将药物溶解或分散在囊材溶液中⟶加连续相及乳化剂制成乳状液⟶连续蒸发除去挥发性溶剂⟶分离得微囊。

（二）物理机械法

物理机械法系将固态或液态药物在气相中进行微囊化的方法，需要一定的设备条件。制备微粒的物理机械法有喷雾干燥法、喷雾凝结法、多孔离心法及锅包衣法等，其中以喷雾干燥法最常用。

1. 喷雾干燥法(spray drying)　本法先将囊心物分散在囊材溶液中，再用喷雾法将此混合物喷入惰性热气流，使溶解囊材的溶剂迅速挥发，囊材收缩成球形，进而干燥即得。如囊心物不溶于囊材溶液，可得到微囊；如囊心物溶于囊材溶液，则得到微球。溶解囊材的可以是水，也可以是有机溶剂，以水作溶剂更易达到环保的要求。

2. 喷雾凝结法(spray congealing)　系将囊心物分散于熔融的液态热囊材中，迅速将此混合物喷于冷气流中凝固成囊的方法。常用的囊材有蜡类、脂肪酸和脂肪醇等，在室温均为固体，而在较高温度下能熔融。

3. 流化床包衣法(fluidized bed coating)　亦称空气悬浮包衣法(air suspension)，系利用垂直强气流使囊心物悬浮在气流中，囊材溶液通过喷嘴喷射附着于囊心物表面，使囊心物悬浮的热气流将溶剂挥干，囊心物表面便形成囊材薄膜而得微囊。流化床喷包衣法制得的微囊粒径范围一般为 35～5 000 μm。在悬浮成囊的过程中，药物虽已微粉化，但在流化床包衣过程中可能会黏结，可加入第三种成分如滑石粉或硬脂酸镁，先与微粉化药物黏结成一个单位，然后再通过流化床包衣，可减少微粉化药物的黏结。

4. 多孔离心法(multiorifice-centrifugal process)　系利用离心力使囊心物高速穿过囊材的液态膜，液态膜将囊心物包裹成囊，再进入固化池固化成囊。

5. 锅包衣法(pan coating)　系利用包衣锅将囊材溶液喷在固态囊心物上，挥干溶剂形成微囊。在微囊形成过程中，导入包衣锅的热气流可加速溶剂挥发。

（三）化学法

化学法系由单体或高分子通过聚合反应或缩合反应产生囊膜或基质，从而制成微囊。特点是不加凝聚剂，先制成 W/O 型乳浊液，再利用化学反应交联固化。

1. 界面缩聚法(interface polycondensation)　亦称界面聚合法，系用分散相(水相)与连续相(有机相)在相界面产生缩聚反应，囊材将囊心物包裹成微囊的方法。此法要求囊心物必须是水溶性的。

2. 辐射交联法(chemical radiation)　系将囊材在乳化条件下，经 γ 射线照射，使其发生交联，经处理得到微囊。再将此微囊浸泡于药物的水溶液中，使其吸收药物，待水分干燥后即得含有药物的微囊。该法的特点是工艺简单，不在囊材中引入其他成分。

四、影响微囊粒径的因素

理想的微囊应为球形，大小均匀，囊与囊之间不粘连，分散性好，并且具有一定可塑性，便于制成制剂。微囊的粒径直接影响药物的释放、生物利用度、载药量以及体内分布的靶向性等。影响微囊粒径的因素主要有以下几个方面：

1. 囊心物的大小　固体药物微囊化后的粒度大小与分布主要取决于囊心物。对于水不溶性的液态药物，用相分离法制备微囊时，可先乳化再微囊化，可得到粒径小且均匀的微囊。通常微囊的粒径约为 10 μm 时，囊心物粒径应控制在 1～2 μm；微囊的粒径约为 50 μm 时，囊心物粒度应控制在 6 μm 以下。

2. 囊材的用量　一般药物粒子越小，表面积越大，要制成囊壁厚度相同的微囊，所需囊材越多；在囊心粒径相同的情况下，囊材用量越多，所得微囊粒径越大。

3. 制备方法　制备方法也能影响微囊的粒径，见表 18－2。

表 18－2　微囊化方法和粒径范围

微囊化方法	粒径范围(μm)	适用的囊心物
空气悬浮	35～5 000*	固态药物
相分离	2～5 000*	固态、液态药物
多孔离心	1～5 000*	固态、液态药物
锅包衣	5～5 000*	固态药物
喷雾干燥、凝结	5～600	固态、液态药物

* 最大的粒径可以超过 5 000 μm。

4. 制备温度　一般温度不同时制得的微囊的收率、大小及粒径均不相同，如以单凝聚法制备明胶微囊，温度在 40℃、45℃、50℃、55℃、60℃时，前三者得到的粒子大小粒径大于 5.5 μm的分别占 34.7％、33.0％、65.0％，后两者粒径较小，小于 2.0 μm 的占多数。

5. 搅拌速率　在一定条件下，搅拌速率愈快，微囊粒径愈小；搅拌愈慢粒径愈大。但搅拌速率过快，微囊可能因碰撞合并而粒径变大。此外，搅拌速率的选择还与所选工艺有关，高速搅拌可能产生气泡，应引起注意。

6. 附加剂的浓度　采用界面缩聚法制备微囊，若搅拌速率一致，分别加入 0.5％、5％的司盘 85，前者制得的微囊粒径小于 100 μm，而后者的粒径小于 20 μm。

五、微囊中药物的释放

控制释放是药物微囊化的目的之一，这是研究微囊很重要的一个特征，也是满足临床对剂型要求定时定量释放药物的一个方面。

（一）微囊中药物释药机制

微囊中药物释药机制通常有以下三种过程。

1. 药物透过囊壁扩散　即微囊进入体内后，体液向微囊中渗透而逐渐使微囊中药物溶解透过囊壁扩散，这是物理过程，这时囊壁不溶解。也有人提出药物释放首先是已溶解或黏附在囊壁表面的少量药物发生短暂的快速释放，称为突释效应(burst effect)。

2. 囊壁的消化降解　这是在酶的作用下的生化过程，微囊进入胃肠道后，囊壁受胃蛋白酶或胰酶的消化，囊膜逐渐被溶化而使药物释放出来。

3. 囊壁的破裂或溶解　囊壁的溶解属于物理化学过程，其速率主要取决于囊材的性质、胃肠液的体积、组成、pH 以及温度等，但不包括酶的作用。除囊壁溶解外，囊壁因外力或摩擦会引起囊壁的裂缝和破裂，也会加速药物释放。

（二）影响微囊中药物释放速率的因素

1. 药物的理化性质　囊材相同时，药物在介质中的溶解度愈小，释放愈慢。因此需要药物缓释时，可将药物制成缓释固体分散体或溶解度较小的衍生物后再进行微囊化。

2. 囊材的类型及组成　不同的囊材形成的囊壁具有不同的孔隙率和降解性能，常用囊材形成的囊壁释药速率依次如下：明胶＞乙基纤维素＞苯乙烯—马来酐共聚物＞聚酰胺。如在囊材中加入疏水性附加剂，可降低药物的释放速率。

3. 微囊的粒径　囊膜材料和厚度相同时，微囊粒径越小表面积越大，释药越快。

4. 囊壁的厚度　囊材相同时，囊壁越厚释药越慢。

5. 工艺条件　以干燥条件不同为例，即使其他工艺条件都相同，仅干燥条件不同，释药速率也不相同，例如采用冷冻干燥或喷雾干燥制备的微囊，其释药速率比烘箱干燥的微囊大。干燥程度高的制剂释药较慢，因为干燥的微囊要先经过吸水溶胀过程才能有效地释放药物。

6. 释放介质　释放介质的pH或离子强度通常会影响囊壁的溶解或降解速率，因而会影响释药速率。如尼莫地平微囊，选用壳聚糖-海藻酸盐为囊材，分别在pH 1.4和pH 7.2的缓冲盐溶液中测定其释药速率，pH 7.2时的释药明显快于pH 1.4时，这是由于囊材中的海藻酸盐在pH较高时可缓慢溶解以致微囊破裂。

六、微囊的质量评价

目前微囊的质量评定，除制成制剂本身应符合药典有关规定外，还包括以下方面：

1. 微囊的囊形与粒径　微囊形态应为圆球形或类球形的密封囊状物，可采用光学显微镜、电子显微镜观察形态并提供照片。不同微囊制剂对粒径的要求不同，若供肌内注射用的微囊粒径应符合混悬注射剂的规定；用于静脉注射的应符合静脉注射的规定；若供口服胶囊或片剂，粒径可在数十至数百微米之间。

2. 载药量与包封率　微囊中所含药物的重量百分率称为载药量(drug loading rate)，一般通过溶剂提取法测定药量，载药量可通过下式计算：

$$\text{微囊的载药量}=\frac{\text{微囊内的药量}}{\text{微囊的总重量}}\times 100\%$$

对处于液态介质中的微囊，分离微囊采用离心或滤过等方法，再计算载药量和包封率，包封率可由下式计算：

$$\text{包封率}=\frac{\text{微囊内的药量}}{\text{微囊内的药量}+\text{介质中的药量}}\times 100\%$$

微囊内药量占投药量的百分比率称为药物的收率，即药物的包封产率；微囊重量占投药量和投材料量的百分比率称为微囊的收率，这两种收率一般用于评价制备工艺，而对微囊质量评价的意义不大。

3. 微囊中药物释放速率　为了有效控制微囊中药物的释放规律、起效部位，必须进行释放速率的测定。一般采用桨法进行测定，亦可将试样置薄膜透析管内用转篮法进行测定。如果条件允许，可采用流池法测定。

七、微球概述

微球(microspheres)系指药物与高分子材料制成的球形或类球形骨架实体，药物溶解或分散于实体中。通常微球的粒径在几到几百微米之间。微球的药剂学应用范围、制备材料、制备方法和质量评价等方面与微囊有很多相似之处，但又存在一些差异。

微球制成制剂后可具有以下特点：① 缓慢释放、延长药效；② 保护多肽蛋白类药物避免酶的破坏；③ 控制微球粒径，吸入给药可降低剂量、提高疗效或静注给药被肺毛细血管机械截留，使药物浓集于肺，降低全身不良反应；④ 可直接注射于癌变部位或动脉栓塞部位提高疗效；⑤ 可利用磁性达到定位释放药物的作用。

通常制备微囊的材料均可用于制备微球，其中较为常用的材料有明胶、白蛋白、淀粉、壳聚糖、聚酯类、聚丙烯酸树脂、乙基纤维素等等。

八、微球制备技术

微球的成球技术和微囊的成囊技术有相似之处，现介绍较为常用的成球技术。

1. 乳化交联技术　本法以含药物和天然高分子材料的水相与含乳化剂的油相相混合搅拌乳化，形成稳定的乳状液，加入化学交联剂，可得粉末状微球。白蛋白材料亦可加热变形交联成球。本法油相可采用蓖麻油、橄榄油或液体石蜡等，油相不同，微球粒径亦不相同。水相中可加入不同 HLB 值的表面活性剂。

在本法的基础上，亦可采用两步法制备载药微球，即先采用交联乳化法制备空白微球，再选择既能溶解药物又能进入空白微球的适当溶剂系统，用药物溶液浸泡空白微球后干燥即得。两步法适用于对水相和油相都有一定溶解度的药物，其优点是药物的溶液可反复利用，提高药物的利用率。

2. 液中干燥法　本法以药物与聚酯材料组成挥发性有机相，与含乳化剂的水相搅拌乳化，形成稳定的乳状液，加水萃取，挥发除去有机相，即得微球。

3. 喷雾干燥法　将药物与高分子材料的溶液或两者的混悬液，进行热空气喷雾干燥，即得微球。本法可直接得到微球，易于工业化生产。

九、药物在微球中的分散状态

药物在微球中的分散状态通常有三种情况：① 溶解在微球内；② 以结晶状态镶嵌在微球内；③ 吸附或镶嵌在微球表面。药物在微球中的分散状态可直接影响到微球的形态、载药量以及体内外释放情况和疗效。如药物吸附于微球表层、包裹不完全或表面吸附，便产生突释效应，微球将无法将突释的药物输送到特定部位，降低药物疗效。

十、微球质量的影响因素及质量评价

1. 影响微球质量的因素　影响微球质量的除处方组成因素，即微球化载体材料和药物本身性质外，制备工艺亦能影响微球的质量，如成球方法的选择，溶剂、药物与材料的比例，附加剂、搅拌速度等等。

2. 微球的质量评价　微球和微囊同为微粒给药系统，其质量要求及评价基本类似，主要包括外观形态、粒径、有机溶剂限度检查、载药量检查及突释效应的检查等。除制成制剂本身应符合药典有关制剂规定外，是缓控释制剂的，应符合缓释、控释制剂指导原则的要求；是靶向制剂的，应提供靶向性数据，如药物的体内分布数据等。

第四节　纳米乳和亚微乳的制备技术

一、概述

纳米乳(nanoemulsion)是粒径为 10～100 nm 的乳滴分散在另一种液体中形成的胶体分散系统，其乳滴多为球形，大小比较均匀，透明或半透明，经热压灭菌或离心也不能使之分层，属热力学稳定系统。亚微乳(submicroemulsion)粒径在 100～1 000 nm 之间，外观不透明，呈浑浊或乳状，稳定性不如纳米乳，虽可热压灭菌，但灭菌时间太长或重复灭菌会分层，属于热力

学不稳定系统。纳米乳和亚微乳曾总称为微乳(microemulsion)。

二、基本原理

(一) 乳化理论

纳米乳形成的机理科学界尚无统一定论。有人认为界面张力在纳米乳形成过程中起重要作用,在乳化剂及助乳化剂的作用下,油相、水相之间不仅存在超低界面张力,而且还可产生负的界面张力,因而可形成极其稳定的纳米乳。另一些学者不同意负界面张力的说法,认为纳米乳类似于胶束乳(micellar emulsion)。在普通乳中增加乳化剂并加入助乳化剂就可以得到纳米乳,其每个小的乳滴都有乳化剂及助乳化剂形成的膜,故增大了乳化剂的用量,而助乳化剂则增大膜的柔顺性,促进曲率半径很小的膜的形成;在浓胶束溶液中加入一定量的油及助乳化剂也可以得到纳米乳,即油被胶束增溶,同时胶束粒径变大。故目前多数人认为纳米乳是介于普通乳和胶束溶液之间的一种热力学稳定的胶体分散系统,又称为胶束乳。

(二) 常用乳化剂与助乳化剂

乳化剂有天然的也有合成的,包括亲水高分子、固体粉末和表面活性剂三大类。选用乳化剂时要考虑使纳米乳稳定的乳化性能、毒性、对微生物的稳定性和价格等。

1. 天然乳化剂　阿拉伯胶、西黄蓍胶、明胶、白蛋白和酪蛋白、大豆磷脂、卵磷脂及胆固醇等天然乳化剂降低界面张力的能力不强,但易形成高分子膜而使乳滴稳定。

天然乳化剂的优点是无毒、价廉,缺点是一般都存在批间差异,对大生产不利;牛制品可能有疯牛病的威胁,另外有许多天然乳剂都可能受微生物的污染。

2. 合成乳化剂　合成乳化剂品种较多,分为离子型和非离子型两大类,常用非离子型作为乳化剂,如脂肪酸山梨坦、聚山梨酯、聚氧乙烯脂肪酸酯类、聚氧乙烯脂肪醇醚类、聚氧乙烯聚氧丙烯共聚物类、蔗糖脂肪酸酯类和单硬脂酸甘油酯等。

3. 助乳化剂　助乳化剂可调节乳化剂的 HLB 值,并形成更小的乳滴。助乳化剂应为药用短链醇或适宜 HLB 值的非离子型表面活性剂。常用正丁醇、乙二醇、乙醇、丙二醇、甘油、聚甘油酯等。

三、纳米乳和亚微乳的制备工艺

(一) 纳米乳的形成条件

1. 乳化剂　纳米乳中乳化剂的用量一般为油量的 20%～30%,而普通乳中乳化剂多低于油量的 10%。因纳米乳乳滴小,界面积大,需要更多的乳化剂才能乳化。

2. 助乳化剂　纳米乳的超低界面张力 γ 对稳定性起着重要作用,通常其 $\gamma<10^{-2}$ mN/m,大于这个数值则成普通乳,该值称为临界值。乳化剂受溶解度的限制,一般 γ 降低不到这个值,即降到这个值之前已达到临界胶束浓度,γ 就不再降低。助乳化剂可插入乳化剂界面膜中,形成复合凝聚膜,提高膜的牢固性和柔顺性,又可增大乳化剂的溶解度,进一步降低界面张力,利于纳米乳的形成和稳定。负表面张力情况可以理解为增大界面不仅不需要能量,而且会自动进行并释放能量。乳滴易于进一步分散,乳化剂及助乳化剂在油水界面进一步大量吸附,使二者在连续相内的浓度降低,界面张力重新成为正值,于是形成纳米乳。

助乳化剂可调节乳化剂的 HLB 值,使之符合油相的要求。一般制备 W/O 型纳米乳时,大体要求乳化剂的 HLB 值为 3～6;制备 O/W 型纳米乳则需用 HLB 值为 8～18 的乳化剂。

（二）纳米乳的制备步骤

1. 处方的确定　纳米乳的处方通常由水相、油相、乳化剂和助乳化剂组成。可通过绘制相图寻找纳米乳区域从而找到最佳的配比。在油、水、乳化剂和助乳化剂四个组分中，一般可将乳化剂及其用量固定，水、油、助乳化剂三个组分占正三角形的三个顶点，在恒温条件下制作三元相图，如图 18－6。

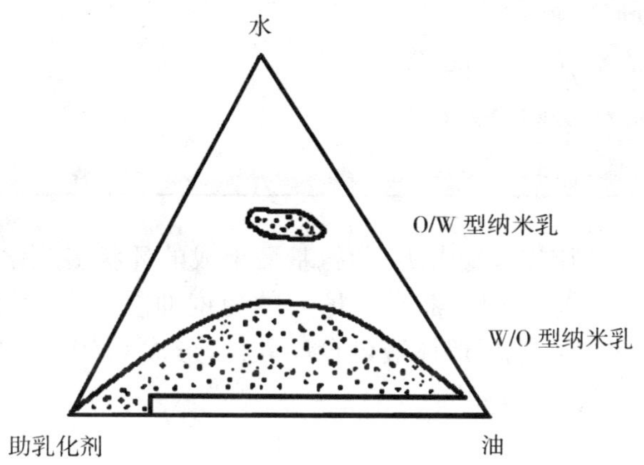

图 18－6　形成纳米粒的三元相图

图中有两个纳米乳区，一个靠近水的顶点，为 O/W 型纳米乳区，范围较小；另一个靠近助乳化剂与油的连线，为 W/O 型纳米乳区，范围较大，故制备 W/O 型纳米乳较为容易。温度对纳米乳的制备影响较大，研究相图时需要恒温。也可以在四个组分中用其中两个组分按一定比例配成混合液作为正三角形的一个顶点，其余两个纯组分作为另外两个顶点组成三元相图。

2. 纳米乳的制备　纳米乳的处方确定后，直接将各成分按比例混合即可制得纳米乳，无需作很大的功，且与各成分加入的次序无关。通常制备 W/O 型纳米乳比 O/W 型纳米乳容易。如先将亲水性乳化剂同助乳化剂按要求的比例混合，在一定温度下搅拌，再加一定量的油相，混合搅拌后，用水滴定此浑浊液至澄明，即得。

配制 O/W 型纳米乳的基本步骤是：① 选择油相及亲油性乳化剂，将该乳化剂溶于油相中；② 在搅拌下将溶有乳化剂的油相加入水相中，如已知助乳化剂的用量，则可将其加入水相中；③ 如不知助乳化剂的用量，可用助乳化剂滴定油水混合液，至形成透明的 O/W 型纳米乳为止。

（三）自乳化作用

20 世纪 80 年代出现了自乳化药物传递系统（self emulsifying drug delivery system，SEDDS），SEDDS 除具有微乳的优点外，其主要特点是在胃肠液中能自发形成微乳。1994 年 5 月环孢素 A 微乳浓缩液软胶囊 Neoral 在德国成功问世，使 SEDDS 作为药物载体的研究越来越受到重视。常用的自微乳乳化剂如表 18－3 所示。

表 18－3　制备自乳化药物传递系统常用的乳化剂及其 HLB 值

乳　化　剂	HLB 值
聚氧乙烯蓖麻油（CremophorEL60）	14.7
聚氧乙烯蓖麻油（CremophorEL80）	16.0
聚氧乙烯脂肪酸酯（LE12）	14.5

续表

乳　化　剂	HLB值
聚氧乙烯脂肪酸酯(LE40)	17.9
聚氧乙烯(25)甘油三油酸酯(TagatTO)	11.3
聚氧乙烯(20)山梨醇油酸酯(Tween80)	15.6
聚乙二醇-8-甘油辛酸/癸酸酯(Labrasol)	14.0
聚氧乙烯(20)硬脂醇醚(苄泽 28)	15.3
聚氧乙烯(23)月桂醇醚(苄泽 35)	16.9

环孢菌素是一种免疫抑制剂，是由 11 种氨基酸组成的环状多肽化合物，不溶于水，也几乎不溶于油，但可溶于无水乙醇。用于器官移植后的免疫抑制治疗，可大幅度提高患者的存活率。环孢菌素纳米乳浓液经口服后遇体液可自动乳化，形成 O/W 型纳米乳，相对其他不同的剂型，生物利用度可提高 74%～139%。

例

处方：

环孢菌素	100 mg	无水乙醇	100 mg
1,2-丙二醇	320 mg	聚氧乙烯(40)氢化蓖麻油	380 mg
精制植物油	320 mg		

制法：将环孢菌素粉末溶于无水乙醇中，加入乳化剂聚氧乙烯(40)氢化蓖麻油与助乳化剂 1,2-丙二醇，混匀得澄明液体，测定乙醇含量合格后，加精制植物油混合均匀得澄明油状液体。由胶皮制丸机制得环孢菌素纳米乳浓液胶丸。

(四) 修饰纳米乳

纳米乳经过进一步化学修饰，改变其表面特征，可达到特定的目的如长循环特征或靶向作用。例如用聚乙二醇修饰的纳米乳可增加表面的亲水性，减少被巨嗜细胞的吞噬，明显延长在血液循环系统中滞留的时间，延长药物作用时间，提高疗效。

四、纳米乳和亚微乳的质量评价

1. 乳滴形态、粒径及其分布　通常采用透射电镜观察其形态及其粒径大小，一般认为静注亚微乳的乳滴不应产生毛细血管阻塞或肺栓塞。已报道的静脉注射用亚微乳产品的平均粒径小于 1 μm，无聚集合并现象。在 1 滴乳液中(0.05 ml)，10～15 μm 的乳滴不多于 2 粒，无大于 15 μm 的乳滴。

2. 药物的含量　纳米乳和亚微乳中药物含量的测定一般采用溶剂提取法。

3. 稳定性　纳米乳通常是热力学稳定系统。亚微乳在热力学上仍是不稳定的，在制备过程及贮存中乳滴都有增大的倾向，甚至会出现分层现象。评定亚微乳的稳定性是决定其贮存期的基本因素。《中国药典》2005 年版中乳剂仅有口服乳剂，有关药物制剂稳定性的指导原则指出，稳定性的重点考察项目为有无分层、药物及有关物质含量等，可以此为参考。亚微乳稳定性考察项目可以包括是否有分层现象以及乳滴粒径分布，也可对电导、黏度、ξ 电位、pH 及有关物质进行测定。

第五节　纳米粒的制备技术

一、概述

纳米粒(nanoparticles)又称毫微粒，是一类由天然或合成的高分子材料制成的纳米级固态胶体颗粒，粒径 10～1 000 nm，根据制备工艺和材料的差异，可分为两种类型：一种称为纳米球(nanospheres)，属基质骨架型，药物分散在其中；另一种称为纳米囊(nanocapsules)，属药库膜壳型，药物通常被聚合物膜包封在内核层。

二、纳米粒载体材料

制备纳米粒的材料较多，大致可分为聚合物和脂质材料，前者制成的纳米粒称为聚合物纳米粒，后者称为固体脂质纳米粒。

(一) 聚合物纳米粒

1. 非生物降解型聚合物　此类材料主要有聚丙烯酰胺类和聚甲基丙烯酸烷酯类等。后者包括甲基丙烯酸甲酯(MMA)、甲基丙烯酸-Z-羟基丙酯(HPMA)、甲基丙烯酸(MAA)及二甲基丙烯酸乙二醇酯(EGDM)等。由于此类聚合物在体内不能降解，所以现在的研究更注重应用生物降解型材料。

2. 生物降解型聚合物　常用材料有聚氰基丙烯酸烷酯和聚酯类等化合物。前者主要有聚氰基丙烯酸的甲酯、乙酯、丁酯、异丁酯、己酯及异己酯(PMCA、PECA、PBCA、PIBCA、PHCA、PIHCA－NP)等，在体内的降解速率与酯链的长度成反比，细胞毒性与降解速率有关，并有随链增长而减小的倾向。聚酯类化合物的主链中均具有酯链结构，包括聚乳酸(PLA)、聚羟基乙酸(PGA)、聚乳酸—羟基乙酸共聚物(PLGA)、聚己内酯(PCL)、聚羟基丁酸(PHB)、聚羟基戊酸(PHV)、聚癸酸(PDA)等。其中以 PLA、PLGA、PCL 及 PLA 与 PCL 的共聚物等最为常用，PLA、PLGA 已获美国 FDA 批准用于注射给药。

3. 亲水性聚合物　聚乙烯吡咯烷酮(PVP)、聚丙烯酰淀粉、壳聚糖、海藻酸钠、明胶等亲水性聚合物也可用于制备载药纳米粒。

(二) 固体脂质纳米粒

固体脂质纳米粒系指以生物相容的高熔点脂质为骨架材料制成的纳米球，由于骨架材料在室温时是固体，故固体脂质纳米粒既具备聚合物纳米粒物理稳定性高、药物释放慢的优势，又具备脂质体和乳剂低毒性、易于大规模生产的优点，是一种极有发展前景的新型给药系统载体。常用的高熔点脂质有脂肪酸及其酯类，如硬脂酸、甘油三酯等。

三、纳米粒的制备工艺

(一) 聚合物纳米粒制备工艺

1. 聚合反应法　本法是制备载药纳米粒的经典方法，分为乳化聚合法和界面缩聚法，常用于制备聚氰基丙烯酸烷酯或聚戊二醛等纳米粒。它是将单体溶于含有乳化剂的水相中，通过剧烈的搅拌形成小液滴，再加入引发剂或在高能辐射条件下引发聚合反应，形成纳米粒。聚合遵循阴离子反应机制，需要阴离子引发剂(如 OH—、CH_3O—和 CH_3COO—)的参与。由于聚合反应迅速，所产生的粒子相对分子质量较小，在体内降解较快。为获得相对分子质量高且稳定的纳米粒，反应需在酸性环境（pH＝1.0～3.5）下进行，并且需要加入稳定剂及表面活性剂。常用的稳定剂有右旋糖酐70/40/10及泊洛沙姆188/184/237；常用的表面活性剂有聚山梨酯20/40/80。

2. 溶剂挥发法　此法又称为液中干燥法，常用于聚乳酸、聚乳酸—羟基酸共聚物（PLGA）等聚酯类纳米粒的制备。将聚酯材料及难溶性药物溶解或分散在二氯甲烷、氯仿、乙酸乙酯、甲醇或丙酮等有机溶剂中，倒入水中乳化成稳定的O/W型乳剂，此过程需加入表面活性剂或乳化剂，如明胶、聚乙烯醇（PVA）、吐温-80，泊洛沙姆188等。减压蒸发或搅拌除去有机溶剂即得。

3. 盐析或乳化分散法　盐析法是在搅拌下向溶有聚合材料和药物的丙酮溶液中加入用电解质或非电解质饱和过的PVA水溶液（水溶液用电解质或非电解质饱和处理的目的是防止在盐析过程中丙酮与水互溶），以PVA为乳化稳定剂制得O/W型乳剂后再加入足量的水，使丙酮扩散到水相中以诱导形成纳米粒。此法不使用含氯有机溶剂或表面活性剂，适于邻苯二甲酸醋酸纤维素、甲基丙烯酸共聚物、乙基纤维素和PLA等聚合材料。

乳化分散法与盐析法类似，先将聚合材料溶于能与水部分混溶的有机溶剂（如苯甲醇），再加至含有药物和稳定剂（如PVA）的水相中进行乳化，待乳化完全后再加入足量的水，使有机溶剂扩散到外相（水相）中去，即得纳米粒。此法适于聚酯类材料。

4. 高压乳匀法　搅拌下将药物溶于含聚合物的二氯甲烷中，然后倒入溶有表面活性剂（PVA或胆酸钠）的水相中，高压乳匀机循环乳化，再减压蒸除有机溶剂即得。

5. 超临界流体技术　超临界流体法不造成环境污染，制得的纳米粒不含有机溶剂，且纯度高，可分为超临界流体快速膨胀技术（rapid expansion of supercritical solution，RESS）和超临界反溶剂法（supercritical anti solvent，SAS）。超临界流体快速膨胀法是将聚合物溶于一种超临界流体中，该溶液经导管引入并由一喷嘴快速喷出，聚合物因超临界流体溶解能力急剧降低而沉降，沉降的聚合物中将不会残留溶剂。超临界反溶剂法是将聚合物溶解在一种合适的溶剂中，这种溶液通过导管快速引入一种超临界流体中，此超临界流体可完全提取溶解聚合物的溶剂而使聚合物沉降，形成极细微粒，该技术也称作气体反溶剂技术（gas anti solvent，GAS），并成功用于微球及纳米粒的制备。

6. 离子促凝胶化　适于水溶性聚合物纳米粒子的制备，如壳聚糖、海藻酸钠、明胶等。将甲壳素和含乙氧基的嵌段共聚物的溶液与三聚磷酸钠（TPP）的溶液混合，可制成纳米胶体溶液。调整甲壳素的浓度及嵌段共聚物的量，可得到粒径在200～1 000 nm，Zeta电位在20～60 mV的纳米粒。这种纳米粒可将胰岛素、寡聚核苷酸、DNA等载入其中。

另外，聚合物纳米粒的制备方法还有超声乳化法、蒸发沉淀法、氧化还原法、等电临界法等。

（二）固体脂质纳米粒制备工艺

1. 薄膜—超声分散法　将脂质和药物等溶于适宜的有机溶剂中，减压旋转蒸发去除有机溶剂，形成一层脂质薄膜，加入含有乳化剂的水溶液，超声分散，即可得小而均匀的固体脂质纳米粒。

2. 高压乳匀法　将脂质材料加热熔化，加入药物，熔融液分散于含有表面活性剂的水相中，然后通过高压乳匀机循环乳化即得。或将脂质材料和药物溶于适当的有机溶剂中，除去有机溶剂，加入含表面活性剂的水溶液制成初乳，然后再通过高压乳匀机循环乳化制成。固体脂质纳米粒粒径与匀化压力和乳匀次数有关。

3. 乳化沉淀法　将药物或药物与脂质材料的混合物溶于适当的与水不相混溶的有机溶剂中，加入到含有乳化剂的水相中进行乳化，然后蒸去有机溶剂，即得。

4. 微乳法　将脂质载体加热熔化，加入药物、乳化剂、助乳化剂和温水制成外观透明、热力学稳定的 O/W 型微乳，然后在搅拌条件下将微乳分散于冷水（2～3℃）中，即可形成固体脂质纳米粒分散体系。

四、纳米粒的质量评价

纳米粒的质量要求基本上和微囊、微球一致，2005 年《中国药典》均采用同一指导原则。

1. 形态、粒径及其分布　常用透射电镜观察其形态，纳米粒应为球形或类球形，无粘连；粒径大小及其分布可采用激光散射粒度分析仪测定，粒径分布应狭窄。

2. 再分散性　纳米粒常制备成冻干品使用，其外观应为细腻、疏松、块状粉末，色泽均匀，加一定量的液体介质振摇，应立即分散成均一的胶体溶液。

3. 包封率与泄漏率　液体介质中纳米粒的分离方法包括透析、凝胶柱、低温超速离心等，分别测定系统中的总药量和游离药量，从而计算出包封率。纳米粒贮存一定时间后再测定包封率，计算贮存后的泄漏率。

4. 突释效应　纳米粒在开始 0.5 h 内的释放量应低于 40%。

5. 有机溶剂残留　有机溶剂残留量应符合 2005 年《中国药典》规定。

五、纳米粒的给药途径

载药纳米粒有多种给药途径，如注射（静脉，肌肉及皮下）、口服、眼部、透皮、鼻腔、肺部给药和皮下埋植载体等，其中研究最多的是注射给药。

1. 注射给药　固体脂质纳米粒制备成胶体溶液或冻干粉针后静注给药，可达到缓释、延长药物在循环系统或靶部位停留时间等作用。

2. 口服给药　固体脂质纳米粒口服后，利用纳米粒的黏附性可增加载药粒子在药效部位或药物吸收部位的停留时间和接触面积，提高生物利用度，减少不规则吸收。固体脂质纳米粒还可替代赋形剂改善药物在胃肠道中的分布，控制药物从脂质基质中释放，保护多肽类药物免受胃肠道消化酶的降解，并可能通过其他转运途径促进吸收。

3. 眼部给药　固体脂质纳米粒具备生物黏附性，使用后粒子滞留于眼穹隆处，可使药物以适宜的速度释放，显著延长在眼内的滞留时间，从而提高疗效。

4. 透皮给药　固体脂质纳米粒由人体耐受性好的辅料制成，由于粒径很小可黏附在皮肤表面形成一层膜，对皮肤有闭合作用，增进水合，使角质层肿胀疏松。如将维生素 E 制成固体脂质纳米粒后不仅可增加药物对皮肤的穿透能力，还可以提高药物的稳定性。固体脂质纳米粒也适合作为糖皮质激素皮肤给药的载体系统。

六、纳米粒在医药上的应用

纳米粒应用最多的是作为抗癌药物的载体，如聚氰基丙烯酸酯纳米球易于浓集在一些肿瘤上，可能是因为许多肿瘤细胞吞噬活性增强，纳米球能从肿瘤的有隙漏的内皮组织血管中逸出而滞留在肿瘤上；肿瘤的血管壁对纳米球有生物黏附性。其次，还可以应用于抗生素类药、眼用药的载体以及基因转染载体。

第六节　脂质体的制备技术

一、概述

脂质体(liposomes)最初是英国学者 Bangham 和 Standish 将磷脂分散在水中进行电镜观察时发现的。磷脂分散在水中自然形成多层囊泡，每层均为脂质的双分子层，囊泡中央和各层之间被水隔开，双分子层厚度约 4 nm，后来将这种具有类似生物膜结构的双分子小囊泡称为脂质体。1971 年英国 Rymen 等人将其作为药物载体。

根据脂质体结构及所包含的双层磷脂膜层数，可将其分为单室脂质体和多室脂质体。单室脂质体水溶性药物的溶液只被一层类脂质双分子层所包封，脂溶性药物则分散在双分子层中；多室脂质体中有几层脂质双分子层将被包含的水溶性药物的水膜隔开，形成不均匀的聚合体，脂溶性药物则分散在几层双分层中。

脂质体作为药物载体具有以下作用特点：① 脂质体囊泡壁由两层磷脂分子构成，水溶性与脂溶性两种类型药物都可包裹在同一脂质体中；② 脂质体对人体毒性小，并且对人体无免疫抑制作用；③ 在体内脂质体具有定向分布的靶向性特征；④ 药物包裹在脂质体中是非共价键结合，这样进入体内可在指定部位完全释放出来；⑤ 脂质体包裹其他物质则形成不同内容物脂质体药物，药物包封在脂质体中，能够降低药物毒性，增强药理作用；⑥ 能够降低药物的消除速率，延长药物作用时间，增加药物在体内的稳定性。

当前脂质体的研究主要集中在三个领域：① 模拟膜的研究；② 药物的可控释放和在体内的靶向给药；③ 作为基因载体，提高基因治疗研究的安全性和有效性。对脂质体的形成理论、制备方法、稳定性、体内分布、应用等大量深入的研究为工业化生产奠定了基础。世界上第一个静脉用脂质体于 1990 年上市，是 Vestar 公司开发的两性霉素 B 脂质体，近年已上市的品种有阿霉素脂质体、正定霉素脂质体、柔红霉素脂质体等。临床前加入药物振摇即可应用的空白脂质体也已上市。

二、脂质体的基本组成与结构

脂质体的组成、结构不同于表面活性剂构成的胶团(micelle)，脂质体由双分子层组成，而后者由单分子层组成。脂质体可以是单层或多层的封闭双层结构。在电镜下，脂质体的外形常见的有球形、椭圆形等，直径从几十纳米到几微米。

脂质体主要由磷脂与胆固醇构成。

1. 磷脂类　磷脂是脂质体的骨架膜材，为两性物质，具有亲水性和亲油性基团，亲水性基团为一个磷酸基和一个季铵盐基，疏水链为两个较长的烃基。磷脂分子形成脂质体时，两条疏水链指向内部，亲水性基在膜的内外两个表面上，磷脂双层构成一个封闭小室，内部包含水溶液，小室中水溶液被磷脂双层包围而独立，磷脂双层形成泡囊又被水相介质分开。磷脂材料主要包括卵磷脂、脑磷脂、大豆磷脂以及其他合成磷脂。

2. 胆固醇　胆固醇是构成脂质体最重要的附加剂，与磷脂是共同构成细胞膜和脂质体的基础物质。胆固醇可以调节双分子层的流动性和通透性。胆固醇属于两性物质，结构上具有亲水和亲油两种基团，一般用做脂质体膜的加固剂，胆固醇的加入可以减少储存过程中脂质体中药物的泄漏。

三、脂质体的制备工艺及评价

（一）制备方法

1. 注入法　系将脂溶性药物、磷脂与胆固醇等类脂质溶于有机溶剂中（一般采用乙醚或乙醇），然后将此药液缓缓注入加热到50～60℃（并用磁力搅拌）的磷酸盐缓冲液（可含有水溶性药物）中，加完后，不断搅拌至乙醚（或乙醇）除尽为止，即得。所得成品粒径较大，不适宜静脉注射。可以将此混悬液两次通过高压乳匀机，则所得的成品，大多为单室脂质体，少数为多室脂质体，粒径绝大多数在2 μm以下。

2. 薄膜分散法（film dispersion method）　系将脂溶性药物、磷脂、胆固醇等类脂质溶于氯仿（或其他有机溶剂）中，然后减压除去溶媒，使脂质在器壁上形成薄膜；将水溶性药物溶于磷酸盐缓冲液中，加入烧瓶中不断搅拌，即得脂质体。

3. 超声波分散法　将水溶性药物溶于磷酸盐缓冲液，脂溶性药物、磷脂、胆固醇溶于有机溶剂，将水相加入到油相，搅拌蒸发，除去有机溶剂，采用超声波处理残液，分离得到脂质体。将脂质体混悬于磷酸盐缓冲液中，可制成脂质体混悬型注射剂。凡经超声波进一步处理的脂质体绝大部分为单室脂质体。

4. 逆相蒸发法（reverse phase evaporation）　系将磷脂等膜材溶于有机溶剂（如氯仿、乙醚、异丙醇等），再将含药缓冲液与之混合（水溶液∶有机溶剂＝1∶3～1∶6），进行短时超声，使之乳化形成稳定的W/O型乳剂，然后减压蒸发除去有机溶剂即可形成脂质体，最后通过凝胶层析法除去未包入的药物。本法的体积包封率较高（50％～60％），适合于包封水溶性药物及大分子生物活性物质（如各种抗生素、胰岛素等）。

5. 冷冻干燥法　系将磷脂高度分散于缓冲盐溶液中，加入甘露醇、葡萄糖等冻结保护剂冷冻干燥后，将干燥物加入水相或含药物的缓冲盐溶液中，即可形成脂质体。此法适合包封对热敏感的药物。

6. 高压乳匀法　系将各成分加入溶剂中通过高压乳匀机均匀分散成脂质体。

此外，制备脂质体的方法还有表面活性剂处理法、复乳法、熔融法、离心法、前体脂质体法和钙融合法等。

（二）制备工艺的评价

1. 载药量测定　载药量系指脂质体内含药物的重量百分率，如用包封药物溶液体积的相对量表示，可称为体积包封率。载药量或体积包封率可以评价制备工艺的优劣。

2. 渗漏率测定　脂质体膜有一定的通透性，包封于其内部的药物可渗漏至膜外，高质量的脂质体渗漏率较小。

$$渗漏率=\frac{贮存一定时间后渗漏到介质中的药量}{贮存前包封的药量}\times 100\%$$

四、脂质体制剂的质量评价

1. 主药的含量测定　脂质体中主药的含量可采用适当的方法提取、分离后测定。

2. 形态、粒径及其分布　脂质体的形态一般是分散均匀的球形或椭圆形粒子。其粒径大小、形态可在电镜、显微镜法下观察。

3. 包封率的测定　对处于液态介质中的脂质体制剂，可通过适当的方法（如柱色谱法、离心法或透析法等）分离脂质体，分别测定介质和脂质体中的药量并按下式计算。

$$包封率=\frac{脂质体中的药量}{介质中的药量+脂质体中的药量}\times 100\%$$

4. 渗漏率的测定　渗漏是脂质体不稳定的主要表现。脂质体在液态介质中贮存期间包封率的变化常采用渗漏率表示。

5. 磷脂的氧化程度　磷脂容易被氧化，这是脂质体的突出缺点，一般以氧化指数和测定氧化产物（如丙二醛、溶血磷脂）的量来评价。

6. 体外释放度的测定　目前采用的有透析管法及试管离心法。前者是将样品装入Visking透析管中，于37℃水浴中进行，管外用循环液或搅拌，每间隔一定时间取样测定含量；而后者用试管振荡，每间隔一定时间取样测定含量。

7. 药物体内分布的测定　通常受试对象选用小鼠，静脉注射脂质体和同剂量药物，测定不同时间血药浓度，并定时处死剖取脏器组织，捣碎分离取样，比较各组织的滞留量，进行动力学处理，以评价脂质体在动物体内的分布。

脂质体制剂除以上几项进行评价外，还应符合有关制剂通则的规定。

五、脂质体的作用机理和给药途径

（一）脂质体与细胞的相互作用

脂质体具有靶向和缓释作用，能够提高药效，降低不良反应。其作用和机理是由于其结构与细胞膜组成相似，亲和性好，能显著增强细胞摄取。研究发现，脂质体与细胞之间存在吸附、脂交换、内吞、融合等相互作用，其中① 吸附：脂质体作用的开始，有温度、电荷依赖性，使脂质体吸附在细胞表面；② 脂交换：脂质体与细胞吸附后，在细胞表面蛋白质的介导下，特异性交换脂类的极性基团或非特异性的交换酰基链进入细胞；③ 内吞：脂质体的主要作用机制，是非渗透载体穿过细胞的最普遍形式；④ 融合：脂质体膜与细胞膜成分相似，可通过融合作用载药入细胞。

（二）给药途径

脂质体主要由磷脂和胆固醇组成，磷脂与细胞膜成分相同，可完全生物降解，一般无毒，适用于多种给药途径。

1. 静脉注射　脂质体静注后从血液循环中消除速率迅速，大部分富集于网状内皮系统的细胞中，由于其对网状内皮系统吞噬细胞的靶向性，脂质体作为药物载体可用于治疗网状内皮系统的疾病。其消除率与脂质体大小及表面所带电荷有关。

2. 肌内和皮下注射　脂质体经肌内或皮下注射后，先停留在注射部位，随后通过淋巴系统缓慢地吸收进入淋巴管，最后进入血液循环并广泛分布于肝、脾的单核－巨噬细胞系统细胞中。

3. 肺部给药　作为脂质体组成的磷脂是肺泡表面活性的重要成分，因此脂质体特别适合用于肺内控释给药。将药物包裹入脂质体后肺部给药，不仅能有效地减少药物对呼吸道和肺部的刺激性和毒性，增加药物的疗效，而且能迅速使药物进入大循环，提高生物利用度。

4. 经皮给药　脂质体制剂对皮肤具有相当高的选择性，能增加药物在皮肤的配置，能够在皮肤局部保持较高的药物浓度、作用时间长、全身吸收药量少，可减少药物全身吸收的副作用。研究发现，脂质体通过表皮途径进入皮肤深层主要通过脂质体的磷脂双分子层与角质层双分子层的融合来完成的，但这种融合却受许多因素的影响，如脂质体的材料、制备工艺、处方组成、药物的溶解性质及皮肤的来源等。

5. 其他途径　脂质体还可通过胃肠道、鼻腔、眼部、阴道、直肠等途径给药。

六、脂质体在医药上的应用

1. 抗癌药物载体　药物化疗仍是癌症治疗的主要手段，提高化疗药物的靶向性和降低不良反应，是目前治疗癌症迫切需要解决的难题。脂质体具有淋巴系统定向性和对癌细胞的亲和性，可使药物选择性地杀灭癌细胞或抑制癌细胞的繁殖，从而提高疗效，减少剂量，降低毒性，减轻变态和免疫反应。如细胞生长抑制剂阿霉素或柔红霉素制成脂质体可明显降低心脏和皮肤毒性，实验动物的存活率比对照组高。

2. 抗网状内皮系统疾病药物的载体　由于脂质体的天然靶向性，可定向地将治疗药物运送到网状内皮患病细胞中释放药物。如利什曼病系一种网状内皮细胞内寄生虫病，如用含锑剂包成脂质体后治疗利什曼病时，仅用原剂量的 0.15%即显效，并且明显降低急性心肌病理性变化及中毒性肾炎等不良反应。

3. 抗菌药物的载体　利用脂质体与细胞膜亲和力强的特性，将抗生素包裹在脂质体内可提高抗菌效果。例如结核杆菌主要寄生在正常细胞内，有一定的耐药性，若将抗结核药物包入脂质体中，脂质体可将药物带入细胞内，杀死结核菌。

4. 激素类药物的载体　抗甾醇类激素包入脂质体后具有很大的优越性，首先浓集于炎症部位便于细胞吞噬，其次被包的离散药物与血浆蛋白作用，一旦到达炎症部位，就可以内吞融合释放药物在较低剂量下发挥疗效。

5. 酶载体　脂质体的天然靶向性使包封酶的脂质体主要被肝摄取，脂质体是治疗酶原疾病的最好载体。

6. 解毒剂的载体　某些重金属如铅、铬等过量进入体内能引起中毒，某些螯合剂如 EDTA或 DTPA 可溶解金属，但由于这些螯合剂不能通过细胞膜而影响了它们的体内效果，脂质体作为螯合物转运载体，可有效除去细胞积累的重金属。

7. 作为免疫激活剂　使用游离的巨噬细胞活化因子或合成细胞壁酰基二肽直接注射入机体，巨噬细胞很少被活化，然而将这些药物包封成脂质体后注入机体，可使巨噬细胞的摄取明显增加，并能有效地活化巨噬细胞，抑制肿瘤的生长和转移。

8. 基因治疗　基因治疗是指利用 DNA 重组和基因转移技术，在基因水平对疾病进行治疗的一类方法。其所用载体分为病毒和非病毒两种。以病毒作为载体，能有效地转移正常功能的基因到活体组织，但有可能导致病毒性疾病，因此存在安全性问题。

此外，脂质体还可用于免疫诊断、蛋白质分离等方面。

目前脂质体药物研究尚存在一些问题，如未充分了解脂质体体内分布和清除的机制，进入体内后由于机体的作用会使其破裂，包封药物快速渗漏；体内一些组织对脂质体进行识别、吸收，导致脂质体生物学不稳定；脂质体的靶向性还较低，不能准确的把药物携带到病灶部位，这些问题都有待进一步研究解决。

（尹莉芳　霍美蓉　张勇）

思　考　题

1. 简述固体分散体的速效与缓效原理。
2. 试述包合物的药剂学用途。

3. 试述环糊精包合物的常见制备方法。
4. 简述微囊化材料的分类和性质。
5. 简述药物微囊化的一般制备方法。
6. 试述微囊与微球在性质、制备材料、制备方法上的异同。
7. 何谓微囊或微球的突释效应？如何控制突释效应？
8. 纳米粒的常用制备方法有哪些？
9. 浅述脂质体的结构及药物增溶位置。

第十九章　缓释与控释制剂

学习要求：

1. 掌握缓释、控释制剂的基本概念与作用特点。
2. 掌握缓释、控释制剂的释药原理和方法。
3. 熟悉缓释、控释制剂的主要类型。
4. 熟悉口服缓、控释制剂的制备方法。
5. 了解口服缓、控释制剂的体内外评价方法。

第一节　概　　述

一、缓释、控释制剂的定义

药物在体内的吸收、分布、代谢及排泄是一个连续变化的动态过程。普通制剂中药物被体内吸收后，血药浓度容易发生波动，出现所谓"峰谷"现象。当血药浓度达高峰时，有可能引发某些不良反应；而处于低谷时，则可能低于最低有效浓度。因此，深入研究药物的剂型并控制其释药过程，是临床医疗的迫切需要。

缓释制剂(sustained-release preparations)系指用药后能在较长时间内持续释放药物以达到延长药效目的的制剂。其中药物释放主要是一级速度过程。注射型缓释制剂的药物释放可持续数天至数月；口服缓释制剂的持续时间与其在消化道的滞留时间有关，一般以小时计。但药物从制剂中的释放速率受外界环境如 pH 等因素影响。在国外，这类制剂的英文名亦称 prolonged action preparations(长效制剂)、extended-release preparations 等。

控释制剂(controlled-release preparations)系指药物能在设定的时间内自动以设定速度释放，使血药浓度长时间恒定地维持在有效浓度范围内的制剂。广义地讲，控释制剂包括控制释药的速度、部位和时间，迟释制剂(delayed-release preparations)、靶向制剂、透皮吸收制剂等都属于控释制剂的范畴(另章讨论)。狭义的控释制剂则一般是指在预定时间内以零级或接近零级速度释放药物的制剂。它与缓释制剂不同的是，其药物释放更加平稳，接近零级速度过程，药物从制剂中释放速率不受环境和酶等外界因素的影响。

《中国药典》2005 年版对缓释和控释制剂有明确规定。缓释制剂系指药物在规定溶剂中，按要求缓慢地非恒速释放，且每日用药次数与相应普通制剂比较至少减少一次或用药的间隔时间有所延长的制剂。控释制剂系指药物在规定溶剂中，按要求缓慢地恒速或接近恒速释放，且每日用药次数与相应普通制剂比较至少减少一次或用药的间隔时间有所延长的制剂。迟释制剂系指在给药后不立即释放药物的制剂，包括肠溶制剂、结肠定位制剂和脉冲制剂等。

肠溶制剂系指口服后在规定的酸性介质中不释放或几乎不释放药物，而在要求的时间内，于 pH 6.8 磷酸盐缓冲液中大部分或全部释放药物的制剂。结肠定位制剂系指在胃肠道上部基本不释放药物、在结肠内大部分释放药物的制剂，即在规定的酸性介质与 pH 6.8 磷酸盐缓冲液中不释放或几乎不释放药物，而在要求的时间内，于 pH 7.5～8.0 磷酸盐缓冲液中大部分或全部释放药物的制剂。脉冲制剂系指口服后不立即释放药物，而在某种条件下（如在体液中经过一定时间或一定 pH 或某些酶作用下）一次或多次突然释放药物的制剂。

二、缓释、控释制剂的特点与应用范围

缓释与控释制剂近年来有很大的发展，主要是由于其具有以下特点：

1. 对生物半衰期短或需要频繁给药的药物，可以减少服药次数，方便患者长期服药，大大提高患者服药的顺应性。特别适用于需要长期给药的慢性疾病患者，如心血管疾病、心绞痛、高血压、哮喘等患者。

2. 通过释药速率的控制，药物以适宜的速率缓慢吸收，使血药浓度平稳，避免或减小峰谷现象，有利于降低药物的不良反应和提高疗效。特别对于治疗指数较窄的药物。根据关系式给药间隔时间 $\tau \leqslant t_{1/2}(\ln TI/\ln 2)$，其中 TI 为治疗指数（therapeutic index），$t_{1/2}$ 为药物的半衰期。若药物 $t_{1/2}=4$ h，TI＝2，用普通制剂要求至少每 4 h 给药 1 次，一天服 6 次才能避免血药浓度过高或过低，这显然十分不便，若制成缓释或控释制剂，每 12 h 服一次，即可保证药物的安全性和有效性。

3. 对胃肠道刺激性大的药物，通过释药速率的控制，可降低在胃肠道的局部浓度，从而减小刺激性。

4. 可减少用药的总剂量，因此可用最小剂量达到最大药效。

应该指出，虽然缓释、控释制剂有其优越性，但并不是对所有药物都适合，如剂量很大（＞1 g）、生物半衰期很短或很长（＜1 h 或＞24 h）、不能在小肠下段有效吸收的药物，一般不宜制成缓释、控释制剂。另一方面，一些具有长生物半衰期的药物，如地高辛（半衰期为 34 h），虽本身体内滞留时间较长，但制成合适的缓、控释制剂后，可降低不良反应。具有特定吸收部位的药物，如维生素 B_2，制成口服缓、控释制剂的效果不佳。对于溶解度极差的药物，吸收受其溶出限制，制成缓、控释制剂也不一定有利。同时临床应用缓释制剂治疗疾病时，可能出现剂量调节灵活性降低的情况。

第二节　缓释与控释制剂的分类

缓释、控释制剂按给药途径分类，主要有口服、腔道黏膜、注射、植入、经皮吸收（另章讨论）等几类。

缓释、控释制剂按单元分类，有由一个单元组成的单元剂型（如片剂、胶囊剂等）和由多个单元组成的多单元剂型（也称为剂量分散型剂型，如微囊、微球、小粒、小丸、小片等）两大类。多单元剂型由于其粒径小于 2 mm，口服后的转运不受食物的影响，在胃肠道的吸收也不受胃排空的影响，个别单元如果在制备或贮存过程中发生缺损或泄漏，不会改变整个剂量，也不会影响用药的安全性和有效性。

缓释、控释制剂按制备技术分类，主要有骨架型（包括亲水凝胶、小丸、微球等）、膜控型（包括微孔膜包衣片或小丸、微囊、包衣微球、肠溶胶囊等）、渗透泵型（渗透泵片、渗透泵胶囊等）以及脉冲式和自调式等类型。

以下按给药途径对缓释、控释制剂作简要介绍。

一、口服缓释、控释制剂类型

1. 小丸　包括含药的小球、小珠细粒和包衣小颗粒等，选用蜡质（如十八醇和甘油三硬脂

酸酯等)或其他高分子材料(如高相对分子质量的羟丙基甲基纤维素等)为骨架材料制备缓释或控释小丸;蜡质(如甘油一硬脂酸酯)、蜡质脂肪或其他高分子聚合物(如乙基纤维素等)溶液为包衣材料(加膜致孔剂)对丸心包衣;或以普通常用辅料如淀粉、糊精等与主药混匀以稀浓度的高分子溶液作黏合剂制成丸心,然后以加有致孔剂的蜡质或纤维素的有机溶剂溶液包成适宜厚薄的衣层,以控制药物的释放速率。

2. 胶囊剂　通常将上述小丸、颗粒、小球或微囊等,加或不加适当辅料,填充入硬胶囊内即成。亦可将药物溶于或混悬于不同的辅料基质材料中,混匀填充入软胶囊内制成缓释胶囊剂。目前亦有将药物分散于熔融的蜡质或脂质中,将油状或固体混悬物填充入硬胶囊制成缓释制剂。

3. 骨架片　药物以蜡质、脂肪酸及其酯,以及亲水性高分子聚合物等物质为骨架材料压制成片剂,控制药物的释放速率。

4. 包衣小丸骨架片　控释小丸制成后将其压制成片剂,如茶碱骨架片内有药粉和含药包衣小丸,口服后,药粉可以首剂量立即释出,包衣小丸则缓缓持续释药。

5. 薄膜包衣骨架片　将骨架片包衣后制成薄膜包衣骨架片,通过多种制备工艺可进一步控制释药速率。药物速释部分可设计掺在包衣层内,缓释部分贮存于片心骨架内。如抗心绞痛药物薄膜包衣骨架片先舌下含服,速释部分释药后,按味觉改变再将其余缓释部分吞服,以达延效作用。

6. 多层缓释片剂　多层缓释片剂是利用多层压片机把两层或三层释药速率各不相同的颗粒压制而成的多层片剂。其结构可以是上下层相叠的双层缓释片,亦可以是外层包没整个内层的内外层结构。片剂中一般含有速释部分和缓释部分,口服后,速释部分能快速提供有效血药浓度,而缓释部分则可长期保持该血药浓度的稳定。

7. 薄膜包衣药树脂控释制剂　将药物吸附于离子交换树脂成含药树脂,经15%～25%的甘油或聚乙二醇处理后以乙基纤维素包衣,形成水可渗透性扩散的膜屏障。

8. 微孔膜包衣缓释制剂　将片芯用可形成微孔膜的材料包衣,口服后胃肠道的消化液可通过微孔膜进入制剂内使药物溶解,药液继而又通过完整的膜向外扩散,根据药物分子和溶解度大小,适当地选择膜材料与膜上的微孔孔径(调节膜致孔剂的用量)即可制备持续释药的制剂。

9. 胃内滞留漂浮型控释片　是由药物、赋形剂及一种(或一种以上的)亲水性胶体或高级脂肪醇等的均匀混合物,通过简单制粒、压片而成。该片当与胃液接触时,漂浮于胃内的片剂形成一种水不透性胶体屏障包围在其表面,并维持密度小于1。

10. 渗透泵控释片　是以渗透压作为释药能源的控释片。将水溶性药物制成片芯,外包水可透性的多聚物的衣层,用激光钻孔机在片剂衣层穿插一适宜大小的释药孔,在消化液中透过衣膜渗入的水溶解固体药物而形成膜内外的渗透压差,药物自释药孔中流出。

11. 定位控释片(丸)　是将药物与铁磁性物质及赋形剂压制而成的片剂,或填入胶囊内,应用于人体后,用外磁场的效应引导药物在体内定向移动或定位集中(如固定于消化道病灶内),用于治疗消化道肿瘤和溃疡等。

12. 控释液体制剂　将制成的药树脂,或药物的球形结晶制成混悬剂。或将药物粉粒经多层包衣后分散于液体中制成控释液体制剂。

13. 缓释干混悬剂　先将药物与高分子聚合物制成骨架型颗粒,然后加羧甲基纤维素钠、糖、柠檬酸、磷酸氢二钠、EDTA-Na和亚硫酸氢钠制成缓释干混悬剂,如甲基多巴缓释干混悬剂。

14. 口服缓释膜剂　口服缓释药膜通常由控制层、药物层和黏合层经黏合而成。

二、腔道和黏膜用控释制剂

1. 眼用控释膜　分非溶蚀性和溶蚀性眼用膜剂两种。

(1) 非溶蚀性眼用膜剂：如毛果芸香碱眼内控释膜由四片薄膜组成：毛果芸香碱加海藻酸等制成药膜为贮药库，置于椭圆形模圈中心，上下各覆盖一片乙烯－醋酸乙烯共聚物(EVA)的透明膜，固定并密封在一起而成，当将其放入眼穹隆内，泪液中的水透过 EVA 膜将内部的药膜逐步溶解，经短时间后毛果芸香碱分子透过两边 EVA 膜，释放速率受 EVA 膜控制。

(2) 溶蚀性眼用膜剂：在滴眼液中加入某些水溶性聚合物可增加药液在眼结膜的滞留时间，如将加有这些聚合物的溶液经干燥、成膜等处理即形成含药的溶蚀性眼用膜剂。所用的聚合物具有网眼支架结构，药物分子或离子可通过网眼释出。

2. 眼用控释滴丸　是将药物与载体加热熔融，在恒温下滴入冷却剂中形成控释眼丸。

3. 口腔黏膜贴片　药物与辅料如聚羧乙烯、羟丙基甲基纤维素、甲基纤维素、羧甲基纤维素钠、乙基纤维素及海藻酸钠等材料制得的形态，保持性好和黏着力强，适于口腔黏膜给药的片剂，在口腔滞留可达 20 h。

4. 鼻腔黏膜控释制剂　药物与辅料制成亲水性凝胶或微球系统给药，药物在鼻腔黏膜上滞留，达到缓释控释的目的。如羟丙基甲基纤维素、二乙氨基乙醇、葡聚糖及中性聚丙烯酸凝胶可增加胰岛素的吸收。

5. 宫颈粘贴片　药物与高分子药用辅料羟丙基甲基纤维素制成片剂。用于宫颈，吸收水分后可牢固地黏着于宫颈，缓慢地释放药物达到长效的目的。

三、注射控释制剂

1. 注射控释微囊　药物被多聚材料膜包裹供注射用微囊直径小于 125 μm。

2. 注射控释微球　药物与生物可降解聚合物均匀混合，通过微囊化工艺制得的实心微球。常用的材料有聚乳酸和聚乙醇等。

四、植入制剂

可将药物制成无菌小片，植入肌肉或皮下，使缓缓吸收而延长作用时间，如激素类药物。也可采用生物不可降解的聚合物——硅橡胶，制成胶囊形或小棒形，腔内放置甾体激素，植入皮下后作用时间可长达 4～6 年。

第三节　缓释、控释制剂的释药原理与方法

一、溶出原理

各种缓释、控释制剂给药后药物到达生物膜表面被吸收前，都需要经过溶出过程，根据 Noyes－Whitney 的溶解扩散理论，溶出速率(dC/dt)可用下式描述：

$$\frac{\mathrm{d}C}{\mathrm{d}t}=kS(C_s-C_t) \tag{19-1}$$

式中，S 是溶解固体的表面积；k 是溶出速率常数；C_s 为药物的溶解度；C_t 为时间 t 药物浓度。

从上式知，通过减小药物的溶解度、溶解固体的表面积，可降低药物的溶出速率，达到缓慢释放药物的目的。利用该原理达到缓释作用的方法包括制成药物合适的盐或衍生物，用延缓溶出的材料包衣或将药物与具有延缓溶出作用的载体混合等。具体有以下几种方法。

1. 制成溶解度小的盐或酯　例如青霉素的普鲁卡因盐药效比青霉素钾(钠)盐显著延长。醇类药物经酯化后水溶性减小，药效延长，如睾丸素丙酸酯，一般以油注射液供肌内注射，药物由油相扩散至水相，然后水解为母体药物而产生治疗作用，药效延长 2～3 倍。

2. 与高分子化合物生成难溶性盐　如高分子化合物鞣酸与生物碱类药物(如 *N*-甲基阿托品)可形成难溶性盐，其药效比母体药物延长。碱性蛋白如鱼精蛋白可与胰岛素结合成溶解度小的鱼精蛋白胰岛素，加入锌盐成为鱼精蛋白锌胰岛素，药效可维持 18～24 h 或更长。

3. 控制粒子大小　药物的表面积与溶出速率有关已如前述，故难溶性药物的颗粒直径增加可使其溶出减慢。例如超慢性胰岛素中所含胰岛素锌晶粒较粗(大部分超过 10 μm)，其作用可长达 30 h，含晶粒较小(不超过 2 μm)的半慢性胰岛素锌，作用时间则为 12～14 h。

4. 将药物包藏于溶蚀性骨架中　系指用脂肪、蜡类等物质为主要基质制成的缓释片。药物溶于或混合于这些基质中，其释放速率与脂肪酸酯被水解的难易有关，例如棕榈酸甘油酯对磺胺释放速率的影响按单、双、三酯的顺序递减，因三酯最不易被消化液水解。

5. 将药物包藏于亲水性高分子骨架中　系指以亲水性高分子为骨架制成片剂。在体液中逐渐吸水膨胀，药物逐渐扩散到表面而溶于体液中。

二、扩散原理

减慢药物从制剂中的扩散速率也是研制缓释、控释制剂的理论依据之一。

水不溶性膜材(如乙基纤维素)包衣的缓释、控释制剂的药物释放可用 Fick's 扩散第一定律来描述：

$$\frac{\mathrm{d}M}{\mathrm{d}t}=-DAK\frac{\mathrm{d}C}{\mathrm{d}x} \qquad (19-2)$$

也可简化为：

$$\frac{\mathrm{d}M}{\mathrm{d}t}=-\frac{DAK(C_s-C_t)}{L} \qquad (19-3)$$

式中，D 为扩散系数；A 为扩散面积；K 为药物在扩散膜与制剂之间的分配系数；C_s 为固体药物的溶解度；C_t 为时间 t 时药物在介质中的浓度；L 为扩散膜的厚度。

若包衣膜中含有部分水溶性聚合物，则式中 K 可略去。

若 D、A、K 、L 与(C_s-C_t)保持恒定，则释放速率为常数，系零级释放过程。若其中一个或多个参数改变，则为非零级过程。

水不溶性骨架片中药物释放是通过骨架中许多弯弯曲曲的孔道进行扩散的，药物释放速率决定于扩散速率而与药物的溶解速率无关。该过程可用 Higuchi 方程描述：

$$Q=\left[Ds\frac{P}{\lambda}(2A-sP)t\right]^{1/2} \qquad (19-4)$$

式中，Q 是单位面积在 t 时间的释放量；D 是扩散系数；P 是骨架中的孔隙率；s 是药物在释放介质中的溶解度；λ 是骨架中孔道的曲率；A 是单位体积骨架中的药物含量。骨架的孔隙越多，药物释放越快，曲率越大、分子扩散所经路程越长，释药量也越小。

公式(19-4)基于以下的假设：① 药物释放时保持伪稳态；② A 远大于 s，即存在过量的溶质；③ 理想的漏槽条件(sink condition)；④ 药物颗粒比骨架小得多；⑤ D 保持恒定，药物与骨架材料没有相互作用。

假设方程右边除 t 外都保持恒定，则上式可简化为

$$Q=K_H t^{1/2} \tag{19-5}$$

式中，K_H 为常数，即药物的释放量与时间的平方根成正比。

利用扩散原理达到缓、控释作用的方法包括增加黏度以减小扩散系数、包衣、制成微囊、不溶性骨架片、乳剂等等。

1. 增加黏度以减小扩散速率　增加溶液黏度以延长药物作用时间的方法主要用于注射液或其他液体制剂。如明胶用于肝素和维生素 B_{12}、PVP 用于胰岛素和皮质激素等，均有延长药效的作用。CMC(1%)用于盐酸普鲁卡因注射液(3%)可使作用延长至约 24 h。

2. 制成包上微孔膜的片剂　先将水溶性药物与适宜辅料混合压成片芯，然后用不溶性聚合物(如聚氯乙烯)包衣，聚合物中加入少量的水溶性致孔性无机物或有机物，当片剂与胃肠液接触时可以产生微孔。改变聚合物包衣膜的结构，可以调节恒定速率下释放的药物快慢。

3. 制成缓释微囊　囊膜的厚度、微孔的孔径、微孔的弯曲度等决定药物的释放速率。常用的包囊材料有：明胶、阿拉伯胶、PEG、EC、聚乳酸等。

4. 制成不溶性骨架片剂　水溶性药物较适于制备这类片剂。骨架材料为不溶性塑料。药物释放完后，骨架随粪便排出体外。

5. 制成乳剂　水溶性的药物可将其溶液制成 W/O 型乳剂，肌内注射后，水相中的药物向油相扩散，再由油相分配到体液，因此有缓释作用。

三、溶蚀与溶出、扩散相结合

很多情况下，由于溶出或扩散释药机制往往远远超过其他过程，因而归类于溶出控制型或扩散控制型，但从严格意义上讲，释药控制机制不仅仅局限于溶出或扩散。如溶蚀性骨架系统的释药是外层表面的磨蚀—分散—溶出过程。

例如生物溶蚀型骨架系统中药物的释放是由于固体脂肪或蜡的逐渐溶蚀，pH 和消化酶能很大程度地影响脂肪酸酯的水解。药物从骨架中扩散的同时，骨架本身也处于溶蚀的过程之中，当聚合物骨架溶解并逐渐消失时，药物扩散路径的长度也在发生改变，因而释药过程相当复杂。此类系统最后不会形成空骨架，但由于影响因素多，其释药动力学很难控制。

除了将药物通过物理混合纳入生物溶蚀型骨架系统外，药物通过化学键和聚合物直接结合也可制备生物溶蚀型缓释制剂。药物通过水解或酶解从聚合物上释放出来。此类系统载药量很高，而且释药速率较易控制。

又例如亲水凝胶骨架片即水溶蚀性骨架片，遇水性介质(消化液)，片剂表面药物很快溶解，然后片剂与水性介质交界处的胶体，由于水合作用而呈凝胶状，在片剂周围形成一道稠厚的凝胶屏障，内部药物缓慢扩散至表面层而溶于介质中。实际上亲水凝胶骨架片的释药过程是骨架溶蚀和药物扩散的综合效应。该骨架片遇消化液首先表面润湿形成凝胶层，表面药物向消化液中扩散；凝胶层继续水化，骨架溶胀，凝胶层增厚延缓药物释放；片剂骨架同时溶蚀，水分向片芯渗透至骨架完全溶蚀，药物全部释放。亲水凝胶骨架片由于水溶性不同的药物，释放机制也不同。对于水溶性药物主要以药物扩散为主；对难溶性药物则以骨架溶蚀为主。

四、渗透压原理

利用渗透压原理可制成口服渗透泵片和渗透植入剂，它们均能在体内均匀恒速地释放药物。现以单室泵型口服渗透泵片为例说明其原理和构造：其结构为一中等水溶性药物及具高

渗透压的渗透促进剂或其他辅料压制成一固体片芯，外包一层控速半渗透膜，然后用激光在片芯包衣膜上开一个或一个以上的释药小孔。口服后胃肠道的水分通过半透膜进入片芯，使药物溶解成饱和溶液或混悬液，加之具高渗透压辅料的溶解，故片剂膜内的溶液为高渗溶液，渗透压可达 4 053～5 066 kPa，而体内渗透压仅为 760 kPa。由于膜内外存在大的渗透压差，药物溶液通过释药小孔持续泵出，其流出量与渗透进入膜内的水量相等，直到片芯的药物溶尽。

片芯中药物未完全溶解时，释药速率按恒速进行，当片芯中药物浓度逐渐低于饱和浓度，释药速率也逐渐下降至零。控制水的渗入速率即可控制药物的释放速率，而水的渗入速率取决于膜的通透性能和片芯的渗透压。

水分子通过半透膜向片内渗透的速率可用下式表示：

$$\frac{dV}{dt}=\frac{A}{h}L_p(\sigma\Delta\pi-\Delta p) \tag{19-6}$$

式中，dV/dt 为水分子渗透入膜内的体积流量（片内体积增加的速率）；$\Delta\pi$ 和 Δp 分别为膜内外的渗透压和流体静压差；L_p 为机械穿透系数；σ 为反射系数，A 为膜的面积；h 为膜的厚度。

药物从释药孔中向外释放的速率可表达为

$$\frac{dM}{dt}=\frac{dV}{dt}C \tag{19-7}$$

式中 C 为片内溶解的药物浓度。将式(19－6)代入得：

$$\frac{dM}{dt}=\frac{A}{h}L_p(\sigma\Delta\pi-\Delta p)C \tag{19-8}$$

当流体静压差与渗透压差相比，$\Delta\pi$ 远大于 Δp 时，而且片膜内渗透压又远大于膜外渗透压时可简化为

$$\frac{dM}{dt}=\frac{A}{h}L_p\sigma\pi C \tag{19-9}$$

在片芯内的全部药物完全溶解之前，式(19－9)中的 C 和 π 可以分别用药物的饱和溶解度 C_s 和饱和溶液的渗透压 π_s 取代：

$$\frac{dM}{dt}=\frac{A}{h}L_p\sigma\pi_s C_s \tag{19-10}$$

由于上式右边均为常数，因而只要片芯内药物浓度保持 C_s 不变，则可获得恒定的零级释药速率。

双层或双室渗透泵片的原理是利用下层或下室中的聚合物作推动剂，它溶胀并溶解时产生的溶胀压和渗透压，使上层药物混悬液在压力作用下被挤出。

五、离子交换原理

离子交换树脂的控释应用主要是在胃肠道中控制药物释放（口服药树脂控释系统）和作为载体用于靶向释放系统。

离子交换树脂是由线型离子型聚合物经交联而成，在树脂结构上具有可解离的酸性或碱性基团，所以与荷正电或荷负电药物结合形成不溶性聚合物盐（药物树脂），即阳离子交换树脂（如磺酸型阳离子交换树脂）用于荷正电型药物树脂的制备；阴离子交换树脂（如季铵型阴离子交换树脂）用于荷负电型药物树脂的制备。药树脂可进一步制成胶囊剂、片剂或混悬剂供口服，在胃肠液中，药物被交换而释放。药树脂释药较快，为进一步控制其释放，可采用微囊化技术对药树脂进行包衣。

在口服药树脂后，在胃肠道中与内源性离子(X^-和Y^+)发生离子交换反应，缓慢地释放出药物。荷正电药物和阳离子交换树脂结合形成药树脂，胃肠液中的H^+、Na^+和K^+可将药树脂中的药物交换出来。荷负电药物和阴离子交换树脂形成药树脂，服用后，胃肠液中的Cl^-可将药物树脂中的药物交换出来。

$$树脂^+-药物^-+X^-——树脂^+-X^-+药物^-$$

或

$$树脂^--药物^++Y^+——树脂^--Y^++药物^+$$

药树脂的释药速率在很大程度上取决于患者胃肠道中离子的强度及种类，也受胃肠道胃液分泌、离子竞争等其他生理因素的影响，所以，不同患者之间有比较大的差异。但对于同一个体，胃肠液中内源性离子量基本保持不变，因此，药树脂的释药速率较为恒定。

离子交换型缓释、控释制剂的优点是：① 药物的释放速率不受胃肠pH、酶、温度等生理因素的影响；② 因以多单元颗粒剂型给药，减少了胃排空对释药系统体内行为的影响；③ 易配成较为稳定的具缓释或控释特征的混悬剂型。

离子交换控释技术的不足之处是，仅适合可解离药物的控释，结合药量受树脂交换容量限制，以及长期口服可能产生胃肠道正常离子被交换后带来的生理紊乱等。

第四节　口服缓释、控释制剂的设计

缓释、控释药物制剂的最终疗效由三个基本因素决定：药物本身的性质，包括理化性质、药动学和药理学性质；胃肠道的生理环境，如胃肠运动、pH等；缓释和控释系统的特性，如释药类型、释药机制等。因此设计药物的缓释、控释制剂首先必须对这一药物作全面的研究，包括药物理化性质、药物动力学、药理学、药效学以及生理学特征，同时也必须考虑给药系统的特点、制备工艺以及影响其性能的主要因素，有时还需要考虑制剂大量生产可能出现的问题。然后根据临床治疗需要，应用药动学原理对制剂的释药时间、释药速率进行合理设计，使制剂具有较平稳的血药浓度和较长的疗效。

一、设计口服缓释、控释制剂应考虑的因素

(一) 药物的理化性质

1. pK_a、解离度和水溶性　对于弱酸或弱碱性药物，由于非解离型药物容易通过脂质生物膜，因此了解药物的pK_a和吸收的关系很重要。一般而言，水溶性较大的药物比较适合，溶解度小于0.01 mg/ml的药物制成缓释、控释系统时，常需要同时考虑增加溶出及生物利用度问题。溶解度与胃肠道生理pH关系密切的药物很难控制释药速率，通常不易制成良好的缓释、控释制剂。

2. 油水分配系数　药物的油水分配系数对药物吸收的影响较大，因为药物穿过生物膜的能力(渗透性)取决于药物的油/水分配平衡。药物的油水分配系数大，其脂溶性高，容易透过生物膜，但不易进一步渗入水性体液；相反，油水分配系数小的药物，水溶性大，容易渗入体液，但不易透过生物膜。油/水分配系数过大或过小都会影响药物的吸收。

3. 体内稳定性　药物在胃肠道的稳定性对设计口服缓释或控释制剂十分重要。某些药物因胃肠液的pH变化或酶的作用而不稳定，活性降低或失去活性。在胃酸环境中不稳定的药物可采用保护手段，将药物设计成定位释药系统，使药物在小肠释放，避开胃酸环境。对于一些在小肠生理环境下不稳定或经肠壁代谢的药物，不适于设计成缓释或控释制剂和定位

释药系统，应考虑改变给药途径。

此外，适于制成缓释、控释系统的药物大多数为固体药物。与其他剂型相似，设计缓控释系统也应考虑药物的晶型、粒度、溶解速率对释药特性的影响。

（二）药理学性质

在设计中应当充分了解、谨慎考虑药物的局部刺激性、有效剂量与治疗指数等药理学性质。一般 0.5～1.0 g 的单个剂量是口服制剂的最大剂量。虽然异型片的出现在一定程度上可进一步增加剂量，但作为口服的制剂，其大小仍有一定限制，应以便于吞服为原则。对于治疗指数(TI)小的药物在设计中应注意血药浓度的波动性，稳态血药浓度的峰谷比值应小于TI，此类药物最好是零级释药。TI 小且有效剂量很小的药物还应严格控制制备工艺以减少批间及批内差异。

（三）药动学性质

1. 生物半衰期　药物的生物半衰期以及药物作用持续时间是设计口服缓释或控释系统时须考虑的两大重要因素。药物半衰期的长短决定药物作用持续时间。对于大多数药物，半衰期长的，其持续作用时间也长；半衰期短的，其持续作用时间也短，但制成缓释或控释制剂可以延长作用时间、减少用药频率。但是有些药物不遵守这一规律，作用持续时间常常长于半衰期，如单胺氧化酶抑制剂和皮质激素类，这类药物的缓释制剂与它们的普通制剂具同等的体内效应。

生物半衰期很长的药物，若制成缓释或控释系统，很可能导致药物在体内更多地累积而产生不良反应。半衰期过短的药物也不宜制成缓释或控释制剂，这些药物若制成缓释或控释制剂时，所需的剂量过高，超出一般剂型所能容纳的负荷，给患者服药和制备带来困难，还可能存在安全问题。到目前为止，适宜制成缓释或控释制剂的药物生物半衰期范围仍没有确立。

2. 体内吸收　药物制剂口服后在体内的动态过程受诸多因素影响，了解这些因素是设计制剂的重要前提，口服后吸收不完全或吸收无规律的药物，例如季铵盐类药物、铁盐类药物以及地高辛等很难制成理想的缓释、控释制剂。一般而言在胃肠道整段或较长部分都能吸收的药物是制备缓释、控释系统的良好候选药物，有特定吸收部位的药物通常制成胃肠道滞留型缓释、控释制剂，以延长药物吸收时间。

3. 组织分布　药物在组织中的分布是整个药物动力学中的一个重要因素，它不仅影响体循环中的药物浓度，而且限制药物在血液与细胞外液之间的平衡速率。药物在组织分布的主要因素是药物与组织结合及与血液中蛋白结合。被结合的这部分药物可视为无活性，也不能透过生物膜，但较高的结合率能延长药物的作用时间，易造成药物在体内的积累，一般不宜制成缓释系统。

4. 药物代谢　在设计口服缓释或控释制剂时，对肝代谢应考虑两个方面：① 长期服用后，能诱导或抑制酶合成的药物，不适于制成缓释或控释系统，因为难以控制和维持平稳的血药浓度；② 经肠壁代谢的药物或具首过效应的药物，也不宜制成缓释或控释制剂，因为药物在血液中浓度变化大。药物因代谢损失的部分是剂量依赖型的，如果将这些药物设计成缓释或控释系统，往往会造成药物的生物利用度降低。但是如果这类药物代谢过程是恒定的，则仍有可能制成缓释或控释系统。

（四）生理学性质

胃排空、肠蠕动、黏膜表面积、有效吸收部位、特殊吸收部位和食物等均能影响口服控释制剂在胃肠道的释放和吸收。制剂有限的胃肠道滞留时间限制了制剂的释药时间。由于影响胃肠道排空的因素很多，很难估计口服控释制剂的最佳释药时间，一般认为 12 h 是口服控释制剂的最大释药时间。这样可避免在 12 h 后残留在制剂中的药物进入粪便或被肠内细菌降解。但 12 h 最大释药时间不适用于胃内滞留漂浮型缓释片和黏附于胃肠黏膜的一类制剂。

人体的生理机能几乎都存在显著的周期变化，特别明显的是昼夜节律。肝、肾、肺功能，如代谢的首过效应、肾小球的过滤作用、尿量、pH、电解质分泌、肺呼吸量等与药动学参数紧密相关的功能均有昼夜节律。胃酸分泌量一昼夜中通常以夜间 20 点～22 点为最大，而不少药物如茶碱晚间给药比白天给药的 C_{max} 低，t_{max} 延长，但需用茶碱的哮喘患者晚间病情较重。故对某些药物或某些疾病，恒速释放的给药系统并不恰当。

二、口服缓释、控释制剂的设计

（一）设计基本程序

对缓释、控释系统设计前所需要的基本背景资料的充分了解是研究工作的重要一环，就目前而言，还不能直接根据药效学实验模型或理论模型设计释药系统，迄今仍然是根据临床需要，主要应用药动学原理对剂型、剂量、释药模式、释药时间、释药速率以及速释与缓释部分比例等加以综合设计，尽量使制成的制剂具有较平稳的血药浓度和较长的作用维持时间，或者按要求实现定时脉冲释药、定位释药等。为了实现设计目标，首先必须掌握药物在体内的药动学模型嵌合情况以及各个药动学参数（如 K、V 等）、临床最佳治疗浓度、缓释维持时间等基本数据。

如果对药物的药动学过程及药动学参数尚缺乏了解，在多数情况下，为简化设计常假定药物一经释放就被吸收，利用释药速率常数取代吸收速率常数进行设计。另外也可假定缓释制剂体内模型符合单室模型一级或零级吸收，再对得到的初步设计结果加以修正。当临床最佳治疗浓度数据缺乏时，一般可用疗效较显著的普通制剂常规给药的体内数据进行估算。

理想的口服控释制剂在首次给药后体内血药浓度迅速上升至有效治疗浓度，并维持较长时间，但由于制剂较难达到真正的零级释药，故缓释一级释药亦常用。

（二）缓释、控释制剂的剂型及其生产可行性

设计缓、控释系统应注意选择合适剂型。目前，已开发了大量缓、控释制剂品种，涉及多种不同制备工艺和控制技术。就口服缓、控释系统而言，应用的剂型就有片剂、丸剂、颗粒剂、胶囊等，各剂型又可细分为溶蚀型、骨架型、膜控型和生物降解型等，其中以溶蚀型片和骨架型片居多。在控释水平和生产重现性等方面，国内外差距还较大。

设计缓释、控释系统除了要掌握设计理论外，还需要考虑剂型及制剂生产可行性。制剂工艺尽量简化，便于大生产；生产质控指标应定量化，减少经验性操作，提高重现性，如片剂应考虑原辅料的来源、细度、制粒大小及均匀性、辅料配比以及片剂硬度等，膜控制剂应注意成膜时间、温度、喷雾压力等。

第五节　口服缓释、控释制剂的制备

一、缓释、控释制剂的辅料

辅料是调节药物释放速率的重要物质。制备缓释和控释制剂，需要使用适宜的辅料（赋形剂、附加剂），使制剂中药物的释放速率和释放量达到医疗要求，确保药物以一定速度输送到病

患部位并在组织中或体液中维持一定浓度，获得预期疗效，减小药物的不良反应。

缓释和控释制剂中主要起缓释、控释作用的辅料多为高分子化合物，除赋形剂、附加剂外，主要有阻滞剂、骨架材料、包衣材料和增稠剂等。

1. 阻滞剂(retardant) 是一大类疏水性强的脂肪与蜡类材料(溶蚀性基质)。常用的有动物脂肪、蜂蜡、巴西棕榈蜡、氢化植物油、硬脂酸、单硬脂酸甘油酯等，可延滞水溶性药物的溶解、释放过程，主要用作溶蚀性骨架材料，也可用作缓释包衣材料。肠溶材料亦为一类包衣阻滞材料，在缓释制剂中，主要利用其溶解特性产生缓释作用。

2. 骨架材料(skeletal material) 除上述脂肪和蜡类外，还有亲水性高分子(亲水胶体)骨架材料和不溶性骨架材料。亲水高分子骨架材料有羟丙基甲基纤维素(HPMC)、羟丙基纤维素(HPC)、羟乙基纤维素(HEC)、甲基纤维素(MC)、羧甲基纤维素钠(CMC-Na)、聚维酮(PVP)、海藻酸盐、脱乙酰壳多糖等。常用的水不溶性骨架材料有乙基纤维素(EC)、聚甲基丙烯酸酯、无毒聚氯乙烯(PVC)、乙烯一醋酸乙烯共聚物、硅橡胶等。

3. 包衣材料(coating material) 系能成膜的高分子材料，对药物的释放起膜控作用。常用的有胃溶型、肠溶型、不溶型(加入致孔剂等控释材料)丙烯酸树脂，以及各种配方的包衣材料等。控释材料与缓释材料有许多相同之处，但它们与药物结合或混合的方式或制备工艺不同，可表现不同控速释药的特性。不同给药途径所要求的控释制剂的形式不同，所需控释材料的种类、特性也有所不同。如渗透泵片的半渗透膜包衣材料，常用醋酸纤维素、乙基纤维素、乙烯一醋酸乙烯共聚物等。

4. 增稠剂(thickening agents) 是一类水溶性高分子材料，溶于水后，其溶液黏度随浓度而增大，根据药物被动扩散吸收规律，增加黏度可以减慢扩散速率，延缓吸收，主要用于延长液体药剂的药效。常用的有明胶、PVP、CMC、PVA、右旋糖酐等。

控释材料亦多为高分子材料，就材料而言，它与缓释材料有许多相同之处，但它们与药物结合或混合的方式或制备工艺不同，可表现不同的控速释药特性。不同给药途径所要求的控释制剂的形式不同，所需控释材料的种类、特性也有所不同。

二、缓释、控释制剂的制备

制备口服缓释或控释制剂的方法和技术取决于释药系统的类型和药物本身的性质。为便于讨论，在本节中根据口服给药的特殊性以及缓释和控释的原理及技术，将口服缓释和控释制剂分为两大类作重点介绍。第一类：释药型缓释和控释制剂，其特点是能延缓或控制药物从释药系统释放的速度，但不能调节或影响胃肠转运时间；第二类：延长胃肠转运时间型的缓释和控释制剂，这类制剂不仅能延缓或控制药物从释药系统释放的速度，同时能延长该系统的胃肠转运的总时间，以减少胃肠运动对释药系统体内行为的影响。

(一) 释药型口服缓释、控释制剂

根据制备过程所应用的原理不同，这类制剂又分为速率预设型、释药驱动调节型和非 pH 依赖型三类。

1. 速率预设型

该类制剂的基本特征是通过控制药物分子在穿过系统和周围介质屏障时的扩散作用或溶出作用，使药物按预先设计的速率从释药系统释放。释药机制以扩散和溶出为主。最常用的制备方法是膜控法和基质控制法(骨架控制法)。

(1) 膜控法：主要应用不同性质的高分子聚合物成膜材料，通过传统包衣法，在含有药物

的微粒、颗粒、小丸或片剂表面形成具不同释药性能的薄膜。这种方法制备过程较为简单，易于工业化，但依赖于成膜材料的类型和质量。膜材料的理化性质不同，制剂的释药行为、释药机制以及在胃肠道的释药位置可随之改变。包衣膜主要有以下三种：

① 微孔膜：由水不溶性或胃肠液不溶性成膜材料与水溶性致孔剂混合包衣制成。释药系统进入胃肠道后，包衣膜中水溶性致孔剂被胃肠液溶解而形成微孔。胃肠液通过这些微孔渗入药芯使药物溶解，被溶解的药物（溶液）经膜孔释放。常用的水不溶性成膜材料有 EC、PVC、醋酸纤维素、聚乙酸乙烯酯和亚甲基聚乙酸乙烯酯等。水溶性致孔剂可以是一些水溶性成膜材料如 PVP、HPC、PEG，或水溶性增塑剂如甘油，或无机物。

例如，以醋酸纤维素为包衣材料、PEG 1500 为致孔剂（包衣液处方：醋酸纤维素 8.5 g，PEG 1500 1.5 g，聚山梨酯 800.05 g，丙酮 200 ml）制备的异烟肼膜控片（片芯处方：异烟肼 30 g，聚乙烯醇 10 g，淀粉 0.6 g，10%淀粉浆 7 g，十二烷基硫酸钠 0.2 g，滑石粉 2 g）在体外可按零级速率持续释药。

② 渗透膜：其特点是不溶于水和胃肠液，但水能通过，其渗透性不随胃肠道 pH 变化而改变。胃肠液渗透进入片芯，使药物溶解，药物溶液渗透通过薄膜释放。药物的释放速率由膜材的渗透性决定，选用不同渗透性能的膜材及其混合物，可调节释药速率。最常用的膜材有虫胶、丙烯酸树脂类。

③ 肠溶性膜：这种膜材在胃液中不溶解，只溶于肠液。一般主要用于防止有些药物在胃酸环境被破坏。为达到缓释或控释目的，常与水不溶性成膜材料混合使用。这种成膜材料在胃液中不溶，可阻止胃液影响药物的稳定。当制剂进入小肠时，肠溶性成膜材料被肠液溶解，形成膜孔，药物可通过膜孔的扩散作用从释药系统释放。药物的释放速率可通过调节肠溶性膜材的用量加以控制。

（2）基质控制法：应用基质控制法制备的释药系统常称为骨架型缓释或控释制剂，其制备方法十分简单，即将药物直接分散于骨架材料中，然后制成颗粒、小丸或片剂。药物释放速率则取决于骨架材料的类型和药物在该材料中的扩散速率。用于口服骨架型缓释或控释制剂制备的材料前已述及，主要有溶蚀性骨架材料、亲水高分子骨架材料和不溶性骨架材料。现分别举例如下：

盐酸麻黄碱缓释片：取盐酸麻黄碱 30 mg，加于熔化的巴西棕榈蜡 10 mg 和氢化蓖麻油 10 mg 的混合物中，搅拌均匀、研细。加 $CaCO_3$ 25 mg、胶性二氧化硅 10 mg 和硬脂酸镁15 mg 混匀，用乙基纤维素的乙醇溶液作黏合剂制粒，最后加 12 mg 卡波普 934、4 mg 硬脂酸镁及 4 mg滑石粉混合，压片，即得。

奈普生骨架型缓释片：取羟丙基甲基纤维素（平均相对分子质量为 80 000～130 000）4%～9%，奈普生或其盐 81%～96%和润滑剂 0.1%～2%。制成奈普生 0.5～1.2 g 的缓释片，服用 1 次可维持体内有效血药浓度达 24 h 以上。由于缓释片内仅含有 4%～9%的羟丙基甲基纤维素，片剂体积不大，患者完全可接受，每日 1 片此种缓释片与每日 2 片普通片呈生物利用等效性。

双氯灭痛不溶性骨架型缓释片：双氯灭痛 50 mg 与乙基纤维素 50 mg、羟丙基甲基纤维素 20 mg、十八醇 30 mg、乳糖 10 mg 混匀；以乙醇为润湿剂制软材，过 20 目筛制粒，45℃下干燥，整粒压片，即得。可呈现出缓释效果。

2. 释药驱动调节型

在释药驱动调节型的缓释或控释制剂中，药物的释放被一种外力所驱动，而这种外力来自于物理过程、化学过程或是生物化学过程。目前在口服缓释或控释系统中应用较为普遍的是物理过程和化学过程。在制备释药系统时所应用的物理过程主要是渗透压和流体压力，而化学过程以离子交换为主。

(1) 渗透泵：利用渗透压作为驱动力制备的控释制剂称为渗透泵。除药物外，渗透泵片一般由半透膜材料、渗透促进剂和推动剂等组成。

这种释药系统的制备包括以下步骤：① 药芯的制备。先将药物制成适合于封装的药芯，药芯可以是颗粒、片、溶液或混悬液，但必须具有渗透活性(高渗透压)。因此所选的药物最好是有渗透活性的，无渗透活性药物在制备药芯时，须添加具有渗透活性的物质如氯化钠。② 用半透膜材料如 EC 为成膜材料，通过包衣方法将药芯包膜。③ 在药芯的膜表面用激光打孔。

为维持释药系统内外渗透压梯度恒定，用于制备释药系统的半渗透膜须符合以下要求：① 硬度好，遇水不膨胀，能维持释药系统进入胃肠道后其结构的完整性；② 膜的渗透性应具一定的选择性，只允许水渗透，而药物溶质不能渗透通过。常用的半透膜聚合物有 EC、乙烯－丙烯共聚物、乙烯－乙酸乙烯酯、聚碳酸酯、聚酯、聚乙烯、聚氨基甲酸乙酯、聚氯乙烯、聚氟乙烯等。

例　维拉帕米渗透泵片

片芯处方：

盐酸维拉帕米(40 目)	2 850 g	PVP	120 g
甘露醇(40 目)	2 850 g	乙醇	1 930 ml
聚环氧乙烷(40 目)	60 g	硬脂酸(40 目)	115 g

包衣液处方：

醋酸纤维素(乙酰基值 39.8%)	47.25 g	聚乙二醇 3 350	4.5 g
醋酸纤维素(乙酰基值 32%)	15.75 g	二氯甲烷	1 755 ml
HPC	22.5 g	甲醇	735 ml

制法：① 片芯制备，将片芯处方中前三种组分置于混合器中，混合 5 min；将 PVP 溶于乙醇中，缓缓加至上述混合组分中搅和 20 min，过 10 目筛制粒，于 50℃干燥 18 h，经 10 目筛整粒后，加入硬脂酸混匀，压片。制成每片含主药 120 mg、片重 257.2 mg、硬度为 9.7 kgf (1kgf=9.8N)的片芯。② 包衣，用空气悬浮包衣技术包衣，进液速率为 20 ml/min，包至每个片芯上的衣层增重为 15.6 mg。将包衣片置于相对湿度 50%、50℃的环境中，存放 45～50 h，再在 50℃干燥箱中干燥 20～25 h。③ 打孔，于片剂上下两面对称处打释药小孔，孔径为 254 μm。

如果难溶性药物无法形成均匀溶液，可使药物形成混悬液，释放后在体内再溶解吸收。但由于混悬液渗透压低，不宜采用以上的单室渗透泵片，改用双层或双室渗透泵片，可取得较好效果。双层片的上层由药物、渗透促进剂等组成，下层由推动剂组成，在双层片外包半透膜，在上层用激光打孔，即成双层渗透泵片。

如硝苯地平渗透泵片(30 mg/片)，由两层组成，上层黄色为硝苯地平，下层粉红色为含有渗透促进剂聚合物，两层外包衣，在上层激光打孔，然后再包水溶性粉红衣，使两层的外观一致。服用后水溶性粉红衣很快溶解，水分子进入衣膜使粉红层膨胀，推动黄层内的药物混悬液由小孔溢出。6～24 h 内血药浓度平稳，每 24 h 仅需服用 1 次。

难溶性药物也可以采用双室渗透泵片，片中用弹性隔膜将药物与渗透促进剂分隔成两室。服用后胃肠液水分进入渗透促进剂一侧使之溶解、膨胀，将弹性隔膜向药液一方推压，使药物混悬液释放。如须同时释放两种有配伍禁忌的药物，可以制成上下两个药液室，受中层渗透促进剂的推挤时同时释药。

（2）药树脂：离子交换型缓释或控释制剂的释药特征在理论上不受生理环境和酶、pH 的影响，仅依赖于药树脂的离子环境，而胃肠液的离子强度，虽受饮食结构、胃肠内容物组成、饮水等因素的影响，但一般能维持相对稳定。

制备此类制剂包括以下步骤：① 含药离子树脂的制备。一般有两种方法，即药物溶液流经离子交换树脂柱或将离子交换树脂浸泡于药物溶液内一段时间；② 选用适当溶剂系统冲洗含药树脂，除去未吸附离子；③ 干燥制得含药树脂颗粒或小丸。

若需进一步改善释药速度，可应用薄膜包衣方法，将含药物的树脂颗粒包衣。另一种调节释药速率的方法是在制备过程中，结合不同比例的包衣及不包衣的药物树脂颗粒，从而在体内达到不同血药浓度水平。

3. 非 pH 依赖型

胃肠道系统不同部位的 pH 相差较大。如胃的 pH 一般在 1～4 之间，小肠为 5～7，大肠为 5～8。制剂在胃肠转运过程中，将遇到这一系列的 pH 变化。大部分药物是弱酸性或弱碱性药物，因此这些药物对释药环境的 pH 具有一定的选择性：弱酸性药物在 pH 高的环境中易溶解，有利于释放，而在酸性环境下不利于释放，这种现象常被称为 pH 依赖性。

非 pH 依赖型缓释、控释制剂是在处方中加入缓冲剂，以保持释药系统内 pH 环境的稳定，避免药物的释放受胃肠道 pH 变化的影响。非 pH 依赖型的缓释或控释制剂的制备方法十分简单，首先将药物（弱酸或弱碱）与一种或一种以上的缓冲物混合均匀，然后选用与此混合物相适应的辅料将混合物制成颗粒，最后选用一些能使胃肠液渗透的成膜材料（如纤维素的衍生物），将含药物的颗粒包衣。当包衣颗粒进入胃肠道后，胃肠液透过包衣膜进入制剂内，由于缓冲物的存在，释药系统内 pH 维持恒定，在该 pH 环境下，药物容易溶解，药物溶液透过渗透膜层释放。无论释药系统被转运到胃肠道的任何部位，药物从该释药系统释放的速率均不随胃肠道 pH 环境变化。常用的缓冲剂为氨基酸盐、柠檬酸盐、邻苯二甲酸盐、磷酸盐或酒石酸盐等。

（二）延长胃肠转运时间型缓释、控释制剂

以上讨论的缓释、控释制剂能在不同程度上控制药物从释药系统释放的速率，但不能控制或影响胃肠运动和胃排空。欲延长胃肠转运时间，可采用生物黏附技术以及胃内漂浮滞留技术。

（1）生物黏附型：胃肠膜表面覆盖有黏液，黏液中含有黏蛋白，能中和盐酸并能承受胃蛋白酶作用，对胃肠上皮细胞膜起保护作用，该保护机制为生物黏附法提供了生理基础。该类制剂通过生物黏附材料使制剂与黏液中的黏蛋白分子物理结合而黏附在胃肠膜表面，同时药物以预设的速率释放。这种物理结合力的强度需克服胃运动强度才能延长制剂的胃排空时间。对胃肠黏膜有强烈刺激作用的药物不宜制成生物膜黏附型缓释、控释制剂。

生物黏附材料的特点是能够产生与生物膜相互黏合的作用，故称为生物黏附性聚合物或黏膜黏附性聚合物。生物黏附材料一般均具有亲水功能基团及特殊的相对分子质量、链长度和构象，含有羧基的聚合物（如丙烯酸类聚合物）显示较好的黏着性，卡波普、CMC-Na 也是常用的生物黏附材料。聚合物黏附力的大小与其溶液的浓度有关，在聚合物中加入其他赋形剂，可使其黏附力降低。

有几种方法可用来制备生物膜黏附型的缓释或控释制剂。一种方法是用生物黏附材料将已具缓释或控释特征的片芯包衣。制剂在胃黏膜组织表面的滞留时间取决于该聚合物的溶解度。如果系交联的生物黏附材料，则首先必须被水解才能产生有效的生物黏附性。但在水解过程中，聚合物有可能与释药系统分离或提前释放药物，水溶性药物尤其可能提前释放。另一种方法是将药物直接分散在生物黏附材料中，或将已制成的生物黏附型骨架再用生物黏附材料包衣。

(2) 胃内漂浮滞留型：胃内滞留型制剂系由药物、一种或多种亲水胶体及其他辅助材料组成的口服制剂，通常为片剂或胶囊剂，属于流体动力学平衡系统（hydrodynamically balanced system，HBS），又称胃漂浮型制剂。与胃酸接触时，亲水胶体产生水化作用，在其表面形成连续性的凝胶屏障并滞留于胃内，该胶体界面层能控制制剂内药物的溶解、扩散速率。药物的释放速率可因亲水性高分子种类和浓度不同而异。

胃内滞留型制剂需具有以下特性：① 与胃酸接触后制剂表面水化形成连续性的凝胶屏障；② 水化膨胀后密度小于 1，使该释药系统漂浮在胃内容物表面；③ 药物释放速度缓慢，足以作为药库。

胃内滞留制剂的骨架材料为前述亲水胶体骨架片材料中的一部分，一般高黏度的亲水胶体的水合速率低于低黏度的亲水胶体，且前者的密度小，膨胀体积松大，利于片剂滞留于胃内。同时，在选择时还应注意尽量采用能应用粉末直接压片工艺的材料。否则用湿法制粒压片不利于片剂在胃内水化而滞留。

目前研究常用的亲水胶体有 HPMC、HPC、HEC、MC 和 CMC-Na 等，还可选用非纤维素衍生物的其他高分子材料，如 PVP 与 PVA 的联合应用。为提高漂浮滞留能力，还可添加疏水性而相对密度小的酯类、脂肪酸类、脂肪醇类或蜡类，如单硬脂酸甘油酯、鲸蜡醇、硬脂醇、硬脂酸、蜂蜡等；为调节释药速率，可添加可压性好的乳糖、甘露醇等加快释药速率，添加聚丙烯酸树脂等减缓释药速率；为了增强亲水性，还可加入十二烷基硫酸钠等表面活性剂。

该系统的制备方法是：用高浓度亲水胶体与药物以及其他赋形剂混合，制成颗粒，然后将颗粒压成片剂或直接装入胶囊。

例 呋喃唑酮胃漂浮片

处方：

呋喃唑酮	100 g	十六烷醇	70 g
HPMC	43 g	丙烯酸树脂	40 g
十二烷基硫酸钠	QS	硬脂酸镁	QS

制法：精密称取药物和辅料，充分混合后用 2%HPMC 水溶液制软材，于 40℃干燥，整粒，加硬脂酸镁混匀后压片。每片含主药 100 mg。

第六节 口服缓释、控释制剂的体内外评价

一、体外释放度试验

释放度系指药物从缓释制剂、控释制剂、肠溶制剂及透皮贴剂等在规定释放介质中释放的速率和程度。凡检查释放度的制剂，不再进行崩解时限的检查。释放度试验是筛选处方和确定工艺的重要手段，而且对缓释、控释制剂的质量控制有着重要作用。

《中国药典》2005 年版第二部附录收载溶出度试验有三种方法：转篮法、桨法和小杯法。通常水溶性药物制剂选用转篮法，难溶性药物制剂选用桨法，小剂量药物选用小杯法。

释放度试验采用溶出度试验的装置。不管转篮法或桨法，测定条件主要有：

1. 温度　37℃±1℃。

2. 转速　视各种药物制剂而定，通常采用 50 或 100 r/min 为多。

3. 溶剂　多采用人工胃液、人工肠液、0.1 mol/L 盐酸、pH 6.8 磷酸盐缓冲液或 pH 4～8 缓冲液；溶剂须使药物的溶出保持漏槽状态，一般要求不少于形成药物饱和溶液量的 3 倍，并脱气。难溶性药物可在溶剂中加入少量十二烷基硫酸钠(一般 0.5%以下)、异丙醇、乙醇(浓度 10%以下，不得超过 30%)，最好不用醇类的溶出介质，如要使用应提供体内外相关依据。在测定口服缓释制剂释放度无特殊情况，一般开始在人工胃液中测定 2 h，之后，更换人工肠液直至试验结束。也有人为了考察药物在人工胃液(pH 1.2)到人工肠液(pH 7.08)这一 pH 范围内的释放和稳定情况，采用溶剂的 pH 梯度法，每隔一定时间(如 0.5 h)更换一次溶剂，直至药物释放完全。

4. 取样点的设计与释放度限度　缓释、控释制剂的释放度至少测三个取样点，第一个取样点，通常是 0.5 h 到 2 h，释放量控制在 30%以下。这个取样点主要考察制剂有无突释效应。第二个取样点(4～6 h)释放量控制在约 50%。第三个取样点(7～10 h)释放量控制在 75%以上，说明释药基本完全。以上只是从生物药剂学角度考虑药物在胃肠道内的停留时间，此外，还要根据药物在胃肠道内吸收部位及给药间隔(如每天服 1 次还是每天服 2 次)进行适当调整，每 24 h 口服 1 次的缓释、控释制剂的取样时间可以适当延长、释放量可以适当增减。

对于试验的新产品，还应观察释放的均一性，并对多批产品的释放参数进行方差分析。

二、体内试验

体内试验是判断制剂内在质量最有效的方法。我国《药品注册管理办法》规定，新研制的缓、控释制剂应当提供与普通制剂比较的单次或者多次给药的动物药代动力学研究资料，以考察新研制的缓、控释制剂在动物体内是否有缓释效果以及是否与普通制剂有相同的吸收程度。新研制的缓、控释制剂应当进行单次和多次给药的人体药代动力学的对比研究(生物利用度和生物等效性试验)和临床试验。

经体外试验法获得合适的溶出速率数据，并参照《中国药典》有关制剂质量要求(如外观、含量、稳定性等)，对实验资料经过分析，在此基础上，有目的地设计体内试验方案(如受试者的选择、饮食、给药方案、采集血样或尿样或胆汁等的时间间隔、血样处理等)，体内试验方案设计必须严密、细致、周全，以便少走弯路，减少损失。体内试验目前均以健康受试者作为试验对象。美国 FDA 规定，新制剂申报需有 18～24 人的血药浓度数据和完整的药动学参数，我国卫生部药品审评委员会规定须有 18～24 人的血浓数据和药动学参数，并应提供有多剂量给药的稳态血浓数据。当有些制剂对人体内试验没有充分把握时，可先在动物身上(如狗)进行试验，待取得经验后再过渡到人体试验。

必须指出，在进行血药浓度法实验前应根据临床或药理实验资料得到一个有效血药浓度指标作为评价制剂是否有效的标准。若供试制剂服用后测得的血药浓度低于有效水平，即使该制剂释放缓慢，血药浓度平稳，仍无实用意义。在实际研究中，常制备两个或两个以上的不同体外释药速率的制剂，供两个或两个以上人服用。如测得的血药浓度与普通制剂比较，试验制剂有明显的缓控释作用，其血药浓度在有效血药浓度范围内，且生物利用度不明显低于普通制剂(>80%),则可根据实际要求决定采用何种处方。在实际工作中,往往不可能一下子根据设计要求很准确地制备出一个理想的制剂,试验制剂的血药浓度常或高或低。在这种情况下,可通过计算机对数据的拟合来计算出诸如吸收速率常数、峰浓度、达峰时间等有效参数,再通过计算机的模拟对试验制剂应有的释药速率进行预测,以便决定下一步的调试方向。

有些缓释、控释制剂如胃内滞留漂浮型控释片,除血药浓度测定和药动学参数外,尚需考察片剂在健康受试者胃内滞留的时间。为此,须将药物以同位素标记(如^{99m}Tc、^{131}I等),标记好的药物经稳定性试验合格,然后以此原料压片,压成片剂在规定时间内(通常在当天进行)在受试者身上试验。方法是分别于空腹、饱腹时给受试者服用漂浮片和普通片,然后定时对受试者胃部进行γ-闪烁照相,γ-闪烁照相显示了漂浮片和普通片各自在胃内滞留时间的长短。

由于体内研究涉及许多贵重仪器,同时动物或人体试验所需费用极高,故如将体外和体内的实验数据通过一定的函数关系使之建立体内外的相关联系,则可通过相对简单的体外实验结果比较方便地筛选出最佳处方。

三、体内外相关关系的研究

药物制剂的体内外相关关系的研究主要是寻找制剂的体外试验参数与体内参数之间的定量相互联系。实践证明用测定体内血药浓度来判断制剂的内在质量是最有效的方法。然而每批制剂都以动物或健康人为对象进行试验显然是不可能的,特别是试验开始时的筛选处方阶段。因此需要寻找一种简便易行的与体内试验结果密切相关的体外试验方法来反映制剂口服后体内的吸收情况。研究体内外相关关系的目的是寻找适当的体外试验参数和体内参数之间的定量相互联系,用简单的体外试验结果推测服用后的体内血药浓度,以便正确筛选适宜的工艺和处方。

有关体内外相关关系的文献很多,常用的有:

1. 模型参数法　即用体外试验的结果经数学处理后提取出适当参数,如溶出速率常数(K_d),释药50%所需的时间(T_{50})、释药63.2%所需的时间(T_d)与体内参数,如吸收速率常数(K_a),最大血药浓度(C_{max}),达峰时间(T_{max})和血药浓度曲线下面积(AUC)建立相关关系。

2. 体内吸收分数法　即利用Wanger-Nelson法或Loo-Riegelman法分别计算单室或二室模型药物口服后体内吸收的分数,用体内吸收分数与体外溶出百分率建立适宜的相关关系。该相关关系可信性比较好,精度比较高,故为目前常用方法之一。Wanger-Nelson法用于单室模型药物,Loo-Riegelman法用于双室或双室以上模型药物。它们主要是建立在药动学模型基础上的研究方法。

3. 数值卷积(convolution)和反卷积(deconvolution)法　用卷积积分法建立体内外相关关系是一种不依赖药动学模型的方法。它既不要考虑模型中隔室的数目,也不需要假定吸收动力学是一级还是零级,只要求药物在体内的分布与消除为线性过程。这种方法为室型不明显的药物的体内外相关性研究提供了一个比较简单的方法,它的基本假设是机体能对任何线性输入作出响应。

(蒋曙光)

思 考 题

1. 理解缓释、控释制剂的广义概念与狭义概念，简述《中国药典》对缓释、控释制剂的定义与分类。
2. 对缓释、控释制剂的不同释药原理进行理论解释与应用讨论。
3. 口服缓释、控释制剂的设计应考虑哪些方面？请分别详细叙述。
4. 释药型缓释和控释制剂又可分为哪些类型？简述所述类型的典型制备方法。
5. 试述口服缓、控释制剂的体内外评价方法。

第二十章　透皮吸收制剂

学习要求：

1. 掌握透皮吸收制剂的基本定义、特点及其分类。
2. 熟悉透皮促渗技术的主要种类及其应用。
3. 了解 TTS 的常用材料、制备方法以及质量评价。

第一节　概　　述

透皮吸收制剂，亦称透皮给药系统（transdermal drug delivery systems，TDDS 或 transdermal therapeutic systems，TTS）系指采用皮肤敷贴方式使药物透过皮肤吸收进入全身血液循环并达到有效血药浓度，实现疾病治疗或预防的一类制剂。这类制剂在欧美国家习称为贴剂（pacth）。该制剂技术突破了传统制剂的给药途径，开创了人体最大面积的给药途径。自从 1981 年美国上市第一个 TTS——东莨菪碱贴剂以来，许多制药公司和研究机构相继开发了硝酸甘油、雌二醇、芬太尼等 TTS。目前，透皮给药系统是医药领域重要的研究和开发内容之一。

第二节　透皮吸收制剂的特点与分类

透皮吸收制剂属于皮肤用药制剂范畴，其给药形式有时与皮肤外用制剂相似，但临床用药目的迥然不同。一般而言，皮肤外用制剂属于局部用药，药物若过多入血则影响临床疗效；而透皮吸收制剂则属于全身用药，只有入血后的药物才能真正起到治疗效果。药物透皮吸收的主要途径大致认为是：完整表皮、毛囊、皮脂腺、汗腺，且角质层是阻滞药物透皮的主要屏障。

一、TTS 的主要特点

对于一些长期性疾病和慢性疾病的治疗及预防，透皮给药系统提供了一种简单、方便和行之有效的给药方式，与常用普通剂型（如口服片或注射剂等）比较，TTS 具有以下优点：

1. 避免了口服给药可能发生的肝及胃肠的首过效应，提高了临床治疗效果。相当多药物口服后在胃肠道可受胃肠道 pH、食物、胃肠道转运时间和消化液等的影响而使吸收变化无常，而 TTS 经皮肤吸收入血则无此缺陷。

2. 透皮给药方法简单、易行，且释药速率平稳，无口服制剂常见的血药浓度的峰/谷波动现象，不良反应发生率较低。

3. 延长作用时间，减少给药频率，改善患者用药顺应性。一般情况下，口服缓释或控释制剂，维持有效作用的时间在 24 h 内，而 TTS 一次给药至少可维持一天以上乃至一周以上的治疗效果。

4. 患者根据治疗要求，可以随时中断用药（撕去 TTS 即可），安全性极高。

TTS 作为一种通过皮肤敷贴方式而达到全身用药的新剂型虽然具有上述独特优势，但由于皮肤是限制体外物质进入体内的生理屏障，大多数药物透过皮肤的速度和量都很小，一般给药后几小时才能起效（时滞），因此，通常只有小剂量、强效的药物比较适合制备成理想的TTS，且对皮肤有刺激性、过敏性的药物不宜制备成TTS。

二、TTS的基本分类

根据目前生产及临床应用现状，透皮吸收制剂可大致分为膜控释型、黏胶分散型、骨架扩散型和微贮库型四大类。

（一）膜控释型

膜控释型（membrane-moderated type）主要由无渗透性的背衬层、药物贮库、控释膜、黏胶层和防黏层五部分组成（图20－1）。

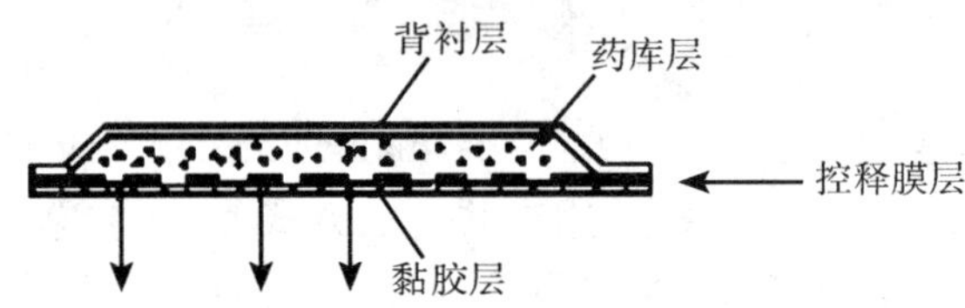

图20－1　膜控释型TTS示意图

背衬层通常采用用铝箔或不透性塑料（如聚乙烯、聚苯乙烯、聚酯等）制成，要求材料的封闭性强，无渗透性，易于与控释膜复合，背面易于印刷商标、药名和剂量等文字。药物贮库可以采用多种方法、材料制备，例如将药物分散在聚异丁烯压敏胶中涂布而成，或者混悬在对膜不渗透的黏稠流体（如硅油）或半固体软膏基质中。控释膜是保证制剂质量的关键构件，可由聚合物材料加工而成的微孔膜或无孔膜组成，如乙烯一醋酸乙烯酯共聚物等；黏附层可以应用各种压敏胶（如硅橡胶、丙烯酸等）。

（二）黏胶分散型

黏胶分散型（adhesive dispersion-type）的药库及控释层均由压敏胶组成（图20－2）。

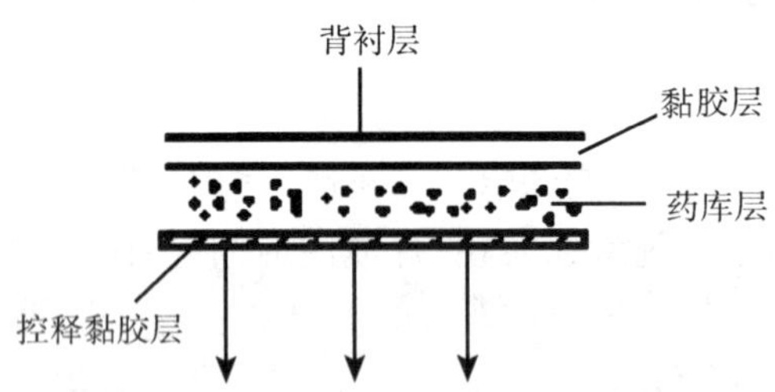

图20－2　黏胶分散型TTS示意图

药物分散（溶解或热熔）在压敏胶中成为药物贮库，均匀涂布在不渗透背衬层上，为了改善压敏胶与背衬层之间的黏结力，也可先涂布一层与之亲和性强的不含药黏胶层。由于药物扩散通过的含药胶层的厚度随释药时间延长而不断增加，故释药速率随之下降，为了保证恒定的给药速率，可以将药库按照适宜浓度梯度制备成多层含不同药量及致孔剂的压敏胶层，补偿因厚度变化引起的速率减低，如Deponit（硝酸甘油）即按该法制备。

(三) 骨架扩散型

骨架扩散型(matrix-diffusion type)系将药物均匀分散或溶解在疏水或亲水的聚合物骨架中,置适宜的模具中形成固定面积大小及一定厚度的药膜,与压敏胶层、背衬层及防黏层复合即成为骨架扩散型(图 20-3)。

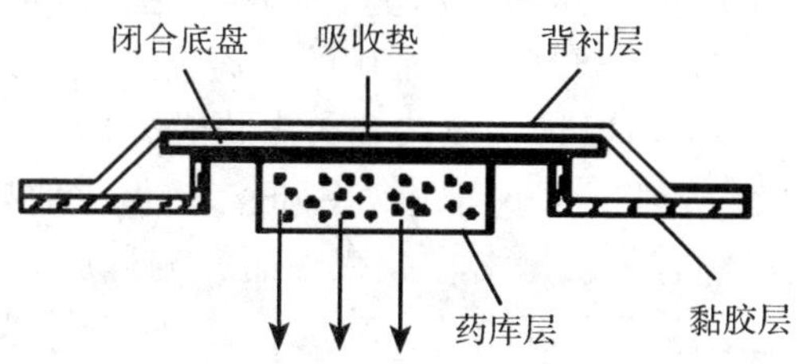

图 20-3 骨架扩散型 TTS 示意图

压敏胶层可直接涂布在药膜复合的背衬层(通常情况下,该背衬层面积大于药库膜面积),该系统的释药速率一般符合 Higuchi 方程。"Nirro-Dur"硝酸甘油 TTS 即属该类型,其骨架系由聚乙烯醇、聚维酮和乳糖等形成的亲水性凝胶制成的圆型膜片,与涂布压敏胶的圆形背衬层黏合,加防黏层即得。

(四) 微贮库型

微贮库型(microreservoir-type)属于膜控型和骨架型的混合体,系将药物分散在水溶性聚合物(如聚乙二醇等)的水溶液中,再将该混悬液均匀分散在疏水性聚合物中,在高切变机械力作用下,使形成微小的球形液滴,然后迅速交联表面聚合物分子使之固化,球型液滴由此成为药库,而聚合物即为骨架,交联聚合物形成控释膜,将此系统制成一定面积及厚度药膜,置于黏胶层中心,加防黏层即成(图 20-4)。此系统制备复杂,较少应用。

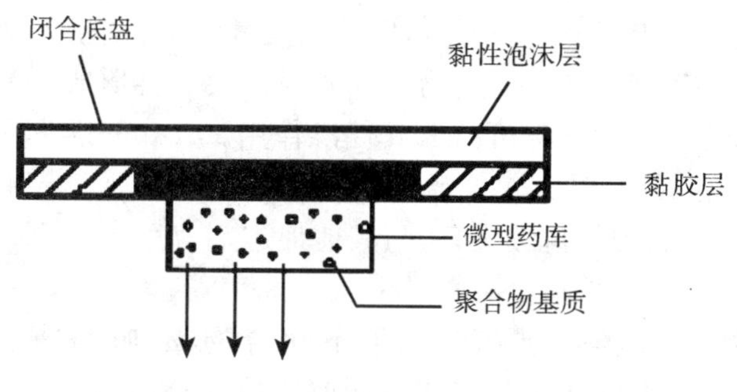

图 20-4 微贮库型 TTS 示意图

第三节 透皮促渗技术

一般情况下,绝大部分药物难以有效穿透皮肤进入血液,而药物的透皮速率是否能够维持血液有效浓度是开发 TTS 的前提。为了制备具有临床使用意义的 TTS,一般需采用某种技术使药物顺利穿过皮肤入血并维持有效治疗浓度,故 TTS 的促渗技术是研发该类制剂的核心技术。目前,促进药物穿透皮肤最常用的技术是采用渗透促进剂(penetration enhancers)和离子导入法(iontopheresis)等。

一、渗透促进剂的种类及其应用

渗透促进剂系指那些能提高或加速药物渗透穿过皮肤的物质。理想的渗透促进剂应对皮肤无损害或刺激，无药理活性，无过敏性，理化性质稳定，与药物及其他辅料有良好的相容性，起效快，作用时间长等等。事实上，完全合乎以上要求的渗透促进剂几乎不存在，因此，选择合适的渗透促进剂成为 TTS 开发的重要环节。常用的渗透促进剂有以下几类。

1. 表面活性剂　表面活性剂可以渗入皮肤并与皮肤成分相互作用，改变皮肤对药物的渗透性。非离子型表面活性剂因其刺激性小而较常用，但渗透促进效果也较差，这可能与它们的临界胶束浓度(CMC)较低、药物容易被增溶在胶束中而影响释放有关。离子型表面活性剂与皮肤的相互作用较强，但在连续应用后可能会引起皮肤红肿、干燥或糙化等不良反应，如应用较多的月桂醇硫酸钠(SLS)，其促渗作用与 pH 有关，在 pH 较低时，SLS 以酸性皂形式存在，油/水分配系数增加，易于和皮肤成分相互作用。两性离子型表面活性剂(如磷脂等)对某些药物具有较好的促渗作用，且刺激性小。

2. 二甲基亚砜及其类似物　二甲基亚砜(DMSO)是应用较早的一种促进剂，有较强的透皮促进作用。其促渗机理主要是与角质层脂质双分子层相互作用和对药物强烈的增溶性，它能与水及有机溶剂相混溶，具有较强的渗透性和运载能力。但其缺点是皮肤刺激性和恶臭，大量以及长时间使用 DMSO 易导致皮肤严重刺激性，甚至全身毒性(如肝脏损害和神经毒性等)。鉴此，美国 FDA 已经不允许在制剂中使用 DMSO。癸基甲基亚砜(DCMS)是得到 FDA 批准的一种新型亚砜类透皮促进剂，低浓度即有促渗活性，且对极性药物的渗透促进效果大于非极性药物，DCMS 不进入皮肤角质层，故其作用受载体性质影响很大 。如 1% DCMS 水溶液对 5-氟脲嘧啶(5-FU)和疱疹净(IDU)的增渗倍数分别为 200 倍和 46 倍，而 15% DCMS-丙二醇溶液对相同药物的增渗系数仅分别为 7 倍和 10 倍。

3. 氮酮类化合物　月桂氮䓬酮(laurocapam)，也称 Azone，即 1-十二烷基氮杂环庚烷-2-酮。于 1976 年由美国尼尔森研究中心开发，国内已大量生产和应用。本品室温呈无色澄明液体，不溶于水，与多数有机溶剂混溶，与药物水溶液混合振摇可形成乳浊液。在霜剂或洗剂中有增加润滑作用，但基质中的凡士林可减低其促渗作用。Azone 透皮作用和皮肤刺激性具浓度依赖性，有效浓度常在 1%～6%，对亲水性药物的促渗作用强于亲脂性药物。Azone 起效较为缓慢，但一旦发生作用，则能持续多日，与其他促进剂合用常有更佳效果，如丙二醇、油酸等。

4. 吡咯酮衍生物　该类促进剂包括以下化合物：α-吡咯酮(NP)，N-甲基吡咯酮(1-NMP)，5-甲基吡咯酮(5-NMP)，1,5-二甲基吡咯酮(1,5-NMP)，N-乙基吡咯酮(1-NEP)等。吡咯酮及其衍生物具有广泛的促渗作用，对极性、半极性化合物的透皮均有效。与 DMSO 和 DMF 类似，在低浓度时吡咯酮类选择性地分配进入角质蛋白，此类促进剂用量较大时对皮肤有红肿、疼痛等刺激作用。

5. 醇类化合物及脂肪酸类化合物　包括各种短链醇、脂肪醇及多元醇等。乙醇、丁醇等结构中含 2～5 个碳原子的短链醇能溶胀、提取角质层中的类脂，增加药物的溶解度，从而提高药物的透皮渗透。但短链醇仅对极性类脂有较强的作用，而对角质层中含有的大量中性类脂作用较弱，促渗作用总体较小，若与一些非极性溶剂(如正己烷等)结合应用将大大提高药物渗透皮肤。

丙二醇(PG)、甘油及聚乙二醇等多元醇也常作为促进剂使用，但单独应用的效果往往不佳，如与其他促进剂（如油酸、Azone 等）合用，则可在起到增加药物和促进剂溶解度的同时发挥协同作用。例如丙二醇与 2%Azone 及 15% DCMS 合用能显著改善甘露醇的透皮渗透，不过高浓度的 PG 水溶液可能对皮肤产生刺激和损害。甘油及聚乙二醇与其他促进剂的协同作用较丙二醇弱，可能与它们本身的渗透性较低有关。

脂肪醇或脂肪酸及其酯类具有与角质层类似的长链结构，可增加皮肤角质层脂质双分子层的流动性，其用量较短链醇小。脂肪醇和脂肪酸的效果与其碳原子数有关，也与药物的性质有关。在脂肪酸中，油酸较为常用，其他应用的还有亚油酸、月桂酸、肉豆蔻酸及其酯等。

6. 其他渗透促进剂　在一些传统外用制剂中，挥发油作为皮肤刺激药早有应用，如薄荷油、桉叶油、松节油等。这些精油的主要成分是一些萜烯类化合物，具有较强的促渗和刺激皮下毛细血管的血液循环作用作用。研究发现，桉油精对 5-FU 的促进效果可与 Azone 相当，皮肤刺激性则明显小于 Azone，而且与丙二醇合用时也有明显的协同作用。

氨基酸衍生物和一些水溶性蛋白质亦能增加某些药物的透皮渗透，增加皮肤角质层的流动性可能是其作用机理。氨基酸衍生物的渗透作用受介质 pH 的影响，在等电点时有最佳的促进效果。二甲基氨基酸酯是氨基酸的衍生物，据认为有较 Azone 更强的促渗效果和较低的毒性和刺激性，其酯基的改变对渗透促进作用有很大影响。

国内外研究的其他促进剂还有环糊精、胆酸（盐）、内酯类化合物、十二烷基-*N*，*N*-二甲胺基异丙酸酯和十二烷基-*N*，*N*-二甲胺基乙酯等。与 DMSO 相比，二甲基甲酰胺（DMF），二甲基乙酰胺（ DMA）等刺激性较小，但促渗作用也较小。

近年来研究发现，以磷脂为主要成分制备成载药脂质体或磷脂复合物可增加许多药物的皮肤吸收，脂质体技术已应用于一些外用化妆品以促进皮肤吸收胡萝卜素、维生素 E 等，这与磷脂易渗入角质层而发挥促渗作用有关；微乳亦是促进药物透过皮肤的一种有效的制剂技术。

二、离子导入技术在 TTS 中的应用

离子导入技术是利用直流电流将药物离子经由电极定位导入皮肤或黏膜，进入局部组织或血液循环的一种生物物理方法。有些情况下，离子导入技术亦可改善不荷电药物的渗透，这主要是在电场作用下，增加了水对皮肤的渗透、增加了皮肤的水合，而非电流的直接作用。

随着 TTS 的不断发展，离子导入技术的研究日趋增多，现已成为迅速发展的研究领域之一。据文献报道，已有 100 多种药物可以采用该技术增加其透皮效果，如双氯灭痛、普萘洛尔、血管加压素、胰岛素等，特别是研究大分子药物（如多肽、蛋白质等）的离子导入技术具有重要意义。

第四节　透皮给药实验研究技术

体外透皮给药实验是 TTS 研究开发中的重要环节，药物的渗透性、促进剂的选择、制剂材料的应用、处方和工艺的设计以及质量评价等主要在体外实验中完成。科学合理的体外透皮实验应具有以下特点：① 对体内条件的真实模拟；② 良好的重现性；③ 较高的分辨率和灵敏性；④ 方便应用。离体皮肤渗透实验是最常用的方法之一，该实验一般借助渗透装置完成。

一、渗透装置

渗透扩散池是该装置中的主要部件。理想的扩散池应能保证整个渗透或扩散过程的浓度

梯度稳定。该装置的基本结构是由一个供给室(donor cell)和一个接收室(receptor cell)组成的双室装置,两室之间固定皮肤或TTS或其他研究材料。在供给室可填装扩散药液,在接收室填装接收介质。较普遍采用的扩散池有立式、卧式及流通式三大类,如图20-5。

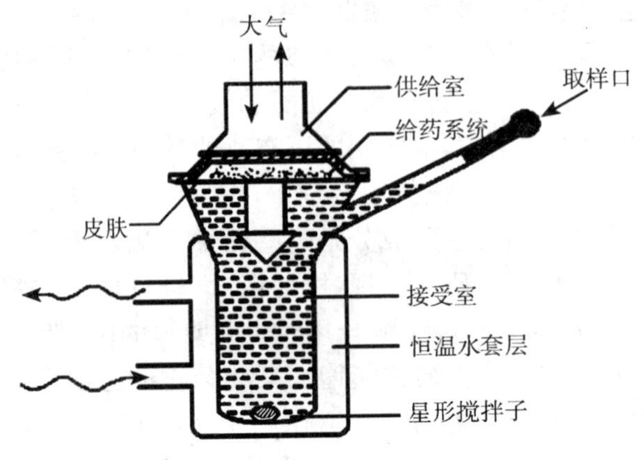

图20-5 扩散池示意图(直立式)

二、扩散液和接收介质

1. 扩散液　对于难溶性药物,扩散液一般选择其饱和水溶液,并加入数粒固体药物结晶以维持扩散池中的饱和浓度。对于一些水中溶解度较大的药物,可以考虑采用其一定浓度溶液,以保证扩散液浓度大于接收液浓度(至少10倍以上),有时药物的溶解度太小,也可以采用其他一些溶剂系统,如丙二醇、乙醇的水溶液等。

2. 接收介质　生理盐水或磷酸盐缓冲液是最常用的接收液。当接收液对药物的溶解性很小时,为了维持漏槽条件,可选用不同浓度的PEG 400、乙醇、甲醇、异丙醇水溶液和一些表面活性剂溶液等。

三、皮肤样品

1. 皮肤种类　透皮给药研究最理想的皮肤样品是人体皮肤,新鲜皮肤贮存于-20℃以下,使用时间可维持数月甚至更长时间。由于人体皮肤来源受限,实验中常采用大鼠或小猪皮肤,但大多数动物皮肤的角质层小于人体皮肤,毛孔密度高,渗透性较人体皮肤高。且动物差异较大,对渗透性亦有很大影响。

2. 皮肤分离技术　自人体取得的皮肤样品,应除去皮下脂肪,如不立即用于实验,可真空包装后置-20℃保存,临用时取出。经去毛的无损伤动物皮肤应立即以生理盐水淋洗,除去脂肪层后备用。

3. 渗透促进剂的选择　筛选促进剂可根据不同要求分别采用预处理方法或溶液法。预处理方法是将促进剂吸附在吸水纸或纱布上,保持湿润状态并与皮肤角质层紧密接触12 h以上,筛选试验前,将皮肤表面的促进剂用生理盐水淋洗干净。这种方法适合于不同渗透促进剂效果的比较,试验过程中能较快达到稳态,实验方法较简单易行。溶液法是将促进剂直接加到药液中进行试验,这种方法适合浓度的选择,但对于一些不溶于水的促进剂而言,配制其溶液受限制,改用乳浊液或加入其他助溶成分均可能使结果的分析复杂化。

第五节　TTS的制备方法和常用材料

一、常用材料

（一）膜聚合物和骨架聚合物

1. 乙烯—醋酸乙烯共聚物（EVA）　EVA是透明或乳白色的粒状塑料，其溶解性与其中的醋酸乙烯（VA）比例有关，VA比例越高，在有机溶剂中的溶解性越好；VA比例越低，耐冲击强度越高，柔软性和渗透性下降。本品无毒、无刺激性、柔性好，与人体组织及黏膜有良好的相容性，性质稳定，但耐油性较差；可用热熔法或溶剂法制备膜材。

2. 聚氯乙烯（PVC）　PVC是生产量最大的塑料品种之一，化学稳定性高，机械性能强，用于制取薄膜的聚氯乙烯常需加入30%～70%的增塑剂，称为软聚氯乙烯，耐热性较差，软化点为80℃，一般推荐使用温度在－15℃～60℃。本品渗透性较低，用做控释膜材和含药骨架膜时，常能维持较长时间（1星期至数月不等）的药物释放，若加入增塑剂可加速药物释放。PVC对油性液体包容能力较强，一般在膜中液体成分含量可达50%（*W*/*W*），仍能保持稳定分散状态和膜状外观。但若药物亲水性较强且含量较高时，在长期贮存后可能析出，释药速度显著加快。选择适宜的增塑剂可减轻药物的析出，如二（2-乙基己基）-苯二甲酸酯是较好的增塑剂品种之一。

3. 聚丙烯（PP）　PP具有较高结晶度和较高熔点，吸水性很低，透气性和透湿性均较聚乙烯小得多，抗拉强度则较聚乙烯高。PP有很高的耐化学药品性能，仅在某些氯化烃和高沸点脂肪烃中发生溶胀和表面溶蚀。PP薄膜具有优良的透明性、强度和耐热性等，可耐受100℃以上煮沸灭菌，一般用于生产薄膜的PP相对分子质量较低，如果薄膜需进一步作双向拉伸，则需更高相对分子质量的产品。

4. 聚乙烯（PE）　PE具有优良的耐低温和耐化学腐蚀性能，较厚的薄膜可耐受90℃以下的热水，在烃类溶剂中也需较高温度才能溶解。PE安全无毒，有很好的防水性能，但气密性较差，根据生产中使用的压力，PE可分为高压聚乙烯和低压聚乙烯两种。

5. 聚对苯二甲酸乙二酯（PET）　PET在室温下具有优良的机械性能，吸水性能低，耐酸碱和多种有机溶剂，具有较高熔点和玻璃化温度，加工时，采用双向拉伸工艺能够得到具有适宜结晶度、透气性很小和高拉伸性能的产品。

6. 醋酸纤维素（CA）　CA为白色、无臭味的片状或颗粒状物，耐稀酸，耐油，在强碱中水解，可溶于氯仿和二氯甲烷及丙酮等有机溶剂。增塑剂能改善其脆性，但一般需较高用量，释药速率较快。

7. 硅橡胶　本品具有优良的生物相容性，无毒、无过敏，有良好的渗透性，容易加工成型，机械强度高。硅橡胶是一种线性有机硅氧烷聚合物，通过改变与硅氧原子相连的烷基结构，经固化后可得到不同机械强度的硅橡胶膜材。

（二）压敏胶

压敏胶（PSA）系指那些在轻微压力下即可实现粘贴同时又容易剥离的一类胶黏材料，在TTS制剂中起着保证释药面与皮肤紧密接触以及药库、控释等作用。优良的压敏胶，应具备黏附力强、易剥离、对皮肤无刺激性和致敏性、与药物相容等性能，且应根据TTS制剂要求，可达到控释效果或不影响药物释放，并具有防水性能等。

1. 聚异丁烯类压敏胶　聚异丁烯(PIB)是无定形线性聚合物，在烃类溶剂中溶解，一般以溶剂型压敏胶使用。低相对分子质量的PIB是一种黏性半流体，与高相对分子质量的PIB混合使用可起到增黏以及改善柔软性、润湿性和韧性的作用，高相对分子质量的PIB则具有较高的剥离强度和内聚强度，采用不同相对分子质量的PIB可调节其使用性能。

2. 丙烯酸类压敏胶　丙烯酸型压敏胶有溶剂型和水分散型两类，通过改变聚合物单体组成及比例，可以获得不同性能的压敏胶材料，常用的聚合单体有丙烯酸、醋酸乙烯以及丙烯酸酯等。这类压敏胶对极性膜材有很好的亲和性，利于皮肤的透气和透湿，但其粘贴性稍弱于PIB。

3. 硅橡胶类压敏胶　硅橡胶类压敏胶是低相对分子质量硅树脂与线性聚二甲基硅氧烷液体经缩合而成的聚合物。本品玻璃化温度低，柔性，透气性和透湿性良好，耐水、耐高温和耐低温，具有优良的化学稳定性，一般使用其烃类溶液，是比较好的一种压敏胶材料，但价格相对较高。

(三) 其他材料

1. 背衬材料　背衬材料是用于支持药库或压敏胶等的薄膜，一般要求对药物、胶液、溶剂、湿气和光线等有较好的阻隔性能，并且有良好的柔软性和一定的拉伸强度，常用多层复合铝箔，即由铝箔、聚乙烯或聚丙烯等膜材复合而成的双层或三层复合膜，提高了机械强度以及封闭性，也便于与骨架膜或控释膜热合。其他可以使用的背衬材料有聚对苯二甲酸二乙酯(PET)、高密度PE、聚苯乙烯等。

2. 防黏材料　这类材料主要用于TTS黏胶层的保护，为了防止压敏胶从药库或控释膜上转移到防黏材料上，所选材料的表面自由能应低于压敏胶的表面自由能，与压敏胶的亲和性小于压敏胶与控释膜的亲和性。常用的防黏材料有聚乙烯、聚苯乙烯、聚丙烯、聚碳酸酯、聚四氟乙烯等，也可使用表面用石蜡或甲基硅油处理过的光滑厚纸。

3. 药库材料　药库材料可以用单一材料，也可以用多种材料配制的软膏、水凝胶、溶液等，如HPMC、PVA等均较为常用，各种压敏胶和骨架膜材也可以同时是药库材料。

二、TTS的制备方法

制备TTS与口服剂型或注射剂型有较大的区别，而与膜剂和硬膏剂的生产有一定的类相似性。

(一) 膜材的加工

膜材加工常用涂膜法和热熔法。涂膜法是一种简便的制备膜材的方法，一般只用于实验室小量制备。热熔法成膜是将高分子材料加热成为黏流态或高弹态，使其变形为给定尺寸膜材的方法，包括挤出法和压延法，适合于工业化生产。这类膜材在塑料工业领域中已有大量商品，可以根据聚合物型号、相对分子质量、厚度、添加剂等要求选择使用。但有时为了获得适宜膜孔大小或一定渗透性的膜材，可选择以下工艺进行处理。

1. 溶蚀法　取膜材用适宜溶剂浸泡或表面处理，去除其中可溶性成分如小分子增塑剂，即得到具有一定大小膜孔的膜材，也可以在加工薄膜时加入致孔剂(即可溶性物质)，如聚乙二醇、聚乙烯醇等。这种方法比较方便，但膜孔大小及均匀性取决于膜材料与这些可溶性物质的相容性以及添加量。

2. 拉伸法　此法利用拉伸工艺一次性制备微孔薄膜。首先把聚合物在熔点附近挤出成高度取向的结晶性膜，同时趁热迅速向两侧拉伸，待薄膜冷却后再度纵向拉伸，使之长度大幅度增加，由此聚合物结晶结构出现裂纹样孔洞。

3. 核辐射法　该法是用荷电粒子对一般方法制得的无孔膜进行核照射，使在膜上留下敏化轨迹，然后把敏化膜浸泡在蚀刻溶液中，选择性地腐蚀敏化轨迹而形成膜孔。膜孔的数量与辐射时间有关，而膜孔大小则取决于蚀刻时间。

（二）膜材的复合和成型

1. 涂布和干燥　涂布和干燥是 TTS 的基本工艺过程。在涂布之前先要配制各种基本溶液，基本溶液主要包括压敏胶溶液（或混悬液）、药库溶液（或混悬液）或其他成膜溶液和防黏纸上的硅油等。把每一种基质成分溶解在适宜的溶剂中，确定涂布液固含量或其他决定质量的指标，如黏度、表面张力、单位面积用量、涂布厚度或增重等。将这些基本液涂布在相应基材上（如铝箔、膜材或防黏材料等），干燥，驱除溶剂即得。在干燥过程中，应连续监控涂布重量、干燥速度和温度、基材移动速度和空气循环速度等参数，对已干燥的基材应监控针眼、皱折、气泡以及灰尘等影响释药速率或外观的疵点，并予以剔除。

2. 多层涂布和复合　多层涂布和复合系将组成 TTS 的各层材料压合形成多层黏胶系统的工艺过程。例如先将涂布在不同基材上的压胶层相对压合在一起，移去一侧基材，就得到具双层压胶结构的涂布面，然后将第三层压合在上述双层中，直到全部复合工艺完成。这种多层复合工艺可在单次涂布机上分项完成，也可以在多层涂布复合机上一次性完成。压合过程中的压力十分重要，既要保证各压敏胶层黏合，又必须保证各层应有的厚度。

第六节　TTS 制剂的质量评价

TTS 的质量评价主要包括：释放速率和释放度、黏合性能、含量与生物利用度等项目的测定。

一、释放速率、透皮速率的测定

释放速率是 TTS 非常重要的质量指标，从理论上而言，释放速率应小于药物透皮速率。相反，如果释放速率大于透皮速率，则 TTS 在一定程度上将依赖皮肤作为控释因素。在 TTS 的研究过程中，药物的释放速率和透皮速率可以采用各种不同扩散装置测定。用于控制生产的重现性和制剂产品质量的指标是释放度。释放度测定方法在各国药典均有规定，但这些方法主要是针对固体缓释及控释制剂而设计的，所以用来测定 TTS 的释放度时，有时可能需要改进或增加某些附件。《美国药典》23 版及 FDA 提出了一系列不同的方法，其中介绍如下几种：

1. 桨法Ⅰ　在原释放度桨法基础上增加了一块圆形不锈钢托片用以固定 TTS。测定时，将 TTS 撕去防黏层，释药面向上固定（可用黏合剂或回形针）在托片上并平放在溶出杯底部，桨的下缘与释药面距离为(25±2)mm，按法操作，取样分析即可。

2. 桨法Ⅱ　系将 TTS 移去防黏层后释药面向外直接用回形针固定在桨叶上，按法操作即可。

3. 转篮法　利用原转篮装置，但改用一特制柱筒代替转篮，柱筒上方有 4 个锥形小孔，旋转时产生环流达到均匀搅拌目的。测定时除去 TTS 防黏层，释药面朝外置于柱筒外壁或将释药面用滤纸覆盖置栓筒中，依法操作即可。

二、黏贴性能的测定

良好的黏贴性能是保证 TTS 制剂与皮肤紧密接触和释药的基础，黏合特性包括初黏力、黏合力、内聚力和黏基力，这四种力应依次增加。如果相反（例如初黏力大于黏合力），压敏胶就没有压敏性能；若黏合力大于内聚力，则移除制品时胶层就可能被破坏。该项指标可参照各国药典对胶布的黏着力测定方法进行测定。

1. 初黏力　系指压敏胶带和被黏物以很轻的压力接触后立即快速分离所表现出来的抗分离能力。初黏力可以采用 90°角剥离试验和滚球试验。前者系用 90°角并以 0.5 $cm \cdot s^{-1}$ 的速度从不锈钢平板上撕下胶带的力；后者是测定一直径为 1.11 cm 的钢球沿一定角度斜板从黏胶面滚落的距离，距离越小则初黏性越大。

2. 黏合力　系指在适当压力下压敏胶带与被黏物之间所表现出来的抵抗界面分离的能力。适宜的剥离强度应对皮肤有足够的黏贴力，但在移除时又不发生皮肤损伤。通常采用 180°角胶带剥离试验测定，将压敏胶带黏贴在不锈钢平板上，以 180°方向反转剥离，记录拉力，检查平板上有无残留压敏胶，拉力越大，剥离黏性越大，如发现有残留，表示其抗剪强度不佳。

3. 内聚力　系指压敏胶本身的剪切强度。适宜的剪切强度应保证剥离时无残留以及黏贴过程中无滑移，可采用平板牵引试验测定，即将压敏胶带贴在不锈钢平板上，胶带的一端垂直悬挂已知重量的砝码，其牵引方向与平板平行，记录系统从平板上拉脱的时间以及使用砝码的重量，时间越长、重量越大则剪切强度越大。

4. 黏基力　系指压敏胶与基材之间的黏合力，即当 180°剥离试验时发生胶层与基材脱离现象时的剥离强度，一般条件下不能测定黏基力，因为正常情况下黏基力大于黏合力。黏基力小才可能出现脱胶现象。

三、含量与生物利用度测定

相对于口服或注射相同量的药物，TTS 很难做到与口服制剂或注射剂的生物利用度“相等”，因为 TTS 是一类“吸收不完全”的产品，即在规定用药时间内仅有部分药量由系统释放并透过皮肤吸收，而剩余的药物总是随 TTS 制剂在用药时间后被撕离而丢弃，在 TTS 制剂中包含有过量的药物是为了保证用药时间内恒定的浓度梯度，以维持预先设计的释药速率。如每 24 h 用药一次的硝酸甘油 TTS，其标示量为 25 mg 却大约只有 5 mg 被吸收，而由此产生的生物利用度数据，往往难以客观评价 TTS 制剂质量。因此，对 TTS 制剂质量的评价，目前更多地考虑其延长有效血药浓度的时间、减少剂量间的血药浓度波动性和不良反应，以及增加患者用药的顺应性等方面。

（周建平　尹莉芳）

思　考　题

1. 试述 TTS 的基本含义、分类、特点及其局限性。
2. 简述膜控型 TTS 制剂的核心技术及其基本制备流程。
3. 简述 TTS 与普通外用膜剂的异同点及药物透皮吸收的主要途径。
4. 试述促进药物渗透皮肤的主要技术，渗透促进剂的分类、应用及其筛选方法。

第二十一章 靶向制剂

本章要求：

1. 掌握被动靶向制剂的常见剂型。
2. 掌握脂质体的靶向特性。
3. 熟悉主动靶向技术和物理化学靶向技术。

第一节 概 述

一、靶向制剂的定义与分类

靶向制剂亦称靶向给药系统(targeting drug delivery systems，TDDS)，系指载体将药物通过局部给药或全身血液循环而选择性地浓集定位于靶组织、靶器官、靶细胞或细胞内结构的给药系统。靶向制剂可以提高用药的安全性、有效性、可靠性和患者的顺应性。一个理想的靶向制剂应当具有三个基本要素：定位浓集、控制释药、无毒可生物降解。

按到达的部位，药物的靶向可分为三级：一级靶向(first-order targeting)指将药物输送到达特定的靶组织或靶器官；二级靶向(second-order targeting)指将药物输送到特定细胞；三级靶向(third-order targeting)系将药物输送到细胞内的特定部位。

按作用方式，靶向制剂大体可分为三类：① 被动靶向制剂(passive targeting preparations)，即自然靶向制剂，系指利用生理过程的自然吞噬而实现靶向的制剂。这类制剂对靶细胞没有专属性的识别能力，主要包括脂质体、乳剂、微球、纳米粒等制剂。② 主动靶向制剂(active targeting preparations)，系指用修饰的药物载体作为"导弹"，将药物定向运送到靶区浓集发挥药效。主要包括经过修饰的药物载体及前体药物两大类型。③ 物理化学靶向制剂(physical and chemical targeting preparations)，系指利用某些物理化学方法将制剂引导在特定部位发挥药效。主要包括栓塞、磁导向、热敏感、pH 敏感制剂。

二、靶向性评价

药物制剂的靶向性可由以下三个参数来衡量：

1. 相对摄取率 r_e

$$r_e = \frac{(AUC_i)_p}{(AUC_i)_s} \tag{21-1}$$

式中，AUC_i 为由浓度—时间曲线算得的第 i 个器官或组织的药时曲线下面积；脚标 p 和 s 分别表示药物制剂及药物溶液。

r_e 大于 1 表示药物制剂在该器官或组织有靶向性，r_e 愈大靶向效果愈好，等于或小于 1 表示无靶向性。

2. 靶向效率 t_e

$$t_e=\frac{(AUC)_{靶}}{(AUC)_{非靶}} \tag{21-2}$$

式中，t_e 表示药物制剂或药物溶液对靶器官或靶组织的选择性。

t_e 值大于 1 表示药物制剂对靶器官或靶组织比某非靶器官或非靶组织有选择性；t_e 值愈大，选择性愈强，药物制剂的 t_e 值与药物溶液的 t_e 值相比，说明药物制剂靶向性增强的倍数。

3. 峰浓度比 C_e

$$C_e=\frac{(C_{max})_p}{(C_{mas})_s} \tag{21-3}$$

式中，C_{max}为峰浓度，每个组织或器官中的 C_e值表明药物制剂改变药物分布的效果，C_e值愈大，表明改变药物分布的效果愈明显。

第二节　被动靶向技术

被动靶向制剂系利用药物载体，使药物被生理过程自然吞噬而实现靶向的制剂。脂质体、乳剂、微球和纳米粒等皆可作为被动靶向制剂的载体。

一、脂质体

脂质体(liposome)系指采用类脂质双分子层将药物包封于内而形成的超微型球状制剂，其主要成分由磷脂和胆固醇等组成，具有优良的生物相容性和生物可降解性。

脂质体能够包封脂溶性药物或水溶性药物，药物被脂质体包封后有以下特点：

1. 靶向性和淋巴定向性　含药脂质体静脉注射体内后，主要聚集在肝、脾、肺、骨髓、淋巴结等网状内皮系统中，因而脂质体可以用于治疗肿瘤和防止肿瘤扩散转移，治疗肝寄生虫病、利什曼病等单核一巨噬细胞系统疾病。脂质体经肌内、皮下或腹腔注射后，首先进入局部淋巴结中。

2. 缓释和长效性　许多药物由于代谢或排泄快，在体内作用时间短。将其制备成脂质体，可因减少了肾排泄和代谢而延长药物在血液和靶组织中的滞留时间，延长了药效。

3. 细胞亲和性与组织相容性　脂质体具有类似生物膜结构的泡囊，有细胞亲和性与组织相容性，可长时间吸附于靶细胞周围，使药物能充分向靶细胞组织渗透，脂质体也可通过融合进入细胞内，经溶酶体消化释放药物。如将抗结核药物制备成脂质体，可将药物载入细胞内杀死结核菌，提高疗效。

4. 降低药物毒性　药物制备成脂质体后，可以大部分选择性地富集于网状内皮系统中，特别是在肝、脾和骨髓等单核一巨噬细胞较丰富的器官中浓集，而在心脏、肾脏的累积量较少，因此对心、肾有毒性的药物或对正常细胞有毒性的抗癌药比较适合于制备成脂质体，可以明显降低药物的毒性。

5. 保护药物提高稳定性　脂质体的双层膜可以保护一些不稳定的药物，免受体内外环境的影响，在很大程度上提高了药物的稳定性。如青霉素 G 或 V 的钾盐等，制成脂质体可提高药物稳定性与口服吸收效果。

脂质体具有靶向和缓释作用，从而提高药效，降低不良反应，其作用和机理是由于其结构与细胞膜组成相似，亲和性好，能显著增强细胞摄取，延缓和克服耐药性。研究发现，脂质体与细胞之间存在吸附、脂交换、内吞、融合、渗漏和扩散等相互作用，该作用与粒径大小、表面性质、给药途径密切相关。

二、乳剂

乳剂是由一种液体以液滴状态分散于另一种液体中形成的非均匀分散体系。一般可分为普通乳(1～100 μm)、亚微乳(0.1～0.5 μm)、纳米乳或微乳(<0.1 μm)。

乳剂的靶向性特点在于它对淋巴系统的亲和性。油状药物或亲脂性药物制成 O/W 型乳剂及 O/W/O 型复乳静脉注射后，可使药物高度浓集于肝、脾、肾中。若水溶性药物制成 W/O 型乳剂及 W/O/W 型复乳经肌内或皮下注射后有浓集于淋巴系统的倾向。S/O 乳剂或 S/O/W复乳作肌内、胃壁、食道壁等组织注射时，能进入淋巴管和淋巴结，作抗癌药物的载体可防肿瘤转移。乳剂胃肠道给药，肠道吸收后经淋巴转运，可以避免药物肝脏首过效应，从而提高其生物利用度。如果淋巴系统可能含有细菌感染或癌细胞转移等病灶，将药物输送到淋巴就更有必要。

W/O 型和 O/W 型乳剂虽然都有淋巴定向性，但两者的程度不同。肌注 W/O 型乳剂后，淋巴液中的药物浓度明显高于血浆，且淋巴液/血浆中药物浓度比随时间延长而增大；但肌注 O/W 型乳剂则与水溶液差别较少。肌内、皮下或腹腔注射 W/O 型乳剂，是目前将抗癌药运送到淋巴器官最有效的剂型，可抑制癌细胞经淋巴管的转移，或局部治疗淋巴系统肿瘤。

乳剂中药物可由血液循环、消化道、组织等途径向淋巴转运。其释药机制主要有：

(1) 透过油膜扩散：W/O 型乳剂，药物溶于水相，但药物在油相中仍有一定的溶解度，脂溶性药物更容易溶解于油相，故可透过油膜扩散。其释药通常符合一级动力学规律。

(2) 载体传递转运：亲水物质通过载体变成疏水性，从而更易透过油膜。使用仅溶于油中的硬脂酸作载体。这类系统可用于体内清除超剂量药物和重金属污染物。

(3) 胶束转运：复乳中含有疏水、亲水性的两种表面活性剂，形成乳剂后，多余的表面活性剂可形成两种胶束的混合胶束，而水合离子则是被包在亲水基向内的反向胶束中通过油膜。

乳剂的粒径、油相、乳化剂、乳剂的类型皆可影响乳剂的释药特性和靶向性，其中主要有以下几点：

(1) 乳滴粒径：O/W 型乳剂和复乳的油滴越小、比表面积越大，释药越快。乳剂的粒径不同对靶向性也有影响。静注的乳剂乳滴在 0.1～0.5 μm 时，易被肝、脾、肺和骨髓的巨噬细胞所摄取；粒经在 2～12 μm 时，可被毛细血管摄取，其中 7～12 μm 粒径的乳剂可被肺机械性滤取。

(2) 油相的影响：5-氟尿嘧啶的 O/W 型乳剂与水溶液相比，体外释药试验表明，乳剂中油含量越高释药越慢，油含量越高急性毒性越低。用黏度不同的油相制备 W/O/W 型复乳，油相的黏度越低，物质从外相进入内相的速率越高，油膜也越易破裂或形成漏隙。

(3) 乳化剂的种类和用量：制备阿霉素的 W/O 型乳剂和 W/O/W 型复乳，乳化剂选用聚氧乙烯 60 氢化蓖麻油得到的普通乳剂和复乳，乳化剂的用量愈大，主药的血清浓度愈低、滞留时间愈长。制备微乳时乳化剂选用卵磷脂，主要被单核一巨噬细胞系统吞噬而靶向于肝脾；乳化剂改用 poloxamer 338，则可避免吞噬，大大提高炎症部位的微乳量。

(4) 乳剂的类型：用橄榄油制备 5-氟尿嘧啶的乳剂，W/O 型、O/W 型的内相粒径和 O/W/O的水相粒径相近，W/O/W 型的油相粒径较小，四种乳剂都比较稳定。O/W 和 W/O/W 型中药物的释药速率是 W/O 和 O/W/O 型的两倍，而 W/O 和 O/W/O 型之间及 O/W 和 W/O/W 型之间的释药差异不大；W/O 及 O/W/O 型的外相为油相，口服后较 W/O/W 型更易向淋巴组织转运。W/O 型、O/W/O 型和 W/O/W 型的脂肪乳滴可以选择地大量浓集于单核一巨噬细胞系统的巨噬细胞内，使药物具有淋巴定向性，因而可以提高抗炎症的作用。

三、微球

微球(microsphere)系指药物溶解或分散在载体中形成的微小骨架型球体，粒径通常在1～250 μm之间。微球的载体材料分为生物降解与不可生物降解两类，多数采用生物降解材料，如蛋白类(明胶、白蛋白等)、糖类(淀粉、葡聚糖、壳聚糖等)、合成聚酯类(如聚乳酸、丙交酯乙交酯共聚物等)。

药物制成微球后可以达到两个目的：

(1) 靶向作用：被动靶向是其主要吸收机制，粒径小于7 μm时主要被网状内皮系统巨噬细胞吞噬而达到肝、脾等器官；大于7～10 μm的微球可被肺从机械滤过方式截留，被巨噬细胞摄取进入肺组织或肺细胞，从而靶向于肺。

(2) 缓释长效：药物制成微球后，一般要求能定量地从微球中释放，从而达到预期的目的。微球中药物的释放可以通过下列途径：表面蚀解、骨架扩散、整体崩解、酶降解、水合膨胀、药物扩散和解吸附等。其释药机理复杂，药物从微球中的释放机理与载体材料的类型和数量、微球的大小和密度、交联的程度和性质、变性或聚合、药物分子的大小和浓度、药物与载体材料的理化性质以及释放环境等均有关。微球的释药特征可用零级方程、一级方程、Higuchi方程、分段零级方程以及双指数方程等表达式来表示。由于释药过程的复杂性，可能是多种机制综合作用的结果。微球的缓释特征使其在靶部位缓慢释放药物，延长药物作用时间。

四、纳米粒

纳米粒又称毫微粒，是一类由天然或合成的高分子材料制成的纳米级固态胶体颗粒，粒径为10～1 000 nm，分为纳米球和纳米囊。药物可包埋或溶解在纳米粒的内部，也可吸附或偶合在其表面。药物制成纳米粒，可将药物靶向于肝、脾和骨髓，亦可由细胞内或细胞间穿过内皮壁到达靶部位，从而达到缓释、靶向、保护药物、提高疗效和降低不良反应的目的。

制备纳米粒的材料较多，大致可分为聚合物和脂质材料，前者制成的纳米粒称为聚合物纳米粒，后者称为固体脂质纳米粒。聚合物纳米粒是一种新型的药物定向传递和控释载体，具有载药量大、在病灶部位停留时间长、药物在聚合物纳米粒子内能通过扩散或聚合物自身的降解达到缓释或可控释放等优点，常用载体材料有聚乳酸、氰基丙烯酸酯、聚乙烯亚胺等人工合成高分子和白蛋白、壳聚糖、葡聚糖等天然大分子。固体脂质纳米粒系将药物包裹于类脂核中，形成平均粒径在50～1 000 nm的固体胶粒给药体系。卵磷脂、三酰甘油、脂肪酸、脂肪醇等为常用载体材料。

纳米粒经静脉注射，主要被单核一巨噬细胞系统摄取，分布于肝(60%～90%)、脾(2%～10%)、肺(3%～10%)，少量进入骨髓。有些纳米粒易于聚集在某些肿瘤中，有利于抗肿瘤药物的应用。但是不同的给药途径或选用不同的聚合物材料，纳米粒在体内的分布与消除也不同。注射^{14}C-5-氟尿嘧啶的聚氰基丙烯酸丁酯纳米囊到瑞士albino小鼠体内，1 h可看到肝、脾、肾、血液和脑组织的放射强度明显高于其他组织。

纳米粒应用最多的是作为抗癌药物的载体，如聚氰基丙烯酸酯纳米球易于浓集在一些肿瘤上，可能是因为许多肿瘤细胞吞噬活性增强，纳米球能从肿瘤的有隙漏的内皮组织血管中逸出而滞留于肿瘤；肿瘤的血管壁对纳米球有生物黏附性。其次，还可以应用于抗生素类药、眼用药的载体。

第三节 主动靶向技术

主动靶向是通过改变微粒在体内的自然分布而到达特定的靶部位。主动靶向制剂包括经过修饰的药物载体和前体药物。

一、修饰的药物载体

药物载体修饰后，若将疏水表面变为亲水表面，则可避免或减少单核一巨噬细胞系统的吞噬，有利于靶向于肝脾以外的缺少单核一巨噬细胞系统的组织，又称为反向靶向。若利用抗体修饰，可制成定向于细胞表面抗原的免疫靶向制剂。

（一）修饰的脂质体

1. 长循环脂质体 长循环脂质体是指脂质体表面经过修饰，可以避免单核一巨噬细胞系统的吞噬作用，而延长药物在体内循环系统的时间。如用聚乙二醇修饰脂质体，柔顺而亲水的PEG链部分覆盖在其表面，增强了脂质体的亲水性，减少了脂质体膜与血浆蛋白的相互作用，避免被巨噬细胞吞噬，延长了在循环系统的滞留时间，因而有利于肝脾以外的组织或器官的靶向作用。

2. 免疫脂质体 在脂质体表面接上某种抗体，可以识别靶细胞表面抗原决定簇，提高脂质体的专一靶向性。如将阿霉素隐形脂质体与抗 HER_2 单抗连接制成免疫脂质体，该载体对 HER_2 过度表达的前列腺癌细胞 LNCaP 有特异靶向性，对靶细胞的杀伤力是普通脂质体的175倍。

3. 糖基修饰的脂质体 在脂质体表面结合不同的糖基，在体内可产生不同的分布。如带有半乳糖残基时可被肝实质细胞摄取，带有甘露糖残基时可被K细胞摄取，氨基甘露糖的衍生物能集中分布于肺内。

（二）修饰的微乳

在水相中加入聚乙二醇修饰的磷脂酰乙醇胺，乳化剂为二棕榈酰磷脂酰胆碱，辅助乳化剂为聚山梨酯80，油相为三油酸甘油酯，得到的微乳粒径为44 nm，静注后在血中的清除率比未经修饰的微乳明显降低，清除半衰期明显延长。

（三）修饰的微球

免疫微球是用聚合物将抗原或抗体吸附或交联形成的微球，主要用于抗癌药的靶向治疗和用于标记和分离细胞作诊断和治疗。为了提高其靶向性和专一性，可使免疫微球带上磁性，或用免疫球蛋白处理红细胞得免疫红细胞，即得靶向于肝脾的免疫载体。

（四）修饰的纳米球

1. 聚乙二醇修饰的纳米球 以PEG修饰纳米球，注射5 min后，其在血中的量为未修饰纳米球的400％，在肝中的量为未修饰纳米球的37.5％，4 h后血中已无未修饰的纳米球，而修饰的纳米球尚存30％。

2. 免疫纳米球 单抗与药物纳米球结合通过静脉注射，可实现主动靶向。如将 $VEGF_{121}$ 单克隆抗体偶联聚乳酸纳米粒子，并通过尾静脉注射到SCID裸鼠体内，2 h以后大部分超微粒子集中到肿瘤部位。

二、靶向前体药物

前体药物(prodrug)系将活性药物经过衍生化形成的药理惰性物质，在体内经酶反应或化学反应，还原为活性药物而发挥其治疗作用。靶向前体药物系指以靶向性为目的而制备的前体药物。预使前体药物在特定的靶部位再生为母体药物，基本条件是：使前体药物转化的反应物或酶均应仅在靶部位才存在或表现出活性，前体药物能同药物的受体充分接近，酶需有足够的量以产生足够量的活性物质；产生的活性药物应能在靶部位滞留，而不漏入循环系统产生不良反应。

常见前体药物有以下几种类型：

1. 抗癌药前体药物　相对于正常细胞，癌细胞含有较高浓度的磷酸脂酶和酰胺酶，将抗癌药制成磷酸脂或酰胺类前体药物可在癌细胞降解释放更多药物而达到定位作用。

2. 脑部靶向前体药物　设计一种前体药物载体，使药物仅在脑部定位释放。采用有些如二氢吡啶能进入脑的性质，在脑内氧化成相应的、难于跨越血脑屏障的季铵盐，滞留在脑内，经脑脊髓液的酶或化学反应水解，缓慢释药而延长药效；而在外周组织形成的季铵盐较快排除体外，明显降低其全身不良反应。

3. 结肠靶向前体药物　主要是利用结肠特殊菌落产生的酶的作用，在结肠释放出活性药物而达到结肠靶向作用，从而避免口服药物在消化道上段的释放、吸收或破坏，而使药物发挥局部或全身治疗作用。

第四节　物理化学靶向制剂

一、磁性靶向技术和制剂

磁性靶向技术系将药物与磁性物质共同包裹于高分子聚合物载体中，用于体内后，在体外磁场的作用下，引导药物在体内定向移动至靶区，使药物定位释放的一种新型技术。磁性物质通常是超细磁流体 $FeO \cdot Fe_2O_3$或 Fe_2O_3。以该技术制备的磁性靶向制剂目前主要着重于肿瘤的化疗，体外磁场引导制剂，定位于肿瘤部位，释放药物，增加病灶部位的药物浓度，有效杀伤癌细胞，避免伤害正常细胞。

1. 磁性微球　可用一步法或两步法制备，一步法是将聚合物、药物、磁性物质一起混合，聚合物将磁性物质和药物一步包裹成球；两步法先将聚合物、药物制成微球，再将微球磁化。应用磁性微球时需外加有效磁场，使微球主要集中在靶区。磁性微球可用于净化骨髓中的癌细胞，以便将自身骨髓移植用于临床癌症患者的治疗。

2. 磁性纳米囊　如治疗肾母细胞瘤的放线菌素 D 的磁性纳米囊在外加磁场的引导下，可以提高药物在肾中的分布。

二、栓塞靶向技术和制剂

动脉栓塞是通过插入动脉导管将栓塞物输到靶组织或靶器官的医疗技术。栓塞的目的是阻断对靶区的血供和营养，使靶区的肿瘤细胞缺血坏死；如栓塞制剂含有抗肿瘤药物，则具有栓塞和靶向性化疗双重作用。栓塞制剂主要包括栓塞微球和栓塞复乳。

1. 栓塞微球　当微球粒径$>10\ \mu m$，即可作为栓塞用微球。如顺铂白芨胶微球，平均粒径为$(108.3 \pm 35.2)\mu m$，顺铂含量为$(20.7 \pm 6.2)\%$，动物栓塞试验表明顺铂白芨胶微球有较好的末梢栓塞特性。

2. 栓塞复乳　如犬靶肺叶灌注博来霉素碘化油乳剂并堵塞靶器官，术后第 7 天，靶肺肺泡明显塌陷，肺泡间隔增宽，纤维结缔组织显著增殖；术后第28天，靶肺萎缩成团块状，剖面呈弥漫性纤维化斑痕改变，实现功能性肺叶切除的目的。

三、热敏靶向技术和制剂

热敏靶向技术系指利用病变部位与正常组织间的温度差异而设计靶向给药的技术，一般采用温度敏感性材料作为载体。

1. 热敏脂质体　热敏脂质体是利用相变温度不同的类脂质制得的。混合不同比例类脂质的二棕榈酸磷脂(DPPC，相变温度41℃)和二硬脂酸磷脂(DSPC，相变温度54℃)，制得具有不同相变温度(41～54℃之间)的脂质体，在相变温度时，脂质体的类脂质双分子层从胶态过渡到液晶态，脂质体膜的通透性增加，药物的释放速率亦增大。热敏脂质体可将药物释放到无内吞作用的靶细胞。如阿霉素热敏隐性脂质体，联合肿瘤局部热疗(41℃)显示其对H22荷瘤小鼠的良好靶向性，24 h内肿瘤部位的阿霉素含量增加了6～7倍，而对心肌细胞的损害大大降低。

2. 热敏免疫脂质体　在热敏脂质体膜上联结抗体，同时完成对水溶性药物的包封，即得热敏免疫脂质体。这种脂质体同时具有主动靶向和物理化学靶向的双重作用。

四、pH敏感靶向技术和制剂

pH敏感靶向技术系指利用病变部位与正常组织间的pH差异而设计靶向给药的技术，一般采用pH敏感性材料作为载体。

1. pH敏感脂质体　系利用肿瘤间质液的pH比周围正常组织显著低的特点而设计的。该类脂质体通常采用对pH敏感的类脂为类脂质膜，在pH较低时可释放药物。

2. pH敏感的口服结肠定位给药系统　系利用结肠pH较高的特点而设计的。如丙烯酸树脂类Eudragit L、RS和S作为包衣材料不溶于水、消化液中，而能溶于pH较高的结肠环境释放药物。

（尹莉芳　霍美蓉）

思考题

1. 靶向制剂载体有哪些？有什么要求？
2. 靶向制剂按作用方式可以分为哪几类？简述物理化学靶向制剂所包括的剂型。
3. 脂质体有何靶向特点？
4. 可以通过哪些手段增加抗癌药物的肿瘤靶向性？

第二十二章　生物技术药物制剂

学习要求：

1. 掌握生物技术药物的含义与特点。
2. 熟悉蛋白质药物的结构特点、理化性质及其不稳定性。
3. 熟悉蛋白质药物制剂的处方与工艺。
4. 了解生物技术的概念与应用。
5. 了解蛋白质药物的新给药系统。

第一节　概　　述

一、生物技术

生物技术(biotechnology)是一门既有悠久历史又有崭新内容的学科。曾有不少学者和学术组织试图对生物技术赋以各种定义，但目前人们公认的是1982年由国际经济合作及发展组织所提出的观点："生物技术是以生命科学为基础，应用自然科学方法及工程学原理，通过生物作用剂对生物原料进行加工，从而提供产品或为社会服务的技术"。现代生物技术是指对生物有机体在分子、细胞或个体水平上通过一定的技术手段进行设计操作，为达到目的和需要，以改良物种质量和生命大分子特性或生产特殊用途的生命大分子物质等。简言之，生物技术是人类对生物资源的利用，并加以改造使之成为能为人类提供服务的技术。

生物技术的范围主要包括基因工程、细胞工程、酶工程和发酵工程(微生物工程)等四个方面。生物技术最为明显的特点是具有多学科性，如：生物学(生物化学、分子生物学、微生物学、细胞学、遗传学等)、工程学(化学工程、机械工程、电子工程等)、化学、医学、药学和农学等，但从基础学科讲，主要是生物学、化学和工程学。由于生物技术将会为解决人类面临的重大问题如粮食、健康、环境、能源等开辟广阔的前景，它与计算器微电子技术、新材料、新能源、航天技术等被列为高科技，被认为是21世纪科学技术的核心。

基因工程、细胞工程、酶工程、发酵工程代表了近20年来全球现代生物技术的应用与发展，其中60%的生物技术成果集中应用于医药工业，用以开发特色新药或对传统医药进行改良，由此引起了医药工业的重大变革，也日益影响和改变着人们的生产和生活方式。

二、生物技术药物

生物技术药物(biotech drugs)或称生物药物(biopharmaceutics)，是以细胞及其组成分子为起始材料，应用生物技术制备的生物活性物质。生物技术药物已广泛用于治疗癌症、艾滋病、冠心病、多发性硬化症、贫血、发育不良、糖尿病、心力衰竭、血友病、囊性纤维变性和一些罕见的遗传疾病。

生物技术药物主要包括：① 重组基因技术、转基因技术研制的药物；② 细胞或原生质体融合技术生产的药物；③ 固定化酶或固定化细胞技术制备的药物；④ 通过组织和细胞培养生产的疫苗；⑤ 利用现代发酵或反应工程生产生物来源的药物；⑥ 应用蛋白质工程和分离技术从生物资源中寻找或制备的药物等。重点是应用重组基因技术生产的蛋白质、多肽、酶、激素、疫苗、细胞生长因子及单克隆抗体等，主要产品类型为疾病治疗剂、诊断试剂、预防药物与兽用治疗剂。

到 2004 年初为止，全球研制中的生物技术药物共有 2 200 多种，进入临床试验的有 1 700 余种，已投放市场的约 140 种，预计 5 年内投放市场的药物在 200 种以上。以上 2 200 多种药物中，80%与免疫学相关，50%与肿瘤相关。相比之下，目前我国只有 20 个生物技术药品投入市场，10 余种生物技术新药正处于临床试验阶段，另有 40 多种基因工程药物处于研发阶段。与发达国家相比，我国生物技术实验室的技术差距不大，但在产业化方面与世界的差距正在逐渐加大。当世界上有 20 多种畅销生物药时，我国能生产 10 种；而现在世界上有 140 多种时，我国却只能生产 20 多种。我国批准上市的基因重组药物有干扰素-α1b(IFN-α1b)，IFN-α2a，IFN-α2b，IFN-γ，白介素-2(IL-2)，粒细胞集落刺激因子(G-CSF)，粒细胞一巨噬细胞集落刺激因子(GM-CSF)，重组链激酶(SK)，促红细胞生成素(EPO)，表皮生长因子(EGF)，EGF 衍生物，碱性成纤维细胞生长因子(bFGF)，胰岛素，生长激素(GH)，血小板生成素(TPO)，肿瘤坏死因子(TNF)衍生物，胸苷激酶基因工程细胞制剂，乙肝疫苗，痢疾疫苗等。

三、生物技术药物的特点与制剂研究

多肽、蛋白质类药物是药用生物活性大分子物质，随着生物技术的飞速发展，此类药物已成为生物技术新药的主要品种。与传统的化学合成药物相比，具有以下特点：① 结构复杂，理化性质不稳定，口服给药易受胃肠道 pH、菌群及酶系统破坏，稳定性差；② 相对分子质量大，生物膜穿透性差，吸收困难，生物利用度低；③ 药理活性高；④ 生物半衰期短，体内清除率高。如普通胰岛素(INS)$t_{1/2}$为 9～10 min，皮下注射给药，每天需 3～4 次。因此，生物技术药物给药存在诸多困难和不便。

随着蛋白质与多肽药物不断的问世，给药物制剂的研究提出了新的课题，主要任务是针对蛋白质、多肽药物的稳定性差，吸收难及疗效短等问题，研究方便合理的给药新途径和开发稳定、安全、有效的新剂型，主要研究方向是控释型注射给药系统和非注射给药系统。

目前市售的蛋白质多肽药物主要是通过注射给药，可以分成两大类。一类是普通的注射剂，包括溶液型注射剂(含混悬型注射剂)和注射用无菌粉末；另一类是控释型注射给药系统，包括控释微球制剂和控释植入剂。

蛋白质、多肽药物的非注射给药系统大体上可分为黏膜给药系统和透皮给药系统两大类。蛋白质多肽药物的黏膜给药途径包括口服、口腔、舌下、鼻腔、肺部、结肠、直肠、阴道和眼部等。其中结肠、直肠、阴道和眼部等长期给药不方便；蛋白多肽药物的口服给药研究最早最多，最具吸引力，也最具有挑战性；蛋白质多肽药物的鼻腔和肺部给药已展显出较好的应用前景。虽然在所有非侵入性给药方式中，皮肤是透过性最低的，但通过一些特殊的物理或化学的方法和手段，仍能显著地增加蛋白质多肽药物的经皮吸收。这些方法包括超声波导入技术、离子导入技术、电穿孔技术、固体药物的皮下注射和传递体输送等。

第二节 蛋白质的结构与理化性质

生物技术药物多为多肽类及蛋白质类药物，这些药物的化学结构相当复杂，理化性质也有

它的特殊性，因此在设计与评价这类药物的给药系统时必须首先了解其结构特性与理化性质。

蛋白质是由许多氨基酸通过肽键(peptide bond)相连而成的高分子物质，相对分子质量很大，一般在 $5\times10^3\sim1\times10^6$。各种蛋白质都有其特异的生物学功能，而这些功能都与蛋白质分子的特异结构密切相关，蛋白质的功能取决于以一级结构为基础的蛋白质的空间构象。

一、蛋白质分子结构

一般将蛋白质分子的结构分为一级结构与空间结构两类。蛋白质的空间结构就是指蛋白质的二级、三级和四级结构。蛋白质结构见图 22－1。

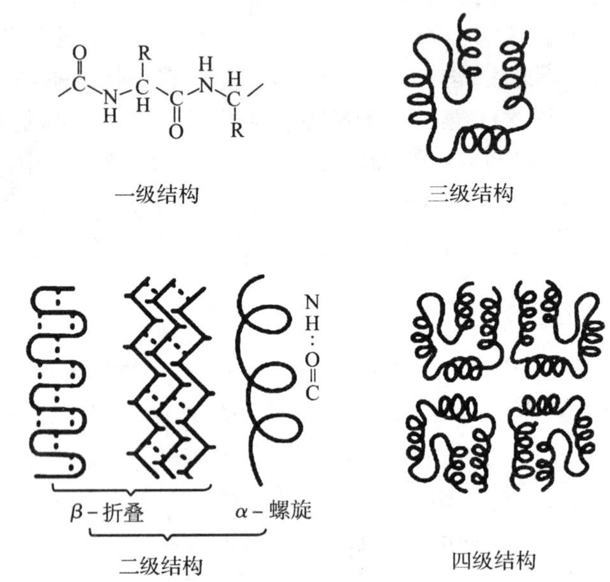

图 22－1 蛋白质分子的一、二、三和四级结构示意图

蛋白质一级结构是空间结构的基础，特定的空间构象主要由蛋白质分子中肽链和侧链基团形成的次级键来维持，在生物体内，蛋白质的多肽链一旦被合成，即可根据一级结构的特点自然折叠和盘曲，形成一定的空间构象。蛋白质的一级结构决定了它的二级、三级结构，一级结构相似的蛋白质，其基本构象及功能也相似。

蛋白质多种多样的功能与各种蛋白质特定的空间构象密切相关，蛋白质的空间构象是其功能活性的基础，构象发生变化，其功能活性也随之改变。蛋白质变性时，由于其空间构象被破坏，故引起功能活性丧失。变性蛋白质在复性后，构象复原，活性即能恢复。

蛋白质的一级结构(primary structure)是指组成氨基酸如何连接成肽键以及其在肽链中的排列顺序。肽键是由一分子氨基酸的 α-羧基与另一分子氨基酸的 α-氨基缩合脱水而成。多个氨基酸分子用此方式相结合，则成多肽或多肽链。蛋白质一级结构的主要化学键是肽键，也有少量的二硫键，这些共价键团键能大，故稳定性也较强。

组成蛋白质的氨基酸有 20 多种，一个氨基酸的羧基可以和另一个氨基酸的氨基缩合生成肽，两个氨基酸缩合成的肽称为二肽，由十个以上氨基酸组成的肽称多肽。连接氨基酸之间的键称为酰胺键，又称肽键，是蛋白质中氨基酸之间连接最基本的共价键。蛋白质多肽链中许多氨基酸按一定的顺序排列，每种蛋白质都有特定的氨基酸排列顺序。

蛋白质的构象(conformation)又称为三维结构、空间结构或高级结构等,是指分子内各原子各基团之间的相互立体关系。蛋白质分子在其天然状态或活性形式下,都具有独特而稳定的构象,这是蛋白质分子结构上最显著的特征。维持蛋白质构象的化学键主要是一些次级键,如氢键、疏水键、离子键、配位键和范德华力等。它们由蛋白质分子的主链和侧链上的极性、非极性和离子基因等相互作用而形成。一般说来,次级键的键能较小、稳定性也较差,但由于次级键的数量众多,因此在维持蛋白质分子的空间构象中起着极为重要的作用。构象的改变是由单键的旋转产生的,无共价键的变化,仅涉及次级键的改变。

蛋白质的二级结构(secondary structure)是指构成链的主链骨架中的若干肽单位,各自沿一定的轴盘旋或折叠,并以氢键为主要的次级键而形成有规则的构象。如 α-螺旋,β-折叠等。蛋白质的二级结构一般不涉及氨基酸残基侧链的构象。

蛋白质的三级结构(tertiary structure)即多肽链在二级结构的基础上,由氨基酸残基侧链的相互作用使多肽链进一步盘旋和折叠,导致整个分子形成很不规则的特定构象。各氨基酸残基的 R 侧链间相互作用生成的各种次级键是稳定三级结构的主要化学键。此外,对一些蛋白质,二硫键亦有重要的作用。

蛋白质的四级结构(quaternary structure)是由两个或两个以上亚基之间相互作用聚合而成的更复杂的构象。亚基一般由一条多肽链组成,也有由两条或两条以上的多肽链组成。亚基本身具有一、二、三级结构。一般亚基多无活性,当它们构成具有完整结构的蛋白质时才表现出生物学活性。维持蛋白质四级结构的主要化学键是疏水键,它是由亚基间氨基酸残基的疏水基团相互作用而形成的,此外,氢键、范德华力、离子键及二硫键也参与四级结构的形成。离子键对于维持蛋白质四级结构是不可缺少的。不少蛋白质含有金属离子,而金属离子通过配位键与蛋白质结合,故结合蛋白质是由氨基酸成分与非氨基酸成分通过配位键组成的。

二、蛋白质的一般理化性质

蛋白质是由氨基酸组成的大分子化合物,其理化性质一部分与氨基酸相似,如两性电离、等电点、呈色反应、成盐反应等,也有一部分又不同于氨基酸,如高相对分子质量、胶体性、变性等。蛋白质的变性、凝聚与沉淀等性质在下一节叙述。

(一) 蛋白质的胶体性质

蛋白质的相对分子质量较大,介于一万到百万之间,故其分子的大小已达到胶粒 1～100 nm范围。球状蛋白质的表面多亲水基团,可强烈吸引水分子,在蛋白质分子表面形成水化膜,从而阻止蛋白质颗粒的相互聚集。与低分子物质比较,蛋白质分子扩散速度慢,不易透过半透膜,黏度大,可使用透析(dialysis)的方法分离提纯蛋白质。

蛋白质大分子溶液在一定溶剂中超速离心时可发生沉降。沉降速度与向心加速度的值即为蛋白质的沉降系数,分子愈大,沉降系数愈高,故可根据沉降系数来分离和鉴定蛋白质。

(二) 蛋白质的两性电离和等电点

蛋白质由氨基酸组成,分子中除两端的游离氨基和羧基外,侧链中尚有一些解离基,如谷氨酸、天门冬氨酸残基中的 γ 和 β-羧基、赖氨酸残基中的 ε-氨基、精氨酸残基中的胍基和组氨酸残基中的咪唑基。蛋白质分子在溶液中可因解离而荷电,取决于其分子组成中碱性和酸性氨基酸的含量,又受溶液 pH 的影响。当蛋白质溶液处于某一 pH 时,蛋白质游离成正、负离子的趋势相等,即成为兼性离子(zwitterion,净电荷为 0),此时溶液的 pH 称为蛋白质的等电点。处于等电点的蛋白质颗粒，在电场中并不移动。蛋白质溶液的 pH 大于等电点，该蛋白质颗粒带负电荷，反之则带正电荷。

各种蛋白质分子由于所含的碱性氨基酸和酸性氨基酸的数目不同，因而有各自的等电点。碱性氨基酸含量较多的蛋白质，等电点偏碱性，如组蛋白、精蛋白等；酸性氨基酸含量较多的蛋白质，等电点偏酸性，人体体液中许多蛋白质的等电点在 pH 5.0 左右，所以在体液中以负离子形式存在。

（三）蛋白质的呈色反应

茚三酮反应（ninhydrin reaction）：α-氨基酸与水化茚三酮（苯丙环三酮戊烃）作用时，产生蓝色反应，由于蛋白质是由许多 α-氨基酸组成的，所以也呈此颜色反应。

双缩脲反应（biuret reaction）：蛋白质在碱性溶液中与硫酸铜作用呈现紫红色，称双缩脲反应。凡分子中含有两个以上—CO—NH—键的化合物都呈此反应，蛋白质分子中氨基酸以肽键相连，因此，所有蛋白质都能与双缩脲试剂发生反应。

米伦反应（Millon reaction）：蛋白质溶液中加入米伦试剂（亚硝酸汞、硝酸汞及硝酸的混和液），蛋白质首先沉淀，加热则变为红色沉淀，此为酪氨酸的酚核所特有的反应，因此含有酪氨酸的蛋白质均呈米伦反应。

此外，蛋白质溶液还可与酚试剂、乙醛酸试剂、浓硝酸等发生颜色反应。

第三节 蛋白质药物的不稳定性

多肽、蛋白质类药物具有复杂的一级结构和严格的空间结构，并与生物活性密切相关。任何导致蛋白质折叠结构解体或松散以及损害三维结构的因素都会影响其生物活性，其物理性和化学性的降解作用可能发生在多种不同的环节，例如制造生产过程、纯化操作过程、处方制剂及储存流通过程等。

蛋白质的不稳定性包括化学不稳定性和物理不稳定性。前者系指蛋白质通过成键或断键生成新的化合物，使蛋白质药物丧失生物活性，并产生严重的不良反应；而物理稳定性则不涉及蛋白质的共价键变异，而是指蛋白质高级结构（二级或更高）的改变，包括变性、表面吸附、凝聚和沉淀等。

一、蛋白质的化学不稳定性

蛋白质的化学降解和其他变化的相对发生率取决于蛋白质的结构、性质以及环境温度、pH、离子强度、氧和溶质的存在。蛋白质的水解包括：肽链的断裂；天冬酰胺（Asn）和谷氨酰胺（Gln）侧链的脱酰胺作用；天冬酸（Asp-x）部位的水解；半胱氨酸（Cys）的氧化；蛋氨酸（Met）及其他氨基酸的氧化；β-消除和消旋。

1. 水解　Gln 或 Asn 的酰胺键水解生成游离羧酸。蛋白质制剂如溶菌酶、牛生长激素（bGH）、人生长激素（hGH）、胰岛素、细胞色素 C、γ-免疫球蛋白、表皮生长因子（EGF）、磷酸丙糖异构酶、催乳素、胃泌素释放肽、促肾上腺皮质激素（ACTH）等，在体外的脱酰胺化是常见反应。Asn 脱酰胺反应常继发于天冬酰胺一甘氨酸（Asn-Gly）水解之后，在中性或碱性环境中反应可被加速。Asp 肽链在稀酸中的断裂速率比其他肽链至少快 100 倍，水解的机理涉及 Asp 链羧基的分子内催化作用。水解位置可发生在连接 Asp 链和肽链的 N 瑞和 C 瑞。肽链断裂可使蛋白质失活。溶菌酶和核糖核酸酶 A 在 pH 4，90～100℃时由于 Asp-x 链的肽链断裂而失活。

2. 氧化　蛋白质中的组氨酸(His)、Met、Cys、色氨酸(Trp)和酪氨酸(Tyr)链是主要的氧化部位。多种多肽激素在分离、合成、贮藏期间可被氧化。Met 在不同条件下可逐步氧化至相应的亚砜和砜。多肽激素(如 ACTH、甲状旁腺激素、胃泌素、降钙素)和非激素多肽及蛋白质的 Met 链氧化至相应的亚砜时,同时失去生理活性。Cys 的巯基能分阶段氧化,相继氧化成 RSOH、RSSH、RSO_2H、RSO_3H。其结果取决于反应条件,影响氧化速度的因素包括温度、pH、缓冲剂、催化剂和氧气量。His、Tyr、Met、Cys、Trp 在染料存在下可被可见光氧化,即光氧化,主要取决于 pH。中性 pH 时,His 氧化快;低 pH 时,氧化相当慢。高 pH 时,Tyr 最易氧化,而 Trp、Met 在 pH 低于 4 时易氧化。

3. 形成不适当的二硫键　巯基和二硫键及其相互关系是影响多数蛋白质性质的重要因素。二硫键的互换造成不适当的配对,改变蛋白质的三维结构,从而失去其催化活性。在酸性和碱性介质中反应机理不同。巯基清除剂(如对苯甲酸汞盐、*N*-乙基马来酰胺或铜离子)能催化巯基的氧化而防止二硫键转移。用少量的巯基化物如巯基乙醇或 Cys 培育的蛋白质可使混乱的二硫键重排而获得活性。

4. 消旋　除 Gly 外,所有氨基酸链上的碳原子都是手性的,经碱催化而消旋。通常认为消旋是通过碱除去 α-氢而生成负碳离子,稳定此负碳离子可控制消旋速度。蛋白质内氨基酸的消旋可产生非代谢型氨基酸(D-对映体)或使肽链不被蛋白水解酶水解。

5. β-消除　蛋白质高温失活常由半胱氨酸链的 β-消除致二硫键破坏造成,在低温、高 pH 时也可发生。碱性条件下反应速度加快,可导致脱酰胺加快,并发生其他化学不稳定性。消除反应生成的巯基化物易引起其他不稳定性(凝聚、吸附、沉淀)。因此导入二硫键以增加稳定性不总是有效的。其他氨基酸如 Cys、丝氨酸(Ser)、苏氨酸(Thr)、苯丙氨酸(Phe)和赖氨酸(Lys)在碱性条件下也能发生 β-消除,此反应受 pH、温度、金属离子的影响。

二、蛋白质的物理不稳定性

蛋白质由于它具有多聚的特性及能形成高级结构(二级、三级、四级结构),可以不经化学变化而改变结构和性质,主要表现为变性、聚集、沉淀以及表面吸附。这些现象在开发蛋白质与多肽类药物制剂中常会带来许多困难。

(一) 变性

蛋白质的严密结构在某些物理或化学因素作用下,其特定的空间结构被破坏,从而导致理化性质改变和生物学活性的丧失,如酶失去催化活力、激素丧失活性,称为蛋白质的变性作用(denaturation)。变性蛋白质只有空间构象的破坏,一般认为蛋白质变性本质是次级键的破坏,不涉及一级结构的变化。蛋白质的变性也可以认为是肽链从折叠状态变为伸展状态。

变性蛋白质和天然蛋白质最明显的区别是溶解度降低,同时蛋白质的黏度增加,结晶性破坏,生物学活性丧失,易被蛋白酶分解。

引起蛋白质变性的原因可分为物理和化学因素两类。物理因素可以是加热、加压、脱水、搅拌、振荡、紫外线照射、超声波的作用等;化学因素有强酸、强碱、尿素、重金属盐、十二烷基磺酸钠等。在临床医学上,变性因素常被应用于消毒及灭菌。反之,注意防止蛋白质变性就能有效地保存蛋白质制剂。

变性并非是不可逆的变化,当变性程度较轻时,如去除变性因素,有的蛋白质仍能恢复或部分恢复其原来的构象及功能,变性的可逆变化称为复性。许多蛋白质变性时被破坏严重,不能恢复，称为不可逆性变性。

（二）凝聚与沉淀

蛋白质的凝聚(aggregation)是蛋白质分子结合的微观过程。凝聚可以是二聚体或低聚物，但仍保留在溶液中而影响生物活性。蛋白质分子凝聚从溶液中析出的现象称为蛋白质沉淀(precipitation)。变性蛋白质一般易于沉淀，但也可不变性而使蛋白质沉淀，在一定条件下，变性的蛋白质也可不发生沉淀。

蛋白质的变性、沉淀、凝固相互之间有很密切的关系。但蛋白质变性后并不一定沉淀，变性蛋白质只在等电点附近才沉淀，沉淀的变性蛋白质也不一定凝固。例如，蛋白质被强酸、强碱变性后由于蛋白质颗粒带着大量电荷，故仍溶于强酸或强碱之中。但若将强碱和强酸溶液的 pH 调节到等电点，则变性蛋白质凝集成絮状沉淀物，若将此絮状物加热，则分子间相互盘缠而变成较为坚固的凝块。

蛋白质所形成的亲水胶体具有两种稳定因素，即表面的水化膜和电荷。若无外加条件，不致互相凝集，而除掉这两个稳定因素（如调节溶液 pH 至等电点和加入脱水剂）的蛋白质便容易凝集析出（图 22－2）。

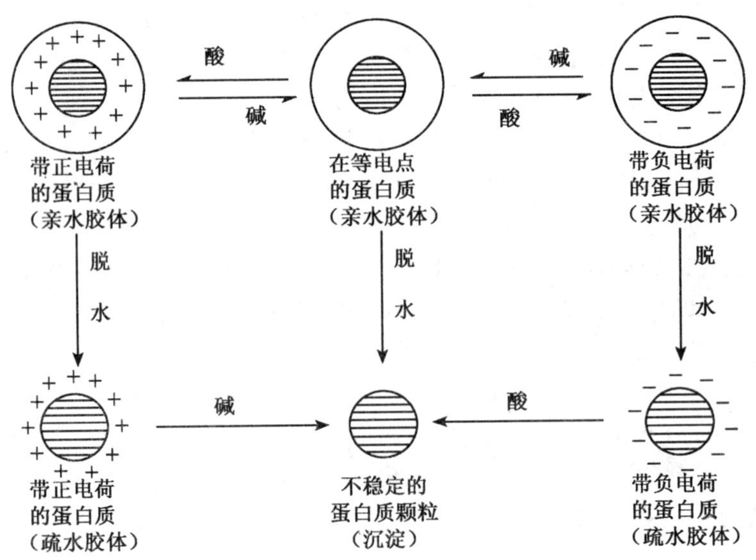

图 22－2　蛋白质胶体颗粒的沉淀

从图 22－2 可以看出，如将蛋白质溶液 pH 调节到等电点，蛋白质分子呈等电状态，虽然分子间同性电荷相互排斥作用消失了。但是还有水化膜起保护作用，一般不至于发生凝聚作用，如果这时再加入某种脱水剂，除去蛋白质分子的水化膜，则蛋白质分子就会互相凝聚而析出沉淀；反之，若先使蛋白质脱水，然后再调节 pH 到等电点，也同样可使蛋白质沉淀析出。此外，蛋白质还可与重金属离子、生物碱试剂结合成不溶性的盐沉淀。

1. 盐析(salting out)　蛋白质溶液中加入大量的中性盐可破坏蛋白质的胶体稳定性而使其析出，这种方法称为盐析。常用的中性盐有硫酸铵、硫酸钠、氯化钠等。各种蛋白质盐析时所需的盐浓度及 pH 不同，故可用于对混合蛋白质组分的分离。例如用半饱和的硫酸铵来沉淀出血清中的球蛋白，而饱和硫酸铵可以使血清中的白蛋白、球蛋白都沉淀出来，盐析沉淀的蛋白质，经透析除盐，仍保证蛋白质的活性。调节蛋白质溶液的 pH 至等电点后，再用盐析法则蛋白质沉淀的效果更好。

2. 重金属盐沉淀蛋白质　蛋白质可以与重金属离子如汞、铅、铜、银等结合成盐沉淀，沉淀的条件以 pH 稍大于等电点为宜。因为此时蛋白质分子有较多的负离子易与重金属离子结合成盐。重金属沉淀的蛋白质常是变性的，但若在低温条件下，并控制重金属离子浓度，也可用于分离制备不变性的蛋白质。临床上利用蛋白质能与重金属盐结合的这种性质，抢救误服重金属盐中毒的患者，给患者口服大量蛋白质，然后用催吐剂将结合的重金属盐吐出来。

3. 生物碱试剂以及某些酸类沉淀蛋白质　蛋白质还可与生物碱试剂（如苦味酸、钨酸、鞣酸）以及某些酸（如三氯醋酸、过氯酸、硝酸）结合成不溶性的盐沉淀，沉淀的条件是 pH 小于等电点，这样蛋白质带正电荷易于与酸根负离子结合成盐。临床血液化学分析时常利用此原理除去血液中的蛋白质，此类沉淀反应也可用于检验尿中蛋白质。

4. 有机溶剂沉淀蛋白质　可与水混合的有机溶剂，如酒精、甲醇、丙酮等，对水的亲和力很大，能破坏蛋白质颗粒的水化膜，在等电点时使蛋白质沉淀。在常温下，有机溶剂沉淀蛋白质往往引起变性，例如酒精消毒灭菌就是如此。但若在低温条件下，则变性进行较缓慢，可用于分离制备各种血浆蛋白质。

5. 加热凝固　将接近于等电点附近的蛋白质溶液加热，可使蛋白质发生凝固（coagulation）而沉淀。加热首先是使蛋白质变性，有规则的肽链结构被打开呈松散状不规则的结构，分子的不对称性增加，疏水基团暴露，进而凝聚成凝胶状的蛋白块。如煮熟的鸡蛋，蛋黄和蛋清都凝固。

（三）*表面吸附*

蛋白质吸附于表面在生物领域中是众所周知的现象，多因蛋白质疏水性和静电引起。血浆蛋白和各种表面的相互作用最引人注目，许多表面吸附是不利的。如胰岛素靶向给药装置的主要难题是胰岛素吸附于玻璃、塑料容器的表面。又如膜过滤是蛋白质制剂除菌滤过的常用方法，蛋白质在膜上的吸附与失活应特别关注。

第四节　蛋白质药物制剂的处方与工艺

在制造蛋白质类药物制剂时，蛋白质分子受到物理或化学因素的影响，性质常有所改变。因此蛋白质类药物制剂的研制关键是解决蛋白质的稳定性问题。对于注射给药则采用适宜的辅料，设计合理的处方工艺；对于非注射给药系统还需要解决生物利用度问题。

一、蛋白质类药物的一般处方组成

目前临床上应用的蛋白质类药物注射剂，一类为溶液型注射剂，另一类是冻干粉注射剂。溶液型使用方便，但需在低温（2～8℃）下保存。冻干粉型比较稳定，但工艺较复杂。

二、蛋白质类药物液态制剂的稳定化方法

在液态制剂中蛋白质类药物的稳定化方法分为两类：① 改造其结构；② 加入适宜辅料。改变蛋白质结构（如改变蛋白质一级序列、改变取代反应官能团）和化学修饰的方法，可提高蛋白质空间伸展自由能，改变与溶剂接触的性质。通过加入各类辅料，改变蛋白类药物溶剂的性质是药物制剂中常用的稳定化方法。蛋白类药物的稳定剂有以下几类：

1. 缓冲液　因为蛋白质的物理化学稳定性与 pH 有关，通常蛋白质的稳定 pH 范围很窄，应采用适当的缓冲系统，以提高蛋白质在溶液中的稳定性。例如红细胞生成素采用枸橼酸钠一枸橼酸缓冲剂，而 α-N3 干扰素则用磷酸盐缓冲系统，人生长激素在 5 mmol/L的磷酸盐缓冲液中可减少聚集。缓冲盐类除了影响蛋白质的稳定性外，其浓度对蛋白质的溶解度与聚集也有很大影响。组织溶纤酶原激活素在最稳定的 pH 条件下，药物的溶解度不足以产生治疗效果，因此加入带正电荷的精氨酸以增加蛋白质在所需 pH 下的溶解度。

2. 表面活性剂　由于离子型表面活性剂会引起蛋白质的变性，所以在蛋白质药物，如干扰素-α2b、G-CSF、组织溶纤酶原激活素等制剂中均加入少量非离子表面活性剂，如吐温-80 来抑制蛋白质的聚集，其机理可能是因为表面活性剂倾向于排列在气一液界面上，从而使蛋白质离开界面来抑制蛋白质的变性。

3. 糖和多元醇　糖和多元醇属于非特异性蛋白质稳定剂。蔗糖、海藻糖、甘油、甘露醇、山梨醇(浓度 1%～10%)最常用。糖和多元醇的稳定作用与其浓度密切相关，不同糖和多元醇的稳定程度取决于蛋白质的种类。还原糖与氨基酸有相互作用，因此避免使用。

4. 盐类　盐可以起到稳定蛋白质的作用，有时也可以破坏蛋白质的稳定性，这主要取决于盐的种类、浓度、离子相互作用的性质及蛋白质的电荷。低浓度的盐通过非特异性静电作用提高蛋白质的稳定性。经常使用的盐 NaCl 在稳定蛋白质中起关键作用，实验表明它能提高牛血清白蛋白(BSA)的变性温度和热焓。

5. 聚乙二醇类　高浓度的聚乙二醇类常作为蛋白质的低温保护剂和沉淀结晶剂。研究表明不同相对分子质量的 PEG 作用不同，如 PEG300 浓度 0.5%或 2%可抑制重组人角化细胞生长因子(rhKGF)的聚集；PEG200、400、600 和 1000 可稳定 BSA 和溶菌酶。

6. 大分子化合物　研究表明很多大分子化合物具有稳定蛋白质的作用。其机制可能是通过大分子的表面活性、蛋白质一蛋白质相互作用的空间隐蔽以及提高黏度来限制蛋白质运动或通过优先吸附于大分子以起到稳定作用，人血清白蛋白(HAS)已在许多蛋白质类生物技术来源的药物制剂中作稳定剂。近年来也有采用环糊精制成包合物来增加蛋白质药物的溶解度，环糊精是较有前途的稳定剂，其本身又是增溶剂，可静脉注射，可用来抑制 hGH 的界面变性，抑制 rhKGF 的聚集，稳定白介素-2 和牛胰岛素等。

7. 组氨酸、甘氨酸、谷氨酸和赖氨酸的盐酸盐等　可不同程度地抑制 45℃、10 mmol/L 磷酸盐缓冲液中 rhKGF 的聚集。

8. 金属离子　一些金属离子，如钙、镁、锌与蛋白质结合，使整个蛋白质结构更加紧密、结实、稳定。不同金属离子的稳定作用视离子的种类、浓度不同而不同，应通过稳定性实验选择金属离子的种类和浓度。

三、蛋白质类药物固态制剂的稳定性与工艺

蛋白质类药物的非注射给药存在生物利用度低等问题，因此目前多以注射途径给药。在一些蛋白质药物不能采用溶液型制剂时，往往用冷冻干燥与喷雾干燥的工艺使形成固体状态以提高这类制剂的稳定性。

1. 冷冻干燥蛋白质药物制剂　用冷冻干燥法制备蛋白质类药物制剂时主要考虑两个问题，一是选择适宜的辅料，优化蛋白质药物在干燥状态下的长期稳定性。二是考虑辅料对冷冻干燥过程中一些参数的影响，如最高与最低干燥温度、干燥时间、冷冻干燥产品的外观等。

虽然冻干可以使蛋白质药物稳定，但不应忽略有些蛋白质药物在冻干过程中反而失去活性，主要原因是：① 从液态到固态的相变过程中，包在蛋白质周围的水分子被除去而失活；② 高浓度的盐和缓冲组分的结晶或缓冲液 pK_a 对温度敏感而导致 pH 变化、浓缩时蛋白质有限的溶解度等均能导致蛋白质药物失活。在选择冻干制剂的缓冲体系时，要考虑到温度对 pH 和溶解度的影响。

在蛋白质类药物冻干过程中常加入某些冻干保护剂来改善产品的外观和稳定性，如甘露醇、山梨醇、蔗糖、葡萄糖、右旋糖酐等。

溶液中的成分也可以影响冷冻干燥过程中与热有关的工艺参数。冻干过程中与热有关的性质有：制剂的冷冻温度、有可能使饼状物熔化或坍塌的温度及有可能使产品发生降解的温度。控制这些参数，使产品冷冻适度，饼状物不融化、不坍塌也不降解，DSC 是表征与优化冻干工艺有用的技术。在冻干过程中还应考虑药物的含水量与饼状物的物理状态（无定性或晶形）。其物理状态与冷冻过程的温度及添加剂有关。无定形的水分含量一般较高，这是因为在干燥过程中水蒸气的蒸发减慢的缘故。水分的增加会降低饼状物的物理稳定性并可能导致贮藏过程中饼状物的坍塌。此外水分也可以影响蛋白质的化学稳定性。因此，严格控制产品的含水量，对保证产品的质量十分重要。

2. 喷雾干燥蛋白质药物制剂　喷雾干燥工艺广泛应用于蛋白质类药物的控释制剂、吸入剂、微球制剂等新型给药系统的研制中。在喷雾干燥过程中可加入稳定剂，如蔗糖能提高氧血红蛋白（oxyhemoglobin）的稳定性。喷雾干燥的缺点是操作过程中损失大（特别是小规模生产），水分含量高。但只要精心控制工艺参数，选择适合稳定剂，可生产出粒径为 3 ～5 μm，水分含量为 5%～6%的活性产品。

四、蛋白质类药物制剂处方举例

1. 干扰素-γ1b（IFN-γ1b，商品名 Actimmune）　溶液型注射剂（静脉或皮下注射），每 0.5 ml含 100 μg INFγ1b，琥珀酸钠 0.36 mg，甘露醇 20 mg，聚山梨酯 20 0.5mg。2～8℃贮存，不得冷冻与振摇。室温存放稳定 12 h。

2. 红细胞生成素（EPO，商品名 Epogen）　溶液型注射剂（静脉或皮下注射），每瓶含 200～10 000 IU EPO，人血清白蛋白（HAS，作稳定剂）2.5 mg，枸橼酸钠 5.8 mg，枸橼酸 0.06 mg，NaCl 5.8 mg。2～8℃贮存。

3. G-集落刺激因子（G-CSF，商品名 Neupogen）　溶液型注射剂（静脉或皮下注射），每 mL 含 300 μg G-CSF，醋酸盐 0.59 mg，甘露醇 50 mg，聚山梨酯 80 0.004%，钠盐 0.035 mg，注射用水加至 1 ml，pH 4.0。2～8℃贮存，不得冷冻与振摇。室温存放时不得超过 6 h。

4. OKT3 单克隆抗体（商品名 Orthoclone）　溶液型注射剂，每 5 ml 含蛋白质 0.015～0.24 mg，甘氨酸 20 mg，Na_2HPO_4 2.3 mg，NaH_2PO_4 0.55 mg，HAS 1.0 mg。2～8℃保存。

5. 乙肝疫苗（商品名 Engerix B）　混悬型注射液，肌肉注射，每 ml 含 20 μg 乙肝表面抗原，被吸附在 $Al(OH)_3$上（按 Al 计 0.5 mg），硫柳汞 1∶20 000，氯化钠 9 mg 及磷酸盐缓冲剂适量。2～8℃保存。

6. 干扰素-α2b（IFN-α2b，商品名 Intron A）　注射用冷冻干燥品，每瓶含蛋白质 5 mg，Na_2HPO_4 9 mg，NaH_2PO_4 2.25 mg，NaCl 43 mg，聚山梨酯 80 1.0 mg。临用时用注射用水配制，2～8℃可保存 30 天。

7. 人生长激素（商品名 Protropin）　注射用冷冻干燥品，每瓶含蛋白质 5 mg，Na_2HPO_4

1.6 mg, NaH_2PO_4 0.1 mg(pH 7.0)，甘露醇 40 mg。临用时用含 0.3%甲酚、1.7%甘油溶液配制，2～8℃可保存 14 天。

第五节　蛋白质、多肽药物的新给药系统

蛋白质、多肽药物一般注射给药，基本剂型是注射剂和冻干粉针，但常需频繁注射。寻找可以自行给药的制剂（如非注射给药）一直是研究的热点，同时注射给药系统（如缓释、控释）也在不断创新，以便给药更为方便有效。

多肽、蛋白质类药物在理化性质、生物活性、生物半衰期及免疫原性等方面具有特殊性，因此其剂型设计的难点是如何提高稳定性、延长疗效和增加吸收。

一、蛋白质、多肽药物的注射给药系统

（一）缓释注射给药系统

蛋白质、多肽类药物在血液中的半衰期短，静脉注射后很快就被清除或降解，因此需要经常给药，给患者带来较多不便。为减少给药次数可采用缓释或控释技术：① 在注射液中加入高分子聚合物（如透明质酸），提高黏度、延缓药物扩散速率；② 将蛋白质、多肽包裹在脂质体中，使蛋白质、多肽从脂质体中缓慢释放出来；③ 将蛋白质、多肽包裹在固体微粒中，使蛋白质、多肽从微粒中缓慢释放出来。

以上方法中研究较多的是生物可降解微粒载体。适于制备微粒的生物可降解材料有：聚乳酸（PLA）、丙交酯和乙交酯共聚物（PLGA）、聚己内酯、聚氨基酸、聚酸酐、聚腈基丙烯酸烷基酯等。蛋白质、多肽的微囊大多采用聚酯材料，特别是用 PLGA。

PLGA 微粒释放蛋白质的典型曲线分三相：起始突释相、扩散控释相和分解控释相。起始突释是指位于微粒表面或近表面的蛋白质在几小时内的快速释放。扩散控释是蛋白质通过微粒中孔道扩散释放。为获得连续释放，扩散控释相必须与分解控释相重叠，聚合物分解形成的孔隙使包裹的蛋白质连续释放。而主要的困难是降低起始突释和增加载药量。

（二）自控式释药技术

自控式释药技术又称智能型给药系统，其原理是利用释药系统与周围环境的相互作用来调节药物的释放速率。按速率控制机制分为竞争结合型和酶一底物反应两种。

竞争结合型胰岛素释药系统：将葡萄糖基胰岛素（G-insulin）与伴刀豆球蛋白 A（Con A）的结合物包封于一个多孔半透膜内。膜孔不允许该结合物透出膜外，但允许葡萄糖和 G-insulin自由进出，当膜外血糖浓度异常升高时，葡萄糖分子大量进入膜内，并与 G-insulin 竞争 Con A 上的结合位点，被取代下的 G-insulin 不断排出膜外，发挥降血糖作用。

葡萄糖氧化酶底物反应型胰岛素释药系统：将胰岛素包埋于通透性对 pH 高度敏感的高分子材料（如 *N*,*N*-二甲氨基乙酯等）和葡萄糖氧化酶形成的载体中，形成复合膜，当环境中葡萄糖浓度升高时，氧化酶将其氧化成葡萄糖醛酸，使系统内部 pH 改变，导致高分子材料通透性增加，胰岛素释放量增加，而发挥降血糖作用。

二、蛋白质、多肽药物的非注射给药系统

安全、有效、生物利用度高的蛋白质和肽类药物的非注射给药系统成为目前制剂学的研究

热点之一。蛋白质、多肽非注射给药途径有：鼻腔、肺部、眼、舌下、口服、直肠、阴道、皮肤等，其中研究最多的是鼻腔给药、肺部给药和口服给药。

（一）鼻腔给药

鼻腔部位存在丰富的毛细血管和淋巴管，鼻腔上皮与血管壁紧密相连，上皮细胞间间隙较大，具有较高的渗透性，能避免肝脏的首过效应，鼻腔部位蛋白酶含量也比胃肠中少。低相对分子质量的药物极易从鼻腔吸收进入血液循环。对相对分子质量较大的多肽，如降钙素、胰岛素、G-CSF、EPO等，在合适的吸收促进剂帮助下，也可被吸收，但生物利用度较低。鼻腔给药的方式有滴鼻给药法和喷雾给药法，采用后一方法可获得相对较高的生物利用度。目前降钙素(32肽)已有鼻腔递释制剂在欧洲、日本及美国上市，尽管其绝对生物利用度不足1%。1990年在美国上市的Nafarelin(十肽)鼻腔喷雾剂，其生物利用度也仅有2.8%。

（二）肺部给药

肺部表面积有140 m^2，血流量达5 L/min，可以高效地递送蛋白质及多肽类等大分子药物；肺泡由单层上皮细胞构成，药物经空气一血液途径交换的距离短，速度快；蛋白酶活性相对于胃肠道较低，肺部给药可减少药物的首过效应，提高生物利用度。动物实验表明，一些多肽药物经肺给药后生物利用度可达20%～50%。但某些蛋白质、多肽易被肺中蛋白酶降解，还有一些多肽在形成气溶胶微粒时会变性。

选用合适的给药装置将药物输送至肺泡组织是肺部给药的关键。干粉吸入剂是肺部递释的主要剂型，已越来越多地应用于蛋白质和肽类药物的全身或局部给药，其中用于全身给药的蛋白质和肽类药物包括：胰岛素、重组人生长激素、亮丙瑞林醋酸盐、鲑降钙素。用于局部给药的蛋白质、肽类药物包括：白介素、干扰素、环孢素A、脱氧核糖核酸等。

（三）口服给药

口服给药是最受人们欢迎的给药途径，对蛋白质、多肽类药物也不例外。但是正常情况下，大多数蛋白质、肽类药物很少或不能经胃肠道吸收，其原因主要有：① 多肽相对分子质量大，脂溶性差，难以通过生物膜屏障；② 胃肠道中存在着大量肽水解酶和蛋白水解酶可降解多肽；③ 吸收后易被肝脏消除（首过效应）；④ 存在化学和构象不稳定问题。

目前人们研究的重点放在克服前两个障碍上，即如何提高蛋白质、多肽的生物膜透过性和抵抗蛋白酶降解这两个方面。吸收促进剂包括水杨酸、胆酸盐、脂肪酸、螯合剂、酰基肉碱等。此外，Emisphere公司的研究人员发现某些氨基酸衍生物能够促进降钙素、干扰素和生长激素的口服吸收。提高生物膜通透性的其他方法还有：将蛋白质、多肽与维生素B_{12}连接，通过受体介导吸收；用脂肪酸修饰多肽，提高脂溶性。克服蛋白质、多肽口服吸收酶障的途径有：用PEG修饰，抵抗酶解；使用酶抑制剂；应用微乳制剂；应用纳米粒载体；应用生物黏附性颗粒。美国药物开发公司应用Technosphere技术制备的降钙素口服制剂，在狗体内的绝对生物利用度达26%。除环孢素（环肽）外，至今还未见多肽口服制剂的临床应用报道。据称Cortecs公司的降钙素口服制剂有望成为第一个真正的多肽口服制剂。

三、蛋白质、多肽药物的新给药载体举例

近年来，脂质体、微球、纳米粒、微乳等新载体已广泛应用于蛋白质、多肽类药物给药系统的研究中，重点是提高稳定性、延长疗效、增加非注射途径给药药物的吸收，这些载体可能实现口服、鼻腔、肺部及注射等不同途径的给药系统的设计。

(一) 脂质体

脂质体作为多肽、蛋白质类药物载体可以保护药物的生物活性，提高稳定性，延长半衰期，延缓释放。因其可与人体细胞发生吸附、融合、内吞、脂质交换等作用，从而促进药物吸收，增强药物的细胞靶向性。制成脂质体的多肽、蛋白质类药物有胰岛素、IFN、天门冬酰胺酶、葡萄糖氧化酶、超氧化物歧化酶、阿糖腺苷以及各种疫苗等。见表 22－1。

表 22－1　脂质体在多肽、蛋白质类药物给药系统中的应用

药物	载体材料	给药途径	优　点
胰岛素	二棕榈酰磷脂酰胆碱、大豆甾醇、胆固醇、卵磷脂、硬脂酰胺	口服，透皮	具有肝细胞靶向功能，对胃酶、胰蛋白酶、α-糜蛋白酶有显著抵抗作用
IL-2	大豆卵磷脂、胆固醇(1 ∶ 1)	口服	生物半衰期延长一倍，显著改善体内分布
IFN	多层磷脂脂质体(MLV)	注射，透皮	延长生物半衰期，延缓释放，并提高药效
天冬酰胺酶		注射	有效增加酶活性，毒性明显减少
超氧化物歧化酶	卵磷脂、胆固醇(2 ∶ 1)	口服	延长生物半衰期，减少变态反应
葡萄糖氧化酶	含脑磷脂的脂质体	口服	克服血脑屏障，保护酶活性，延长半衰期

(二) 微乳和复乳

微乳(microemulsions)和复乳(multiple emulsions)均可作为多肽和蛋白质类药物的口服给药载体。对于多肽和蛋白质类药物乳剂的体内吸收机制研究，尚未见文献报道。一般认为，乳剂能够增加此类药物的淋巴转运，从而提高其生物利用度。

20 世纪 90 年代 Cortecs 公司开发了以胆固醇、磷脂、脂肪酸为油相，胰岛素和蛋白酶抑制剂为水相的胰岛素微乳，口服后可明显降低血糖浓度。随后，又研制出脂肪酸甘氨胆酸钠乳剂，由于甘氨胆酸与硬脂酸口服后有协同作用，从而促进了其包封的胰岛素的吸收。山道士公司的环孢素微乳制剂(新山地明)增加了环孢素在消化道的吸收，提高了血药浓度和疗效，减少了给药剂量，降低了不良反应，已获 FDA 批准。制成微乳和复乳的多肽、蛋白质类药物见表 22－2。

表 22－2　多肽、蛋白质微乳和复乳制剂

药　物	剂　型	油　相	水　相	主要乳化剂
胰岛素	W/O 型微乳	卵磷脂，甘油单油酸酯，胆固醇，油酸	胰岛素，枸橼酸抑肽酶溶于乙醇	聚氧乙烯硬脂酸酯
	W/O/W 型复乳	液体石蜡	内水相：胰岛素－明胶水溶液； 外水相：PVP 水溶液	油酸山梨坦与聚山梨酯 80

续表

药物	剂型	油相	水相	主要乳化剂
	碘标记 W/O/W 型复乳	亲脂性表面活性剂	内水相:胰岛素、普朗尼克 F127、聚丙烯酸溶液;外水相:普朗尼克 L101 异丙醇溶液	聚山梨酯 80
环孢素	O/W 型微乳软胶囊	精制植物油	环孢素无水乙醇溶液	聚氧乙烯(40)氢化蓖麻油
蝮蛇抗栓酶	W/O/W 型复乳	脂肪酸甘油单酯,液体石蜡	内水相:蝮蛇抗栓酶原液、明胶溶液;外水相:硬脂酸甘油单酯、PVP	聚山梨酯 80

(三)微球与纳米粒

微球是药物分散于高分子材料中形成的直径为 1～250 μm 的球状实体。微球载体在缓、控释注射给药系统及非注射途径给药系统都有广泛的应用,研制开发的品种有缓、控释微球注射剂:黄体生成素释放激素(LHRH)及其类似物,胰岛素,IFN,EPO,白介素(IL-α),生长激素(GH),生长抑素,神经生长因了(NGF),促甲状腺素释放激素(TRH)。疫苗微球注射剂:破伤风,白喉,肉毒等类毒素,牛血清白蛋白(BSA),卵清蛋白,*r*-核糖核酸酶 A,葡萄球菌肠毒素 β 类毒素,乙肝疫苗,人免疫缺陷病毒(HIV-1)预防疫苗。鼻腔给药(生物黏附微球):胰岛素,生长激素,催产素,去氨加压素或赖氨加压素,干扰素,疫苗。

LHRH 及其类似物的长效微球注射剂是多肽微球中研究最早、最成功的品种。法国 Ipsen生物技术公司 1986 年上市的 LHRH 类似物醋酸曲普瑞林-PLCG 缓释微球释药时间达 1 个月,是世界上第一个多肽微球商品,随后又在欧美 40 个国家上市,1993 年起在我国销售。目前市场上还有武田公司的亮丙瑞林缓释微球等。美国 Genetech 公司的研究人员也成功地制备了连续释放一个月的 rhGH 和 IFN-γ 微囊制剂。

纳米粒是指粒径为 10～1 000 nm 的聚合物微粒给药系统。纳米粒载体材料也多为生物可降解聚合物,如聚氰基丙烯酸烷基酯(PACA,包括聚氰基丙烯酸异丁酯、异己酯)等。以纳米粒为载体,可研制包括注射、口服、黏膜等多种途径的给药系统,研究较多的蛋白质、多肽药物有胰岛素、降钙素、生长激素释放因子、LHRH 及其类似物及环孢素等。

(蒋曙光)

思考题

1. 叙述生物技术和生物技术药物的概念、分类与主要发展。
2. 生物技术药物有何特点?其给药系统主要有哪些类型?
3. 多肽类及蛋白质类药物的结构特性、理化性质对给药系统的设计有何提示?
4. 如何设计稳定的、生物利用度高的蛋白质类药物制剂?

主要参考文献

[1] 国家药典委员会. 中华人民共和国药典. 2005年版.一部. 北京:化学工业出版社,2005

[2] 国家药典委员会. 中华人民共和国药典. 2005年版.二部. 北京:化学工业出版社,2005

[3] 国家食品药品监督管理局(SFDA).化学药物稳定性研究的技术指导原则. 2005

[4] 国家食品药品监督管理局. 药品注册管理办法. 2005

[5] 张汝华.工业药剂学.北京:中国医药科技出版社,2001

[6] 国家药品监督管理局. 直接接触药品包装材料和容器标准汇编.2002

[7] 周建平.药剂学.北京:化学工业出版社,2004

[8] 朱盛山.药物新剂型.北京:化学工业出版社,2003

[9] 崔福德. 药剂学. 第五版. 北京:人民卫生出版社,2003

[10] 屠锡德,张钧寿,朱家璧.药剂学. 第三版.北京:人民卫生出版社,2002

[11] (美)安塞尔(Ansel Howard C)著;江志强主译. 药物剂型和给药系统.北京:中国医药科技出版社,2003

[12] 任建新.物理清洗. 北京:化学工业出版社,2000

[13] 张绪峤.药物制剂设备与车间工艺设计.北京:中国医药科技出版社,2000

[14] 郑俊民. 药用高分子材料学. 北京:中国医药科技出版社,2000.6

[15] 国家药品监督管理局人事教育司组织编写. 药事法规汇编.北京:中国医药科技出版社,2000

[16] 毕殿洲.药剂学.第四版.北京:人民卫生出版社,1999

[17] 陆彬.药物新剂型与新技术. 北京:人民卫生出版社,1998

[18] 平其能. 现代药剂学.北京:中国医药科技出版社,1998

[19] 雍德卿. 实用医院制剂注解. 北京:人民卫生出版社,1997

[20] 奚念朱. 药剂学. 第三版.北京:人民卫生出版社,1996

[21] 张光杰.药用辅料应用技术.北京:中国医药科技出版社,1991

[22] 罗明生,高天惠.药剂辅料大全.成都:四川科学技术出版社,1993

[23] 谭天恩.化工原理. 第二版.北京:化学工业出版社,1990

[24] 刘国杰.药剂学.第二版.北京:人民卫生出版社,1985

[25] 柴慈民.结肠定位给药系统的国内研究进展.天津药学,2006,18(3):59~61

[26] 李谦,吴梧桐. 生物药物的研究与发展策略. 中国天然药物. 2006,4(4):250~256

[27] 平其能.蛋白质药物新剂型的研究和进展.食品与药品,2005,7(7):1~5

[28] 吴枚,王友同. 美国药物生物技术产业的调查和分析. 食品与药品,2005,7(1):14~19

[29] 王霄,金青,赵文英.辅料在结肠靶向制剂中的应用.上海医药,2005,26(11):510~512

[30] 谢鹤,周建平.液体型缓控释注射剂的研究进展.药学进展,2004,28(10):441~446

[31] 黄胜炎. 苦味阻滞剂.上海医药,2004,25(10):446~447

[32] 平其能. 中药新剂型及新技术的研究与发展. 中国天然药物. 2004,2(1):1～6

[33] 周建平,屠锡德. 现代药剂学新进展. 中国药科大学学报，2003,34(2):99～104

[34] 白冰. 药品的泡罩包装与软包装复合膜. 中国包装，2003，23(1):79～81

[35] 崔颖,屠锡德等. 国外口服软胶囊剂的研究. 药学进展，2003，27(6):340～346

[36] 蒋曙光. 液体药物的固体新剂型——充液胶囊. 中国药业，2003,12(10):19～22

[37] 姚力，姚静，于洪生. 环糊精在药物制剂方面的新应用，药学进展，2003，27(5):279～283

[38] 霍美蓉，周建平. 药用辅料研究新进展——生物可降解聚合物. 中国天然药物. 2003，1(4):246～251

[39] 刘昂,吴梧桐. 制剂新技术在多肽、蛋白质类药物给药系统研究中的应用. 中国现代应用药学杂志，2003,20(2)：110～114

[40] 平其能. 纳米药物制剂的现在和将来. 中国药师，2002,5(7):421～423

[41] 胡芳梅. 药品包装发展的现状与未来. 中国包装工业，2002 (12):41～44

[42] 张继红. 非 PVC 多层共挤膜在药品输液剂包装中的应用. 中国包装工业，2002 (2):23～24

[43] 陈玉珠,孙晋涛. 输液包装材料的发展——介绍非 PVC 复合膜软袋. 中国制药信息，2002，18(1)：16～19

[44] 雷岚，邵元福等. 上海市医疗机构大容量注射剂使用现状分析. 华西药学杂志,2002，17(3)：226～227

[45] 魏世超，徐丽君. 硝酸咪康唑凝胶剂的研制. 中国医院药学杂志，2002，22(6):352～354

[46] 马萍，辛艳茹，杨京燕等. 替硝唑颊膜剂的制备和质量控制. 解放军药学学报，2002，18(3):155～156

[47] 李颖寰，朱家璧. 口服定位释药系统. 国外医药，2002，24(4):225～228

[48] 朱健平，刘刚，高莉莉. 环吡酮胺涂膜剂的制备及体外透皮试验. 中国医院药学杂志，2000，20(8):460～461

[49] 黄胜炎. 口服固体速释制剂及其制备技术. 中国医药工业杂志. 2000,31(2):84～86

[50] 方晓玲等. 几种新型辅料在速释片剂中的应用. 中国医药工业杂志. 2000,31(6):257～260

[51] 王文俭等. 喃氟啶植入剂的研究. 中国药学杂志，1998，33(12)：729～731

[52] 张艳红，张茂森. 新型口服速溶制剂——冻干速溶片. 国外医学，1996,23(4):202～205

[53] 陆锦芳等. 尼莫地平—聚乙二醇类固体分散物的制备及其体外溶出度的研究,中国药学杂志,1995，30(1):23

[54] 陈庆华,张焱,陆伟根等. 速释硝苯地平微丸的研究. 中国药学杂志，1995，30(1):20～22

[55] 黄胜泉. 分散片的进展. 中国药学杂志. 1992，27(4):226～228

[56] Ihsan M K，Barsoum N B and Maha A Y. Drug drug interaction between diclofenac, cetirizine and ranitidine. J Pharm Biom Anal，2005,37(4):655～661

[57] Shannon F M and Michael S. Drug Interactions-A Review. Clin Pediat Emerg Med.，

2005,6(2):93～102

[58] Tuerkoglu M, Varol H, Celikok M. Tableting and stability evaluation of enteric-coated omeprazole pellets. Eur J Pharm Biopharm, 2004, 57(2): 279～286

[59] Nantharat Pearnchob, Andrei Dashevsky, Roland Bodmeier, Improvement in the disintegration of shellac-coated soft gelatin capsules in simulated intestinal fluid. Journal of Controlled Release 2004, 94:313～321

[60] FDA. Guidance for Industry Drug Product. Chemistry, Manufacturing and Controls Information. 2003

[61] Michael J R. Modified-release drug delivery technology. New York: Marcel Dekker, Inc. 2003

[62] Sunohara H, Kamaguchi R, Kagawa M, et al. Multilayered soft capsule for eliminating bad breath and process for producing the same[P]. US:6426089, 2002-07-30

[63] RaoCB, Chakrabarti PK, et al. Novel soft-gelatin capsule comprising S-adenosylmethionine and a method for producing the same. [P]. US:20020164369, 2002-11-07

[64] Yoshioka S, Valentino J S. Stability of Drugs and Dosage Forms. New York: Kluwer Academic, 2000

[65] Banker G S. Modern Pharmaceutics (4th Ed). New York: Marcel Dekker Inc. , 2000

[66] Wang W. Lyophilization and development of solid protein pharmaceuticals. Int J Pharm, 2000,203(1～2):1～60

[67] Zahirul M,Khan I,Helena P,et al. A pH-dependent colon-targeted oral drug delivery system using Methacrylic acid copolymers. Ⅱ. Manipulation of drug release using Eudragit L100 and Eudragit S100 combinations. Drug Dev Ind Pharm. 2000,26 (5): 549～554

[68] Banker GS. Modern Pharmaceutics (4th Ed). New York: Marcel Dekker Inc. 2000

[69] Bugay D E and Findlay W. Pharmaceutical Excipients. New York: Marcel Dekker, 1999

[70] Wang W. Instability, stabilization, and formulation of liquid protein pharmaceuticals. Int J Pharm. 1999,185(2):129～188.

[71] Zgoulli S, Grek V, et al. Microencapsulation of erythromycin and clarithromycin using a spray-drying technique. J Microencapsulation. 1999, 16(5):565～571

[72] Franks F. Freeze-drying of bioproducts: putting principles into practice. Eur J Pharm. Biopharm, 1998,45(3):221～229

[73] Carpenter J F, Pikal M J, Chang B S, et al. Rational design of stable lyophilized protein formulations: some practical advice. *Pharm. Res.* 1997,14(8):969～75

[74] Luigi G. Martini, Jonathan K, Embleton, et al. The use of small volume ocular sprays to improve the bioavailability of topically applied ophthalmic drugs. Euro J Pharm Biopharm, 1997, 44:121～126

[75] Yunxia Bi, Hisakaza, Yorinobu Yonewa, et al. Preparation and evaluation of a compressed tablet rapidly disintegrating in the oral cavity. Chem. Pharm. Bull. 1996,44 (11):2121

[76] Banker G S. Modern Pharmaceutics (3rd ed). New York: Marcel Dekker Inc. 1995
[77] EMEA. 3AQ10a. Plastic Primary Packaging Materials. 1994
[78] Tomlinson et al. Microsphere and drug therapy, pharmaceutical, immunological and medical aspects. Amsterdam: Elsevier, 1984
[79] W 09115194. Taste masking of ibuprofen by fluid bed coating
[80] Howard C A, Loyd V A, et al. Pharmaceutical Dosage Forms and Drug Delivery systems. 7Ed. (USA)
[81] W 00241920. Oral pharmaceutical compositions containing cyclodextrins as taste masking agent
[82] US 6514492. Taste masking of oral quinolone liquid preparations using ion exchange resins

中国药科大学函授

教学日历

学习内容	学　　时		
	专　科	本　科	
第一篇			
第一章	绪论	5	5
第二章	药物制剂与剂型	5	5
第三章	药品包装	5	5
第四章	药物制剂的设计与研究	10	10
第五章	药物制剂的外观与色香味	5	5
第六章	药物制剂的稳定性	10	10
第七章	药物制剂的配伍变化与相互作用	5	5
第八章	灭菌与空气净化	5	5
第九章	药用辅料及其应用	5	10
第二篇			
第十章	液体制剂	10	10
第十一章	灭菌制剂与无菌制剂	10	10
第十二章	软膏剂、乳膏剂与凝胶剂	5	5
第十三章	栓剂、滴丸剂与膜剂	5	5
第十四章	散剂、颗粒剂、微丸与胶囊剂	5	5
第十五章	片剂与片剂的包衣	10	10
第十六章	气雾剂、干粉吸入剂与喷雾剂	5	5
第十七章	浸出制剂	5	5
第三篇			
第十八章	制剂新技术	5	15
第十九章	缓释与控释制剂	5	15
第十十章	经皮吸收制剂		5
第二十一章	靶向制剂		10
第二十二章	生物技术药物制剂		5

说明:专科学员按各章的学习要求安排自学至少 120 学时,并完成各章的全部思考题。其中,第十八章按本章学习要求 1、2 学习,完成思考题 1～3;第十九章按本章学习要求 1、2 学习,完成思考题 1 和 2。

高起本学员按各章的学习要求安排自学至少 180 学时,并完成各章的全部思考题。